Sonntag

Meiner Mutter Sra. Enriqueta Ortega,
meinen Kindern Claudio Enrique und Roberto Gerardo
gewidmet, sowie
meiner Gattin Rebeca,
meinen Kindern Edwiges, Antonio Proceso, Guillermo Pompilio,
Ma. del Rosario, Ana Florencia, Eugenio Francisco ebenso
all jenen Personen die mit ihrer Hilfe oder Zuneigung mich
ermutigten diese Arbeit zu verwirklichen.

Proceso S. Ortega

Die Lehre der Homöopathie

Philosophie, Organonanalyse und Miasmen

Redigiert und durchgesehen
von Ulrich D. Fischer

Übersetzt von Werner Bühler

Sonntag Verlag · Stuttgart

Die Deutsche Bibliothek – CIP-Einheitsaufnahme

Ein Titeldatensatz für diese Publikation ist bei
Der Deutschen Bibliothek erhältlich.

Anschrift der Redaktion:

Dr. med. Ulrich D. Fischer
Grünwälderstr. 10–14
79098 Freiburg

Titelabbildung; Photo Disc

Wichtiger Hinweis
Medizin als Wissenschaft ist ständig im Fluss. Forschung und klinische Erfahrung erweitern unsere Erkenntnisse, insbesondere was Behandlung und medikamentöse Therapie anbelangt. So weit in diesem Werk eine Dosierung oder eine Applikation erwähnt werden, darf der Leser zwar darauf vertrauen, dass Autor, Herausgeber und Verlage große Sorgfalt darauf verwandt haben, dass diese Angaben dem **Wissensstand bei Fertigstellung** des Werkes entsprechen. Dennoch ist jeder Benutzer aufgefordert, die Beipackzettel der verwendeten Präparate zu prüfen, um in eigener Verantwortung festzustellen, ob die dort gegebene Empfehlung für Dosierungen oder die Beachtung von Kontraindikationen gegenüber der Angabe in diesem Buch abweicht. Das gilt nicht nur bei selten verwendeten oder neu auf den Markt gebrachten Präparaten, sondern auch bei denjenigen, die vom Bundesgesundheitsamt (BGA) oder Paul-Ehrlich-Institut (PEI) in ihrer Anwendbarkeit eingeschränkt worden sind.
Geschützte Warennamen (Warenzeichen) werden nicht besonders kenntlich gemacht. Aus dem Fehlen eines solchen Hinweises kann also nicht geschlossen werden, dass es sich um einen freien Warennamen handelt.

ISBN 3-8304-9024-0

© Sonntag Verlag in MVS Medizinverlage Stuttgart GmbH & Co. KG, Stuttgart 2002
Jeder Nachdruck, jede Wiedergabe, Vervielfältigung und Verbreitung, auch von Teilen des Werkes oder von Abbildungen, jede Abschrift, auch auf fotomechanischem Wege oder im Magnettonverfahren, in Vortrag, Funk, Fernsehsendungen, Telefonübertragung sowie Speicherung in Datenverarbeitungsanlagen, bedarf der ausdrücklichen Genehmigung des Verlages.
Printed in Germany 2002
Satz: Satz & mehr, R. Günl, Besigheim
Druck: Gulde Druck, Tübingen
Grundschrift: 9.2/11.5 Gulliver (System 3B2, Version 6.05)

Inhaltsverzeichnis

Widmung 2
Inhaltsverzeichnis. 5
Danksagung. 8
Geleitwort. 9
Vorwort 10

1. Theoretische und praktische Grundlagen — 11

1.1	Vorformen der Homöopathie	12	1.5	Krankheit	33
1.1.1	Vorsokratiker	13	1.6	Religiosität	34
1.1.2	Platon (427-347 a. Chr.)	15	1.7	Arzneizubereitung und Homöopathisches Arzneibuch	38
1.1.3	Aristoteles (384-322 a. Chr.)	16	1.8	Hippokrates und die Vis medicatrix naturae	43
1.1.4	Descartes (1596-1650)	17	1.9	Reine Arzneiprüfung – Theorie	49
1.1.5	Leibniz (1646-1716)	18	1.10	Reine Arzneiprüfung – Praktische Anwendung	54
1.1.6	Hegel (1770-1831)	18	1.11	Das Ähnlichkeitsprinzip	56
1.1.7	Bergson (1859-1941)	19	1.12	Technische Aspekte der Ähnlichkeit	58
1.1.8	Teilhard de Chardin (1881-1955)	20	1.13	Krankheitsindividualität: Theorie	60
1.1.9	Jung (1875-1961)	20	1.14	Krankheitsindividualität: Technische Aspekte	63
1.2	Homöopathie und Allopathie	21	1.15	Die Miasmen	64
1.2.1	Gemeinsamer kurativer Auftrag	21	1.16	Individualität der Arzneien	67
1.2.2	Die Einstellung gegenüber den verschiedenen Systemen und Methoden in der Medizin	22	1.17	Die Potenzen	68
1.2.3	Was es für einen wahren Arzt braucht	23	1.17.1	Mögliche Einwände und praktische Fragen	72
1.3	Weniger deutliche Unterschiede zwischen beiden Medizinen	24	1.18	Die kleinste Dosis	74
1.3.1	Die Allopathie und ihre verschiedenen Ansätze	24	1.19	Quantität und Qualität der Arzneien	75
1.3.2	Die Homöopathie und ihre verschiedenen Spielarten	27	1.20	Die Lebenskraft	77
1.3.3	Verschiedene komplementäre Methoden	28	1.21	Die unangreifbare Einfach-heit des Hahnemannschen Vitalismus	80
1.4	Gesundheit	30			

2. Samuel Hahnemann: Mensch und Werk — 83

2.1	Christian Friedrich Samuel Hahnemann	84	2.4	Hahnemann und die Homöopathie, aus der Sicht eines Zeitgenossen	105
2.2	Hahnemann und die Wissenschaft	86	2.5	Hahnemann als Apostel	107
2.3	Bibliographie		2.6	Einführung in das »Organon«	114

3. Paragraphen und Lehren des »Organon« — 117

3.1	Paragraphen 1 bis 2	118	3.6	Paragraphen 9 und 10	133
3.2	Paragraph 3	123	3.7	Paragraphen 10 bis 18	134
3.3	Paragraphen 4 und 5	128	3.8	Paragraphen 19 bis 21	136
3.4	Paragraph 6	131	3.9	Paragraphen 22 bis 25	137
3.5	Paragraphen 7 und 8	132	3.10	Paragraph 26	139

3.11	Paragraphen 27 bis 34 140	3.29	Paragraphen 171 bis 184 171
3.12	Paragraphen 35 bis 42 141	3.30	Paragraphen 185 bis 203 173
3.13	Paragraphen 43 bis 51 143	3.31	Paragraphen 204 bis 209 174
3.14	Meditation über den § 51 144	3.32	Paragraphen 210 bis 216 176
3.15	Paragraphen 52 bis 60 146	3.33	Paragraphen 217 bis 230 178
3.16	Paragraphen 61 bis 64 147	3.33.1	Behandlung der Geistes- und Gemütskrankheiten 179
3.17	Paragraphen 65 bis 77 148	3.33.2	§ 224 und folgende 180
3.18	Paragraphen 78 bis 80 151	3.34	Paragraphen 231 bis 239 182
3.19	Paragraphen 81 bis 82 153	3.35	Paragraphen 240 bis 244 183
3.20	Paragraphen 83 bis 99 155	3.36	Paragraphen 245 bis 252 184
3.21	Zusammenfassung der Anamnese-Paragraphen. 157	3.37	Paragraphen 253 bis 256 186
3.22	Paragraphen 100 bis 104 158	3.38	Paragraphen 257 bis 263 187
3.23	Paragraphen 105 bis 111 158	3.39	Paragraphen 264 bis 278 188
3.24	Paragraphen 112 bis 118 160	3.40	Überlegungen zu den Paragraphen 269 bis 271 192
3.25	Paragraphen 118 bis 120 161	3.41	Paragraphen 279 bis 291 193
3.26	Paragraphen 121 bis 147 162	3.42	Das »Organon« in der homöopathischen Praxis 195
3.27	Paragraphen 148 bis 155 165		
3.27.1	Der § 153 in der Praxis 168		
3.28	Paragraphen 156 bis 170 169		

4. Praktische Anwendung der Miasmenlehre 197

4.1	Ein neuer Zugang zur Homöopathie . . 198	4.18	Was nach der ersten Verschreibung passieren kann 257
4.2	Einiges zur klinischen Propädeutik . . . 199	4.19	Praktische Anwendung 267
4.3	Die Anamnese 203	4.20	Krankheit und Heilung auf dynamischer Ebene 272
4.3.1	Definition 203	4.21	Erhebung der Geistes- und Gemütssymptome 275
4.3.2	Was für den Patienten wichtig ist . . . 204	4.22	Gedächtnis und Intellekt. Wille. Gefühl. 276
4.4	Der Kranke 204	4.23	Miasmatische Klassifikation und Symptomendefinition am Beispiel der Liebe 278
4.4.1	Versuch einer psychosomatischen Definition des Kranken 205	4.24	Etüde: Beziehungen der Geistes- und Gemütssymptome untereinander . . . 280
4.4.2	Anwendung 208	4.25	Über das Repertorium 285
4.5	Die verschiedenen Patienten 208	4.26	Kentianismus und Homöopathie 287
4.6	Über die Miasmen: Die Psora 211	4.27	Über Affektivität 290
4.7	Die Sykosis 222	4.28	Über Erotik 293
4.8	Die Syphilis 225	4.29	Sexualität und Miasma 296
4.9	Die deformierende Wirkung der Miasmen. 228	4.30	Anmerkungen zu den jeweiligen miasmatischen Prägungen und ihren Mischungen 297
4.10	Die Beziehung der Farben zu den Miasmen 233	4.31	Homöopathische Behandlung von Notfällen 305
4.11	Von den Symptomen 236	4.32	Chirurgie, Hilfsmittel und Arzneien . . 309
4.11.1	Hierarchisierung 237	4.33	Homöopathie und medizinische Fachgebiete 312
4.11.2	Symptomentotalität 238		
4.11.3	Beziehung zwischen Pathologie und Verhalten 239	4.34	Überlegungen zur Frage der Impfungen 314
4.12	Klassifizierung und Definition miasmatischer Symptome: Psorische Symptome 242	4.35	Klinischer Fall: Die Miasmenlehre als Basis der Diagnostik 316
4.13	Sykotische Symptome 244		
4.14	Syphilitische Symptome 247		
4.15	Aufzählung einiger Allgemeinsymptome 250	4.36	Klinischer Fall: Miasmenlehre und Eugenik 320
4.16	Schmerzqualitäten und ihre miasmatische Zuordnung 251		
4.17	Erste Verschreibung und Wahl der Potenz 253		

4.37	Klinischer Fall: Miasmatische Analyse der Symptome 324	4.42	Unheilbarkeit 336
4.38	Klinischer Fall: Aktuelle miasmatische Ebene 327	4.43	Die »Grenzen« der Homöopathie. . . . 339
		4.44	Grenzen der Homöopathie in der Praxis 341
4.39	Klinischer Fall: Miasmatische Analyse 330	4.45	Wo stehen wir? Was bleibt zu tun?. . 341
4.40	Klinischer Fall 331	4.46	Die Homöopathie im öffentlichen Raum. 344
4.41	Palliative Behandlung 333		

5. Anhang   347

Literaturverzeichnis. 348
Sachregister. 351

Danksagung

Die ursprüngliche Ausgabe dieses Buches entstand unter der großzügigen Schirmherrschaft von Herrn Ing. Gustavo Ramírez Hubard und Frau María Luisa Rule de Ramírez. Diese korrigierte und erweiterte Ausgabe entstand unter wertvoller Mithilfe von Dr. Jorge Matuk Nazur Kusi. Die drucktechnischen Überarbeitungen wurden von einer liebenswürdigen Gruppe von Mitarbeitern der »Homeopatía de México, A.C.« ausgeführt: Dres Miguel Riveros Gómez, Fernando Domínguez Vello, Rosario Sánchez Caballero, René Torres García, José Matuk Kanan, Gloria Alcover Lillo, Ignacio Méndez Ramírez, Fernando Francois Flores, Margarita Ventura López, Alberto Flores Flores.

Geleitwort

Das vorliegende Werk verkörpert in einzigartiger Weise das Wesen des großen mexikanischen Lehrers der Homöopathie, Proceso Sánchez Ortega. Beeindruckend in seiner Vollständigkeit sowie in seinem Bestreben die Hinterlassenschaften Hahnemanns möglichst unverfälscht zu vermitteln. Beeindruckend auch Ortegas Mut Weiterentwicklungen authentisch dort zu suchen, wo es Hahnemann aufgrund zunehmenden Alters nicht mehr möglich war.

In dieses Buch flossen viele wertvollen Hinweise zur Theorie und Praxis der Homöopathie ein, wozu z. B. eine in unseren Schulen noch viel zu wenig praktizierte Symptomendefinition und -differenzierung gehört. Drei wesentliche Aspekte dieser Schrift sollen allerdings besonders hervorgehoben werden.

Hierzu gehören die **philosophischen Abhandlungen** welche Ortega als zwingende Voraussetzung für ein adäquates Studium der Homöopathie ansieht. So wird es keinem Studierenden in der Schule Ortegas (Homeopatía de México, A.C.) gelingen, sich mit der Fallanalyse oder Repertorisation auseinanderzusetzen bevor er nicht ausführlich Begriffe wie Logik, Dialektik, Methodik, Kriterium, Intuition u.a..... verinnerlicht hat. Eine Vorgehensweise, die sich für alle Studierenden als große Bereicherung erweist.

Ein zweiter Schwerpunkt stellt die **Organonanalyse** dar. Didaktisch geschickt werden verschiedene Organonparagraphen mit gemeinsamen Bezugspunkten zusammengefasst und analysiert. Diese vertiefende Betrachtung und Kommentierung des bedeutsamsten Werkes Hahnemanns dient nicht nur als Anstoß zum weiteren Studium des »Organon« sondern auch als Einstieg zu einer umfassenden Diskussion der wesentlichen Eckpfeiler dieses Basiswerkes der homöopathischen Medizin, zu welcher uns Ortega aufruft.

Ein dritter großer Abschnitt dieses Buches widmet sich der **klinischen Anwendung** der Homöopathie und selbstverständlich auch den **praktischen Aspekten der Miasmenlehre** Hahnemanns. Anhand von Fallbeispielen und ausführlichen miasmatischen Symptomenbewertungen kann die praktische Anwendung der Miasmenlehre Hahnemanns – wie Ortega sie entwickelte-, nachvollzogen werden.

Auffallend ist hier die Übereinstimmung Proceso Sánchez Ortegas mit Clemens von Boenninghausen, was den Versuch einer praktischen Umsetzung von Hahnemanns Hinterlassenschaften zur Miasmenlehre anbelangt, obwohl Ortega aufgrund von Sprachbarrieren keinen Zugriff auf Boenninghausens »Kleine medizinische Schriften« hatte.

Das Ziel wirklicher Berufung des Arztes sieht Ortega in dem Streben von der Wissenschaft zur Kunst zu gelangen und dies auf eine möglichst umfassende und erhabene Art und Weise. Dieses Buch leistet zweifellos einen wichtigen Beitrag hierzu.

Dieses Werk wird nicht nur deshalb einen herausragenden Platz in der Reihe homöopathischer Lehrbücher einnnehmen, weil es das Ergebnis einer 50 jährigen Lehrtätigkeit darstellt, sondern auch aufgrund der Tatsache, daß es nur wenigen Meistern in der Geschichte der Homöopathie gelang, ein so umfassendes Lehrgebäude zu erstellen, welches außergewöhnliche Akzente setzt im Bereich der Philosophie der Medizin, des Organonstudiums, der klinischen Anwendung der Homöopathie sowie der Vertiefung der Miasmenlehre Hahnemanns.

Freiburg im Breisgau, Herbst 2001

Dr. med. Ulrich D. Fischer

Vorwort

Ich hatte mich dazu verpflichtet ein Buch über die Homöopathie zu schreiben... Wie vermessen!

Nun präsentiere ich mit großer Beklemmung diese Texte um denjenigen Kollegen gegenüber Wort zu halten, die mir die Ehre erwiesen haben bei mir zu studieren und aus meinen Beiträgen zu lernen. Ich hoffe, daß diese Aufzeichnungen über eine so weitreichende und komplexe Wissenschaft als Leitfaden für ein fundiertes Studium der Homöopathie dienen mögen und sich nicht nur in die Reihe unendlicher Wiederholungen von Grundlagentexten zur Homöopathie, einschließlich vieler Entstellungen eingliedern, die bisher über die herausragenden Arbeiten und Gedanken Hahnemanns verbreitet wurden.

Es ist meine Absicht mich treu an den Meister zu halten, dem einzigen, der wirklich eine Methode lehrt und uns gleichzeitig davor warnt von seinen Vorgaben abzuweichen. Wir alle, die wir uns damit beschäftigen die Homöopathie zu verbreiten, fühlen uns dazu berufen zu lehren und was noch viel schlimmer ist: wir fühlen uns oft auch autorisiert Konzepte von großer Tragweite, die zweifellos aufgrund tiefgehender Überlegungen und umfassender Erfahrungen Hahnemanns entstanden sind und die sich vor allem dadurch auszeichnen, daß sie von grundlegender Natur sind und sowohl in der Theorie wie auch in der Praxis unverrückbar feststehen, zu modifizieren oder zu »korrigieren«. Diese unsere Eitelkeit mit welcher wir vorgeben ihm zu folgen, entfernt uns zunehmend von der durch ihn entwickelten, klaren Methode, vergleichbar mit einer Linie, die sich von einer Geraden nur um einen Millimeter entfernt. Je länger beide Linien werden, desto größer wird der Abstand zwischen ihnen und umso geringer die Wahrscheinlichkeit, daß sie sich wieder vereinen.

Es gibt etwas, das denjenigen auszeichnet, der darauf besteht einer Doktrin zu folgen: Die WIEDERHOLUNG. Diese Zeilen mögen nicht als Entschuldigung dienen, sondern vielmehr als Vorwarnung, da ich selbst VIELFACH WIEDERHOLE. Man vergebe mir lediglich die mangelnde Attraktivität dieser Wiederholungen. Die Absicht dahinter ist, auf den Konzepten, welche grundlegend für das Verständnis von Hahnemanns Werk sind, zu beharren: auf seiner Doktrin, seiner Technik, seinem kompletten Werk und seiner unbeugsamen Absicht die Medizin auf einen Weg zu führen, der sich sowohl durch authentische Wissenschaftlichkeit, wie auch durch Dialektik und experimentelles Arbeiten auszeichnet.

Selbstverständlich sind diese Reflexionen über die Homöopathie sowie die Versuche die homöopathische Lehre zu erklären all jenen gewidmet, die gewillt sind, sich mit einer Medizin vertraut zu machen, die sich in ihrer Auffassung von Krankheit, Heilungsprozess und Therapie grundsätzlich von der an den Fakultäten gelehrten Medizin unterscheidet und somit dem Menschen näher steht. Wir versetzen uns in die Lage des Kranken, in welcher wir nicht nur uns auch selbst oft befinden, sondern auch unsere Angehörige, diejenigen die unserem Herzen und unserer Zuneigung am nächsten stehen und für die wir – wie auch für uns selbst – eine Therapieform zu wählen bestrebt sind, welche nicht nur unserer Natur, sondern auch den physischen wie geistigen Besonderheiten unseres Wesens gerecht wird.

Diejenigen, die sich der Schulmedizin verschrieben haben, werden weder die Titel noch die Texte der folgenden Kapitel ansprechend finden. Vielmehr werden sie die darin dargestellten Inhalte als widersprüchlich empfinden oder sie gar als Angriff auf diejenigen Kriterien auffassen, welche sie als die einzig richtigen halten. Der Herr möge sie erleuchten!

Dr. Proceso Sánchez Ortega

1. Theoretische und praktische Grundlagen

1.1 Vorformen der Homöopathie

Die Geschichte der Medizin ist wie die aller Wissensbereiche, zumal, wenn sie es bis zur Wissenschaft gebracht haben, eng mit der Philosophie verknüpft. Der philosophische Gedanke formt das Menschenbild, und damit üblicherweise auch die Vorstellung davon, wie im Angesicht der Krankheit zu verfahren sei. In allen alten Kulturen finden sich Hinweise und Spuren von Medizinsystemen, bei den Ägyptern, den Chaldäern, den Chinesen, den Nahuas, einem Indianerstamm. Die »Tabula hepatica«, die die Sumerer den Ägyptern vermachten, die Vorstellung von den beiden gegensätzlichen Polen Yin und Yang, die **Signaturenlehre,** die Erkenntnis, dass mangelnde Anpassungsfähigkeit den Boden für die Krankheit bereitet usw., sind die Ursprünge des Heilens, seither in zahllosen Schulen verfeinert und ausgebaut und in noch zahlreicheren pervertiert, dogmatisiert und sklerosiert. Die Nahua sahen in sehr poetischer Weise in der Form und Farbe der Pflanzen Ähnlichkeiten mit Organen oder Sekretionen des menschlichen Körpers und setzten demzufolge die Pflanzen nach diesem Signaturenprinzip therapeutisch ein. Die östliche Metaphysik, die Feinheit ihrer esoterischer Konstruktionen, brachte die asiatischen Denker dazu, Kräfte zu definieren, die den Organen übergeordnet sind und ihr Zusammenspiel und Funktionieren regeln. In der jüdischen Tradition finden wir implizit immer die Vorherrschaft des Geistigen, des Seelischen, in der dortigen Medizin wird also immer betont, in nicht immer sehr genauen, dafür umso tiefgründigeren Ausdrücken, dass der eigentliche Grund für das Leiden im Menschen selbst begründet ist, in seinem »inneren Ich«.

Enrique Aragon schreibt in seiner »Geschichte der Seele«, dass das Empfinden der **Dualität im Menschen** so alt sei wie der Mensch selbst. Eine Empfindung, die aus der Diskrepanz resultiert zwischen dem, was der Mensch in seinem Innern wahrnimmt, und der immer verzögerten, beschleunigten, auf jeden Fall aber abweichenden Reaktion seines Körpers, wenn er versucht, das Innere in die Tat umzusetzen. Sein Schatten, wie ihn das Licht der Sonne auf den Boden wirft, sein Ebenbild, wie es sich auf der Oberfläche des Wassers spiegelt, nährten und bestärkten dieses Gefühl des Doppeltseins. Der Mensch beginnt also, über sich selbst nachzudenken, und über alles, was ihn umgibt, das, was er sieht, das, was er fühlt.

Seitdem spricht der Mensch in vielen einander ähnlichen Ausdrücken, wiewohl in vielen verschiedenen Sprachen von diesem »Anderen«, diesem subtilen, nicht-zusammengesetzten, nahtlosen Etwas, das ihn lenkt und ihm die Sehnsucht eingibt, die bewusste und die unbewusste. Dies eigentlich, die Sehnsucht nach etwas Anderem, das nicht im Bewusstsein sitzt, das sich nicht erkennen, kaum auch fühlen lässt, das unbekannt bleibt, nur vermutet, geahnt wird mit all der Ungenauigkeit einer flüchtigen, gestaltlosen Idee, dies eigentlich nährt die Vorstellung von einer Idee ohne Form wie im platonischen Idealismus, einer Idee, die Realität beanspruchen kann, ja, der **Idee als einziger Realität.**

Wir wissen wohl, dass das, was wir »philosophia perennis« oder »ewige Philosophie« nennen, *Aristoteles* geschuldet ist, dem Denker, der auf unsere Kultur den größten und nachhaltigsten Einfluss genommen hat.

Bei der Analyse der **Denksysteme,** wie sie uns überliefert sind, fallen zwei Hauptströmungen auf, die als Gegensätze angelegt scheinen. Die erstere, verwurzelt vor allem in den antiken Kulturen, ist die **spiritualistische**. Aus den Spuren der ältesten Zivilisationen liest sich in verschiedenen Termini die Vorstellung von der Seele heraus. Die dichterische Sprache, phantastisch, beschwörend, bezaubernd, suchte nach dem Höheren, bei den Thronen der Götter, suchte dort nach den Antworten auf die Fragen nach Ursprung und Schicksal des Menschen. Aus den poetischen Skizzen und Versuchen entstanden durch Verfeinerung, durch Systematisierung und Synthese die Dialektik, zusammen mit der Logik, der Metaphysik und der Ethik.

Die andere Hauptströmung des Denkens ist die **materialistische**, die ihren Ausgang nimmt in den Dingen, die mehr oder weniger unsere körperliche Existenz bestimmen oder beeinflussen. Aus der Betrachtung dieser sichtbaren und fassbaren Elemente entwickeln sich alle möglichen Theorien über das, was uns noch unbekannt ist.

1.1.1 Vorsokratiker

Unzweifelhaft liegen die Wurzeln unserer Kultur im alten Griechenland. Mit *Schopenhauer* sind wir einig, dass die Philosophie der Vorsokratiker der eigentliche Ausgangspunkt aller nachfolgenden metaphysischen und ontologischen Debatten ist. Wir finden hier eine klare Trennung zwischen den Ioniern und den Eleaten. Die ersteren kann man als die Physiker sehen: *Thales von Milet* versucht die Existenz des Seienden aus dem Wasser zu erklären und sieht Okeanos, den Urozean, der das Meer und das Land gleichzeitig bildete und begrenzte, als den Ursprung der Welt. Das Flüssige ist Leben. Verlust des Blutes ist Verlust des Lebens.

Für *Anaximander* ist die Luft Quelle der Existenz, die unendliche Atmosphäre. Das Erste, was geschieht, ist das Einatmen. Das Letzte, was geschieht, ist das Ausatmen. Die Seele ist »to pneuma«, der Hauch, der Atem, die Seele ist luftartig, weil sie nicht fassbar ist und fast nichts ist, weil das Erste und Letzte im Leben das Atmen ist.

Anaximenes spricht von der unendlichen Substanz, deren steter Wechsel mit Notwendigkeit erfolge. Diese Theorie von der Notwendigkeit wird Jahrhunderte später von *Spinoza* und *Schopenhauer* wieder aufgenommen.

Heraklit aus Ephesus betrachtete das Feuer als das Prinzip alles Seienden und die Seele folgerichtig als feuerartig, denn die Wärme des Feuers charakterisiere das Leben, nur die Wärme bringe Bewegung hervor.

Demokrit stellte die Theorie der Atome auf, wonach kleinste unteilbare Körperchen durch ihre wechselnde Zusammenstellung alles Seiende konstituierten. Die Seele sei ihrerseits aus feurigen Atomen zusammengesetzt. Die Atome sind in ständiger Bewegung.

Im gesamten griechischen Denken findet man die Vorstellung von der Vorherrschaft des Geistes über die Materie, auch innerhalb ihrer hylozoistischen Tendenz, denn auch hier besteht die Idee, dass die Änderung von Gefühlen von einer äußeren Dynamik oder Kraft verursacht werde. Die Eleaten erklärten, dass allein der Gedanke unwandelbar sei und der Wechsel nur scheinbar. *Parmenides* stellt fest: Das Wesen, welches denkt, ist identisch mit dem Wesen, das gedacht wird. Das Zeugnis der Sinne ist, im Gegensatz zu dem, was ihm vorausgeht, reine Illusion.

Unter den Mathematikern ragt *Pythagoras* heraus, der ein Zahlengebäude entwickelt mit entsprechenden figurativen Zuordnungen, die er als universelle Symbole versteht. Ohne Zweifel hat das **pythagoräische Denken** viele Geister bei ihren philosophischen Überlegungen inspiriert. *Pythagoras* und seine Schule stellten das Gesetz des Rhythmus bei der Betrachtung universeller Phänomene in den Vordergrund. Die Schöpfung sei Bewegung aus göttlichem Willen und bringe ihrerseits, als Projektion ihrer selbst, die Bewegung der Dinge, die sie konstituieren, hervor. Die Bewegung der Dinge ist immer nur Teil oder Produkt der Bewegung, die sie erschaffen hat, dergestalt, dass diese letztere niemals eingeholt, am wenigsten aber übertroffen werden kann. Daher ist das Erschaffene, obschon nur in Verbindung mit dem Erschaffenden denkbar, notwendig dem Sein untergeordnet. Zwischen allem, das sich ähnele oder eine gewisse Beziehung aufweise, entstehe unmittelbar eine Bewegung, ein Hinfließen und Zurückfließen. Das ist die erste konzeptionelle Erwähnung des Prinzip der Identität und Analogie, das Hin- und Widerfließen. Prinzipiell sind Flux und Reflux von maximaler Ähnlichkeit, nicht aber identisch, da sie in verschiedene Richtungen laufen. In dieser Begrifflichkeit steckt auch die Idee der Ungleichheit, nicht weniger wichtig, denn sie lässt die Unsterblichkeit verlieren und hält jedes Subjekt in der Zeitlichkeit gefangen. Zumindest implizit finden wir auch das Konzept des Raumes bei *Pythagoras,* eines Raumes, in dem Flux und Reflux sich abspielen. Dieser aber ist in einem absoluten Geist enthalten wie im hinduistischen Denken bzw., in der Sprache der scholastischen Deïsten, in der göttlichen Allmacht. Dieser Geist ist für unseren Geist außerhalb jeder Erkenntnis, wir können darüber nicht spekulieren. Er entspricht der pythagoräischen Quelle des Lichts. Flux und Reflux, Hin- und Widerfließen, begründen den Rhythmus und gleichzeitig die Zeit, die ihrerseits gleichbedeutend ist mit Vergänglichkeit. Hier liegt der Grund, warum alle diese Konzepte im Grunde zwangsläufig dazu führen, eine Dualität des Seins, insbesondere des Menschen, anzunehmen. Ein Teil, in unserem Fall der Körper, ist wie alle Materie der Zeit und der Vergänglichkeit unterworfen. Der andere, der diesen Bedingungen nicht unterworfen und deshalb ewig ist, der unwandelbar ist, weil er ewig ist, der beherrscht, dirigiert und organisiert, ist die **Entelechie,** der Geist oder die Seele.

Der große Einfluss der **pythagoräischen Rhythmuslehre** auf die Nachkommen schlägt sich in Sätzen nieder wie denen, die wir im *Kybalion,* einer Sammlung hermetischer Texte, finden: »Wie oben, so unten. Das Schwingen des Pendels zeigt sich in allem. Das Maß des Schwunges nach links ist das Maß des Schwunges nach rechts.« Der Mensch erkennt seine Begrenztheit in der Zeit und in den Dingen. Gleichzeitig erhält er die Sicherheit, dass in seinem Willen und vermittels desselben die Idee der Möglichkeit begründet ist. Er kann auch selber zum Schöpfer werden, in dem Maße, wie es ihm gelingt, dem von ihm Geschaffenen Rhythmus zu verleihen, die Elemente, die er zu seinem Werk verwendet, zu rhythmischem Schwingen anzuregen. Darin besteht seine Ähnlichkeit mit dem Schöpfer, der ihn selbst geschaffen hat. Die Grundbedingung menschlicher Existenz ist immer von Schwingung und Rhythmus geprägt, nur darin liegt Fülle. Die Entfernung von dieser Bedingung bringt Leere, Leid und Krankheit.

All das, was in der Philosophie der Vorsokratiker bereits angelegt ist, so wie *Sokrates* und sein berühmter Schüler an der Akademie von Athen es uns überliefert haben, bildet das Fundament eines Humanismus, der wiederum der Leitstern einer wahren und wahrhaften Medizin sein sollte. Eine solche Medizin kann aus den Quellen der Philosophie und der Geschichte des philosophischen Gedankens immer wieder neue Kräfte schöpfen.

Im Atomismus eines *Demokrit* oder *Leukipp,* in der Idee des *Empedokles* eines »sphairos«, einer ursprünglichen Welt in Kugelgestalt, in den Homoiomerien eines *Anaxagoras,* ebenso wie später in der Monadenlehre *Leibniz'*, tritt ein aktives »Anderes« auf, ein Strom oder ein Impuls, der als Zündfunke dient, ein Impuls oder eine Bewegung, die sich die Dinge schafft, die einem Anfangspunkt entspringt und zu der die Dinge zurückzukehren neigen. *Plotin* kondensierte diese Idee, Christentum und hellenische Gedankenwelt fusionierend, in seinem Leitsatz »Zurückkehren zu Ihm«. Das grundlegende Element dieses Impulses, dieses Sich-Bewegens der Atome, das Bindende und Wirkende, ist die Liebe.

▷ Weil die homöopathische Lehre auf einer vitalistischen Philosophie ruht, wollen wir die philosophischen Konzepte, die die Vorherrschaft des Geistes über das Dichte, die Materie betonen, in den Mittelpunkt unserer Reise in die Philosophiegeschichte stellen.

In der Gedankenwelt der Nahua begegnen wir der Idee des Überlebens dieses immateriellen Ichs, das den »Mictlan«, eine Art Hölle, nach dem Tode durchschreiten muss. Die Kinder kommen in den »Chichihuacuauhco«, wo sie vom Baum der Milch gesäugt werden, alle Ertrunkenen und die, die in ihrem Organismus Wasser haben, empfängt der Gott Tlaloc im »Tlayocan«, und die Krieger schließlich gelangen in den »Ilhuicatl-Tonatiuh«.

Die Ethik aller Völker beruht auf der Gewissheit, dass unser innerstes Wesen unsterblich ist. Der Buddhismus spricht vom Stadium des Nirvana und *Gautama Buddha* stellt vier Gebote auf, wie dieser Zustand absoluter Gleichmütigkeit und Ataraxie zu erreichen sei.

❶ Der Schmerz ist nicht zu trennen vom Leben.
❷ Das Leiden beginnt mit der Geburt.
❸ Das Verlangen muss unterdrückt werden.
❹ Hindernisse auf dem Weg zur Vollendung müssen beseitigt werden. Auf diese Weise wird der Weg für ein Leben in höchster Spiritualität geebnet.

Das Yogitum sucht mit allerlei Techniken die körperliche Energie in geistige zu überführen und dem Eingeweihten ein erweitertes Bewusstsein zugänglich zu machen. Der Animismus des Ostens sieht eine Seele in jedem Ding. *Konfuzius* stellt seinerseits den »rechten Weg« noch über die Stimme des Herzens und der Liebe. Dieser rechte Weg sei das Heiligste überhaupt.

Jahrhunderte später verhilft *Thomas von Aquin* der Idee von der Allbelebtheit, der Pflanzen-, Tier-, Mineral- und Menschenseele zu neuem Ansehen. Den thomistischen Gedanken lassen sich sokratische Vorstellungen an die Seite stellen, wie sie von *Platon* folgendermaßen ausgedrückt werden: »Der Wille ist frei, denn jedes, das das Glück sucht, ist frei, die Mittel zu wählen, es zu erlangen.« »Die Ethik ist oberstes Gebot des Familienlebens, die Politik ist es für das soziale Leben; Die Tugend ist die Gewohnheit, Gutes zu tun.« »Gott ist das Denken des Denkens, der Herrscher der Welt. Alles strebt zu Gott.« Sätze, wie sie ebenso gut von *Aristoteles* stammen könnten.

Wir wollen nun kurz die Hauptlinien der Philosophie einiger großer Denker nachzeichnen, um die philosophischen Grundlagen der Homöopathie verständlich zu machen.

1.1.2 Platon (427-347 a. Chr.)

Platon synthetisiert in einigen Aspekten das Denken seines Lehrers *Sokrates* und erweitert es in vielerlei Hinsicht. Die ontologische Bedingtheit des Menschen wird genau herausgestellt. Die Existenz der Seele ist unabweisbar. Sie wird in Analogie zum Denken des Philosophen vorgestellt, der unablässig das Wahre, Göttliche und Unwandelbare im Blick habe. Die Seele ist während des Lebens an den Körper gebunden und wird im Augenblick des Todes frei von allen irdischen Beschränkungen, und frei, zu dem zurückzukehren, was ihr wesensmäßig gleichkommt.

In Platons **Kosmogonie** steckt unweigerlich das Konzept einer Trinität. Gott oder der Demiurg habe das Universum aus Feuer und Erde geschaffen. Es ist nun unmöglich, zwei Dinge zusammenfügen, ohne dass ein Drittes existierte, das das gemeinsame Band bildet. Für dieses Dritte bietet sich kein besseres Ding als der Grad der (geometrischen) Ähnlichkeit an, vom Gleichen (tauton) bis zum Verschiedenen (thateron). Der Grad der Gleichheit ergibt sich aus der mehr oder weniger übereinstimmenden Entfernung aller äußeren Punkte zum Zentrum. Das Gleiche oder sehr Ähnliche ist für *Platon* vollkommener als das Ungleiche und Unähnliche, denn das Universum habe Kugelgestalt und drehe sich gleichförmig im Kreise, erfülle somit in idealer Weise die Bestimmung des Gleichen. Was die Erschaffung des Menschen angeht, so machte Gott die Seele zuerst und dem Körper an Alter und Tugend überlegen. Die Seele befiehlt und der Körper gehorcht, denn er ist erst an zweiter Stelle erschaffen. »Aus der unteilbaren und ewigen Welt der Ideen und der teilbaren und zeitlichen Welt der Materie formte er, indem er sie zusammenfügte, eine dritte Wesenheit, die Weltseele, die an der ersten und zweiten teilhat, und aus diesen drei Wesenheiten nun eine Art, die an allen drei Wesenheiten, der Welt der Ideen, der Materie und der Weltseele, Anteil hat.«

In dem idealistischen Weltgebäude Platons haben wir also eine Essenz in Gestalt der Form der Ideen, die bezüglich der Ewigkeit in Gott selbst besteht, eine Essenz in Gestalt von Abbildern der Ideen, was der wahrnehmbaren Welt entspricht, und eine Essenz, die Weltseele, die beide anderen verbindet.

Wenn wir die entsprechenden Texte studieren, finden wir, dass diese trinitäre Begrifflichkeit sowohl bei der Betrachtung des Universums wie des Menschen sich in der homöopathischen Lehre widerspiegelt, insbesondere im Menschenbild der Homöopathie. Der Mensch, so die Homöopathie, besteht aus

❶ dem Geist, der unteil- und unwandelbaren ersten Essenz, die an die Ewigkeit anschließt,
❷ einem Körper oder einer materialen Substanz, die in der Zeit existiert, sowie
❸ einem dazwischenliegenden Anderen, das an den Qualitäten des ewigen Geistes und der Materie teilhat.

Dieses Dritte ist weder genau das eine noch das andere, weder Geist noch Materie, dennoch ähnelt es sowohl dem einen wie dem anderen. Wollten wir es mit Ziffern symbolisieren, würden wir zwischen 1 und 2 die 3 stellen, denn die 3, in der beide anderen Ziffern enthalten sind, ist für die 1, was es für die 2 ist, und ebenso ist die 2 zur 1, was die 1 zur 3 ist.

> In anderen Worten, zwischen Geist und Körper existiert die Lebenskraft oder ein vitales Prinzip, das ebenso mit dem Körper wie mit dem Geist direkt verbunden ist und zwischen beiden eine Beziehung begründet, die sich aus der Ähnlichkeit mit Geist sowohl als auch Körper herleitet.

Wir sehen, wie sehr sich Termini und Konzepte von Homöopathie und Platonischer Philosophie ähneln.
Die Vorstellungen sokratischer Ethik sind auf die Homöopathie ebenso anwendbar: in den Dialogen wird von der Gerechtigkeit als etwas Vernünftigem gesprochen, sowie von der Anerkennung dessen, was offensichtlich ist, durch die Vernunft.

1.1.3 Aristoteles (384-322 a. Chr.)

Aristoteles entwickelt die Überlegungen seiner Lehrer an der Akademie weiter. Die Substanz sei durch drei Dinge gekennzeichnet:

▷ Form, Materie sowie deren Verbindung. Die Materie sei das Mögliche, die Form der vollendete Akt, die Verbindung beider die lebendige Wirklichkeit.

Seine Anschauung des Universums beruht auf einfachen Prinzipien:
- vom Wenigen gelange man zum Vielen,
- vom Unvollkommenen zum Vollkommenen,
- vom Materiellen zum Geistigen,
- vom Tier zum Menschen,
- von der Idee des Seienden zum Sein selbst.

Wissenschaftliches Vorgehen beruht nach *Aristoteles* auf Induktion, Definition, Entscheidung und Beweis. Ist etwas bewiesen, so ist es für alle Zeiten wahr.
Aristoteles kennt drei Arten der Seele: die pflanzliche, die empfindende und die vernünftige.

▷ Jedes Wesen verändert sich, befindet sich in Bewegung, um in der Aktion, in der Wirklichkeit zu sein, was es in der Möglichkeit ist.

Die drei Gesetze, die alles Lebendige bestimmen, sind die Finalität, die Kontinuität und die Analogie. »Der Wunsch der Materie nach Form bestimmt, dass sie aus der Potenz, welches die Materie ist, in die Tat übergeht, welche die Verwirklichung der Form ist.«
Versuchen wir, dieses Konzept in seiner ganzen Tragweite zu erfassen, wir werden häufig genug darauf zu sprechen kommen: die Seele ist die Entelechie eines biologischen Körpers, Leben als Möglichkeit, Prinzip vitaler Aktivität.
Als eigentlicher Begründer der Biologie lehrt *Aristoteles,* dass während der Entwicklung eines natürlichen Körpers es die Dynamik der Seele sei, die dieses Wachstum steuere, und so, wie die Materie dieses Körpers oder Dinges von etwas anderem Gleichartigen stamme, so sei auch die Dynamis gleich, die der Materie Form gebe. Diese **Dynamis** oder »nährende Seele« ist also das, was dieses Objekt hervorbringt und dessen Natur bestimmt, ein Prinzip, das wir sowohl bei Pflanzen wie bei höheren Lebewesen verwirklicht sehen.

Plotin (205 – 170 n. Chr.)

Plotin steht etwa zwischen Hellenismus und Christentum. Ihm zufolge bedient sich der Mensch seiner Sinne, bevor er seine Vernunft walten lässt. Zuerst rezipiert er Sinneseindrücke. Einige Menschen verharren in diesem Zustand lebenslang. Sie halten die sichtbaren, fühlbaren Dinge für das Erste und Letzte und leiten aus ihnen Gut und Böse ab. Das, was sie für gut halten, möchten sie besitzen, das, was schlecht ist, abstoßen. Sie streben nach Lust und meiden den Schmerz, eben aus dieser Abhängigkeit von dem, was man sehen und anfassen kann.

Dann gibt es die, die sich ein wenig von den eben erwähnten abheben, die fähig sind, das Schöne zu erkennen, und danach beurteilen, was gut und was böse ist. Darüber hinaus gelangen aber auch sie nicht.

Schließlich gibt es eine dritte Sorte Menschen, die sich durch die Schärfe ihres Blicks auszeichnen. Sie suchen nach Erhabenem, nach den höchsten Höhen, und suchen sich so weit es geht zu vervollkommnen. Von der Höhe ihrer geistigen Entwicklung schließlich nehmen sie teil am Göttlichen.

In seiner »Fünften Enneade« spricht *Plotin* davon, dass es vor der Weltseele noch eine Seele an sich gebe, so etwas wie das Leben im allgemeinen, an sich, rein, oder die lebendige Vernunft, eine Seele, die macht, dass die Weltseele in die Wirklichkeit kommt und mit dieser die Einzelseelen.

Thomas von Aquin (1225 – 1274)

Begründete oder vollendete, je nach Standpunkt, die **»Philosophia perennis«**, das, was sich an philosophischem Gehalt durch alle Zeiten zieht. Er vereint Theologie und Philosophie auf höchstem Niveau, und begründet mit der letzteren die Wahrheiten des Glaubens.

Was uns allerdings zuerst interessiert, ist seine Theorie von der Analogie alles Seienden. Das Wesen jeder Kreatur ist zwar nicht identisch mit dem Wesen Gottes, wohl aber ihm ähnlich, und kann zu diesem in Beziehung treten.

Thomas weist auf den abstrakten Charakter der Erkenntnis hin, auf die Abstraktion vom Objekt. Es gebe einerseits das Wahrnehmbare (sensibilis), andererseits das Einsehbare (intellegibilis). Wie *Aristoteles* sagt er, dass alles, was als Möglichkeit vorhanden sei, Materie ist, und alles, was tatsächlich, als Substanz, vorhanden sei, Form genannt werden kann. Das, was einer Handlung an substanziellem Sein zukommt, nennt er forma substantialis, das, was an akzidentellem Sein in ihr ist, nennt er forma akzidentalis.

Damit etwas geschaffen werde, muss das Sein des zu Schaffenden als Möglichkeit, das heißt als Materie vorhanden sein. Dass diese nicht als Wirklichkeit existiert, nennt er privatio, Mangel, und das, worauf sie sich im Schöpfungsakt zubewegt, die Form. Schöpfung ist also eine Bewegung oder eine Tendenz der Materie zur Form.

▷ Für uns ist wichtig in dieser Konzeption vom Sein, dass *Thomas* im Menschen ein existenzielles und ein essenzielles Sein unterscheidet.

Das **existenzielle Sein** wird repräsentiert von allem im Menschen, was gemacht ist, hergestellt, und seiner Gegenwart und Dauer in der Welt des Wahrnehmbaren und Fühlbaren entspricht. Man kann dies das »Fühlwesen« nennen. Das essenzielle Sein ist eine Art Abstraktion vom individuellen Sein oder des Menschseins überhaupt unter Absehung von allem sinnlich Erfassbaren.

Außerdem gebe es verschiedene Arten von Seelen, die Mineralseele nämlich, die Pflanzen-, Tier- und Menschenseele, die alle drei anderen Seelenarten vereinige.

1.1.4 Descartes (1596-1650)

Descartes lehrt, dass die vernünftige Seele, der Geist der Vernunft, nicht aus der Materie entstehen könne wie alles andere, sondern auf eine besondere Weise erschaffen sein müsse. Ebenso wenig sei davon auszugehen, dass die Seele im Körper sitze und diesen steuere wie ein Kapitän sein Schiff, sondern dass sie ganz und gar mit ihm vereinigt sei. Anders ließen sich Empfindungsqualitäten oder Verlangen und Triebe nicht erklären, die doch den Menschen in seiner Gesamtheit betreffen.

1.1.5 Leibniz (1646-1716)

Ein Universalgenie, der »größte Denker, Philosoph und Mathematiker aller Zeiten, der Schöpfer der Monadologie, eines logischen und metaphysischen Systems von schattenloser Klarheit, überdies sehr kurz, dennoch wenig studiert und noch weniger verstanden, der Vater der Infinitesimalrechnung und der modernen Mathematik.«[1]

Die menschliche Vernunft, die uns von den Tieren unterscheidet, ist die Voraussetzung zur Erkenntnis der notwendigen und ewigen Wahrheiten, aus denen die Wissenschaft entstehe. Sie, die Vernunft, erhebt uns zur Kenntnis unserer selbst und Gottes. Der göttlichen Vernunft entspreche im Menschen die vernünftige Seele oder einfach die menschliche Vernunft. Sie bildeten eine Einheit.

Die **Monaden**, die kleinsten Einheiten der Welt, sind in Klassen aufgeteilt: zum einen die »nackten« Monaden, die nur wahrnehmen ohne Bewusstsein, dann die animalischen Monaden, deren Wahrnehmung von Bewusstsein und Gedächtnis begleitet wird, und schließlich diejenigen, deren Bewusstsein und Gedächtnis den Gesetzen der Vernunft gehorche, die seelischen oder geistigen Monaden.

Die einzige Substanz, die es gebe, sei spiritueller Natur.

Nach einigen Historikern kreist die Leibnizsche Philosophie darum, der universellen Ordnung, wie sie von Gott geschaffen wurde, zu folgen, dergestalt, dass die Menschen ihren natürlichen Platz erkennen und die verschiedenen Tendenzen und Meinungen sich spontan ausgleichen. Es gelte, eine Wissenschaft aus der Taufe zu heben, die die Grundlagen aller übrigen enthalte und in der Lage sei, alle Prinzipien und Beziehungen innerhalb der Erkenntnis und der universellen Ordnung aufzuzeigen und handhabbar zu machen. So wird das Besondere zu einem allgemeinen Prinzip erhoben.

Dem Naturalismus eines *Spinoza*, der zu einem nicht unwesentlichen Teil auf der Notwendigkeit basiert, stellt sich das Konzept der Möglichkeit gegenüber und zeigt auf, dass die Welt des Möglichen unendlich viel größer als die Welt des Realen sei.

▷ *Leibniz* formuliert das **Prinzip der Vernunft** und der **Identität** als die causa finalis der Natur, der Schöpfung und der Welt.

In seinen Werken finden sich Ideen, die für unsere Zwecke interessant sind. So spricht *Leibniz* von einem Gesetz der Kontinuität, demzufolge die fortgesetzte Teilung der Materie nie zu unteilbaren Teilchen führen könne, die etwa die Grundbausteine bildeten, sondern höchstens zur Kraft vordringen könnte, einer Kraft im metaphysischen Sinne als Tendenz zur Aktion. Das Universum bestehe letztlich aus dieser spirituellen Substanz.

Die Monade ist die einfache, unteilbare und ewige Substanz, die nur von Gott geschaffen und vernichtet werden kann. Jede Monade ist eine Welt für sich und handelt nach einem einwohnenden Prinzip. Die Monaden seien wie metaphysische Atome dem Grad ihrer Aktion nach unterschieden, die seelischen seien die beherrschenden und überlegenen, alle aber von dem Gesetz der Finalität bestimmt. Alles, was ist, ist in von Gott mit der Schöpfung prästabilierter Harmonie. Diese Harmonie macht die ständige Beziehung zwischen den Monaden des Körpers und den übergeordneten der Seele erst möglich.

1.1.6 Hegel (1770-1831)

Dies ist mit Sicherheit einer der einflussreichsten Philosophen, manchmal sogar *der* ein-

---

[1] Dr. Miguel de Vasquez y Gonzalez

flussreichste in der zeitgenössischen Philosophie, nachdem er lange Zeit kaum Aufmerksamkeit erfahren hatte.

Hegel trat für einen **absoluten Idealismus** ein, dergestalt, dass das Ontologische gleichermaßen Ausgangspunkt wie letztes Ziel seiner Philosophie bleibt. Sein und Denken sind identisch (wie bei *Parmenides*). Die Existenz realisiert sich auf verschiedenen Ebenen oder Welten, der übergeordneten Welt der Ideen, der reinen Mathematik und der Dialektik, der Welt der physischen und historischen Realität und der Welt der Realität des Körpers. Die erste Ebene entspricht der philosophischen Spekulation. Die Gegenstände des philosophischen Denkens sind unwandelbar und unvergänglich, dennoch von ontologischer Realität, da ja in der Natur Identität sich auf Gleichheit reduziert im Anschein und dazu führt, dass wir jeden Tag, jede Minute uns zu ändern scheinen, während doch im Geiste die Identität eine absolute ist.

Gott scheint in der Natur auf, er lebt und zeigt sich in der Geschichte der Menschheit. Der Staat sei das Instrument der Geschichte und flöße vor seiner Macht Respekt ein, was zu einer Vielzahl unterschiedlich sich gerierender Diktaturen geführt habe, die weit davon entfernt waren, das Glück der Menschen zu mehren.

Die hegelianische Rechte , die »Althegelianer«, berufen sich auf die Begrenzung der Logik durch die Doktrin von der Vernunft und des Geistes als eines tatsächlich existierenden. Die hegelianische Linke insistiert auf dem Mythos, der im Religiösen enthalten sei und den Attributen Gottes als den Naturgesetzen. Sie drängt auf Verwirklichung des Neuen.

1.1.7 Bergson (1859-1941)

Bergson fasst das **Prinzip des Vitalismus** deutlicher als jeder andere moderne Philosoph. Er prägt den Begriff des »elan vital«, des unaufhörlichen Lebensstroms, in dem ein Bild, ein Keim sich wandelt und fortsetzt in einem neuen Bild, einem neuen Samen. Alles Leben wird geboren, wächst, entwickelt sich, altert aus einem Impuls, der ihm eigen ist. Dieser Impuls, eben der elan vital, lässt das organische Leben durch alle Embryonalphasen gehen und vollendet die Entwicklung vom Embryo über den Fötus zum vollständig ausgebildeten Organismus. *Bergson* besteht auf der Kontinuität dieses Prozesses, der sich unablässig fortsetzt und in dem die Vergangenheit auf die Gegenwart einwirkt und so neue Formen hervorbringt. Der Elan vital zeigt in die Zukunft, bereitet sie vor, ja schafft sie. Auch im Bewusstsein ist er wirksam. Die Individuen vermögen aber diese Zukunft, sofern sie neu ist, nicht zu erkennen, denn wir können nur erkennen, was der Vergangenheit ähnlich ist, die Vergangenheit selbst oder das, was sie konstituiert.

Die unzähligen Erscheinungen, die im lebendigen Sein aufeinander folgen, erschaffen dessen Geschichte durch eine Folge von Handlungen. Diese Geschichte ist einzigartig und konstituiert dieses Sein geradezu.

An anderer Stelle sagt er, als Synthese seiner wunderbaren Einzelbetrachtungen, dass die Erfahrung zeigt, dass das Leben der Seele, oder, wenn man einen anderen Ausdruck vorzieht, des Bewusstseins, vollkommen an das Leben des Körpers geknüpft ist, und dass es eine vollständige Übereinstimmung zwischen beiden gebe. Er verwirft sowohl die Hypothese, dass die Seele aus dem Körper entstünde, als auch die, dass umgekehrt der Körper nur eine Vorstellung der Seele sei, sondern lehrt, dass beide, Seele und Körper verschiedene Manifestationen ein- und desselben anderen seien, das weder das eine noch das andere sei.

In Bergsons Vorstellung vom Universum und der Dinge, die es konstituieren, gibt es kein materielles Objekt, das nicht seine Qualitäten und Seinsformen, ebenso wie alle seine Funktionen, seinem Ort verdankt, den es in diesem Universum einnimmt.

In jedem unserer gelebten Augenblicke sei ein Teil unserer Geschichte zu finden. Jeder dieser Augenblicke, jeder dieser Existenzzustände, versammelt alles Wahrgenommene, das heißt das, was die Gegenwart definiert, und jeder dieser Augenblicke verändert unsere Persönlichkeit. »Es ist sicher, dass unser Tun abhängt von dem, was wir sind, und umgekehrt ist ebenso wahr, dass wir so sind, wie wir handeln.« Dergestalt sind wir an unserer eigenen Erschaffung und Wandlung beteiligt. Eine bewusste Existenz erlaubt uns, zu erkennen, dass wir nur existieren, indem wir uns wandeln, dass wir im Wandel reifen und so immer fortfahren, uns zu erschaffen.

1.1.8 Teilhard de Chardin (1881-1955)

Die evolutionistische Auffassung Bergsons wird von *Teilhard* auf höchst spirituelle Weise weiterentwickelt. *Teilhard* besticht durch seine tief schürfende, brillante und zutiefst christliche Argumentation.
Es handelt sich um eine der Wissenschaft verbundene Philosophie, die den Stand der Forschung unseres Jahrhunderts berücksichtigt und keine konsistente Hypothese ignoriert. Teilhards ureigene Auffassungen werden aber immer durch alle übernommenen Erkenntnisse hindurch sichtbar.
Teilhard geht, immer mit kosmischer, universeller Zielrichtung, von einer **Welt der Sphären** aus. Die sicht- und fühlbare Materie, die von eigener Dynamik erfüllt ist, nennt er die Geosphäre. Das Leben sieht er als ein universelles kosmisches Phänomen. Es bestehe, wie alle möglichen Ereignisse, aus der Realisierung von Gesetzen, die der Mensch entdecken, nachprüfen oder nur empfinden kann. Die Biosphäre bestehe aus den Gesetzen der Entstehung der Organismen, wachsender Komplexität (wie bei *Bergson*) und Konvergenz. *Teilhard* hat eine **kosmische Vision** vom Menschen: die Noosphäre, die sich über die lebenden Wesen erhebt, um das Leben zu erkennen, die aus dem Geist der Einzelmenschen den Geist der Menschheit formt. Diese Noosphäre vereint alles Wissen und alle fundamentalen Gedanken des Menschen, und ist so etwas wie die Seele der Erde. In einem anthropologischen Sinne meint *Teilhard*, dass wir in letzter Konsequenz handelten, um der Welt zu Diensten zu sein, um uns der Welt einzuverleiben und uns gemeinsam mit ihr zu vervollkommnen.
Für die Vermenschlichung des Universums, das Leben in Rücksicht auf seine essenziellen menschlichen Qualitäten, strebt die Entwicklung einem Punkt entgegen, an dem die physischen und moralischen Möglichkeiten zu einer fundamentalen Einheit gelangen: dem **Omega-Punkt.**
Die Noosphäre bedarf zum Funktionieren eines psychischen Konvergenzpols eines kosmischen Pols totaler Synthese. Dieses Zusammenfließen beider Pole belegt er mit dem Wort Liebe. Die Liebe ist in dieser Auffassung vom Omega-Punkt die einzige Macht, die in der Lage ist, alle Möglichkeiten menschlichen Handelns zu vereinen. Immer unter dem Gesichtspunkt des Glaubens und eines absoluten Vertrauens in die Zukunft sieht er die Transformation auf dieses Ziel zu in der Noosphäre beginnen.
Der Einzelmensch oder eine Gruppe von Individuen solle auf ein Ziel zustreben, das, gleichermaßen persönlich und universell, ihn mit allen anderen verbinde und vereinige.

▷ Im Universum, das sich in ständiger Fortentwicklung befinde, stelle jeder von uns ein bewusstes und verantwortliches Glied dar.

1.1.9 Jung (1875-1961)

Dieser unerreichte Meister der Psychologie und wissenschaftlicher Genius meint, die **Psyche** sei nicht gemacht oder Resultat körperlicher Vorgänge, sondern eine eigene reale Welt, unteilbar wohl und unberührbar, aber dennoch ebenso real wie die Körperwelt, und in jedem von uns eine Form annehme, die innerhalb wie außerhalb unserer selbst von eigenen Gesetzen geprägt sei.
Wir besitzen ein ICH. Darum herum sei eine **Sphäre des Bewusstseins,** die wiederum von einer größeren **Sphäre des Unbewussten** umschlossen sei, die Elemente der persönlichen Geschichte des Einzelnen enthalte. Dies ist

das Persönliche, Unbewusste. Dieses wieder sei enthalten in einer weiteren Sphäre und deren enormen Einfluss ausgesetzt, dem Kollektiven Unbewussten.

Das **Bewusstsein** ist ein Phänomen, das sich in der Zeit entwickelt und sich anhand der Erfahrungen des Ich konkretisiert. Mit zunehmender Reife reiche es immer weiter in den Bereich des Kollektiven Unbewussten hinein, denn es nähre sich genau genommen von den Einflüssen der gesamten Menschheit, wie sie im Biologischen jedes Menschen angelegt sind.

Das Ich ist wie ein Kern, in dessen Umfeld sich eine Gesamtheit psychischer Handlungen mit Bezug auf die Mitte aufbaut, die die Person konstituiert. Dieses Persönlichkeitskonzept wird von *Jung* intensiv ausgearbeitet, insbesondere, was Therapie und die Erkenntnis des Menschen angeht. Man könne »nichts über einen Menschen wissen, wenn er seine Maske nicht ablegt.« Das Ich bedarf der persona, um sich zu manifestieren, wobei die persona die Gesamtheit des Sichtbaren und Unsichtbaren eines Menschen darstellt.

Das **Individuum** besitzt ein persönliches Unbewusstes und hat teil am kollektiven Unbewussten. Das Persönliche besteht aus Erinnerungen, die nicht ins Bewusstsein dringen oder unterdrückt wurden, kurz, aus dem, was in das bewusste Leben des Individuums nicht integriert werden konnte. Das kollektive Unbewusste ist uns allen angeboren und hat einen enormen Einfluss, ohne dass wir uns seiner immer bewusst würden. Eine psychische Bewegung findet zwischen Innen- und Außenwelt statt, zwischen dem, was wir innen, und dem, was wir außen sind. Die Schicht des persönlichen Unbewussten stellt die Grenze zwischen Bewusstsein und kollektivem Unbewusstem dar. Hier liegt der »Schatten« des Ich, all das, was wir nicht sein möchten, das, was wir nicht als Teil unserer Persönlichkeit anerkennen, das Schlechte, Unrechte, Schwache, Egoistische und Böse.

▷ Unübersehbar haben Jungsches und Hahnemannsches Denken Gemeinsamkeiten, wenn wir das Psychologische mit der strukturellen, konstitutionellen oder miasmatischen Pathologie gleichsetzen.

Es sei gestattet, das **kollektive Unbewusste** mit dem **kollektiven Miasma** und das persönliche Unbewusste mit dem ererbten oder erworbenen Miasma gleichzusetzen und so die Betrachtung des Menschen zwischen den Konzepten dieser beiden genialen Denker aufzuspannen und zu erweitern.

Jungs Idee der **Archetypen**, die aus dem kollektiven Unbewussten aufsteigen und Symbolfiguren sind, denen das Individuum nacheifert, kann verglichen werden mit dem latenten Miasma, wenn nämlich die existenzielle Unsicherheit und Instabilität und die destruktiven Tendenzen eingedämmt oder ausgeglichen sind. Gewinnt eines dieser Elemente die Vorherrschaft, führt das dazu, dass von diesem Archetyp ein wenig abgewichen wird und das Individuum seine Maske oder persona nach einer nun repräsentativeren archetypischen Form ausrichtet, die aus seinem Schatten bzw. seinem pathologischen Untergrund aufsteigt. Das ist dann das, was von außen als miasmatische Äußerung des Psychischen in Erscheinung tritt.

Diese und andere Überlegungen legen die Verbindungen zwischen dem Denken Jungs und dem Hahnemanns offen, welch letzteres wir bei allen zitierten Autoren und bei zahllosen anderen wieder finden.

1.2 Homöopathie und Allopathie

1.2.1 Gemeinsamer kurativer Auftrag

Beginnen wir mit einem Appell an den guten Willen aller Leser, auch solcher, die eher der Allopathie nahe stehen. Den Ursprung der Heilkunst finden wir in jenen Grundbedingungen menschlicher Existenz, wie sie uns *Aristoteles* überliefert hat: Furcht und Mitleid. Die Medizin ist die Frucht des menschlichen Mitleids, des Erbarmens mit sich selbst als Ergebnis der angeborenen Furcht, und des Mitleids mit seinesgleichen. Die Nähe eines

Leidenden bewegt das Herz des Menschen, und dieses Mitleiden ist die erste und letzte Wahrheit der Medizin. Es wäre deshalb unrecht und fehl am Platze, irgendein medizinisches System zu verachten und geringzuschätzen, nicht nur, weil die Geringschätzung als solche schon nicht sehr edel ist, sondern auch, weil die Geschichte der Medizin zeigt, dass auch in den gänzlich in Vergessenheit geratenen Systemen und Theorien, die der Mensch ersonnen hat in seinem Streben, sich von Krankheit zu befreien, bedenkenswürdige Prinzipien zu finden sind, zum mindesten aber heldenhafte Absichten und zähes Ringen. Außerdem ist es nicht zu übersehen, dass die Ärzte in vielen Fällen, mit mehr oder weniger großen Modifizierungen, Methoden wieder entdecken, die früher einmal in Mode waren und in Vergessenheit gerieten, weil sie schlampig, unsorgfältig oder in einem übertriebenen Ausmaß angewendet wurden, wie es immer der Fall ist, wenn der Mensch sich von Leidenschaft und Enthusiasmus leiten lässt.

All das zwingt uns, alle Absichten zu respektieren, die darauf zielen, unserem Bruder in der Stunde seines Todes Erleichterung zu verschaffen, und vor allem, ihn so lange wie möglich vor diesem Augenblick zu bewahren, seine Schmerzen zu lindern und ihn auf den Weg der Heilung zu bringen, auf den Weg eines richtigen und guten Lebens. Ärzte und Studenten aller Therapierichtungen und Schulen sind sich über dieses Ziel einig. Wir alle suchen nach der Wahrheit und betreten den Tempel des Asklepius mit eigenen Vorstellungen, unserem eigenen Glauben und sicher auch mit unseren ganz persönlichen Vorurteilen und Eigenheiten im Denken und im Lebensstil. Wenn wir auch ganz sicher sind, im Besitze der Wahrheit zu sein, vergessen wir nie, mit Respekt und Bewunderung, in den Augen und im Herzen allen jenen zu begegnen, die nach den gleichen Dingen suchen und den gleichen Wunsch zu heilen verspüren wie wir.

Nach meiner Vorstellung ist der beste Weg der, andere ohne Vorurteile zu beobachten, die eigenen Ideen nicht zu leugnen und zu erkennen, dass in allen Vorstellungen ein Stückchen Wahrheit steckt, ein Stückchen, das in unserer eigenen Wahrheit vielleicht noch fehlt.

1.2.2 Die Einstellung gegenüber den verschiedenen Systemen und Methoden in der Medizin

Es ist immer wieder überraschend, wie sehr die Öffentlichkeit nach eigenem Gusto gewisse Lehren interpretiert, teils nach ihren Taten, meist aber nach ihren Theorien, bis von der Wahrheit nicht mehr viel übrig ist. So gibt es von der Hahnemannschen Heilmethode eine Menge unterschiedlicher Ansichten. Da sie so sehr von gewohnten Vorstellungen entfernt ist, und nicht zuletzt auch durch die streitlustige Haltung Hahnemanns selber, hält sich bis in die heutige Zeit die Vorstellung eines offenen Kriegs zwischen der Homöopathie und der konventionellen Medizin. So entstand die traditionelle Feindschaft, mehr allerdings in der Theorie als in der Praxis, zwischen dieser neuartigen Heilkunst und der alten Medizin.

Es ist nachvollziehbar, dass das Auftauchen einer Methode, die mit den Bräuchen ihrer Epoche bricht, die Gemüter erhitzt, insbesondere derjenigen, die eng verbunden sind mit den Lehren, die die neue Methode zu ändern unternimmt. Hier wird das Fremde, Neue häufig abgewiesen ohne Prüfung. Manchmal finden die neuen Gedanken im Nachhinein mehr Verständnis, aber nur in Ausnahmefällen werden sie vollständig gegen die alten eingetauscht. Genau das geschah auch bei den Ärzten. Wenn sie von der Homöopathie Wind bekommen, lehnen sie sie sofort ab, ohne den Wunsch, sie wenigstens näher, und sei es nur oberflächlich, kennen zu lernen. Sie sind der festen Überzeugung, dass die alte Methode, der sie selber anhängen, genügend wirksam sei, und sehen überhaupt keine Notwendigkeit, sie zu ersetzen, noch dazu durch etwas so völlig Anderes. Dann wieder ist es einfach Zeitmangel, der Arzt ist mit seiner Praxis viel zu sehr beschäftigt, um die Zeit aufzubringen, sich in eine Disziplin einzuarbeiten, die obendrein noch alles in Frage stellt, was er bisher dachte und machte. In anderen Fällen beugt man sich, nicht ohne eine gewisse Abneigung, über die Anfangsgründe der Homöopathie, lehnt sie danach nicht nur einfach ab, sondern entwickelt sich zu einem eingefleischten Gegner, der aus den wenigen Seiten, die er gelesen hat, aus Seminaren von einer Stunde Dauer etc. unablässig alle nur vorstellbaren Argumente gegen die Homöopathie herauskratzt. Wieder andere haben sich eine Weile mit der Homöopathie beschäftigt, bleiben aber aus beruflicher Eitelkeit oder tiefster Überzeugung ihr gegenüber misstrauisch, wie sie allem gegenüber misstrauisch sind, was von der orthodoxen Lehre abweicht.

Jede Änderung des Standpunkts, jede Überprüfung alter Axiome, die die Homöopathie abverlangt, ist Grund genug, die verschiedensten Gegengründe zu erfinden. Ganze Bücher werden geschrieben, ohne dass man auf die Idee kommt, die Methode einmal in der Praxis zu überprüfen.

Nur die, die die Grenzen ihrer beruflichen und menschlichen Fähigkeiten erkennen, die, die wissen, dass alles, was wir tun, unvollkommen ist, halten sich nicht an diese Ablehnung. Sie wissen, dass die Wissenschaft, so wunderbar sie auch ist, nur kleine Bruchstücke besitzt, deren Erkenntnis dazu verpflichtet, weiter zu suchen, neue Horizonte zu erkunden, die uns ein neues Verständnis ermöglichen. Diese Ärzte sind mit einem Wort die, die mit ein wenig Demut, mit dem Willen ausgestattet sind, ohne Vorurteile zu lernen, mit der Sehnsucht nach der Wahrheit und mit der Größe, auch von denen zu lernen, die sie zu Beginn als Feinde betrachten. Unter diesen Ärzten finden sich die, die von ihrer humanistischen und philanthropischen Grundeinstellung her, von ihrer Art zu denken, die Homöopathie als die Verwirklichung von etwas begreifen, dem sie immer schon angehangen haben. Dies werden die wahren Adepten dieser Lehre werden, die Verkünder, die die Homöopathie nicht nur studieren und anwenden, sondern zu ihren Koryphäen und Aposteln werden und dieses Evangelium in der schwierigen und unsicheren Welt der Medizin verbreiten.

1.2.3 Was es für einen wahren Arzt braucht

Für den angehenden Arzt ist es unerlässlich, neben dem Studium der Medizin, gleich welcher Schule, angefangen von den Basiswissenschaften der Anatomie, Embryologie usw. bis zu den filigransten Spezialisierungen, eine Haltung der Demut gegenüber dem Mysterium des Lebens und des Todes zu bewahren.

Ich spreche von Demut, denn ich bin sicher, dass die medizinische Ästhetik, die Ethik nicht ohne einen Ausgangspunkt sich entwickeln kann, der am ehesten in einer wirklichen **Demut vor dem Leben** zu suchen ist. Jeder Forscher muss zuerst seine Beschränktheit einsehen gegenüber dem Universellen, dem Unermesslichen seines Forschungsbereichs, der Unendlichkeit der Dinge, die ihn umgeben von Ewigkeit zu Ewigkeit. Umso mehr noch, wenn er einsieht, dass dieser Bereich, den er erforscht, die Einzelheiten, mit denen er es zu tun hat, und die ihm schon so unermesslich erscheinen, ein Nichts sind im Verhältnis zum Ganzen, oder zumindest zu dem, was man sich als Ganzes vorstellen kann. Seine Kraft ist absolut unbedeutend im Vergleich zu den Kräften, die er entdecken wird, seine Macht unbedeutend vor den Mächten, die er erforscht, seine Schönheit unbedeutend vor den Schönheiten, die er vor sich sieht. Wie unbedeutend ist auch alle Weisheit, die er erwerben kann, vor der absoluten Wahrheit, die er nicht einmal ansatzweise begreifen kann, dem »Omega-Punkt«, wie es *Teilhard de Chardin* formuliert hat.

In diesem Sinne beginnen wir das Studium der Medizin. Betreten wir den Tempel des Asklepios »barfüßig und den Nacken gebeugt«, unseren Geist und unser Verstehen aufs Äußerste gespannt, ohne Vorurteile, aber doch in dem Bewusstsein, dass wir mit winzigen Dosen und Kräften in den Kathedralen der Biologie und des Ewigen arbeiten werden. Eitelkeit, Stolz, Egoismus und Verleumdung haben in diesem Tempel nichts zu suchen.

Wenn wir eine positive Wissenschaft wollen, müssen die Fakten entscheiden. Unser Wunsch nach Erkenntnis, nach intellektueller Genugtuung muss uns mit den Mitteln der Induktion und der Deduktion nach »deutlich einsehbaren Gründen« forschen lassen, die unser Wissensgebiet nach allen Richtungen hin abstützen. Vergessen wir auch nie, sondern erinnern wir uns immer daran, dass wir als Ärzte am Krankenbett gehalten sind, eine möglichst genaue Kenntnis vom Kranken als unserem Nächsten zu erhalten, und dies mit den Mitteln unserer Kunst, der Homöopathie, die im Grunde hier **praktisches Mitleid** und **brüderliches Miteinandersein** bedeutet.

Nach dieser einfachen Vorrede wird hoffentlich deutlich geworden sein, dass von einer Feindschaft zwischen Allopathie und Homöopathie keine Rede sein kann, höchstens von Unterschied, sogar von großem Unterschied. Der wahre Arzt wird in jedem Augenblick versuchen, die kleinsten Krümelchen der Wahrheit zu erhaschen, wie sie auf beiden Seiten zu finden sind. Beobachten wir nach den Gesetzen der Logik, beobachten wir die Phänomene, ihre Beziehung zu anderen Phänomenen, ihre Auswirkungen. Formulieren wir Hypothesen, überprüfen wir sie. Fragen wir die Natur. Versuchen wir, die gleichen Phänomene zu reproduzieren und ziehen daraus unsere Schlüsse. So wird es Wissenschaft, einen anderen Weg gibt es nicht. Hüten wir uns davor, zu verdammen, was wir nicht kennen. Für alles, was wir tun, muss es einen vernünftigen Grund geben. Und folgen wir *Hahnemann,* wenn er sagt: Wenn ihr die gleichen Ergebnisse haben wollt, wie ich, macht's nach, aber macht's genau nach!

1.3 Weniger deutliche Unterschiede zwischen beiden Medizinen

1.3.1 Die Allopathie und ihre verschiedenen Ansätze

Traditionell sieht sich die Medizin als eine Wissenschaft, deren Aufgabe es ist, Krankheit zu bekämpfen, vernichten oder zu vermeiden. Aus dieser Zielsetzung heraus hat sie ihre verschiedenen Methoden entwickelt. **Krankheit** wird hier als sicht- und spürbare Realität verstanden. So existieren die verschiedenen Krankheiten in der Vorstellung der meisten als reale, fürchterliche Wesen, Feinde der menschlichen Rasse, gegen die mit allen verfügbaren Waffen vorzugehen wäre. Die Phantasie in dieser Richtung geht so weit, dass Krankheiten wie ein Heer schrecklicher Monster erscheinen, das die Menschheit pausenlos bedroht.

Als Verteidiger unserer Art steht an erster Stelle eine andere Armee, die der Ärzte, die sich mit immer besseren, moderneren Waffen und mit dem ganzen Arsenal von Medikamenten und allerhand therapeutischem Kriegsgerät auf diese Schlacht vorbereiten: Röntgenstrahlen, Computertomogramm, Laserstrahlen, die blitzenden Waffen gegen unsere mächtigen Feinde. Das Krankheitskonzept dieser Couleur ist konkret und materialistisch. Folglich müssen solchen konkreten, materiellen Prozessen auch Therapien entgegengesetzt werden, die mindestens ebenso konkret und materiell sind.

Als *Louis Pasteur* die **Mikroorganismen** in Kranken entdeckte, stürzte sich die Medizin begeistert auf diese Tierchen. Endlich stellt sich der Feind zum Kampf! Wenn sie auch mikroskopisch klein waren, ließen sie doch nichts an Destruktivität zu wünschen übrig, und obendrein waren sie der physischen Vernichtung zugänglich. Es begann die Ära der **»wissenschaftlichen« Medizin**, die nichts anderes mehr im Sinn hatte, als für jede Krankheit den passenden Mikroorganismus aufzuspüren und zu vernichten. Das Heer der Ärzte, die Verteidiger der Menschheit, hatte nun nichts weiter zu tun, als jede neu auftauchende Mikrobenart aufs Haupt zu schlagen. Die Lösung schien nahe und obendrein noch sehr einfach.

Der Erfolg oder das Scheitern dieses Konzepts a priori der Medizin liegt uns seit etwa anderthalb Jahrhunderten vor Augen. In der Realität ist es so, dass die Medizin, die sich konventionell nennt, sich immer mehr dem Materialismus, teilweise in extremer Form, zugewandt hat, und es schwer ist, heutzutage einem Arzt zu begegnen, der nicht seine Aufgabe darin sieht, eine Krankheit erst zu diagnostizieren und dann zu »eliminieren«, als handle es sich um einen Gegner in Fleisch und Blut. Mehr noch, auch ohne das Vorhandensein einer eindeutig klassifizierbaren Krankheit vermutet man doch bei jedem Krankheitszustand das Vorliegen von etwas anderem, irgendeinem Etwas, sei es auch noch so klein und heiße es Bakterie, Virus oder Ultravirus, der dieses Krankheitsbild erst konstituiert und dem eine überwältigende Hauptschuld an der ganzen Sache angelastet wird.

Für unsere Zwecke bleibt festzuhalten, dass die Medizin, die wir gewöhnlich **Schulmedizin** nennen, trotz aller Modernisierung vieler ihrer Konzepte und ihres therapeutischen Arsenals sich auf materialistische Grundideen stützt, sowohl, was die Ätiologie als auch, davon abgeleitet, die Therapie angeht.

Diese landläufige Vorstellung von Krankheit wird noch dadurch verstärkt, dass der Arzt seine Ausbildung ganz wesentlich an der Leiche erhält. Die Funktion der Organe und Zellen wird ihm anhand toter Organe und Zellen beigebracht. Bei der Beobachtung des lebenden Organs wird so immer der mechanische und physikalisch-chemische Aspekt in den Vordergrund gerückt und ein ganzes Theoriengebäude auf einer organisch-materialistischen Basis aufgebaut.

Ernüchternd ist, dass in diesem Gemenge aus Theorien, Konzepten, Schlüssen, Induktionen, Deduktionen usw. sich ein gemeinsamer Kern herausgebildet hat, der alle Therapien und Verfahren, die in der Schulmedizin vereint sind, bestimmt. Dieser Kern ist eben das grundfalsche Bild von der Krankheit. Das ganze Gebäude, das auf diesem falschen Bild errichtet wurde, läuft Gefahr, einzustürzen, ist einmal diese Verkehrtheit offenkundig. Krankheit ist, nach Bekunden der größten Denker aller Epochen, nicht einfach falsches Funktionieren von Organen und Zellen, auch wenn diese den sichtbaren Anteil von Krankheit darstellen. In Wahrheit ist diese Malfunktion bestimmt von einem vorgängigen Prozess energetischer Natur, der in den verschiedenen Systemen auf verschiedene Art bezeichnet wurde. Folgt man nun der mehr materialistischen Richtung, so heißt dieses energetische Etwas **Prädisposition** oder **konstitutionelle Anomalie,** die zu einem Versagen der Anpassungsfähigkeit an die Umweltbedingungen geführt habe, ein Versagen, das bewirke, dass die äußeren Einflüsse und Umstände sich in Aggressoren verwandelten, die das Funktionieren der Organe und des Gesamtorganismus behinderten. Dann wieder spricht man von seelischer Beeinflussung durch frühe Traumen, führt psychosomatische Zusammenhänge an, und einige Autoren halten seelische Ursachen für derart wichtig, dass sie hier die Hauptursache aller Leiden sehen. Auch die Idee des Ultravirus ist, trotz der materialistischen Denkweise, der sie entstammt, eigentlich weniger eine konkrete, reale als vielmehr eine energetische oder virtuelle Vorstellung. Und schließlich, folgt man denn dem Grundgedanken der Suche nach den Ursachen einer Krankheit, lassen eine große Anzahl von Krankheiten noch nicht einmal den geringsten Hinweis auf das Vorliegen eines Mikroorganismus als auslösenden Faktor zu.

Auf der anderen Seite finden wir diejenigen, die den objektiven Erkenntnissen, die aus der Biologie in die Medizin eingeflossen sind, misstrauen, aber anerkennen, dass **Krankheit ein biologischer Prozess** ist, der im wesentlichen durch die Tendenz zur Selbstheilung und die Suche nach einem neuen Gleichgewicht gekennzeichnet ist. Diese Ärzte lehnen eine »Personifizierung« der Krankheiten ab und erkennen ihnen keine eigenständige Realität zu. Sie versuchen sich ihnen zu nähern oder sie zu beeinflussen, so wie sie sich unzweideutig darbieten: als krankhafte Prozesse, als Seinszustände, die die Natur des Menschen hervorbringt oder fast kunstvoll schafft, immer mit der Tendenz, zum gesunden Zustand zurückzukehren, zum Gleichgewicht, zur **Homöostase,** die für die Aufrechterhaltung der körperlichen Integrität des Betreffenden unbedingt nötig ist. Hier gilt das Gleiche für den Menschen wie für das Tier oder die Pflanze, für die komplexesten Lebewesen bis zu den Einzellern.

▷ Die Krankheit stellt sich hier als vitaler Prozess dar, als eine Reihe von Phänomenen, die sich auf der energetischen Ebene abspielen und umgeben sind von dem wunderbaren Mysterium, das wir Leben nennen.

Es sind dies die Vitalisten, die solchen Ansichten zuneigen. Das Leben ist nur an seinen Wirkungen erkennbar. Es erschafft eine Reihe von Bewegungen, Impulsen, Aktivitäten, die die aktuelle Realität des Organismus, die Existenz also als solche, erst kreieren.

Der erkennbare Unterschied zwischen diesen beiden Positionen ist der: die eine sucht in der organischen Aktivität der feinsten physikalischen und chemischen Prozesse nach der Quelle der Energie, die die Gesamtaktivität des Organismus steuert. Die andere Position hält die Energie als solche für das Erste, Ursprüngliche, die das Verhalten der physikalisch-chemischen Ebene erst bestimme. Das Leben, als solches nicht fassbar und erkennbar nur aus seinen Wirkungen, erlaubt verschiedene Spekulationen, was Gesundheit, Krankheit und Heilung angeht. Unser gesamtes Denken sollte darauf gehen, diese filigranen Beziehungen präzise zu erfassen.

Wir wollen uns zunächst in einer Art neutraler Zone aufhalten, wo die eine wie die andere Position erlaubt sein sollen. Dieser Wechsel zwischen diesen Ansichten, so viel sei vorweggenommen, ist in vielen Fällen außerordentlich fruchtbar.

Nichtsdestoweniger bleibt zu beachten, dass alles, was sich wissenschaftlich nennen möchte, dem Experiment verpflichtet ist. Das Experiment belegt die reproduzierbare Verknüpfung von gleichen Ursachen mit gleichen Wirkungen.

Gesundheit zeigt sich immer am allgemeinen Wohlbefinden. Wenn es einem auch trotz Krankheit gut gehen kann, gilt das Umgekehrte nicht. Wohlbefinden bedeutet harmonisches Übereinstimmen mit uns selbst. Diese Überlegungen werden anderswo noch ausführlicher behandelt werden, ermöglichen uns aber jetzt schon die einfache Feststellung, dass Wohlergehen zuallererst auf einer seelischen oder energetischen Ebene sich ereignet. Existenz in ihrer transzendentalsten Ausprägung, also in ihrer realsten und wirkmächtigsten Form, ist vorstellbar als Hintergrund der wechselseitigen Beziehungen zwischen den Dingen, als Hintergrund des Verhaltens und der Handlungen der Individuen. Das **Dynamische** ist der eigentliche Urgrund des Lebens, aus ihm entsteht der Zellverband, der ein Organ bildet, oder die verschiedenen Einzelwesen einer Spezies oder der Menschheit. Dieses wunderbare Rätsel des Lebens, ich wiederhole es, scheint nur in seinen Wirkungen auf.

Dasselbe gilt im Prinzip für das, was wir Krankheit nennen. Es handelt sich um einen Seinszustand, ebenso physiologisch und ganzheitlich wie der Normalzustand, nur dass er Übelbefinden hervorruft als Folge einer Disharmonie, eines Ungleichgewichts innerhalb des Vitalprozesses selbst, das sich darstellt als unangemessenes Verhalten des Individuums und seiner Organe. Die Homöopathie lehrt, dass Krankheit »**Verstimmung der Lebenskraft**« sei. Näher kann die Vernunft dem Phänomen der Lebenskraft nicht kommen, denn sie selbst offenbart sich nicht, nur ihre Auswirkungen werden sichtbar.

Es mag so aussehen, als ob dies alles nichts als Hypothesen seien. Wir besitzen aber in der Medizin einen festen Grund, an dem sich alle Spekulationen überprüfen lassen, in die eine wie in die andere Richtung, einen Richter, dessen unabweisbares Zeugnis von höchster Bedeutung ist und all unsere ärztliche Aufmerksamkeit verlangt: die Seele.

Die **Prüfungen der Arzneimittel** erst ermöglichen eine Einsicht, die für die Struktur einer wahren Medizin grundlegend ist. Die Arzneimittelprüfung am Gesunden gibt die Antwort auf die grundlegende Frage, die zu stellen ist, wenn man ein »wahrer Heilkünstler« sein möchte: welche Beziehung existiert zwischen Arznei und Krankheit?

Der Schöpfer der Homöopathie ließ es bei der Antwort auf diese Frage nicht bei der Hypothese bewenden. Er überprüfte sie vielmehr ungezählte Male an gesunden Versuchspersonen und beobachtete an ihnen künstliche Krankheiten, die **Ähnlichkeitsbeziehung** zwischen diesen und natürlichen Krankheiten offenlegten.

> Dies ist die unerschütterliche Grundlage der Homöopathie. Zugleich zeigte er freilich auch, dass die allererste Veränderung, bei künstlichen wie bei natürlichen Krankheiten, im Dynamischen geschieht und sich äußert in der Psyche, im Bereich der Empfindungen, der Gefühle, des Verstandes, mit einem Wort, im Seelischen. Hier haben wir das vollständigste Zeugnis der Krankheit. Hahnemanns Vitalismus, frei von übertriebener metaphysischer Dialektik, ist nicht nur annehmbar, er ist offensichtlich und unangreifbar wahr. Der Lebensprozess, der im Menschen Fleisch wird, offenbart sich am deutlichsten, in der charakteristischsten oder transzendentalsten Form, in der Psyche. Dies ist wahr für Krankheit ebenso wie für Gesundheit.

1.3.2 Die Homöopathie und ihre verschiedenen Spielarten

Man möchte meinen, dass jemand, der sich der Homöopathie zuwendet, nichts weiter zu tun hat, als allmählich auf einer festgefügten Stufenleiter aufwärts zu steigen, dabei gleichzeitig mit seinen Kollegen in seliger Einigkeit wie in einer großen geistigen Familie lebt, die immer stärker und einflussreicher wird. Weit gefehlt! In unserer Schule wie bei jeder anderen menschlichen Aktivität regiert der Individualismus, der einerseits zu begrüßen ist, weil er die persönliche Entwicklung fördert, andererseits aber auch viele unnötige Schranken errichtet. Es tröstet nicht viel, dass das für alle anderen möglichen Gruppen ebenso gilt, aber wir müssen leider eingestehen, dass es unter den Homöopathen ziemlich unterschiedliche Richtungen gibt.

Beginnen wir mit den **Ärzten der alten Schule**, die sich der Homöopathie widmen, mit einem gewissen Enthusiasmus möglicherweise sogar, und die homöopathische Arzneien mit mehr oder weniger Misstrauen verordnen, ohne von der Methode als solcher eine besonders hohe Meinung zu haben. Sie mögen befriedigende Resultate erzielen, die ihrerseits wieder ihr Interesse steigern und sie ermuntern, weiterzumachen, manchmal über viele Jahre, während derer sie homöopathische und allopathische Mittel, wie es gerade kommt, einsetzen. Die ganz Neugierigen stöbern auch in anderen Medizinsystemen, die ihnen halbwegs brauchbare Ergebnisse versprechen. Sie machen ein bisschen Akupunktur, Chiropraktik, Neuraltherapie oder gar Radiästhesie. Sie werden richtige Alleskönner und nennen sich Eklektiker. Ihr ehrliches Bemühen, alles nur Erdenkliche in den Dienst ihrer Patienten zu stellen, in allen Ehren, aber es sind keine wahren Homöopathen.

Eine andere Gruppe von Homöopathie-Anwendern wird gebildet von denen, die mit der homöopathischen Theorie schon gut vertraut sind und darüber hinaus enttäuscht von den Nebenwirkungen der allopathischen Medikamente. Sie haben sich entschieden, sich ausschließlich des homöopathischen Arsenals zu bedienen, allerdings mit einer **Neigung zur Organotropie**. Nur ganz bestimmte Organe oder organische Systeme haben sie im Visier, die sie mit den homöopathischen Arzneien, meistens in niedriger Potenzierung, anregen möchten. Die Verschreibungen enthalten meist mehrere Mittel, gleichzeitig oder im Wechsel gegeben, wobei man sich von jeder Arznei eine Wirkung entsprechend ihrer geprüften oder in der Klinik beobachteten Symptome erhofft. *Chelidonium* verschreiben sie wegen seiner Beziehung zur Leber, *Terpentin* für die Nieren, *Digitalis* und *Crataegus* fürs Herz, *China* und *Ferrum* gegen Anämie usw. und lösen ihre Fälle so auf eine sie befriedigende Weise. Für diese Vorgehensweise, wie für so viele andere, lassen sich durchaus gute Gründe anführen, die ihre Existenz rechtfertigen.

Die dritte Gruppe wird von denen gebildet, die sich **Unizisten** nennen. Völlig von der Einheit des Organismus überzeugt, ist die Krankheit für sie ein Ganzes, das sich zuweilen in unterschiedlichen, gleichzeitigen Symptomen äußert wie auch in Symptomen, die zeitlich nacheinander auftreten, scheinbar abgegrenzte Krankheiten darstellen, in Wahrheit aber Ausdruck ein und derselben Störung sind, die von einer Arznei, die die Totalität aller Symptome deckt, behoben wird. Freilich wird es fast nie gelingen, wirklich alle Symptome eines Falles unter einen Hut zu bekommen, dennoch weisen sie gewöhnlich in ihrer Mehrheit und Bedeutung auf eine Arznei hin, die für den Kranken spezifisch ist, und nur diese Arznei ist die passende für den vorliegenden Fall.

In diese drei Klassen lassen sich die Homöopathen in etwa einteilen, natürlich jeweils mit so vielen Variationen, wie es Individuen gibt.

Es gibt noch eine weitere Gruppe Homöopathen, die über die Rigorosität der Unizisten hinaus, auch **transzendentale Aspekte** mit einbeziehen, sowohl des Krankheits- wie auch des Gesundungsprozesses. Die Behandlung, streng nach den Grundsätzen Hahnemanns, erfolgt mit Blick auf die chronischen Krankheiten oder die **miasmatische Pathologie,** die den Menschen mehr als Glied in einer Kette denn als Einzelwesen sieht. Der Blick des Praktikers soll dazu gebracht werden, nicht nur nach einer unmittelbaren Lösung des Problems zu suchen, das den Patienten im Augenblick belästigt, sondern womöglich die Erfordernisse des Augenblicks zurückzustellen hinter das Erreichen eines übergeordneten Ziels, das alle Menschen betrifft.

1.3.3 Verschiedene komplementäre Methoden

Innerhalb der Gemeinde der Heilkundigen gab und gibt es unendlich viele verschiedene Methoden. Einige davon befinden sich in Übereinstimmung mit der alten, galenischen Medizin, andere gar nicht. Diese anderen haben allein deshalb schon eine gewisse Ähnlichkeit mit der Homöopathie und erkennen meist auch, explizit oder unausgesprochen die Wahrheit unserer Methode an. Diese verschiedenen Systeme, die sich in irgendeiner Form an Hahnemannsche Gedanken anlehnen, behaupten entweder selber eine Verwandtschaft mit der Homöopathie, oder aber das Publikum schreibt sie ihr zu.

Es wäre aussichtslos und in jedem Fall unvollständig, wollten wir versuchen, alle diese Verfahren aufzuführen. Nennen wir nur solche, die heutzutage eine gewisse Popularität besitzen: die klassische Naturheilkunde, die Chiropraktik, die Radiästhesie, die Neuraltherapie, die Akupunktur usw.

Die **Klassische Naturheilkunde** beinhaltet eine ganze Reihe von Verfahren. Im strengeren Sinne handelt es sich dabei um Verfahren mit einem Ziel, nämlich die *Vis medicatrix naturae,* die Selbstheilungskraft des Organismus zu stimulieren. Es ist sozusagen die Wiedergeburt der abwartenden Therapie nach den Richtlinien des Hippokrates. Abwartend oder expektativ heißt hier nicht einfach, tatenlos den Ausgang eines pathologischen Prozesses abwarten, sondern vielmehr nur dann einzugreifen, wenn eine Krise droht oder ein kritischer Moment eintritt. Jede Äußerung von Krankheit wird als bestmögliche Reaktion des Organismus auf den Krankheitsreiz verstanden, und Therapie nur im Sinne eines

Aus-dem-Wege-Räumen von Hindernissen, die diesem Heilungsprozess womöglich entgegenstehen. Entschlackung, Versorgung mit Sauerstoff, Wasser und bestimmten Nahrungsmitteln, die je nach der Art des vorliegenden Krankheitsprozesses gewählt werden. Man folgt gewissermaßen dem Verlauf der Krankheit und der Heilung auf das aufmerksamste und sorgt dafür, dass den organischen Bedürfnissen des Patienten Rechnung getragen wird, sei es durch Ruhe, eine bestimmte Lage, Entlastung von seinen beruflichen Verpflichtungen, seelische Ruhe und Ausgeglichenheit usw. Mit einem Wort, man unterstützt den natürlichen Heilungsverlauf, der sich unter dem Bild der Krankheit nur äußert.

> Die Auffassung, dass Krankheit ein notwendiger Prozess sei, der sich durch eine Reihe von Phänomenen auszeichnet, von denen jedes nur Ausdruck des Bestrebens unserer Lebenskraft ist, ein neues Gleichgewicht, die Homöostase, wiederherzustellen, teilt die Klassische Naturheilkunde mit der Homöopathie.

Die **Akupunktur** hat, trotz ihrer grundsätzlich anderen Strukturierung des Organismus, doch etwas mit der Homöopathie gemein, nämlich die Vorstellung, der menschliche Organismus werde von einem immateriellen Etwas, einer Kraft oder einem energetischen, dynamischen Element gesteuert, dem Chi, das sich steuern und beeinflussen ließe, um eine Harmonie wieder herzustellen. Physische und psychische Veränderungen seien nur der Reflex dieses veränderten Energieflusses, verändert im Sinne eines »zu wenig« oder eines »zu viel«. So werden durch Stimulation oder »Entleerung« bestimmter Punkte auf den Meridianen die organischen Funktionen beeinflusst. Zwischen Homöopathie und Akupunktur besteht Einigkeit in der Annahme einer Kraft, einer Lebensdynamik, die die funktionelle Ebene des Organismus beherrscht. Beide Systeme versuchen, diese Kraft mit geeigneten Mitteln zu beeinflussen. Der Unterschied besteht darin, dass die Homöopathie noch andere Prinzipien und Verfahren notwendig einschließt und natürlich in den Mitteln, mit denen beide Systeme versuchen, das energetische Gleichgewicht zu beeinflussen.

Ähnliches gilt für die **Chiropraktik,** die das Gleichgewicht oder Ungleichgewicht der organischen Funktionen aus den Nervenimpulsen herleitet, insbesondere der Nerven, die aus dem Rückenmark entspringen. Daraus folgt, dass dieses Gleichgewicht oder Ungleichgewicht vorzugsweise von der richtigen Stellung des Wirbelsäulensystems abhängt. Die Missbildung oder Fehlstellung von Wirbeln oder Bandscheiben beeinflussen das die austretenden Nerven umgebende Gewebe und damit die Nerven selbst, was zu organischen Anomalien führe, die durch Korrektur der Wirbelstellung behoben werden könnten.

Die **Radiästhesie** beruht auf den energetischen Strahlungen, die von jedem Organ und jedem Organismus ausgehen. Die Diagnostik und Mittelfindung beruht auf der Messung der spezifischen Interferenz, die jeder Körper und jedes Organ mit dem grundlegenden Ruhepotential eingeht, mit den minimalen atmosphärischen Energien, für die alle Lebewesen entweder als Akkumulatoren oder interferierende Generatoren dienen. Diese Interferenz wechselt in Abhängigkeit vom normalen oder pathologischen Zustand der Organe.

Die **Neuraltherapie** arbeitet ebenfalls mit den Interferenzen, die der nervösen Energie entstehen durch Knoten, Narben oder andere Hindernisse, die das Fließen der zentrifugalen und zentripetalen Energien, die für das normale Funktionieren des Organismus unerlässlich sind, aufhalten. Der gestörte Fluss eines solchen Organs produziere Störungen in seinem »Versorgungsgebiet«. Die Entstörung eines solchen Hindernisses mit Lokalanästhetika wirke dem entgegen.

Die Therapien, die auf **mentaler Konzentration**, auf **Willensanstrengung, Introspektion** oder **Positivem Denken** beruhen, bestätigen die entscheidende Bedeutung unseres Willen, unserer psychischen Funktionen überhaupt, bei der Erweiterung unserer mentalen Fähigkeiten ebenso wie bei der Behebung körperlicher Störungen.

All diese Systeme, die hier nur sehr flüchtig erwähnt werden, stimmen mit der Homöopathie in der Bewertung des Energetischen als des Übergeordneten und Entscheidenden im Organismus überein und suchen es seiner höchsten Bestimmung zu erhalten und wieder zuzuführen, nämlich die Existenz des Menschen in Harmonie mit sich und seiner Umwelt zu erhalten. Dies aber ist die einzige Ähnlichkeit, die diese durchaus respektablen und in einigen Fällen absolut ausreichenden Methoden mit der Homöopathie haben. Wir weisen jedoch energisch darauf hin, dass die Homöopathie eine medizinische *Wissenschaft* ist, die über die Berücksichtigung der Lebenskraft und des Energetischen hinaus, eine besondere und abgeschlossene Methode gefunden hat und deren Heilgesetz wie bei keiner anderen Methode zu jedem Zeitpunkt in Theorie und Praxis überprüf- und beweisbar ist. Mit anderen Prinzipien, Hilfsprinzipien sozusagen, formt sich hier ein Lehrgebäude, das in sich geschlossen ist und dessen Anteile sich gegenseitig stützen und bestätigen.

Die Vis medicatrix oder Natura morborum medicatrix steht also in enger logischer Verbindung mit der Hahnemannschen Lebenskraft, wird aber genauer gefasst durch das Prinzip der Arzneiprüfungen, die uns genaue, konkrete Informationen über die Art der dynamischen Veränderung des menschlichen Organismus liefern. Ebenfalls von Bedeutung sind die Individualisierung sowohl des Kranken wie der Arznei, das Prinzip der minimalen Dosis, das Prinzip der Ähnlichkeit natürlich, das zu dem Wahlspruch **»Similia similibus curentur«** geführt hat, und die Lehre von den Chronischen Krankheiten. All das bildet in Theorie und Praxis das wundervolle Gebäude der Homöopathie.

1.4 Gesundheit

❶ »Gesundheit ist der Zustand völligen körperlichen, geistigen und seelischen Wohlbefindens und nicht nur die Abwesenheit von Beschwerden oder Krankheiten.« Dies die Definition der WHO, und wie man unschwer sieht, ist ihr ein gewisses Nachdenken vorausgegangen.

❷ Es ist leicht einzusehen, dass **körperliches Wohlbefinden** in eine Definition von Gesundheit mit einfließen muss. Dieses Wohlbefinden ist eher unbewusst und schwer zu fassen. Das körperliche Wohlergehen lässt unsere Aufmerksamkeit und unser Bewusstsein weitgehend unbehelligt, unsere Organe arbeiten, ohne dass uns dies bewusst würde, allerdings nur, wenn alle Funktionen in einem perfekten Gleichgewicht stehen, das die natürliche Zellalterung, die ausgeglichene Verteilung der Energie und die vollständige Ausscheidung von Abfallprodukten mit einbezieht. Dies ist das Ergebnis des Zusammenspiels der Kräfte, die zusammen das bilden, was wir unsere Natur nennen könnten.

▷ In der Homöopathie definieren wir Gesundheit als Ausgeglichenheit der Lebenskraft.

❸ Der zweite Faktor der Gesundheitsdefinition der WHO ist das seelische Wohlergehen oder der **psychologische Faktor des Individuums,** das Gleichgewicht der Psyche, die eine adäquate Beziehung zur Außenwelt herzustellen in der Lage ist. Diese Definition ist zweifelsohne unter dem Einfluss der Psychosomatik entstanden. Der Mensch besteht für seine Mitmenschen und mehr noch für sich selbst eher aus seinen Gefühls- und Willensäußerungen als in seiner körperlichen Existenz und seinen unbewussten Handlungen, jedenfalls mehr durch alles, was mit seiner transzendentalen Existenz zusammenhängt. Es ist der **Geist,** der den Menschen definiert und eigentlich erschafft. Es ist der Geist, der einen Menschen aus seiner Umgebung herausragen oder ihn darin untergehen lässt. Ist der Mensch nicht glücklich dort, wo er geboren ist, sucht er notwendig einen anderen Ort, der seinen Interessen mehr entgegenkommt. Dort drückt er aus, was er in sich spürt, er schreibt, bildet und arbeitet und prägt sich so dem Gedächtnis der Nachwelt ein. Diese geistigen Aktivitäten sollten für das Individuum mit Genuss verbunden und für seine Umgebung, oder zumindest den größten Teil derselben, annehmbar und integrierbar sein. Etwa in dem Sinne dürfen wir geistiges Wohlbefinden verstehen.

Dieses Wohlbefinden muss, der Definition gemäß, **auch im sozialen Bereich** vorhanden sein. Es genügt nicht, dass die körperlichen Funktionen aufrechterhalten bleiben, es genügt noch nicht einmal, dass die Psyche gesund sei, es muss darüber hinaus auch so etwas wie eine soziale Harmonie vorhanden sein. Das bedeutet, dass der Mensch sich den Entwicklungen und Veränderungen innerhalb des sozialen Organismus anpassen und sich mit ihnen wandeln muss, will er nicht Gefahr laufen, das harmonische Funktionieren dieses Organismus zu blockieren und damit seiner eigenen Gesundheit zu schaden.

❹ Dergestalt dürfen wir das körperliche, geistige und soziale Wohlbefinden, wie es die WHO definiert, auffassen. Die Abwesenheit von Leid und Krankheit genügt nicht. Geistige Behinderung schließt zwar ein glückliches Leben nicht aus, dennoch würden wir nicht von Gesundheit in diesem ganzheitlichen Sinne sprechen wollen. Auch Drogensucht kann in gewissem Umfang mit Leidensfreiheit und Glück einhergehen. Dennoch hat es nichts von Gesundheit an sich. Paranoiker können hoch begabt, genial sein, aber ihre relative Fremdheit im sozialen Organismus, ihr zeitweiser Verstoß gegen die Interessen der Gesellschaft, weisen sie als Kranke im weitesten Sinne aus. Dabei können sie durchaus Schlüsselpositionen in Büros, Fabriken oder Schulen innehaben. Natürlich bergen solche Positionen auch Gefahren, und das Ausmaß an sozialer Unordnung, an Zerstörung und Rückschritt, ist umso größer, je einflussreicher der Kranke ist. Die Geschichte bietet dafür viele furchtbare Beispiele. All das belegt, dass das soziale Verhalten, die Einordnung des Menschen in den sozialen Organismus, auch als Maß für Gesundheit oder Krankheit herhalten muss.

❺ Gesundheit als Gleichgewicht von Willen und Vernunft

Die Betrachtung des Menschen umgreift zwei Elemente, die beide dialektischer, philosophischer, jedenfalls metaphysischer Natur sind: das Ich, das wahrnimmt, aufnimmt, versteht, und das Ich, das will. Beide zusammen bilden eine Einheit. Das Individuum erscheint wie ein Punkt im Universum, der aufnimmt und empfängt und gleichzeitig schafft, bestimmt und »sendet«.

Universum und Mensch, Makrokosmos und Mikrokosmos: nach Paracelsus ist der Mensch der Mikrokosmos, der mit seinen unendlich vielen Facetten den Makrokosmos widerspiegelt, ein vielflächiges »Radar«, mächtig und fähig zum Empfang des Makrokosmos und der Unendlichkeit, die es umgibt. So gesehen erscheint der Wille als eine Antwort der Vernunft auf jede dieser wahrgenommenen Facetten.

Wenn das eine und das andere in Übereinstimmung sind, wenn der Wille das hervorbringt, was dem ganz angemessen ist, was die Vernunft wahrgenommen hat, das heißt wenn es ein Gleichgewicht gibt zwischen dem Verstehen und der Projektion des Seins, dem Handeln, dann bestehen Eurhythmie und Harmonie zwischen dem Sein und dem Ganzen, ebenso, im menschlichen Organismus, Gesundheit.

▷ Der schmale Weg des Heils ist also: Gleichgewicht zwischen Wille und Vernunft.

Hier allerdings taucht ein anderes unentbehrliches Element auf, das, was das Sein, das Empfangen (der Vernunft) und das Projizieren (des Willens) auf die Welt gleichsam umgibt: das bestätigende Gefühl. Ist das innerste Ich, das sich aus diesen Elementen zusammensetzt, im Gleichgewicht, werden dies auch die Kräfte sein, die die Beziehungen der Organe und Organsysteme untereinander regeln, und alle Funktionen des Organismus werden in Übereinstimmung mit dem Gesamtrhythmus des Individuums arbeiten, einem Rhythmus, der eine zwingende Bewegung darstellt, eine determinierte Aufeinanderfolge der Komponenten des universalen Ganzen.

Atome, Elektronen, ebenso wie Planeten, Lebewesen, Menschen, alle ohne erkennbare Verwandtschaft untereinander für den, der hinsieht, ohne zu sehen: Alle sind der Kausalität und einer vorherbestimmten Ordnung unterworfen für den, der zu beobachten weiß. Derjenige, der es sich erlaubt, zutraut oder vorgibt, über unsere Geschicke, unser Leben und unsere Entwicklung zu entscheiden, sollte zuallererst eins sein: ein Denker, ein Philosoph.

❻ Gesundheit als Ausgeglichenheit

Es liegt mir nichts daran, nur eine philosophische Haltung zu demonstrieren und mich darüber in Kritik verwickeln zu lassen. Ich versuche nur, die Bedingungen von Gesundheit von einem eminent praktischen Standpunkt aus zu untersuchen, der aber dennoch gleichermaßen tief wie allgemein gültig ist und durchaus leicht verstanden werden kann. Die Aktualität des Menschen, die Form, in der sich seine Existenz manifestiert, sollte sich in größtmöglicher Übereinstimmung mit seinesgleichen befinden. Seine guten, schlechten oder nur mittelmäßigen Akte, oder in anderen Worten, seine destruktiven und unüberlegten Handlungen, sollten sich in seinem eigenen Gewissen an denen seiner Nächsten messen lassen.

Wird also ein Mensch beispielsweise betrogen oder sieht einen anderen von einem Dritten betrogen, sollte er, bevor er jemanden verurteilt, anerkennen, dass er selbst ebenso diesen Betrug begangen haben könnte. Wenn jemand stiehlt oder tötet, wird sein Verteidiger versuchen, die selben Voraussetzungen, unter denen die Tat geschah, auf eine beliebige andere Person anzuwenden und daraus schließen, dass diese die Tat ebenso begangen hätte. So wird aus einer verdammungswürdigen Tat, wird sie nur aus einem anderen Blickwinkel gesehen, eine berechtigte, ja notwendige, und, nimmt man nun den entgegengesetzten Standpunkt wieder ein, wieder etwas abscheulich Monströses. Daher die Relativität dessen, was wir Moral nennen, was gut und was böse ist.

Der Mensch sollte keine Vorurteile haben, sollte zumindest, wenn er denn eine höhere Stufe erklimmen will, darauf hinarbeiten. Unter den Bedingungen unserer Zivilisation wäre dies eben ein ausgeglichener Mensch. Ein solcher Mensch könnte wahrhaft als Modell für einen gesunden Menschen dienen. Sicher ist, dass wir die Gesundheit eines Menschen an seiner Gelassenheit und Ausgeglichenheit messen und erkennen können. Der Hass, das zerstörerischste der Gefühle, entsteht aus einem Misslingen dieser Gelassenheit. Der Zorn, die Eifersucht, alle benebelnden Gefühle, wenn sie von einem Individuum Besitz ergreifen und über dieses auf die Anderen wirken, brechen und vernichten diese Ausgeglichenheit. Ein gelassener Mensch wird nicht nur tolerant und verständnisvoll sein. In den negativen Eigenschaften seiner Brüder wird er die eigenen sehen, als mehr oder weniger ausgeprägtes Schlechte, das er auch in seinem eigenen Innern weiß. Er wird versuchen, zu verzeihen, weil er sich mit diesem Verzeihen selbst verzeiht. Er wird zu helfen versuchen, da er sich damit selber hilft. Er wird die Entwicklung der anderen unterstützen, da er damit seine eigene Entwicklung unterstützt. Er wird die Schönheit zur Richtschnur nehmen, den schrittweisen Aufstieg alles Menschlichen zum Höchsten wünschen, er wird nicht schaden, nicht stören, nicht Unfrieden stiften wollen. Seine Gelassenheit und Ausgeglichenheit wird ihm unzweifelhaft inneren Frieden verleihen, der sich als völlige Gesundheit offenbart und die wahrhafte Bedingung zur Liebe und zum Geliebtwerden darstellt. Für ihn ist Gesundheit Ausgeglichenheit.

Dasjenige, das er aus dem Universum wie ein »Radar« empfängt, wahrnimmt, und dasjenige, was auf jede dieser Wahrnehmungen, die entferntesten und spekulativsten wie die nächstliegenden und deutlichsten, antwortet, erschaffen aus sich selbst heraus die Reaktion des anderen konstitutiven Bestandteils seiner Existenz. So kommen wir notwendigerweise zur Erkenntnis dieses dritten integralen Bestandteils des Menschen: des Gefühls, des Emotionalen.

▷ Das Wesen des Menschen ist spirituell: Vernunft, Wille und Gefühl.

1.5 Krankheit

Krankheit besteht aus einer Reihe von beobachtbaren Phänomenen im Organismus, die nach einem initialen Ereignis, einer »Läsion« entstehen. So lehrt es uns die Wissenschaft, und über viele Generationen hindurch ist das als Lehrsatz akzeptiert worden: »Keine Krankheit ohne Ursache«. Diese Feststellung, abgewandelt in einige ähnlich klingende Formulierungen, kann als klassisch gelten, wir benutzen sie, um den pathologischen Prozess, der zwischen diesen beiden Endpunkten Ursache und Krankheit stattfindet, zu erforschen und zu verstehen. Allerdings sind für diesen Prozess nicht nur materielle, sondern auch energetische Zusammenhänge zu berücksichtigen.

Die normale Physiologie trägt diesen Vorgang innerhalb einer großen Bandbreite, so dass in der Regel diese pathogenen Prozesse nicht merklich auf die Organebene durchschlagen. Sind allerdings bereits materielle Veränderungen eingetreten, spricht man von einer Läsion, und es versteht sich von selbst, dass daraus eine Dysfunktion erwächst, die die Anpassungsfähigkeit der normalen Physiologie übersteigt. Daher dann als notwendige Folge eine sichtbare Alteration der Form, Position oder Natur der den Organismus konstituierenden Elemente, seien sie nun materieller oder energetischer Natur.

Sicher ist, dass wir in Übereinstimmung mit den jüngsten Entdeckungen der Wissenschaft, immer auf bestimmte formative Basiselemente auf Zell-, Organ oder Systemebene Bezug nehmen können. Schließlich, es sei wiederholt, ist es die strukturelle Veränderung, die als Ursache, als Ausgangspunkt, als »Läsion« gesehen wird.

In der Homöopathie nun haben wir eine etwas andere Definition von Krankheit, eine Definition, die sich leicht aus unserer Vorstellung von Gesundheit herleiten lässt. Auch wir können die strukturelle Ursache, die materielle Läsion als Ausgangspunkt anerkennen, allerdings mit der Erweiterung, dass unter den strukturellen oder konstitutiven Elementen des menschlichen Organismus auch energetische, dynamische Faktoren eine Rolle spielen, die als eine besondere und charakteristische Kraft oder Bündel aus Kräften die vitale Dynamik widerspiegeln, die sich vielleicht in den einzelnen biochemischen Prozessen zeigt, in all ihren Formen der Integration oder Reaktion sich aber als eine einheitliche Kraft erweist, eine vitale Dynamik, die in sich die Besonderheiten des Individuums einschließt und allen seinen Zellen aufprägt. In jedem Fall ist sie ein konstitutiver, strukturierender Faktor, wenn nicht gar der wichtigste. Diese Dynamik ist das, was Hahnemann, darin vielen Philosophen folgend, die **Lebenskraft** nannte. Ihre Beeinträchtigung, »Affektion«, wie Hahnemann sagt, bedeutet Krankheit.

> So heißt Krankheit in der Homöopathie Ungleichgewicht der Lebenskraft. Innerhalb der vitalistischen Philosophie, die sich in der Homöopathie versteckt, ist es nicht schwer, den jeweiligen Zustand des Menschen als Funktion des Gleichgewichtes seiner Lebenskraft zu sehen, einer Lebenskraft, die sich gleichermaßen in der Vernunft, dem Willen und dem Gefühl manifestiert.

Ist die Dynamik des Menschen im Ungleichgewicht, in Disharmonie, wird sie dies seinem ganzen Wesen mitteilen, es aus dem normalen Rhythmus bringen und Krankheit im weitesten Sinne begründen. Die Krankheit, das Unwohlsein ist eigentlich aber die Disharmonie, die gewaltsame oder intendierte Abkoppelung vom universalen Ganzen, eine Existenzform, die aus der Ordnung fällt. Krankheit ist schwache Existenz, Existenz, der es an Festigkeit gebricht, an Wissen um ihren Platz in der allgemeinen Ordnung.

Hier gilt es zu bedenken, dass alle Wesen, die in der Realität oder wenigstens in dem, was wir für die Realität halten, existieren, mit allen anderen verbunden sind, und dass die Tat des einen zu der des anderen führt und letztlich alle gemeinsam betrifft.

Das Eine ist Teil des Ganzen und das Ganze ist eins, widergespiegelt in seinen Teilen, immer zum Ganzen proportional. Die Proportion ist eben die Grundlage des Gleichgewichts, die unverzichtbar ist für die Integration des Ganzen. Rhythmus geschieht aus dem Gleichgewicht. Die Unordnung des kleinsten Teilchens muss unmittelbar von seinen Nachbarteilchen aufgefangen und ausgeglichen werden, wenn sie nicht schon im Moment des Auftretens oder innerhalb der Grenzen der Reaktion des Teilchens erstickt werden kann.

Daher neigt die Natur des Menschen als Teil der gesamten Natur dazu, das Gleichgewicht wiederherzustellen, wenn es gestört wurde, neigt dazu, ihn zu heilen, wenn er krank geworden ist. Sie drängt ihn zur Ordnung zurück, wenn er die Harmonie verloren hat. Die Disharmonie übersetzt zuerst das, was aus der Tiefe aufsteigt, auf die Ebene des verstehenden, intellektuellen »Ich«, um dort eine Antwort des wollenden »Ich« zu provozieren, das die notwendigen Reaktionen einleitet. Dieser zentrifugale Impuls führt zur Normalität und zur Gesundheit. Er führt noch weiter nach außen, in die Umgebung, die nähere, schließlich die weiter entfernte, aufgrund all der universalen Resonanzen und Korrespondenzen. Erinnern wir uns, dass die Natur definiert ist als Ensemble von Kräften, Gesetzen oder Prinzipien, die die Schöpfung aufrechtzuerhalten suchen.

Wenn diese bisherigen Spekulationen auch (für einige, für mich) eine gewisse intellektuelle Anziehungskraft haben mögen, sind sie dennoch nicht unbedingt notwendig. Die obigen Aufführungen sollen nur den an der Philosophie Interessierten einigermaßen zufrieden stellen. Dennoch ist es etwas anderes, was wir deutlich machen wollen, das sich leicht verstehen lässt und dennoch von großer Wichtigkeit ist: Krankheit ist ein Zustand der Existenz. Nur der gemeine Ignorant (einige Ärzte allerdings ähneln solchen bedrohlich...) kann Krankheit als ein monströses und bösartiges Etwas ansehen, das uns nach dem Leben trachtet.

Krankheit ist eine Seinsfom des lebendigen Organismus, ein Stadium der Existenz, ebenso physiologisch, ebenso vollständig wie die Gesundheit. Sie ist mächtig in ihrer Dynamik, ihrer Komplexität, sie führt zu Überfunktion oder Hemmung zahlreicher Organsysteme, die natürlicherweise über große Energie verfügen und unvermeidlich im gesamten Gefüge ihre Spuren hinterlassen, in der Psyche nicht zuletzt, im tiefsten innersten Ich des Menschen. Dieser Seinszustand entsteht aus einer Reihe von Abwehrmaßnahmen heraus, die die Natur mit dem Ziel der Wiederherstellung des Gleichgewichts durchführt.

Die krankmachende Wirkung von Krankheitsursachen kann nur akzeptiert werden, wenn man sie sich vorstellt als Ursache eines destabilisierenden Ungleichgewichts, binnen eines kurzen Moments, der unmittelbar gefolgt ist von Abwehrmaßnahmen innerhalb der vielfältigen, wunderbaren Mechanismen der verschiedenen Organe und Funktionen. Diese Abwehrmaßnahmen bilden ein bewunderungswürdiges Gefüge von Phänomenen, die schließlich die Krankheit konstituieren. Ich glaube daher, dass es angemessener ist, die Krankheit als **Reihe von Abwehrphänomenen** des Organismus zu sehen, statt als alleiniges Ergebnis natürlicher oder künstlicher Krankheitsursachen.

1.6 Religiosität

Welche Beziehung mag zwischen diesem Thema und der Homöopathie bestehen? Was dürfen wir verstehen unter Religiosität?

Religiosität bedeutet das Gefühl, das der Mensch in seinem innersten Wesen entdeckt, die Notwendigkeit, ein Band zu knüpfen mit seinen Ursprüngen. Tut er dies, wird er sich bewusst der mehr oder weniger ausgeprägten Feindseligkeit seiner Umgebung, wird aber gleichzeitig resistent gegen eben diese Umgebung, die Teil seiner Welt ist und in der er seinen Platz einnehmen soll. Ihn interessieren der Raum und alle Dinge, die in ihm sind, einerseits aus dem einfachen Wunsch, sie zu kennen, andererseits, um die Beziehungen zu studieren, die zwischen ihnen bestehen. Dann wieder fühlt er sich hilflos diesen Dingen ausgeliefert, und dies wiederum führt zu einer der charakteristischsten und tiefsten Empfindungen des Menschen: es lässt ihn nachdenken, nicht sich blind den Dingen übereignen. Er bewertet sie, überlegt und entscheidet, wie er sich gegenüber jedem dieser Dinge verhalten soll, die er auf dem Weg, der ihn anzieht oder für den er sich entscheidet, antrifft.

Er lässt sich nicht von seinen Instinkten führen wie die Tiere, wie Wesen einer niedrigeren Stufe, sondern bedenkt alle seine Handlungen, dies umso mehr, je reifer er wird. Eine Reife, die auch aus Erkenntnis erwächst, einer deduktiven Erkenntnis erst, aufgrund derer er Beziehungen der Dinge untereinander ableiten kann aus den Resultaten, die er bereits kennt. Die induktive Erkenntnis dann dient ihm zur Ableitung von Gesetzen aus den Tatsachen und Phänomenen. Diese Tätigkeit seines Verstandes lässt ihn sich der Großartigkeit und Strahlkraft seiner Welt bewusst werden und seiner eigenen Winzigkeit im Verhältnis dazu. Das Meer ist in Relation zum Menschen unendlich, der Luftraum, das Firmament, die weit gespannte Erde, ebenso die Elemente wie das Feuer. Doch versucht er sie zu zähmen, zu respektieren und später zu nutzen. Die deduktive Erkenntnis der Welt zeigt ihm, wie sehr er selbst ein Teil darin ist und abhängt von allen Dingen.

Seine Intuition nun lässt ihn vermuten, dass der Existenz, der aller Dinge und seiner eigenen, etwas Anderes vorausging. Er findet, dass er von seinem Vater und seiner Mutter abstammt, die er kennt, und davor von seinen Vorfahren, und er denkt, dass alle diese Menschen, von denen er abstammt, ihren Ursprung in etwas Anderem haben müssten, einem Anfang der Menschen aller Zeiten und aller Breiten, und schließt weiter, dass dieses Andere sehr überlegen sein muss, mächtig, allmächtig, so dass es die Menschen hat schaffen können und alle Dinge und Erscheinungen. Er fühlt auch, dass alles dieselbe Ursache hat, und sieht die Beziehung zwischen allen Dingen, die doch auf den ersten Blick so sehr voneinander unterschieden wirken. Er erkennt schließlich die Gleichartigkeit aller Wesen, die in Arten existieren, innerhalb derer diese Gleichartigkeit klar in die Augen fällt. Ein Ding folgt auf das andere mit nur winzigen Unterschieden, so besteht Gleichheit und doch Unterschied. Alles, was existiert, ist so durch Ähnlichkeit verbunden, für die nach einem gemeinsamen Ursprung gesucht werden muss. Die Einheit aller Dinge besteht in der Analogie, die alles miteinander verbindet, das Riesige, Grandiose, das Winzige und Kleine. Dieses Ganze, das aus den Dingen, den Lebewesen, allem Beobachtbarem, allen Empfindungen, allem Objektiven und allem, was im Verstande des Menschen existiert, allem Subjektiven also, dieses Ganze scheint seinerseits wieder von einem wunderbaren und omnipotenten GANZEN abzuhängen.

Dieses »ES«, von dem jeder denkende Mensch und alle Dinge abzuhängen scheinen, es nötigt Bewunderung und Demut ab, es ist anbetungswürdig. Anbetung aus zwei Gründen: Bewunderung und auch Schrecken vor dieser Macht, die fähig ist, alles Sichtbare und Unsichtbare entstehen zu lassen.

Wie kam gestern, vor Jahren, Jahrhunderten, vor allen Zeiten das Entstehen der Dinge und Lebewesen zustande? Alle Menschen aller Zeiten haben sich das gefragt, und weiter noch, ihrem eingeborenen Wunsch nach Erkenntnis nachgehend: Wer bin ich? Woher komme ich? Wohin gehe ich?

Diese Überlegungen eines jeden von uns verdienen nicht unbedingt, in goldene Lettern gegossen zu werden, so elementar und simpel sind sie. Dennoch bilden sie den Ursprung der Religiosität.

Der Mensch mag nicht allein sein, er ist ein Herdentier. Dennoch genügt ihm das noch nicht, er möchte sich dieser Quelle, diesem Ursprung aller Dinge und seines eigenen Seins immer verbunden wissen. Auch in den abgelegensten und wildesten Völkerscharen finden wir dieses elementare Gefühl. Ist der Mensch kleingeistig, gänzlich unwissend, hat er dieses Band vielleicht nicht erfühlt. Nur wenn er seine Überlegungen auf die kosmologische, anthropologische oder kosmogonische Ebene ausdehnt, fühlt er es, auch, wenn er es vielleicht so nicht nennt. Er wird Spekulationen anstellen, nach Gründen suchen, Erklärungen, die er entweder für sich behält oder anderen anvertraut mit dem einen Ziel: zu versuchen, Sicherheit zu erlangen über etwas, das er im Innersten als Wahrheit fühlt. Bei der Suche nach Gründen, die ihn versichern, bestätigen, läuft er Gefahr, sie nicht zu finden, läuft Gefahr, sich verloren zu finden in der Einsamkeit. Die Noosphäre stellt sich für ihn dar als ein universales Potential, das den Menschen erschafft mit all seinem Verstand, die Jahrtausende hindurch, die er auf der Welt ist.

Wenn er nun all diese Überlegungen anstellt, all diese Gedanken, Deduktionen, Induktionen, Hypothesen, wenn er vor allem mehr in seiner Subjektivität lebt, verwirklicht er seine Religion, indem er das Band herstellt. Er kommt von Ihm und will Ihn erkennen und zu Ihm zurückkehren. Je mehr er sich vertieft in diese Aufgabe des Nachdenkens, des »Wiederverbindens« (denn das bedeutet religio), desto mehr erkennt er sich selbst, je mehr er sich im erkennbaren Ganzen ausbreitet, desto mehr wird ihm das Bild des deduzierbaren GANZEN offenbar, bis zur Ekstase, zur Vision, bis zur Erleuchtung, bis zur Kontemplation des Allerhöchsten. Transformation des Kruden, Gemeinen ins Subtile, Seelische, Geistige.

In diesem Mystizismus, in dem er immer seine Kleinheit und Nichtigkeit bedenkt, erlangt er nichtsdestoweniger große Kraft. Er »investiert« alle seine Möglichkeiten in die Tugend, und das gibt ihm die höchstmögliche Sicherheit in der Existenz, denn es nimmt, unerkennbar aber fühlbar, seine Ewigkeit vorweg.

Bedenken wir die Extreme dieser Religiosität, zu der das menschliche Wesen ohne Ausnahme gelangen kann, dass nämlich ihre Häufigkeit, ihre schiere Frequenz ein solches Gewicht erlangt, dass die Vernunft zu einem Endpunkt sich erhebt, jenseits dessen sie kein Recht mehr hat. Es ist die Schwelle des Tiefen und Großartigen, das er schon nicht mehr mit seiner Vernunft fassen kann. Es ist die Schwelle des Wahnsinns, jenseits derer er die abertausend Gedanken nicht mehr halten kann, sich verliert oder seine Unfähigkeit einsieht wie einer, der einen Gipfel besteigt und nicht mehr kann, weil seine Kräfte es ihm nicht mehr erlauben, oder weil er das Gleichgewicht verliert und ins Leere fällt. Der unerreichbare Gipfel des Denkens, der nur in der Ekstase oder durch fortgesetztes Bemühen zu schauen ist. Erkenntnis des »Ich bin ein tiefer Wunsch.«

Kehren wir zur Betrachtung des täglichen Lebens zurück. Es scheint von hier aus, als sei alles, was oben gesagt wurde, nur eine Art poetische Betrachtung, schließlich ist der Mensch von heute ein aktiver, immer in Eile, in ständiger Bewegung, der arbeitet, um zu essen, sich zu kleiden, für all die praktischen, materiellen Dinge des täglichen Lebens. Doch so sicher ist das nicht. Der Mensch begründet seine Politik, seine Formen des Zusammenlebens, seine Verhaltensnormen, und all dies entspringt eben seinen Gedanken, seinen Urteilen in dialektischer, philosophischer und auch poetischer Hinsicht. Die Poesie ist das wunderbare Kind der Philosophie. Die verschiedenen Phasen der Geschichte der Menschheit sind jeweils von vorherrschenden philosophischen Konzepten geprägt gewesen. Die großen Ereignisse, die Revolutionen, Errungenschaften sind immer aus philosophischen Überzeugungen entsprungen. Die Philosophie ist ein elementarer, unverzichtbarer Faktor, ist die Entwicklung oder umfassendere Formulierung der Gedanken über den Ursprung des Menschen und der Welt, der Schöpfung, der Transzendenz des menschlichen Lebens. Im Grunde ist das, was wir geschildert haben, immer dasjenige gewesen, was die Welt am Laufen gehalten hat. Dieses religiöse Gefühl hat den Menschen auch die Liebe fühlen und erkennen lassen, welche das Charakteristikum des menschlichen Wesens, wenn es nicht komplett verblödet ist, bleibt, und selbst der Idiot ist nicht ganz frei von diesem Gefühl der Liebe und der Religiosität.

Es gibt auch eine **unbewusste Religiosität**. Wir können bewundern, was wir im Universum erkennen oder in dem kleinen Ausschnitt des Universums, der unseren Sinnen zugänglich ist. Oder wir erkennen uns als Teil des Ganzen, eingeschlossen in die Natur, ihr ganz unterworfen. Wir bewundern die ständige Transformation der Dinge. Der Mensch wird so zum Pantheisten und hat gut reden, er glaube nicht an Gott, habe keine Vorstellung von ihm, erkenne ihn nicht an etc. Dennoch bewundert er die Natur, den Kosmos, das Universum und gibt sich dem Gefühl hin, Teil dieses Ganzen zu sein, ganz eingearbeitet zu sein in diese Natur, in der er lebt. So drückt sich in diesem Pantheismus oder Naturalismus auch die Idee aus, dass das menschliche Sein mit dem der Natur verschmilzt. Innerhalb eines solchen energetischen Monismus ist es nicht weit zur Vorstellung, dass die Seele oder das, was sie hervorbringt, Teil der universalen Dynamik sei.

Eine andere Form unbewusster Religiosität ist die **Wissenschaft**. Hier widmet sich der Mensch in seiner permanenten Suche nach dem Gestern, dem Heute und dem Morgen, geduldig und leidenschaftslos der Analyse, im Glauben, er werde, wenn er nur die Dinge in immer kleinere unterteilt, irgendwann einmal bei den fundamentalen Rätseln ankommen. Er studiert die Phänomene, die jeder Sache zu eigen sind, analysiert und überprüft alle Gesetze der Natur und entdeckt immer wieder andere, immer darauf hoffend, einmal am Ursprung anzustoßen, am Ursprung oder an der Möglichkeit und Finalität des Lebens, des Ganzen. Er stützt sich dabei auf empirische Erkenntnisse und lebt doch in einer Art unbewusster Religiosität, obwohl diese als solche nicht sofort zu erkennen ist. Und doch ist die Wissenschaft eine Möglichkeit, sich mit allem zu verbinden, indem man sich mit einem Teil verbindet. Das Zerlegen, Analysieren, wenn es nur erschöpfend genug geschieht, führt den Wissenschaftler ebenso gut zur Erkenntnis des Bandes, das ihn mit allem Anderen verknüpft.

Der **Humanismus** ist eine weitere Form der Religion. Der Mensch wirft einen Blick auf sich selbst, sucht die ganze Schönheit der menschlichen Gestalt, seiner Tugenden, seiner Möglichkeiten, die er in der Geschichte oder in der Architektur ausdrückte, zu erfassen. Kunstwerke, Poesie, Plastiken, die Großartigkeit der Gedanken, die Erfindungen, Philosophie, Musik, Wissenschaft, die Beherrschung der Natur fließen in seine Betrachtungen ein. Der Mensch ist das Maß aller Dinge. Er nimmt die menschlichen Formen zum Ausgangspunkt für alle anderen, alle Möglichkeiten, technischen Errungenschaften sind nur Doubluren, Hypertrophien der Fähigkeiten des menschlichen Körpers. So drückt sich die Religiosität im Glauben an das Menschengeschlecht aus.

Trotz einiger pathologischer Aspekte führt auch der Egoismus nicht selten zu einer Hinwendung zu unbewusster Religiosität. Der Mensch bewundert nicht so sehr die menschlichen Formen und Tugenden als solche, sondern vielmehr die seinen, die er glaubt zu haben, und die Möglichkeiten, die er daraus ableitet. So lebt er dahin in der Kontemplation seiner selbst, wie Narziss, der sein Bildnis, wie es im See sich spiegelt, bewundert, das Sinnbild des Egoismus und der Selbstliebe, von der wir alle etwas haben (und die wir so deutlich in der Frau wiedererkennen, die sich wenn auch nicht für die Allerschönste hält, so doch aber für schöner als sie ist, und eine gewaltige Bewunderung, ja Anbetung für sich selbst entwickelt). Nur die Ausgeglichenheit, die Gelassenheit erlaubt uns, dieses Gefühl des Egoismus in Schranken zu halten, das sich hin und wieder auch ausdrückt in der Sicherheit, mit der wir in allem Recht zu haben glauben, wir, die wir ja die besten Gründe und Argumente haben, ja, im Besitze der Wahrheit sind.

Religiosität reduziert sich nicht selten auf Moralisierung: der Mensch willigt aus religiöser Überzeugung in gewisse Verhaltensregeln ein, die ein harmonisches Zusammenleben mit seinen Nächsten garantieren und so das religiöse Gefühl auf den bekannten Satz zusammenschnurren lassen: Was du nicht willst, dass man dir tu, das füg auch keinem andern zu. Die religiöse Wahrheit hingegen lässt uns einen grandiosen Horizont voller Schönheit erschauen, der uns über uns selbst erhebt und jedem Menschen erlaubt, die Worte für sich zu wiederholen, die der Begründer der Homöopathie in seinen letzten Augenblicken aus der Tiefe seines Herzens sprach: Vertrauen und Frieden.

1.7 Arzneizubereitung und Homöopathisches Arzneibuch

- **Pharmakopoe:** das Buch, in dem die Vorschriften zur Arzneizubereitung enthalten sind
- **Pharmakologie:** Ensemble der Studien über Substanzen, die als Medikamente Verwendung finden
- **Medikament:** jede Substanz, die in der Lage ist, den Gesundheitszustand des Menschen zu beeinflussen
- **Arznei:** jedes Medikament, das der Arzneimittelprüfung unterworfen wurde.

Diese Begriffe sind fundamental für das Verständnis der homöopathischen Arznei. Andere Begriffe, die wir klären sollten, sind:

- **Pharmakodynamik:** die Wirkung von Medikamenten und Arzneien auf den Organismus
- **Pharmakogenese:** der Teil der Pharmakologie, der sich mit dem Ursprung der Pharmaka befasst
- **Pharmakotaxie:** Klassifikation der Pharmaka
- **Pharmakolexie:** Wahl der Arznei
- **Pharmakonomie:** die Gabe der Arznei
- **Pharmakopolaxie:** Wiederholung der Arznei
- **Pharmakochronik:** Wirkungsdauer der Arznei
- **Pharmakoneusie:** Studium neuer Medikamente.

Die **Pharmakopoe,** in Deutschland das *Deutsche Homöopathische Arzneibuch* (DHB), ist im eigentlichen Sinne das Buch, in dem die Regeln zur Arzneistoffauswahl, Zubereitung, Aufbewahrung und Abgabe festgehalten sind, meist wird der Begriff aber im weiteren Sinn gebraucht und umfasst alles, was mit dem homöopathischen Arzneischatz zu tun hat.

Die **Pharmazie** ist die wissenschaftliche Kunst, die Arzneien so zuzubereiten, dass sie für den Gebrauch am Patienten geeignet sind, sie befasst sich mit der Kenntnis der Arzneien, der ordnungsgemäßen Auswahl der Ausgangsstoffe sowie der Aufbewahrung derselben. In der Homöopathie schließt der Begriff Pharmazie auch die Gabe der Arznei ein.

Hahnemann schließt in die Pharmakopoe alles ein, was an sich der Pharmazie anheim fällt, weil der Arzt sich nicht auf den Apotheker verlassen kann und selber alles wissen muss, was in diesem Bereich zu wissen nötig ist. Hahnemann selber war Fachmann gewissermaßen in der Arzneizubereitung, und die damalige und heutige Trennung von Therapeut und Arzneimittelhersteller war ihm ein Greuel.

Einer der größten Triumphe der Homöopathie ist die »Bekehrung« zahlloser Apotheker in den verschiedensten Ländern, die nun in getreuer Befolgung der Hahnemannschen Vorschriften den Praktikern die Arzneien zur Verfügung stellen. Unseligerweise hat der Fortschritt und die Raffgier der Menschen viele ehrenhafte Laboratorien und Fabriken, die früher strikt hahnemannisch ausgerichtet waren, in Hersteller von Komplexmitteln, Salben, Stärkungsmitteln, ja sogar Kosmetika umgewandelt, denen unverschämterweise das Etikett »homöopathisch« aufgeklebt wird, nur weil sie irgendeinen Stoff enthalten, der der homöopathischen Tradition entlehnt ist.

▶ Während es in der Allopathie notwendigerweise für jedes Land eine eigene Pharmakopoe gibt, ist die homöopathische Pharmakopoe im Weltmaßstab einheitlich.

Willmar Schwabe erwähnt in seiner ersten mehrsprachigen homöopathischen Pharmakopoe zwei Dinge, die wir hier sinngemäß wiedergeben wollen: erstens, dass die homöopathische Pharmakopoe nur eine einzige sein darf, weil die Arzneien überall auf der Welt die gleichen sind und die Anwendungsvorschriften und Indikationen ebenfalls überall gleich. Zweitens, dass die Vorschriften zur Zubereitung der Arzneien genauestens Hahnemanns Anweisungen befolgen müssen, weil sie in dieser speziellen Zubereitungsform geprüft wurden. 1872 hat der *Zentralverein der Deutschen homöopathischen Ärzte* nach ausgiebigen Beratungen von 48 Ärzten die Regeln und Anweisungen in Schwabes Arzneibuch gebilligt.

Der oberste Grundsatz homöopathischer Pharmakopoe besteht im **Gebrauch einfacher Substanzen,** sowohl für die Abgabe an Kranke wie auch für die Prüfung der Arznei bzw. die Gewinnung und Zubereitung derselben. Keine Arznei kann ausreichend in ihren speziellen Eigenschaften studiert werden, wenn sie nicht im Reinzustand geprüft wird.

Der **Zucker** als Trägerstoff sollte Milchzucker sein, von bester Qualität und aufbewahrt fern von jeder Fremdsubstanz. Er sollte angesichts seiner hohen Absorptionsfähigkeit nur von Herstellern oder Labors bezogen werden, in denen keine starke Dampf- oder Geruchsemission stattfindet. Der Aufbewahrungsort sollte gut gelüftet sein, trocken und kühl, frei von Gerüchen. Die Materialien, mit denen er in Kontakt kommt, dürfen keine Substanzen absondern, die die Arzneien verfälschen würden. Saccharose oder gemeiner Rohrzucker kann in Mischung mit Milchzucker für die Herstellung von Globuli verwandt werden, muss jedoch auch von reinster Qualität sein. Ein guter Zucker ist die halbe Arznei. Sind die Kügelchen mit den Dynamisationen besprengt, müssen sie eine weiße und glänzende Oberfläche haben, schnell trocknen und hernach in geschlossenen Behältnissen aufbewahrt werden, um sie vor Licht und Wärme zu schützen.

Auch das **Wasser,** das zur Arzneizubereitung verwandt wird, muss so rein wie möglich sein. Hahnemann empfiehlt Regenwasser, das nicht während eines Sturms gewonnen wurde, es darf weder Geruch noch Farbe noch Geschmack aufweisen. Hält der Regen einige Zeit an, wird die Wasserqualität immer besser und erreicht die von destilliertem Wasser. Chloriertes Wasser, Wasser aus der Leitung ist ungeeignet, ebenso wie das aus Brunnen oder Teichen, das meistens mehrere Salze sowie Schwefel und organische Bestandteile enthält. In der Homöopathie ist Wasser unverzichtbar für einige Schritte bei der Zubereitung der Rohsubstanzen, auch für die Alkohol-Wasser-Gemische zur Herstellung der Verdünnungen wie auch zur Eingabe an den Patienten.

Der verwandte **Alkohol** sollte reiner Weingeist sein, also aus Trauben gewonnen. Auch Alkohol aus Weizenkorn oder Zuckerrohr findet Verwendung. Der Alkohol wird mit Wasser zu 60-85%igen Gemischen verdünnt, für die Ur-Tinkturen wird reiner oder 95%-iger Alkohol empfohlen, für die Potenzierung 60-70%-iger.

Die Zubereitung verschiedener Arzneien geschieht nach den Regeln des Homöopathischen Arzneibuches.

Pflanzen mit viel Saft werden auf einem Tisch aus nicht harzendem und geruchlosen Holz, z. B. Ahorn, klein gehackt, dann mit einem sauberen und trockenen Tuch ausgedrückt.

Der gewonnene Pflanzensaft wird mit einer gleichen Menge Alkohol gut vermischt, anschließend in einem gut verschlossenen Gefäß an einem kühlen und dunklen Ort acht Tage verwahrt. Die Arzneiverdünnung ist hier 1/2.

- Für Pflanzen mit wenig Saft gilt folgendes: die ebenfalls fein geschnittene Pflanze wird gewogen und mit gleicher Menge Alkohol aufgewogen. Ein Drittel des Alkohols wird mit der gehäckselten Pflanze in einen Mörser aus Marmor gegeben und vermischt, dann wird der restliche Alkohol untergerührt. Die so gewonnene Flüssigkeit wird dann durch ein Tuch gepresst. Diese Tücher werden nur einmal verwandt. Den gewonnenen Extrakt lässt man acht Tage mazerieren, dann filtert man ab und erhält die Urtinktur. (Beispiel *Thuja occidentalis*) Arzneiverdünnung auch hier 1/2.

- Die **dritte Vorschrift** betrifft Pflanzen mit wenig Saft, aber feinem Fruchtfleisch. Dieses wird gewogen, und die doppelte Menge Alkohol bereitgestellt. Davon nehme man ein Sechstel und vermische mit dem Fruchtfleisch. Nach und nach den restlichen Alkohol unterrühren, gut mischen und in einem Gefäß acht Tage kühl und dunkel aufbewahren. Dann wird abgegossen, ausgedrückt und gefiltert. Arzneiverdünnung 1/6.

- Pflanzen wie *Spigelia, Staphisagria* oder lebende oder pulverisierte Tiere werden gewogen, in ein Gefäß gegeben und, mit 5 Teilen reinen Alkohols versetzt, zur Mazeration für acht Tage stehen gelassen. Zweimal am Tag wird das Gefäß geschüttelt. Dann wird abgegossen, ausgepresst und gefiltert. Verdünnungsgrad 1/10.

- Die **fünfte Regel** betrifft wässerige Lösungen. Ein Teil der medizinischen Lösung wird mit neun Teilen (**D1**) oder 99 Teilen (**C1**) destillierten Wassers vermischt.

- Für Dynamisationen dieser nach der **fünften Regel** gewonnenen Arzneien vermischt man 10 Tropfen der Urtinktur mit 90 Teilen destillierten Wassers für den ersten Potenzgrad. Für die weiteren Stufen nimmt man einen Tropfen Urtinktur, vermischt mit 99 Tropfen Alkohol.

- Für Dynamisationen nach der zweiten Regel stellt die Ausgangslösung den ersten Verdünnungsgrad dar. Der zweite wird mit einem Tropfen der Lösung und 99 Tropfen Alkohol gewonnen.

- Die **sechste Regel** gilt für Substanzen wie *Guajacum* und schreibt vor, dass zwei Teile der Substanz in 10 Teilen Alkohol gelöst werden, oder ein Gran in 99 Tropfen Alkohol.

- Die Verdünnungen geschehen mit 10 Tropfen der Lösung auf 90 Tropfen Alkohol für den ersten Grad, für die folgenden 1 Tropfen Lösung und 99 Tropfen Alkohol.

- Diese Regel gilt für alkoholische Lösungen genauso, man achte auf den Unterschied zwischen der Verdünnung 1/10 und 1/100.

- Die **siebte Regel** betrifft Verreibungen trockener Substanzen. Im 2. Band der »Reinen Arzneimittellehre« wird das am Beispiel von *Arsen* durchexerziert. Die Verreibung erfolgt mit einem Teil Arzneisubstanz mit 99 Teilen Milchzucker.

- Man gibt ein Drittel der Zuckermenge und ein Teil der Arzneisubstanz in einen polierten Porzellanmörser, verreibt sechs oder sieben Minuten lang mit kreisförmigen, festen Bewegungen und schabt dann mit einem Spatel die Wände des Mörsers und den Stößel ab, damit alles gut vermischt wird. Dann verreibt man wieder für sechs, sieben Minuten und schabt wieder für etwa vier Minuten. Nun wird das zweite Drittel Milchzucker hinzugefügt. Wieder verreiben und schaben, und dann noch einmal. Nun das dritte Drittel Milchzucker, und wieder je zweimal verreiben und schaben. Das wäre eine Verreibungsstufe, und das Ganze dauert etwa eine Stunde. Für die nächsthöheren Potenzstufen nimmt man einen Gewichtsteil der gewonnenen Mischung und wiederholt die ganze Prozedur mit 99 Anteilen Milchzucker.

- Ab der dritten Verreibungsstufe nimmt man ein Gran (0.06 Gramm), löst in 50 Tropfen destillierten Wassers, vermischt mit 50 Tropfen Alkohols, und erhält die 4. Dynamisation, von der ein Tropfen vermischt mit 99 Tropfen Alkohol die 5. ergibt usw.

- Die **achte Regel** bezieht sich auf die Verreibung flüssiger Substanzen, nach Anweisungen Hahnemanns in den *Chronischen Krankheiten*, Band 4 der 2. Auflage. Z. B. *Petroleum*:
Man nimmt einen Tropfen der Substanz und 99 Gran Milchzucker (6.14 Gramm) und verreibt wie oben. Ein Gewichtsanteil der ersten Verreibung wird mit 99 Gran Milchzucker verrieben und ergibt die 2. Verdünnung usw. Ab der 3. Verdünnung wird ein Gran in 50 Tropfen destillierten Wassers, vermischt mit 50 Tropfen konzentrierten Alkohols vermischt. Das ist die 4. Verdünnung, ab der ein Tropfen plus 99 Tropfen Alkohol für die folgenden Dynamisationen genommen werden.

- Die **neunte Regel** bezieht sich auf diverse tierische Substanzen sowie auf Grünpflanzen. Z. B. *Agaricus*.
Lebende Tiere und Grünpflanzen werden im Mörser zu einem feinen Brei zerrieben. Dann werden zwei Teile der Substanz mit 99 Teilen Milchzucker verrieben zur ersten Verreibungsstufe. Für die zweite Stufe nimmt man ein Teil und 99 Teile Zucker, ebenso für die dritte. Ab der dritten löst man ein Gran in 50 Tropfen Wasser, vermischt mit 50 Tropfen reinen Alkohols, das ist die vierte Potenz. Von der 5. Potenz an nimmt man einen Tropfen der vorigen Potenz und vermischt mit 99 Tropfen Alkohol.

Diese etwas summarische Wiedergabe der wesentlichen Schritte bei der Arzneizubereitung ist natürlich nicht erschöpfend, sondern soll nur einen Eindruck von der Komplexität des Vorgangs vermitteln. Paz Alvarez schreibt in seiner 1879 erschienenen Übersetzung der Schwabeschen Pharmakopoe: »Es kann gar nicht oft genug wiederholt werden: nur wenn wir Hahnemanns Anweisungen minutiös befolgen, können wir hoffen, standardisierte und äquivalente Arzneien herzustellen.«

Um gute Arzneien zu bekommen, müssen wir zuerst einmal **hochwertige Ausgangsmaterialien** haben. Pflanzen sollten so frisch wie möglich sein und sofort nach dem Pflücken verarbeitet werden. Es muss sichergestellt sein, dass genau die gleiche Spezies wie in der Homöopathie angegeben verwendet wird. Es ist absolut unzulässig, Substanzen durch andere zu ersetzen, weil sie kräftiger sind oder weil ihre »chemischen Eigenschaften reiner sind« oder so etwas. Der geringste Unterschied, die kleinste Ungenauigkeit, die sich in die Zubereitung einer Arznei einschleicht, hat verheerende Folgen für die Praxis. Die Zubereitung muss genau dieselbe sein wie für die Prüfungen der Arznei. **Andernfalls können wir die Prüfungsprotokolle vergessen!**

Zu den Verreibungen merkt Hahnemann an, dass getrocknete Pflanzen, solide Materialien, tierische Substanzen, Mineralien, chemische Produkte usw. dafür geeignet seien, unabhängig davon, ob sie sich im Rohzustand in Alkohol lösen lassen oder nicht. Nur Substanzen, die mit dem Milchzucker chemisch interagieren, müssen auf andere Weise zubereitet werden.

Hahnemann wendet sich gegen eine Verreibung von mehr als 5 Gramm (100 Gran)

Milchzucker auf einmal, und ebenso gegen ein Verhältnis von Substanz zu Milchzucker von mehr als eins zu hundert.

Die 6. Auflage des *Organon* bringt einige Veränderungen, drei Paragraphen fallen weg gegenüber der 5. Auflage. Die **Lebenskraft** wird durch das **Lebensprinzip** ersetzt in vielen Paragraphen, das Lebensprinzip scheint nunmehr der Lebenskraft übergeordnet und beschreibt die Gesamtheit der vitalen Dynamik, während die Lebenskraft mehr das Funktionieren der Zellen »vor Ort« regelt.

Die Veränderung, die für dieses Kapitel bedeutsam ist, findet sich im § 270. Hier führt der Meister die **LM-Potenzen** ein, *um nun diese Kraft-Entwickelung [der Arzneien] am besten zu bewirken.* Die Einheit Gran, die er benutzt, entspricht 6.4798918 Hundertstel Gramm bzw. 6.20 Hundertstel beim so genannten Nürnberger Gran. Heute werden allgemein 5 Hundertstel Gramm oder ein Tropfen verwendet, vermischt mit 5 Gramm Milchzucker.

- Das Prozedere ist einfach, aber streng geregelt: man wiegt sorgfältig 5 Gramm Milchzucker ab und teilt in drei mehr oder weniger gleiche Teile. Eins dieser Teile wird in einen kleinen polierten Porzellanmörser gegeben, und in diese Menge Milchzucker der Tropfen oder die 5 Hundertstel Gramm der Substanz gegeben. Der Stößel wird kreisförmig und energisch für sechs oder sieben Minuten zur Verreibung benutzt, anschließend schabt man wie gehabt mit einem Porzellanspatel alle Reste von den Wänden ab und hebt sie unter das Gemisch. Diese Schabphase dauert etwa drei oder vier Minuten. Die kräftige Verreibung wird wiederholt für sechs, sieben Minuten, dann wieder eine vierminütige Schabphase. Jetzt sind wir bei etwa 20 Minuten Verreibung. Nun wird der zweite Teil Milchzucker hinzugegeben, je zweimal verrieben und geschabt, dann der dritte Teil Zucker, und wieder je zweimal verrieben und geschabt. Diese erste Verreibung, die man damit nach einer Stunde Schwerarbeit gewinnt, wird in ein sauberes, womöglich bernsteinfarbenes Gefäß gegeben, welches mit der Aufschrift 1/100 versehen wird.

- Aus diesem Gefäß werden 5 Hundertstel Gramm entnommen, mit 5 Gramm Milchzucker ganz nach der obigen Methode vermischt, mit dem Erfolg eines Verdünnungsgrades der Substanz von nunmehr 1/10 000, die ebenfalls in ein Gefäß gegeben wird usw. Der Mörser wird gewaschen, ausgekocht und getrocknet.

Die dritte Verreibung erfolgt auf dieselbe Weise und erreicht eine Verdünnung von 1/1 000 000. Abfüllen, etikettieren.

- Von dieser dritten zentesimalen Verreibung nehme man 5 Hundertstel Gramm und vermische mit 500 Tropfen einer Lösung aus vier Teilen destilliertem Wasser und einem Teil Alkohol. Von dieser neuen Mischung wird ein Tropfen genommen und in ein sauberes und trockenes Glas von 10 ml Fassungsvermögen gegeben. 100 Tropfen reinen Alkohols werden hinzu gegeben, anschließend wird das Glas, der Flacon, das Arzneifläschchen einhundertmal kräftig verschüttelt, in dem die das Glas umschlossen haltende Faust *gegen einen harten, aber elastischen Körper* schlägt, *etwa auf ein mit Leder eingebundenes Buch.* Damit erhalten wir den ersten Grad der Dynamisation.

- Mit dieser Lösung werden 500 Globuli benetzt, die insgesamt 5 Hundertstel Gramm wiegen. Sie werden mit einem einzigen Tropfen benetzt. Dazu gibt man sie in ein Röhrchen oder einen kristallenen Fingerhut, der unten eine Öffnung enthält, aus der überschüssige Flüssigkeit abfließen kann. Anschließend werden die Kügelchen auf Filterpapier zum Trocknen ausgebreitet (**Vorsicht** vor chemischen Bestandteilen im Papier!). Sind die Kügelchen getrocknet, gibt man sie in ein Glasröhrchen und schreibt den Namen der Arznei und den Potenzgrad auf das Etikett, in diesem Falle LM I. Man schreibt auch 0/1 (wie Hahnemann selbst) oder 1 LM oder Q 1 (für: quinquagintamillesima), je nach gusto.

- Für die nächsthöhere Dynamisation nimmt man ein Kügelchen der LM I, gibt es in eine Phiole, lässt es sich in eine Tropfen Regen- oder destillirtem Wasser auflösen und fügt 100 Tropfen Alkohol hinzu. Dann kommen hundert Schüttelschläge nach der beschriebenen Manier. Mt dieser Lösung werden wieder 500 Globuli benetzt, die getrocknet, abgefüllt und beschriftet werden als 2. Fünfzigtausender-Potenz oder LM II oder 0/2.

Und so geht es weiter zur 3., 4. und allen weiteren Dynamisationen.

Mit diesen Potenzen lassen sich wirklich erstaunliche Erfolge erzielen. Ich benutze sie jetzt seit etwa 40 Jahren, und die Erfahrung zeigt, dass viele Kranke auf diese Verdünnungen besser reagieren als auf die traditionellen Zentesimalpotenzen. Andere Kranke wieder sprechen allerdings besser auf C-Potenzen an.

▷ Ich würde sagen, wenn man einen deutlichen und nachhaltigen Effekt erzielen will, nehme man die hohen C-Potenzen, wenn man etwas vorsichtiger herangehen möchte und eine zwar tiefe, aber flüchtigere Wirkung anstrebt, greife man zur LM-Potenz.

▷ Das freilich ist nur eine Faustregel, gewonnen aus der Erfahrung zahlloser Fälle. So hatte ich Patienten, die vollständig geheilt wurden durch eine Einzelgabe der LM VI, andere, auch akute Fälle brauchten eine LM 180. Ich erinnere mich sogar an einen Fall, in der eine CM-Potenz mehrmals über zwei Tage wiederholt wurde. Die Wiederholung der Gabe ist eines der kitzligsten Kapitel der Homöopathie, schon gar für den Anfänger. Die genaue Beobachtung des Patienten, die Beachtung seiner Idiosynkrasie, die Einschätzung des aktuellen Zustandes und die klare Bestimmung des Therapieziels müssen hier leiten.

Ich darf hier anfügen, dass die *Homeopatia de Mexico* LM-Potenzen für die Prüfung und Wiederholungsprüfung von Arzneien verwendet mit ganz außergewöhnlich gutem Erfolg.

Die homöopathische Pharmakodynamik, die Arzneimittellehre, stellt bis heute das bedeutendste, umfassendste Dokument arzneilicher Wirkungen von Hunderten von Substanzen auf den menschlichen Organismus dar. Hinzu kommen toxikologische Erfahrungen und Beobachtungen aus der Klinik, und diese enorme Menge von Daten und Information ist von unschätzbarem Wert für die Anwendung des Ähnlichkeitsprinzips in der klinischen Praxis.

1.8 Hippokrates und die Vis medicatrix naturae

In der Praxis sollte die Erkenntnis der heilenden Kraft der Natur kaum schwer fallen. Das Verhalten am Krankenbett, die therapeutische Strategie, hängt davon ab, ob man zu diesem Konzept steht oder nicht. Die Idee einer Medizin als mögliche Rekonstruktion des Organismus ist grundlegend von der Vorstellung des Arztes als eines Geburtshelfers der natürlichen Heilkräfte verschieden. Im ersten Fall glaubt sich der Arzt fälschlicherweise im Besitz einer magischen Wissenschaft, die ihm übernatürliche Kräfte verleiht, die er nun für das Leben seiner Patienten einsetzen kann. Im zweiten Fall sieht er sich nur als Medium, als Mittler, als unfertiger Dolmetscher und Interpret eher als Kundiger, als einer, der nur die erhaltenden und heilenden Kräfte der Natur erleichtern soll.

Die Erkenntnis der vis medicatrix naturae heißt die **Oberhoheit der Natur** bei jedem Heilakt zugeben, heißt sie in jeder Krankheitsäußerung wieder finden und heißt endlich auch zugeben, dass die Krankheit zum größten Teil nur aus defensiven Mechanismen des Organismus selbst besteht und eine Art Vektorenbündel verschiedener Tendenzen darstellt, die alle die Wiederherstellung des Gleichgewichts zum Ziel haben. Für die Medizin bedeutet das, nach Möglichkeit alles zu vermeiden, was dieser natürlichen Tendenz zuwiderlaufen würde. Vielmehr müssen wir zu einer Therapie finden, die gleichsinnig verläuft mit den natürlichen Heilverläufen des Organismus.

Das sind Schlussfolgerungen, die sich ganz natürlich aus den Beobachtungen am Krankenbett ergeben. Hippokrates war wahrscheinlich der erste, der sie zog. Wiederholt wies er auf die Notwendigkeit genauester Beobachtungen der natürlichen Reaktionen des Körpers auf die jeweilige Noxe oder das äußere Agens des pathologischen Prozesses hin.

Notieren wir nun minutiös die Reihe der Phänomene, die als pathologisch imponieren, von den Prodromi hin zur Krise und zur Rekonvaleszenz und völligen Wiederherstellung, haben wir das Leiden in voller Größe vor Augen, das also, was alle Welt Krankheit nennt. Wissen wir nun die Bedeutung, den Sinn dieser Phänomene zu entschlüsseln, können wir sie eher zum Vorteil des Patienten beeinflussen. Dieser, der Kranke, ist eine psychophysische Einheit, die sich in die Wirklichkeit projiziert und im Augenblick der Krankheit einem Hindernis in dieser Projektion begegnet. Seine vis medicatrix ist Teil der gesamten Natur, des Universums, und kombiniert alle Elemente, die nötig sind, um die Brüche, die durch diese »Lücke« in der Projektion entstanden sind, wieder zu reparieren. Der Arzt ist nun jemand, der diesen Prozess der Wiederherstellung der Normalität möglicherweise verkürzen kann. Er sollte auch ein tiefes Verständnis besitzen vom Stellenwert dieser Krankheitsepisode im Leben seines Patienten. In solchen Situationen, wenn die Aufmerksamkeit gespannt auf alle möglichen Phänomene gerichtet ist, die diesen biologischen Krankheitsprozess ausmachen bzw. diesen flüchtigen Moment innerhalb der Existenz, wenn alle diese Zeichen erkannt und interpretiert worden sind, erkennt der Adept der Heilkunde, dass man sich der Natur nur »als gehorsamer Diener« nähert, dass nämlich sie der beste Arzt ist.

Das bedeutet, dass die Natur die Krankheiten heilt, dass sie sich also selbst heilt. Wir sollten das so verstehen, dass ein Individuum oder auch nur ein Teil dieses Individuums immer dem großen Ganzen unterworfen ist, so wie alle biochemischen Komponenten, die eine Zelle ausmachen, nichts ausrichten könnten ohne Verbindung mit dem Übrigen, ohne ihre jeweiligen Impulse zu vereinen, um die Zellaktivität erst möglich zu machen, die ihrerseits ja nun wieder mit all den anderen Zellen darauf hinarbeitet, die Finalität, die in ihrer Konfiguration beschlossen liegt, zu erfüllen.

Wir sagten, die Zelle sei abhängig, dass sie mit anderen Zellen kommuniziere, dass sie nicht unabhängig ist, denn wäre sie's, ginge sie sofort zugrunde. Ein Band besteht zwischen allen diesen Zellen, die den Organismus bilden. Ebenso sucht und braucht der Mensch, um sich zu verwirklichen, seine Mitmenschen. Das ist die Abhängigkeit des Menschen. Es mag so aussehen, als stehe das in der Freiheit des Menschen, Tatsache aber ist, dass der Mensch ein soziales Wesen von Natur aus ist, das das Zusammenleben mit anderen wie die Luft zum Atmen braucht. Erst einmal das Zusammenleben mit einem Partner, aber dann auch die Zugehörigkeit zu einer Gesellschaft. Eine solche Notwendigkeit zur Verbindung mit anderen, zum Zusammenschluss, ergibt sich aus einer ganz simplen Überlegung: die Vielzahl an Aktivitäten, die der Mensch so entwickeln kann, hängt nicht unwesentlich ab von den Stimuli, denen er ausgesetzt ist in seinem jeweiligem Umfeld. Die mentalen Projektionen nun wieder, die dadurch in ihm entstehen, die Ideen, die

Neigungen, die Projekte, möchte er mit jemandem teilen. Daraus folgt, dass der Mensch notwendigerweise den Zusammenschluss mit anderen sucht und abhängig ist von anderen. Und hat er das erst einmal erkannt, wird er auch seine Abhängigkeit vom Ganzen einsehen, vom Universum und in letzter Konsequenz also auch von Gott.

So wie der Mensch mit dem gesamten Rest des Universums in Verbindung steht und von ihm abhängig ist, genauso ist er auch von den äußeren Einflüssen, von seinen Lebensbedingungen abhängig. Die Luft spendet Leben, aber sie begrenzt das Leben auch, will sagen, sie bildet eine Grenze für die Unabhängigkeit des Menschen, ohne Luft kein Leben. Das gleiche gilt für Wasser, Erde, Feuer, alle Elemente dienen dem Menschen, gefährden ihn aber auch, können ihn verbrennen, ertränken etc. Die richtige Dosis dieser Elemente, ihr angemessener Gebrauch, die richtige und angemessene Nahrung usw. resultieren im Gleichgewicht mit Allem, im mentalen Gleichgewicht der Ausgeglichenheit, und im körperlichen Gleichgewicht der Homöostase. Das wiederum ist gleichbedeutend mit Gesundheit, diesem »Zustand undefinierbaren und Unbewussten Wohlbefindens«. Eine kleine Unvorsichtigkeit, eine kleine Über- oder Untertreibung im Gebrauch dieser lebensnotwendigen Elemente bringt das ganze Gebäude des Individuums ins Wanken, proportional natürlich zum Ausmaß der Abweichung vom richtigen Maß. Wenn diese Erschütterung ein gewisses Ausmaß annimmt und für das Individuum spürbare Folgen hat, sind die Kräfte und Erscheinungen, denen das Individuum unterliegt, unmittelbar bestrebt, ein Gleichgewicht wiederherzustellen. Diese Aktion kann in zweierlei Form ablaufen: entweder eine schnelle Wiederherstellung der Homöostase und der Ausgeglichenheit des betreffenden Menschen (als einer Zelle der Gesamtheit) oder der Auflösung der Zelle und Nutzung der Zellelemente für neue Schöpfungen, der einzelnen Zelle des Organismus sowohl wie auch im Extremfall der gesamten Zelle Mensch.

▷ Wird das Gleichgewicht kontinuierlich verletzt, befinden sich Verletzung und Heilungstendenz im Patt, der Arzt hat es jetzt mit einer chronischen Krankheit zu tun.

Vom praktischen Gesichtspunkt aus ist es Aufgabe des Klinikers, in Übereinstimmung mit dem eben Erwähnten, aus der Beobachtung, der Untersuchung, aus der Befragung des Kranken einen Eindruck zu gewinnen von der Art und dem Ausmaß der ursprünglichen Überschreitung der vom Gleichgewicht gesetzten Grenzen, sowie von den möglichen Gründen für eine solche Übertretung, was auch die erbliche Belastung mit einschließt.

Der Übertretende, das »Gesetz« Brechende ist dies nicht, weil wir ihn dafür halten, sondern weil er selbst sich dafür hält. Wer das Gesetz oder die Regel verletzt, muss sich dessen bewusst sein, damit man überhaupt von einer Übertretung sprechen kann. Es muss also so etwas wie eine Entscheidung, eine Wahlmöglichkeit gegeben sein.

Die Umstände können auf sehr feine Weise sich voneinander unterscheiden. Die Übertretung kann nur vorbereitet sein, die Verletzung einer Regel oder eines Gesetzes kann nur angedacht sein. In anderen Fällen kann es sich um einen unbedachten Impuls handeln, der Betreffende kann sich auch gezwungen sehen zum Gesetzesbruch und so bewusst die Schuld in Kauf nehmen. Die Grade sind verschieden, dementsprechend ist die Schuld unterschiedlich und die Konsequenzen unterschiedlich. Solche Konsequenzen müssen wir in den Symptomen aufsuchen, die sie hervorbringen. So etwas lässt sich am besten in offen psychosomatischen Leiden beobachten. Dennoch vergessen wir nicht, dass alle echten Krankheiten Vorläufer dieser Art aufweisen.

Wir wollen nun näher untersuchen, was wir mit Verletzung der Regeln oder des Gesetzes meinen. Der Mensch also ist der Natur unterworfen und allem, was aus ihr hervorgeht. In der Interpretation der Natur und dieser Abhängigkeit sind die moralischen Kodizes entstanden. Unter diesen Vorschriften jedoch, die im wesentlichen Verhaltensvorschriften sind, sind einige, die genügend transzendent, genügend allgemein sind, um in den Rang eines Gesetzes erhoben zu werden. Andere Vorschriften hingegen sind relativer Natur, weniger wichtig, wir wollen sie Regeln nennen.

Die Verletzung einer Regel nun ist weniger gravierend, hat weniger schwere Konsequenzen als die Verletzung eines Gesetzes. Auch das Ausmaß der Angst, die die Kenntnis und Erkenntnis einer solchen Verstoßes mit sich bringt, ist durchaus unterschiedlich.

Kenntnis ist es dann, wenn der Betreffende das Gesetz nicht kannte und es nun kennen lernt, **Erkenntnis, Wiedererkenntnis,** wenn er das Gesetz kannte und deshalb in jedem Augenblick (denn manchmal ist es nur ein Augenblick, dann wieder wiederholt sich der Augenblick und dauert, dauert manchmal ein ganzes Leben) sich der Verantwortung seiner Übertretung durchaus bewusst ist. Er kann also Kenntnis haben von der Übertretung, wissen, dass er ein Gesetz, eine Regel gebrochen hat, auch wenn ein solches Wissen manchmal erst nach längerem Nachdenken ihm bewusst wird. Manchmal auch wissen wir erst im nachhinein, dass wir »Gesetzesbrecher« gewesen sind. Hier lassen sich zwei Formen der **Unkenntnis** unterscheiden: da gibt es diese Art Unwissen, mit der wir halbwegs glücklich und zufrieden vor uns hinleben können in völliger Freiheit und meinen, eher als wir es bewusst dächten, dass wir ganz natürlich und in Übereinstimmung mit unserer Bestimmung leben und handeln, ohne uns bewusst zu sein, anderen Schaden zuzufügen oder etwas Wichtiges zu unterlassen. Im anderen Falle gibt es auf dem Grunde des Bewusstseins ein Empfinden der Unreinheit, die so etwas wie ein Vorauswissen um den Regelbruch darstellt. Die Resultate, die unmittelbaren oder langfristigen Konsequenzen des Regelbruchs, das eigentliche Leiden also hängen nun vom Bewusstsein, der Erkenntnis, bzw. dem Grad der Unkenntnis oder der Unterbewußtheit des Verstoßes ab.

Die Schwere des Verstoßes spielt natürlich auch eine Rolle. Manchmal ist das Wissen um die Übertretung im Menschen von Kind auf an vorhanden, wenigstens ist es enthalten in den moralischen Strukturen, die auf den Begriff der Sünde gehen, und diese werden in der Regel in der Kindheit erworben. Vater oder Mutter sagen zum Kind: »Tu das nicht, das ist böse.« Ein solches wiederholtes Verbot etabliert oder bereitet ein Annehmen der eigenen Schuldhaftigkeit vor in Bezug auf alle Handlungen, die mit dem Verbot im Zusammenhang stehen. Dieses Verbot wird das ganze Leben über Bestand haben, zumindest in allen Überlegungen, die sich um das betreffende Thema drehen, irgendeine Rolle spielen. Die Tiefe oder Vertiefung des Gefühls der Sünde ist proportional zur Intensität der Umstände, die die Akzeptanz der Schuld begünstigen. Das kann ein Augenblick intensiven Gefühls sein, von Panik, von größter Angst, der in Erinnerung bleibt und zur Interiorisierung der eigenen Schuld führt. Dieser emotionale Augenblick überschwemmt die Vernunft, setzt sich fest, und später läuft beim kleinsten ähnlichen Anlass auch eine ähnliche Gefühlsreaktion ab, in der der Schuldgedanke, das Schuldempfinden eine herausragende Rolle spielt. Es versteht sich, dass das ursprünglich bestimmende Motiv, der Auslöser des Schuldkomplexes, ja gar nicht mehr vorhanden ist, sondern nur noch die Konsequenzen, die Störungen, die sich aus ihm ableiten lassen, mithin die Krankheit.

In der Praxis ist es unerlässlich, das Persistieren der Regelverletzung ebenso wie die bestimmenden Ursachen dafür zu erkennen. Es scheint, als habe der Mensch einen gewissen Spaß daran, der Natur einen Streich zu spielen. Vom philosophischen Standpunkt lassen sich dafür verschiedene Erklärungen finden: ich erinnere nur an den Übermut, mit dem er glaubt, Gott spielen zu können, diese Tendenz, seine Macht zu erweitern, indem er die Naturgesetze beherrscht und seine Minderwertigkeitsgefühle, seine Machtlosigkeit gegenüber den Elementen, zu kompensieren versucht. Sicher ist, dass der Mensch, wenn er einmal eine Übertretung begangen hat, leicht, wenn nicht gleich mit hundertprozentiger Sicherheit, eine weitere begehen wird. Auf biologischer Ebene und in der Medizin ist es nur wesentlich zu wissen, dass eine Übertretung mit der Krankheit als Konsequenz die Notwendigkeit hervorbringt einer Wiederherstellung des Organischen, aber auch eine Überholung des ganzen Lebens, um so etwas wie Harmonie in seinem Körper überhaupt wieder entstehen zu lassen. Jeder Rückfall, jeder neue Verstoß verschärft die Lage, vergrößert das Ungleichgewicht und ruft stärkere Kräfte auf den Plan, die das Gleichgewicht wieder herzustellen suchen. So entstehen persistierende Beschwerden in verschiedenen Schweregraden (von einigen Stunden Dauer bis zu Jahren oder für das ganze Leben).

▷ Das Ergebnis ist die chronische Krankheit und die konstitutionelle Pathologie: strukturelle vererbbare Veränderungen, die auch auf die Charakteristika des Individuums Einfluss nehmen. So weit die konstitutionelle Pathologie, oder, in der Sprache der Homöopathie, das **Miasma**.

Solche Spuren, solche Abdrücke einer dauerhaften Veränderung, sind ganz unterschiedlichen Ursprungs. Sie führen zu Übertreibung, Hemmung oder Perversion verschiedener physiologischer Funktionen und bilden somit eine Disposition zur Krankheit, will sagen, die unerlässliche Voraussetzung für Krankheit überhaupt. Sie stellen in der Sprache der Schulmedizin das Terrain, den Nährboden dar, auf dem die Bakterien, die Viren, oder sonstige äußere Pathogene angehen und wachsen können. (Eine solche Terminologie ist eigentlich unangemessen, aber gut zu handhaben für Leser, die eine einfache und konkrete Vorstellung gewinnen möchten)

▶ Uns selbst zu verwirklichen, ist die Hauptaufgabe unseres Lebens, das höchste Ziel unserer Existenz und der einzige Weg zur Glückseligkeit. Die Finalität jedes Menschen, jedes denkenden Wesens sollte die vollständige Realisierung seiner Individualität sein.

Wir wollen sehen, was wir mit dem Begriff des Atavistischen anfangen können in Bezug auf diese Finalität, die in uns steckt. Atavistisch nennen wir das Bündel von Verhaltensweisen, Gewohnheiten etc., das uns von der Umwelt aufgedrängt wird, die körperlichen und sozialen Merkmale, hauptsächlich aber die erzieherischen Gebote, die wir mehr oder weniger unbewusst aufsaugen. Diese Modulation, wie sie uns von unserer Umwelt vermittelt wird, kann vom eigentlichen Ziel des Betreffenden recht weit entfernt sein. Z. B. ist für einen poetischen Geist, der nach Höherem strebt, zu den Wolken, der das Licht liebt und die Dämmerung fürchtet, für den ist die Gesellschaft von Kaufleuten und Buchhaltern nicht unbedingt das Richtige. Für jemanden, den es mehr in die Praxis, ins Geschäft, auf den Markt drängt, ist das Umgebensein mit Bohemiens, Philosophen und anderem Gelichter eine Qual. So häufig beginnen Existenzen in Umgebungen, die absolut nicht zu dem passen, was sich in diesem neuen Menschen verwirklichen will. Etwas von dem, was doch so heterogen ist, wird sich dennoch, einfach infolge der ständigen Berieselung damit, in dem Betreffendem festsetzen. Tatsächlich sind aber solche gleichsam aufgezwungenen Eindrücke konträr zum inneren Wesen und deformieren die Realisierung, die Verwirklichung dieses Menschen proportional zur Zeit, während der er den Einflüssen ausgesetzt war, und umgekehrt proportional zu den Reizen und Anregungen, die er seinem Wesen gemäß erhält, und die ihm schließlich vielleicht erlauben, sich von den falschen Elementen in seinem Wesen zu befreien. Unter diesem Gesichtspunkt betrachtet sind natürlich erzieherische Faktoren unerhört wichtig. Die Väter geben ihren Kindern eine Erziehung, die aus dem besteht, was die Väter für angemessen halten, für das Beste in *ihrem* Sinne, will sagen, in Übereinstimmung mit ihren persönlichen Interessen usw., und das ist meistens etwas ganz anderes als das, was das Kind will bzw. entgegengesetzt den Neigungen, die sich in dem Kind verwirklichen wollen.

Deshalb beginnt eine Erkenntnis des eigenen Ich, unseres Anderssein erst, wenn wir einem Lehrer, einem Meister, einem Freund begegnen, der das Leben ganz so sieht und interpretiert, wie wir es fühlen, der unser Ich erweckt, uns fühlen lässt, was wir wirklich sind. Jetzt können wir beginnen, die Spreu vom Weizen zu trennen und alles abzuschütteln, was wir an Falschem mit uns herumtragen. Das ist mühsam und schmerzlich, gleich einem langen und gründlichen Bad oder einem Gang durchs Feuer, das unseren von außen aufgezwungenen Panzer wegbrennt und unser Inneres ans Tageslicht bringt. Manchmal häuten wir uns wie Schlangen, schlüpfen aus unseren Kokons wie Schmetterlinge, die einem neuen Leben entgegenfliegen. Das ist die Metamorphose, die die Psychologen zu Beginn dieses Jahrhunderts als unerlässlich bezeichnet haben, um spätere Fehlentwicklungen zu vermeiden. Warum dieses Insistieren? Weil die Frustrierung unserer spirituellen Bestimmung die Hauptursache ist aller unserer Verunstaltungen, aller unserer Verfehlungen. Jemand, der sich im Irrtum befindet und durch sein Verhalten sich und andere in Gefahr bringt, tut dies zum großen Teil unter dem Einfluss dieser Faktoren, die seine eigene Wahrheit verfälscht haben und ihn daran hinderten, sich selbst zu verwirklichen.

Verzweifelt versucht er, sich aus diesem Käfig der Gewohnheit zu befreien. Wenn aber der Mensch den Sinn findet, der in ihm liegt, ihn Tag für Tag, Stück für Stück freilegt, wird er Sicherheit finden, Befriedigung, Glück, wird auch nach außen hin sichtbar verändert sein, zeigt mehr Ausgeglichenheit, Harmonie, mehr Hinwendung zu anderen. Findet der Mensch seine Finalität, also den Sinn, den er hier auf der Erde in die Tat umsetzen soll, wird er zu einem nützlichen Teil des Universums, zu einem Teil der universellen Liebe.

> Zusammenfassend lässt sich sagen, dass die Erkenntnis der Vis medicatrix naturae durch den Arzt schon während seiner Ausbildung unerlässlich ist.

❶ Schon zu Beginn des Medizinstudiums ist das Verständnis wichtig, dass die höchste Berufung des Arztes darin liegt, ein würdiger und kenntnisreicher Helfer der Natur zu sein.
❷ Während des Studiums, während der klinischen Ausbildung muss der künftige Arzt erkennen, dass die Natur Meisterin in allen Wissenschaften ist, in allen Künsten und vor allem in der Medizin!
❸ Ebenso liegt die Weisheit des künftigen Arztes darin, diese innewohnende Heilkraft bestmöglich zu nutzen und ihr alle Hindernisse aus dem Wege zu räumen.
❹ Vor allem gilt es, die Finalität dieser Kräfte zu begreifen, die Finalität auch, die im Kranken selbst wirkt.
❺ Es ist sicherzustellen, dass die bewahrende und heilende Aktion der Natur in der bestmöglichen Weise abläuft, dass sie so schnell, so sicher und mit so wenig Langzeitfolgen wie möglich abläuft. Das erinnert an den § 2 des *Organon,* in dem Hahnemann als Ideal eine Heilung fordert, die schnell, sanft und dauerhaft erfolge.

In praktischer Hinsicht bedeutet das:
❶ Erkennen, dass die Krankheit neben ihrer destruktiven Seite auch den Versuch des Organismus darstellt, sich zur Wehr zu setzen, und aus einer Reihe von Reaktionen besteht, die die Wiederherstellung des Gleichgewichts zum Ziel haben.
❷ Diese Symptome sind als defensive Erscheinungen zu sehen, die Sinn und Zweck haben. Andererseits sind sie oft auch nur Ausdruck einer zumindest teilweise fehlgeschlagenen Anstrengung (Lokalsymptome).
❸ Einleitung einer Therapie, die in Übereinstimmung ist mit der Wiederherstellungsaktivität der Finalität, der vis medicatrix. Logischerweise kann eine gleichsinnige Aktion hier nur von einem homöopathischen Mittel erwartet werden, das heißt von etwas der Essenz der Krankheit Ähnlichem. Auf jeden Fall muss die therapeutische Aktion dynamischer Natur sein!
So weit ein paar Bemerkungen zu Erkenntnis und Umgang mit der Vis medicatrix naturae

in der Homöopathie, die, wie wir gesehen haben, mit der Hippokratischen Anschauung vollkommen im Einklang steht. Hahnemann und Hippokrates sind wie zwei Brüder.

1.9 Reine Arzneiprüfung – Theorie

Was die reine Arzneiprüfung so an den Tag bringt, ist ganz erstaunlich und von höchster Transzendenz. Kein anderes Verfahren in der Medizin bringt ähnliche Resultate, und die Zukunft wird das für jeden sichtbar machen. Warum sprechen wir von der »reinen Arzneiprüfung«? Prüfung ja offensichtlich deshalb, weil es sich um eine Methodik handelt, mit der natürliche Phänomene erforscht werden. Im medizinischen Bereich heißt das Bestätigung oder Verwerfen der Vermutung eines Zusammenhangs zwischen Arzneien und Krankheitsprozessen.
Will sagen: eine Hypothese wird aufgestellt und wissenschaftlich erforscht. Aus der Beobachtung lassen sich Beziehungen zwischen den Phänomenen deduzieren, die reproduzierbar sein müssen, um jeden Einfluss des Zufalls auszuschließen. »Rein« heißt der ganze Vorgang deshalb, weil er am gesunden Menschen sich abspielt, und Arzneien verwendet werden in ihrem einfachsten und reinsten Zustand, das heißt ihrem Naturzustand.
Als das visionäre Genie des Begründers der Homöopathie sich anschickte, die Arzneikräfte auf diese Weise zu untersuchen, wollte er sichergehen, dass die Arzneiwirkungen nicht durch irgendwelche Anomalien der Organfunktionen bei Kranken verzerrt würden. Er war der Ansicht, dass nur im Gesunden sich die reinen und unverfälschten spezifischen Wirkungen der Arznei zeigen könnten. Das weicht natürlich erheblich von der Praxis der alten Schule ab, wo irgendwelche Hypothesen gewöhnlich dadurch verifiziert werden, dass man dem Kranken irgendein Medikament gibt, über dessen Wirkung man etwas erfahren möchte. Oder aber man benutzt Labortiere und hofft, die beobachteten Wirkungen halbwegs auf den menschlichen Organismus übertragen zu können. Wir werden später noch einmal auf die Widersinnigkeit zu sprechen kommen, die in diesem Ansatz liegt.

> Die reine Arzneiprüfung begründet praktisch erst die ganze homöopathische Wissenschaft. Sie erst ermöglicht eine Therapie, die auf einwandfrei im Experiment ermittelten Fakten beruht.

Das Wichtigste, was uns die **Prüfung von Arzneisubstanzen am gesunden Menschen** lehrt, ist folgendes:
❶ Jedes Individuum ist in mehr oder weniger großem Maße durch Arzneien beeinflussbar. Die Tollkirsche *(Belladonna atropa)* beispielsweise, die als Droge gelten kann in dem allgemeinen Sinne, dass sie den Gesundheitszustand des Menschen zu beeinflussen vermag, produziert unweigerlich bestimmte Wirkungen, die von der Empfindlichkeit des Individuums, seinen Eigenheiten usw. abhängen. Bei einigen reicht schon eine winzige Dosis oder sogar nur eine Annäherung an die Pflanze, bei anderen braucht es eine größere Dosis des Pflanzensaftes oder irgendeines belladonnahaltigen Produkts, damit etwas passiert. Im homöopathischen Jargon würde man sagen, dass einige erst auf einen oder mehrere Tropfen der Urtinktur reagieren, andere dagegen schon überempfindlich sind auf eine einzelne Gabe einer sehr hohen Verdünnung. Dennoch ist die Regel, dass jedes Individuum empfänglich ist für eine arzneiliche Wirkung, Unterschiede bestehen nur hinsichtlich der Intensität und des zeitlichen Auftretens dieser Wirkungen. Ausnahmen darin sind eher scheinbar als tatsächlich: treten bei einer Versuchsperson trotz wiederholter Gaben keine Reaktionen auf, sind folgende Erklärungen denkbar: Entweder entwickelt die Versuchsperson Reaktionen erst nach Ende der Beobachtungszeit, oder sie sind so leicht verlaufen, dass sie der Prüfer

gar nicht ernst genommen hat. Vielleicht hat er ähnliche Beschwerden auch schon früher gehabt, und kommt gar nicht auf die Idee, dass ihr Wiederauftreten irgendetwas mit der Prüfung zu tun haben könnte. Außerdem braucht man nur die Dosis zu verändern, um absolut in jedem Fall eine Reaktion zu sehen. Wenn schließlich der Prüfer bereits Beschwerden hatte, die denen gleichen, die die Arznei hervorzurufen pflegt, wenn also die Arznei bei ihm homöopathisch ist, wird er ihr Verschwinden oder ihre Besserung nicht unbedingt auf das Konto der Arznei setzen, um so weniger, wenn solche Effekte relativ spät auftreten aus Gründen der Komplexität oder der langen Vorgeschichte der Beschwerden. Deshalb empfiehlt Hahnemann, dass insbesondere Ärzte als Prüfer sich zur Verfügung stellen sollen, die mit der Sorgfalt und Genauigkeit, die es für eine erfolgreiche Prüfung braucht, schon recht vertraut sind. Sind alle Bedingungen erfüllt, ist das Resultat von unschätzbarem Wert. Eine gut gemachte Arzneimittelprüfung ist wie ein Kunstwerk. Die Prüfungen, die von Hahnemann und Hunderten seiner Schüler durchgeführt worden sind, sind absolut bewunderungswürdig in der Hingabe, der Präzision, dem Fleiß und der Wahrhaftigkeit, die sie demonstrieren.

Werden die arzneilichen Wirkungen auf den Menschen auf diesem Wege ermittelt, wird man finden, dass innerhalb der Gruppe von Prüfern einige Arzneisymptome bei so gut wie allen Personen auftreten, während andere, die selteneren, nur bei einigen wenigen, vielleicht sogar nur bei einem Einzelnen zu beobachten sind. Die Ergebnisse dieser Prüfungen bilden das **Arzneimittelbild,** das dann wieder mit allen anderen Arzneibildern in der **Materia Medica,** der Arzneimittellehre erscheint, der unversiegbaren Quelle therapeutischer Hinweise für nahezu alle erdenklichen menschlichen Leiden.

❷ Im Zuge der reinen Arzneiprüfung entstehen im menschlichen Organismus **Veränderungen** und **Symptome,** die ein ganz ähnliches Gesamtbild abgeben wie einige natürliche Krankheiten.

Fraglos führt jede funktionelle oder strukturelle Veränderung im Organismus zu unvermeidlicher Mitbeteiligung anderer Strukturen, die entweder räumlich in der Nähe liegen oder funktionell mit dem veränderten Organ, der veränderten Zelle usw. in Verbindung stehen. In allgemeiner Form heißt das, das der Organismus immer als Ganzes reagiert. Im endokrinen System beispielsweise sind alle endokrinen Drüsen, Schilddrüse, Hypophyse, Nebenniere, Ovar usw. untereinander verbunden und beeinflussen sich gegenseitig. Das periphere Nervensystem, das Bindegewebe, Knochenmark, Antikörper, Mitochondrien, DNA und RNA, alles steht untereinander in Verbindung. Man kann so etwas wie bestimmte Abläufe, bestimmte Serien von Phänomenen, Reaktionen, Zeichen etc. beobachten. Der energetische Impuls bewegt vielleicht nur ein Molekül gegen ein anderes in der gleichen Zelle, von dieser Zelle setzt sich der Impuls zur nächsten fort, dann von einem Organ zum nächsten usw., und man sieht, wie die Energie der Arznei infolge eines ihr spezifisch innewohnenden Tropismus auf bestimmte Organe und Funktionen diese Ereignisketten in Gang setzt, die sich schließlich aus dem normalen Schwankungsbereich entfernen und ein Symptom oder mehrere konstituieren.

In gleicher Weise wirken die Krankheitsauslöser, Bakterien, Viren, Noxen usw., auf einen winzigen Teilbereich und setzen damit eine Lawine in Gang, die im Syndrom, in der nosologischen Entität, in der Krankheit resultieren. So sehen wir zum Beispiel das Toxin des Tetanus-Bakteriums auf die peripheren Nerven wirken, sekundär dann auf die Muskulatur, und damit die ganze spastische Symptomatik auslösen, die den Tetanus ausmachen. Oder die Toxämie, die dem Leben des Krebskranken schließlich ein Ende setzt, oder auch schlicht der Senkfuß, in dem keiner die Ursache der hartnäckigen Kopfschmerzen vermutet...

Alle homöopathischen Arzneien führen zu zahlreichen dieser **Symptomenserien,** die ihrerseits wieder sehr ähnlich sind dem, was die natürlichen krankmachenden Ursachen auslösen können.

So löst beispielsweise *Belladonna* eine große zerebrale Erregung aus mit Hitze, Stauung des Gesichts, vorquellenden Augen mit dilatierten Pupillen, heftiges Klopfen der Karotiden mit Raserei, Verlangen, zu beißen, trockenem Mund, Unmöglichkeit zu schlucken und Abneigung gegen Flüssigkeiten, Lachanfällen und Verlangen, zu schlagen, zu zerbrechen, einer aggressiven Art, unzusammenhängendem Reden und Denken, Stupor und spastischen Kontraktionen, mit einem Wort, einem Verhalten und einem Symptomenbild, wie wir es bei der Tollwut finden. Bei anderen Individuen macht Belladonna Rötung und Entzündung des Rachens mit intensiven Schmerzen beim Schlucken, Fieber, Schwellung der Mandeln mit Eiterbildung, heißer, roter Zunge usw. und fabriziert so das Bild einer eitrigen Tonsillitis. Andere Symptomenserien in diesem Sinne spielen sich im Abdomen ab, mit Stauung, Hyperästhesie, Auftreibung, brettharten Bauchwänden, stechenden Schmerzen mit dem Gefühl der Fülle im Bauch, als wollte er platzen, schneidenden Schmerzen hier und dort, inkarzerierten Gasen, rektalen Tenesmen, mit einem Wort, das Bild einer akuten Peritonitis. Bei anderen Individuen wiederum kommt es zu Hautentzündungen mit Frostschauern im ganzen Körper, äußerer und innerer Hitze, oder Frost abwechselnd mit Hitze, die Haut wird rot, trocken und glänzend mit starken Entzündungszeichen, die auf den ganzen Körper übergehen, mit gleichzeitigem heftigen, klopfenden Kopfschmerz und ausgeprägter Pharyngitis, das heißt alles erinnert an Scharlach. So könnten wir noch andere Symptomenserien, Symptomenbilder beschreiben.

Aurum metallicum beispielsweise, das die Gemütslage stark beeinflusst, schlechte Laune macht, mit Aufbrausen bei Widerspruch, dann Depression, Melancholie mit Engegefühl in der Herzgegend, Lebensekel mit Suizidneigung, Absonderung von der Gemeinschaft usw., entspricht dem Bild einer neurotischen Depression. Oder die Hörfähigkeit ist vermindert, mit Ohrgeräuschen, Mittelohreiterung, die das Mastoid in Mitleidenschaft zieht usw., alle Symptome sind vorhanden, die man bei einer Otitis media mit Mastoideiterung erwarten würde. Schwächende Durchfälle z. B. mit Neigung zum Kollaps und rascher Erschöpfung sieht man als Wirkung von *Veratrum album*, einschließlich kaltem Schweiß, wächserner Blässe usw. wie bei der Cholera. In der Art kann man ewig weitermachen und zeigen, dass jedem Syndrom, jeder nosologischen Entität ein Prüfungsbild entspricht, das die betreffende Arznei hervorzurufen in der Lage ist. Auch für schwerere Läsionen; konstitutionelle Pathologien finden sich korrespondierende Arzneibilder. Z. B. beim infantilen oder senilen Schwachsinn, mit großer Ängstlichkeit, Schüchternheit, Depression und Neigung zur Isolation, mentaler Dumpfheit mit schlechtem Gedächtnis, so schlecht, dass der Betreffende nicht mehr weiß, was er eben noch gesagt oder getan hat: ein solches Bild hat sich bei der Prüfung von *Barium carbonicum* ergeben, mit Schweregefühl und Verwirrtheitsempfinden im Kopf, Übelkeit beim Essen, Kopfschmerzen, Arterienverkalkung usw., die mit einer solchen Pathologie einhergehen.

Eine Neigung zu Neubildungen der Haut und einschneidenden Veränderungen der Gewebe ektodermischen Ursprungs, der Haut und Hautanhangsgebilde sowie sämtlicher Exkretionen finden wir bei *Thuja*. Diverse phagedänische Ulzera, Neigung zur Eiterung und Degeneration in verschiedenen Geweben bis zur Knochenkaries, degenerativen Veränderungen der Blutgefäße, des Drüsengewebes usw. waren bei der Vergiftung und z. T. auch der Prüfung mit Quecksilber zu beobachten und zeichnen das Bild der Syphilis. Tausende und Abertausende von Malen ist diese Übereinstimmung von Krankheitsbildern mit den Arzneibildern, wie sie sich aus den Prüfungsprotokollen ergeben, beobachtet worden.

Die 3. allgemeine Beobachtung betrifft die Definition der Krankheit als einer Gleichgewichtsstörung der psycho-funktionalen Harmonie in der Organisation des menschlichen Organismus. Das ist von großer Wichtigkeit auch von einem ganz allgemein medizinischem Standpunkt aus. Die Krankheit als Objekt, als Substantiv hört praktisch auf zu existieren. Wie das? Wenn wir sagen, wir prüfen die Arznei am gesunden Menschen, denkt man erst mal, dass der Prüfer da eine saftige Dosis bekommt, oder zumindest eine materielle Gabe, sagen wir 10 Tropfen, ein Gramm usw., und in der Tat hat Hahnemann so begonnen. Später allerdings hat er und haben alle seine Nachfolger »infinitesimale« Dosen für die Prüfung verwendet, das heißt Dosen, die nicht mehr wäg- und messbar sind und sich in Größenordnungen bewegen, in denen eigentlich von der Ausgangssubstanz gar nichts mehr vorhanden sein dürfte, so viele Nullen stehen im Nenner des Bruchteils. Dennoch »funktionieren« diese Dosen immer noch, wenn man sie denn vor jeder erneuten Verdünnung vorschriftsmäßig geschüttelt hat. Wir werden später ausführlicher auf diesen Prozess eingehen, jetzt sei nur erwähnt, dass aus dem eben Gesagten hervorgeht und hervorgehen muss, dass das, was da auf den Prüfer wirkt wie später auf den Kranken, eine energetische Information der Arznei sein muss, die im Stande ist, die Energien des Organismus zu stören. Das ist die Energie, die den Körper des Prüfers vor der Prüfung bzw. vor Einwirkung irgendeines krankmachenden Agens im Zustand der Gesundheit erhält. Die Arznei ist also eine Energie, die in der Lage scheint, einen existenziellen Zustand zu beeinflussen und zu verändern.

❹ Weiter zeigt die Arzneiprüfung, dass jedes Individuum auf den Einfluss der Arznei auf seine besondere Weise reagiert, was **Zeit, Intensität** und **Begleitsymptomatik** anbelangt. Wir erwähnten bereits, dass ausnahmslos jedes Individuum auf jede Arznei reagiert, dass es nur auf die Gabe, die Dosis ankommt. Einige Individuen reagieren vielleicht nur auf Dosen, die hundertmal kleiner oder größer sind als bei anderen, oder öfter oder seltener wiederholt werden. Einige werden sehr heftige und anhaltende Reaktionen zeigen, andere schwache und kurze. Einige werden in ihren Grundfesten erschüttert, reagieren mit dem gesamten Organismus, andere reagieren nur auf der körperlichen Ebene, wieder andere nur auf der psychischen. Der eine mehr in seinen Gefühlen, der andere mehr mit seinem Gedächtnis, seinem Willen, der dritte mit der Haut, der vierte mit seinen Gedärmen usw. Und einige werden ganz ungewöhnliche, »eigenheitliche« und einzigartige Reaktionen haben, die sich bei keinem anderen finden.

❺ Die Besonderheit jeder individuellen Reaktion orientiert uns über die Prädisposition dieses Individuums, seine **Konstitution,** auf der die Idiosynkrasie des Individuums fußt. Die Elemente oder Faktoren, die sich konstitutionell nennen dürfen aufgrund der Tatsache, dass sie über die gesamte Existenz des Individuums bestehen bleiben, sind fraglos zahlreich, zahllos, um genau zu sein, wenn wir an all die Erbeinflüsse denken, die da im Laufe der Jahrhunderte und unter fleißiger Nutzung der Mendelschen Gesetze zusammengekommen sind. Die genetische Struktur der Familie wird zwar voneinander abweichende Individuen hervorbringen mit je eigenen Reaktionsformen, diese Individuen werden natürlich aber auch Gemeinsamkeiten haben mit ihren Mitmenschen und am meisten selbstverständlich mit den Familienangehörigen.

In einer vitalistischen Homöopathie können wir auf solche strukturellen Elemente nicht verzichten: die zahlreichen psychischen Charakteristika, die sich, man weiß nicht, wie, von Generation zu Generation vererben und demnach Bestandteil der Konstitution sind, aus der dann wieder die jeweilige Besonderheit in der Reaktion auf die Arznei oder einen natürlichen Krankheitsauslöser verständlich wird.

> Wir sehen dann, wie vollkommen determinierend die Prädisposition ist, die da in jedem Individuum waltet. Wir verstehen sie als Ergebnis seiner gesamten biologischen Geschichte, die eingeschrieben ist in

seinem Erbgut und in seinen biochemischen Reaktionen, in denen sich alle möglichen früheren Vorkommnisse verewigen, und wir verstehen, wie sehr sie auch die Werke des Geistes in allen seinen Lebensphasen prägt.

Der Ursprung dieser Prädispositionen liegt völlig im Dunkeln, ebenso wohl was die pathologischen wie auch, was die für normal gehaltenen angeht, die künstlerischen, dialektischen, handwerklichen, mystischen Begabungen, die Prädispositionen zu bestimmten Gewohnheiten, Hobbys, Aktivitäten usw. Über ihren Ursprung mag spekuliert werden, ihre Existenz aber ist unstreitig.

❻ Die reine Arzneiprüfung lehrt uns, dass jede Arznei eine **spezifische Qualität** besitzt, die Gesundheit des Menschen umzustimmen. Das ruft natürlich in jedem Arzt den Wunsch wach, genau herauszufinden, welche spezifischen Reaktionen diese oder jene Arznei nun im Organismus hervorbringt. Um in dieser Richtung halbwegs erfolgversprechend forschen zu können, ist es wichtig, dass die Erfahrung mit jeder Arznei vollständig sei, das heißt so umfassend wie möglich und wie es die Möglichkeiten der Prüfpersonen nur zulassen.

Wir werden weiter unten sehen, wie das visionäre Genie des Gründers der Homöopathie diesen Gesichtspunkt der Arzneimittelprüfung zu lösen wusste.

❼ Erstaunlicherweise zeigt uns die Prüfung der Arzneien am Gesunden auch, dass sogar diese nicht mehr wäg- und messbaren Dosen noch intensive Reaktionen hervorzurufen in der Lage sind. Eine »**Energie**«, anders kann man es kaum nennen, scheint dafür verantwortlich, die Hahnemann durch Verdünnung und Verschüttelung freizusetzen wusste. Die Arzneien, die auf diese Weise entstehen, können in Verdünnungen, die noch sehr nahe an der Ausgangssubstanz sind, die gleichen Veränderungen hervorrufen wie sehr hohe Verdünnungen, so dass es allein von der Rezeptivität, der Empfänglichkeit des Prüfers abhängt, welche Dynamisation der Arznei am deutlichsten Symptome hervorruft. In einer Belladonna-Prüfung an der *Escuela Libre de Homeopatia de Mexico* waren bei einem Prüfer, der die C3 prüfte, die gleichen Symptome zu beobachten wie bei einem anderen, der eine C200 genommen hatte. In einer Mercurius-Prüfung zeigte ein Prüfer eine außerordentliche Bandbreite nach Einnahme einer LM 6. In einer Neuprüfung von *Baptisia* war eine deutliche Erhöhung der Widal'schen Reaktion nach einer C200 zu beobachten usw.

Die Kenntnis der spezifischen Wirkung einer Arznei auf bestimmte Organe, Gewebe, die Kenntnis des speziellen Ensembles von Symptomen, die sie hervorzubringen in der Lage ist, und die nur diese Arznei in der Lage ist, hervorzubringen, egal, in welcher Dosis, in welcher Dynamisation, ist, ich sage es noch einmal, von allerhöchster Bedeutung für den Arzt.

❽ Nur im Vorübergehen sei noch erwähnt, dass die reine Arzneiprüfung uns die Augen öffnet für den **dynamischen Charakter** aller **vitalen Reaktionen.** Jeder einzelne Prüfer bringt natürlich persönliche Einstellungen in die Prüfungssituation mit ein, der eine ist skeptischer, zweifelt ohnehin am Sinn der ganzen Sache und daran, dass ein Kügelchen überhaupt irgendetwas bewirken soll, während der andere daraus eine fürchterlich wichtige Sache macht und nach der Einnahme der Arznei gewissermaßen »die Flöhe husten hört«. Die Vitalität jedes einzelnen spielt eine Rolle, seine konstitutionelle Prädisposition, der Entzug von Alkohol und Tabak oder irgendwelcher anderer diätetischer Verirrungen, wie er für die Prüfung gefordert wird, seelische Spannungen, die unvermutet auftreten können oder schon vorher bestanden aus irgendeinem ungelöstem Konflikt heraus, oder auch Erfolgserlebnisse während der Prüfung, all das wirkt natürlich auf die seelische Ausgangssituation. So etwas macht sich dann in der Abweichung der Prüfergebnisse von anderen Prüfpersonen ziemlich bemerkbar. Die ersten sichtbaren Veränderungen wie im allgemeinen auch die wichtigsten werden sich auf der Ebene der Moral, des Intellekts, des Willens, des Gefühls einstellen. Hier, in dem Ensemble der ungewöhnlichen Empfindungen, der veränderten psychischen Funktionen, gibt sich die Qualität der Arznei zu erkennen, mit der der Organismus in Kontakt gekommen ist. Und das ist unzweifelhaft ein dynamischer Effekt der Arzneisubstanz auf die Substanz des Menschen, der ebenfalls auf einer dynamischen Ebene »entworfen« wird bzw. sich entwirft. Ein weiterer Beweis dafür ist das Abklingen solcher Arzneisymptome nach Absetzen der Arznei. Es ist gar kein anderer Schluss möglich, als dass die Existenz ihrem Wesen nach dynamisch ist, dass Gesundheit ebenso wie Krankheit und der Prozess ihrer Heilung in allererster Linie dynamische Prozesse sind.

❾ Schließlich ergibt sich aus dem Prüfungsprozeß die Bestätigung, dass der **Organismus** jeweils **als Einheit agiert,** dass alle Reaktionen synchron oder in Reaktionsreihen nacheinander ablaufen, immer unter Mitbeteiligung des ganzen Organismus, auch wenn der Krankheitsprozess in bestimmten Partien, Organen usw. besonders deutlich wird oder dort gar lokale Läsionen verursacht. In jedem Moment reagiert der Organismus als Ganzes, in jedem Moment findet ein Austausch zwischen Soma und Psyche statt, und auch die Heilung betrifft schließlich den gesamten Organismus.

Die reine Arzneiprüfung verpflichtet uns zur Formulierung der Einheit unserer Methode: Die homöopathische Medizin besteht aus einer Reihe von Prinzipien, die sich aufeinander beziehen und einander in notwendiger und kongruenter Form ergänzen, Prinzipien, die die höchsten intellektuellen Ansprüche, die man nur an eine Theorie der Gesundheit, der Krankheit und der Heilung stellen kann, befriedigen. Wir können über die Arzneiprüfung eine Beziehung herstellen zwischen all den theoretischen Überlegungen, die wir bisher aufgeworfen haben, und der empirischen Welt der Tatsachen. Wir sehen die Beziehung zwischen einem Kranken und »seiner« Arznei schwarz auf weiß und gewinnen ein nie dagewesenes Verständnis für die Prozesse, die sich in den Phasen der Existenz, die wir Krankheit und Heilung nennen, abspielen.

1.10 Reine Arzneiprüfung – Praktische Anwendung

Die Prüfung ist, wie gesagt, die logischste Prozedur, um die tatsächliche und einzigartige Beziehung herauszufinden, die zwischen Krankheit und Arznei bestehen mag. Zwischen der Krankheit und *ihrer* Arznei, genauer gesagt. Wenn wir als Ärzte solche Arzneien einsetzen wollen, müssen wir zuvor über die Wirkungen dieser Arznei auf den Organismus unterrichtet sein. Was für Wirkungen können wir erwarten? Die Antwort liegt etwa darin, dass jede Arznei im gesunden Menschen (oder relativ gesunden) eine Reihe von Phänomenen hervorbringt, die den Symptomen, die das Bild einer natürlichen Krankheit ausmachen, außerordentlich ähnlich sind. Deshalb werden diese Symptomenreihen im romanischen Sprachraum »Pathogenesien« genannt, im Deutschen hat Hahnemann den Begriff der **»Kunstkrankheit«** gefunden.

Ich möchte nun auf den Sinn, den Nutzen hinweisen, der in der Kenntnis dieser Dinge in der Medizin liegen mag.

Die reine Arzneiprüfung ist ziemlich die einzige Möglichkeit, die tatsächlichen Wirkungen einer Arznei herauszufinden, bevor man sie dann auf dieser Grundlage einsetzt. Der Kranke selbst macht diese oder jene Arznei notwendig, indem er mit seinen Symptomen auf ähnliche in den Prüfungen ans Licht gekommene verweist.

Die reine Arzneiprüfung, so wie Hahnemann sie konzipiert hat, ist fraglos die reichste Quelle, aus der der Arzt überhaupt schöpfen kann, wenn er sein Wissen um Krankheitsprozesse erweitern will. Um das voll und ganz begreifen zu können, ist es unabdingbar, einen Standpunkt einzunehmen, von dem aus man die vitalistischen und humanistischen Ansichten und Grundannahmen Hahnemanns begreifen kann.

Die Schulmedizin sieht *Claude Bernard* als den Begründer einer experimentellen Methode in der Medizin, eine Ansicht, die sich nur von einem organizistisch-materialistischen Standpunkt aus vertreten lässt. Pathologische und therapeutische Prozesse nur dann als reproduzierbar anzusehen, wenn sie sinnlich erfassbar sind, also nicht nur objektiver Natur sind, sondern auch ausschließlich auf bekannte physikalisch-chemische Prozesse sich beziehen, entspricht der galenischen Pseudo-Doktrin, wonach die Annäherung an einen pathologischen Prozess nur in der Beschreibung und Diagnose der Läsionen zu bestehen habe sowie in der Aufdeckung reproduzierbarer funktionaler Abläufe, so weit sie denn für unsere Sinne, das heißt mit dem Mikroskop erfassbar sind. Chemische Reaktionen, wenn sie reproduzierbar sind, und deren Konsequenzen für die Integrität oder Beeinflussung von Geweben, Zellen, sind ebenfalls noch »zugelassen«. Für diese »galenoide« Medizin ist die Krankheitsursache konkret, sichtbar im weitesten Sinne, oder aber eine abgrenzbare Noxe, deren Verbindung mit den Erscheinungen irgendwie mit ihren physikalisch-chemischen Eigenschaften begründet werden kann.

Die moderne Biochemie unterrichtet uns über die molekularen Veränderungen, die mit den pathologischen Prozessen einhergehen. Die Zelle als Repräsentant, als Baustein des Organismus, hat diesen Platz räumen müssen zugunsten ihrer Elemente, ihrer Einzelteile, und die moderne Biochemie geht von den Mitochondrien zu DNA und RNA usw. immer weiter ins Kleine und Allerkleinste. Das ist schon eine erstaunlich fruchtbare Forschung, die da geleistet wird, und wir möchten sie nicht missen. Aber hat das irgendeinen Nutzen für die ärztliche Tätigkeit? Hat man sich nicht vielleicht zu sehr in den Wirkungen verrannt, und darüber ihre Ursachen vergessen? Und werfen nicht diese wunderbaren Fortschritte mehr Fragen auf, als sie beantworten können?

Der Mensch hat natürlich immer schon die Realität analysieren wollen und sich in dieser Analyse häufig verloren. Immer wieder ist er dem Irrtum erlegen, dass die Materie, die doch zum Greifen nahe scheint, auch geeignet sei, zerteilt, pulverisiert und in ihre vermuteten Einzelteile zerlegt zu werden. Die Elemente, die dann nicht weiter reduzierbar, spaltbar zu sein scheinen, Atome, Elektronen, Elementarteilchen, Quarks, Strings usw., führen uns dem, was den Analytikern unter uns offensichtlich völlig entgeht, dem Dynamischen nämlich, dem nicht mehr Wahrnehmbaren, dem Bereich reiner Energie.

Die analytische Forschung, die die Schulmedizin betreibt, hat mit immer mehr Einzelheiten zu kämpfen, die Laboratorien werden immer größer, die Forscher immer spezialisierter. Diese Art der Forschung führt zu unerhörter Komplexität des Wissens, das immer weniger überschaut werden kann. Die Hoffnung, auf diese Weise, die inhärenten Probleme der Krankheit lösen zu können, ist ebenso illusorisch, wie sie denn auch einer ständigen kommerziellen und verlogenen Propaganda bedarf, um überhaupt am Leben zu bleiben. In der Schulmedizin werden einerseits tote Gewebe, tote Zellen, Teile eines toten Menschen untersucht, um daraus Aufschluss über die Verhältnisse im lebendigen Organismus zu gewinnen. Auf der anderen Seite, wenn man sich denn schon an lebende Organismen hält, nimmt man solche, die vom Menschen vollkommen verschieden sind, nämlich Labormäuse! Wie soll man denn hier psychische und psychologische Feinheiten beobachten können, die so entscheidend wichtig sind für ein wahrhaftes Verständnis des Krankheitsprozesses und einer möglichen therapeutischen Antwort darauf?

Die Forschung aber nach den Hahnemannschen Grundsätzen kann auf das größte Laboratorium zurückgreifen, das es gibt, nämlich den Organismus des Menschen mit seiner Unzahl an Reaktionen und Aktionen, die auf organischer und psychischer Ebene dort ablaufen, der unendlichen Skala der Modalitäten, die jedem der einzelnen Organe und Systeme entsprechen, mit ihrer ebenso unerschöpflichen Fülle von Phänomenen. Jedes einzelne Phänomen, jedes einzelne Zeichen ist von unmittelbarer Nützlichkeit für den klinischen Gebrauch.

Die Hahnemannsche Arzneiprüfung bringt keine Krankheiten hervor im üblichen Sinne, aus dem einfachen Grunde, weil solche nur das Ergebnis eines didaktischen Kunstgriffs sind, aber überhaupt keine klinische Realität besitzen. Die nosologische Entität, wie sie von der Schulmedizin behauptet wird, ist in der Praxis nur in höchst relativen Approximationen zu besichtigen. Was wirklich im Kranken existiert und seine »Krankheit« ausmacht, sind nur seine Zeichen und Symptome, ob nun als Ergebnis einer Arzneiprüfung oder eines krankhaften Prozesses, den wir im Patienten beobachten und gemeinhin eben Krankheit nennen. Diese Zeichen und Symptome sind in jedem Fall abhängig und bestimmt von individuellen Faktoren. Die Besonderheit eines Kranken im Leiden leitet sich notwendigerweise aus seiner speziellen Art, zu »sein«, ab.

▶ Individualisierung und Individuation sind also die Leitgedanken der Krankheitsentstehung, Individualisierung wegen der Eigenheitlichkeit der Symptomengruppen, Individuation, weil das Symptomenbild wie eine »Person« aus der Gruppe einer allopathischen nosologischen Entität heraustritt.

1.11 Das Ähnlichkeitsprinzip

Es ist wohlbekannt, dass »similia similibus curentur« ein Postulat ist, dass von Hahnemann zum Leitprinzip der Homöopathie erklärt worden ist und sich auf eine experimentelle Methode stützen kann. Aus diesem Grunde ist es auch unangreifbar und kann jederzeit einwandfrei demonstriert werden. Die Natur hat wie immer den Weg vorgegeben, der zur Heilung führt, zur Wiederherstellung der Gesundheit, des Gleichgewichts. Sie hat uns nämlich vor Augen geführt, wie eine Krankheit durch eine andere geheilt werden kann, oder wie sich einem krankhaften Prozess ein anderer, stärkerer überlagert.

Diese Beobachtungen, die nicht nur Hahnemann allein machte, sondern zu finden sind in Büchern vieler Autoren, führen natürlich zu der Frage: Welche Bedingungen müssen gegeben sein, damit eine Krankheit durch eine andere geheilt oder ersetzt werde, angesichts der Tatsache, dass das in der Natur ja nicht immer geschieht?

Man wird finden, dass die Natur die Heilung einer Krankheit durch eine andere nur erlaubt, wenn zwischen den beiden Krankheiten Ähnlichkeit besteht, wenn also die beiden Syndrome einander ähnlich sind.

Auf der anderen Seite gelang der Schulmedizin mit ihren Medikamenten natürlich auch in vielen Fällen Heilung von Krankheiten. In anderen Fällen jedoch, trotz Verwendung der gleichen Medikamente, kam es nicht zur Heilung, und in wieder anderen führten die eben noch wohltätigen Medikamente zu Verschlimmerung und Komplikationen. Es muss also eine Beziehung existieren zwischen den Krankheiten, die natürlicherweise sich gegenseitig auszulöschen in der Lage sind, ebenso wie es eine Beziehung geben muss zwischen den Krankheiten und den Arzneien, die sie schließlich heilen können. Diese Erkenntnis in irgendeinen therapeutischen Nutzen zu überführen, schien zunächst recht schwierig. Nur der Intuition eines wahrhaft Weisen verdanken wir die Antwort: Es gilt, die Natur im Experiment zu befragen, welcher Art die Beziehung zwischen den Krankheiten und den Arzneien, die heilend wirkend können, sein mag. Indem Hahnemann diese Drogen gesunden Menschen eingab, entdeckte er, dass sie Störungen hervorriefen, Symptome, die in ihrer Gruppierung verschiedenen natürlichen Krankheiten glichen, eben denen nämlich, bei denen sie im allgemeinen auch heilend waren.

> Das eben ist es, was das Ähnlichkeitsprinzip aussagt: dass nämlich ein Krankheit natürlicherweise nur geheilt werden kann mit einer Arznei, die im Versuch am gesunden Menschen Veränderungen oder Symptome hervorgebracht hat, die denen der Krankheit ähnlich sind.

Dieses Leitprinzip der homöopathischen Therapie und später der gesamten Heilmethode der Homöopathie, führte dann zu weiteren Entdeckungen, mit denen zusammen es eine Doktrin bildete, ein System von Postulaten, die leicht zu belegen sind, und die in ihrem gegenseitigen Zusammenhang ein kongruentes Ganzes bilden, das jeder Analyse, jeder Nagelprobe standhält!

Dieses Prinzip, dass **das Ähnliche mit dem Ähnlichen geheilt werde,** wird in wissenschaftlicher Hinsicht, auf der empirischen, faktischen Ebene, in doppelter Weise gestützt: jede Droge, jede Substanz, die nicht der Nahrung dient, ist in der Lage, die Gesundheit des Menschen zu beeinflussen, indem sie zu einer Reihe von Symptomen führt, die nur ihr eigen sind. Die zweite Unterstützung erfährt das Prinzip seitens der Philosophie, der Erkenntnistheorie: wenn wir vom Prinzip der Identität ausgehen, das besagt, dass eine Sache nur mit sich selbst identisch ist, sehen wir gerade in der Medizin, wie jeder Kranke, wie jedes Individuum überhaupt sich auszeichnet durch seine ganz besonderen Zeichen und Eigenheiten, die sich bei keinem anderen Kranken finden lassen. Ein anderer Aspekt des Identitätsprinzips ist der der Analogie, die besagt, dass die Einheit des Universums sich aus den Unterschieden ergibt seiner sich gleichenden Bestandteile, den Unterschieden, die die ähnlichen Objekte voneinander unterscheiden, wie den Ähnlichkeiten, die in den Unterschieden zu finden sein mögen.

Das Ähnlichkeitsprinzip findet so viele Anwendungen, wie das Leben Facetten hat. In dieser Welt ist alles, was existiert, Dinge und Lebewesen, durch Ähnlichkeit verbunden, und die Gesamtheit der Ähnlichkeiten bildet diese Welt. So ist auch jeder Mensch anderen ähnlich, ähnlich, aber nicht gleich, und diese Bande der Ähnlichkeit bilden das Band, das die Menschheit vereint. Von dieser grundsätzlichen Ähnlichkeit der Menschen ausgehend, werden für den Arzt bald feinere Formen der Ähnlichkeit interessant und bedeutend, Ähnlichkeit der physischen oder psychischen Reaktionen, der Abwehrreaktionen, der Ausprägungen der Pathologie.

Aber auch viele andere Formen der Ähnlichkeit bestehen zwischen dem Menschen und allem, was ihn umgibt, denn in seinem Innern ist so etwas wie eine tiefe Identifikation mit allen Elementen dieser Umgebung, mit seinen Mitmenschen, eine Identifikation aus dem Empfinden der Ähnlichkeit heraus, mit allem, was in der Nähe ist und in der Ferne. Wir sind gleichsam eingetaucht in eine Welt aus Ähnlichkeit. Jeder Fortschritt im Wissen geschieht gradweise. Es rückt von einem Basiswissen auf immer komplexere Stufen, das heißt auf Wissensstufen, die immer mehr Aspekt vereinen, Schritt für Schritt, denn nichts in der Natur geschieht sprunghaft. In jedem Werk, in jedem Produkt im weitesten Sinne finden wir die Aufeinanderfolge von Stadien und suchen immer nach einer grundlegenden Homogenität, die summa summarum die größtmögliche Ähnlichkeit darstellt. Wir schaffen Harmonie aus ästhetischem Empfinden heraus, weil wir sie in den Dingen und Phänomenen, die untereinander geheime Bezüge haben, aufspüren. Bezüge, die oft scheinbar in Widerspruch und Opposition bestehen, in Wahrheit aber nur Verbindungen nach dem Ähnlichkeitsprinzip sind. Beispiele dafür gibt es viele: eine Symphonie z. B. Ein Musikstück ist ein harmonisches Ganzes, dessen einzelne Teile durch Ähnlichkeit untereinander verbunden sind. Sie folgen aufeinander, ergänzen sich und bilden ein ästhetischen, emotionales Konzept ab, das seinerseits von anderen Konzepten gefolgt wird, die eine ähnliche Natur haben. Und zwischen diesen Ideen, diesen Konzepten, besteht eine derartige Ähnlichkeit, man darf sagen, Vertrautheit, dass sie ein ästhetisches Ganzes konfigurieren, das Thema, das der Komponist entwickelt.

Nehmen wir die 6. Symphonie von Beethoven: ohne uns in Einzelheiten verlieren zu wollen, wissen wir, dass ihr ein pastorales, bukolisches Thema zugrundeliegt. Der erste Satz nun malt die Berge und Klüfte aus, führt uns in die Natur ein, wiegt uns in der Schönheit, in der friedvollen Sorglosigkeit des Tales, lässt uns das Murmeln der Bäche, das Echo der Winde hören, der Flüsse, das Licht der Sonne fühlen. In der Ruhe des 2. Satzes finden wir die Felder in der Mittagshitze, die Landarbeit, den geschäftigen Rhythmus des Landlebens im 3. Satz. Im vierten Satz erleben wir einen Wettersturz auf dem Lande, wie der Wind zunimmt, der Himmel sich verdunkelt, die Wolken sich auftürmen, der Regen langsam erst, zögernd fällt, dann herabstürzt, wir hören den Donner, sehen die Blitze sich entladen und erleben die ganze Schönheit dieses schrecklichen Schauspiels, und auch, wenn alles vorbei ist, wie die feuchte Erde ihren Duft verbreitet, wie die Ruhe wieder einkehrt. Oder denken wir an unser Augenlicht: was alles tritt nicht in unsere Augen ein, ob wir es nun wahrnehmen oder nicht, das ganze Spiel von Schatten und Kontrasten, von Lichtreizen, die sich aufeinander beziehen. In unserer Kleidung, unseren Möbeln, den Objekten in unserer Umgebung möchten wir uns wieder erkennen können, möchten, dass eins zum anderen passt. Und das genau meint die direkte oder indirekte Analogie, die im Kontrast oder in der Ergänzung aufscheint: eine solche Analogie, eine solche Ähnlichkeit, wie sie in den Objekten um uns her zum Ausdruck kommt und kommen soll, möchten wir im Grunde auch herstellen zwischen der Tonalität, dem Schattenspiel, dem Thema, das uns ausmacht, und der Umgebung, in der wir uns bewegen.

So ist die Analogie oder eben die Ähnlichkeit so etwas wie das Ziel unserer Suche, unserer Wünsche und Anstrengungen in allen unseren Werken, Heldentaten, in unseren Freundschaften und Liebesbeziehungen, mit allen unseren bewussten und unbewussten Handlungen und Gesten suchen wir das Entsprechende, das uns Ähnliche, das uns vollständig macht.

Wir weisen noch auf die Ähnlichkeit in dem Sinne hin, wie sie für die Entwicklung unseres psychischen und organischen Seins unabdingbar ist, aber auch für die Evolution im anthropologischen und paläontologischen Sinne eine Rolle spielt. Das Prinzip, von dem aus die Bedingung der Möglichkeit von Entwicklung überhaupt erst verstanden werden kann, ist eben das der Analogie, der Analogie eines Wesens zu einem anderen, einer Art zu einer anderen. Wir dürfen annehmen, und das ergibt sich zwangsläufig aus diesem Prinzip, dass wir alle eines gemeinsamen Ursprungs sind und dass zwischen allem, was existiert, eine unauflösliche Verbindung besteht.

1.12 Technische Aspekte der Ähnlichkeit

> Wir sagten, dass die wirksamste bzw. am ehesten indizierte Arznei diejenige sei, die den höchsten Grad an Ähnlichkeit oder Analogie mit dem Symptomenbild des Kranken aufweist. In der Sprache der Homöopathie wäre das das **Simillimum**, also das allerähnlichste Mittel.

Um dieses Mittel nun im konkreten Fall zu finden, bedarf es eines besonderen Vorgehens, das wir hier nur in den Grundzügen, später eingehender besprechen wollen:
Ein Simillimum sollte die ähnlichste Arznei sein in Bezug auf
❶ die Symptome
❷ die Pathologie des Kranken
❸ die Stärke der Gabe, die der Ebene, auf der der pathologische Prozess stattfindet, entsprechen soll
❹ die Vitalität des Patienten
❺ das Therapieziel.

Zu ❶

Die **Symptome**: das stellt uns vor die mühsame Aufgabe, jedes Symptom, jede Anomalie, die der Patient objektiv oder subjektiv aufweist, zu notieren. Hier wollen wir diesen Schritt nur in groben Zügen darstellen und dann später in den klinischen Kapiteln genaueres dazu sagen. Allerdings, soviel sei schon verraten, ist diese Etappe der Symptomenaufnahme die allerwichtigste für die Therapie. Es ist unerlässlich, auf alles zu achten, was im Patienten nicht »normal« ist, dann dies in die Sprache der Materia medica zu übersetzen, die glücklicherweise relativ einfach und verständlich ist. Aber auch bei dieser Aufzeichnung der Symptome ist zu beachten, dass man das Symptom möglichst so niederschreibt, wie der Patient es geäußert hat, es ist nämlich absolut nicht unwichtig, ob ein Schmerz beispielsweise klopfend oder hämmernd ist, ein Ausfluss flüssig oder wässrig, ob Langeweile geäußert wird oder schlechte Laune, ob der Patient von Angst spricht oder Ängstlichkeit, von Depression, Trauer oder Melancholie usw.

Sind die Symptome in ihrer Gesamtheit dann aufgenommen, besteht der 2. Schritt darin, den **Symptomenrahmen,** wie er nun vor uns liegt, zu bestätigen, nachzufragen, um die Gesamtheit der Störung des Patienten so, wie er sie erlebt, widergespiegelt zu finden. Dieses Spiegelbild oder Abbild dient dann dazu, die ähnliche Arznei zu finden, die also ein ähnliches Bild zu produzieren im Stande ist. Das ähnlichste Bild ist dann das des Similimum auf der **Symptomenebene.** Die klinischen Kapitel besprechen eingehender die so wichtigen Aspekte der Symptomenauswahl, der Hierarchisierung und der Verwendung der **Totalität der Symptome.**

Zu ❷

Ähnlichkeit in Bezug auf die **Pathologie** des Kranken meint, dass die Symptome, die wir zur Mittelfindung auswählen, die Pathologie repräsentieren sollen, die der Patient *gerade eben* erlebt. Symptome, die das aktuelle Erleben der Krankheit abbilden, sollten eine gewisse Kongruenz besitzen, in der sich das krankhafte Moment reflektiert, das die gegenwärtige Krankheitsepisode bzw. den aktuellen Seinszustand wiedergibt. Natürlich hat dieser Zustand etwas mit den vorigen zu tun, mit allen anderen Episoden im Leben des Kranken, ja in dem seiner Vorfahren. Allerdings wäre es verwegen und wenig erfolgversprechend, wollte man versuchen, die Totalität der Symptome aller dieser Momente mit einem einzigen Mittel zu erfassen. Das sagt uns der Meister in seinen Schriften immer wieder. Suchen wir also in der Gegenwart und in dem, was der Kranke gerade jetzt erlebt.

Zu ❸

Ähnlichkeit auf der **Ebene der Dosis** bezieht sich auf die Stärke der Energie, die am besten auf die Energie des Patienten einwirken kann. Arznei und Krankheit müssen sich auf derselben energetischen Ebene begegnen, wenn sie aufeinander einwirken wollen, wenn eines durch das andere ersetzt werden soll. Dieser Prozess des Ersetzens, der vielleicht immer noch beim Leser ungläubiges Kopfschütteln verursachen mag, soll später noch genauer behandelt werden, immer unter Beachtung der Hinweise des Meisters.

▶ Dosis in der Homöopathie bedeutet nicht Quantität von Masse, sondern Arzneienergie, wie sie, experimentell bestätigt, in den Kügelchen steckt, die mit Verdünnungen, genauer dynamisierten, das heißt verdünnten und verschüttelten Lösungen der Substanz beträufelt wurden. Die Stärke der Energie richtet sich nach dem Ausmaß dieses Dynamisationsprozesses.

Der **Dynamisationsgrad** oder die **Potenz der Arznei** soll nun so genau wie möglich der Ebene entsprechen, auf der wir die entscheidende Problematik des Patienten vermuten. Die Potenz, die es braucht, einen Nierenstein auszutreiben wird eine andere sein als bei der Behandlung einer Neurose. Auch wird eine Verdauungsstörung nach Überessen andere Verdünnungsstufen erfordern als etwa eine chronische Kolitis. *Hepar sulfuris* wird tiefer gegeben werden, wenn es nur die Eiterung eines mehr oder weniger akzidentellen Panaritiums vorantreiben soll, als wenn es auf die Konstitution, das Miasma Einfluss nimmt, das die Disposition zur Eiterbildung hat entstehen lassen usw. Auch wenn solche klinischen Entitäten wie Kolitis und Panaritium im homöopathischen Kontext wenig Sinn machen, seien sie hier verwendet, um das Verständnis etwas zu vereinfachen.

Zu ❹

Das **Simillimum** sollte sich auch der **Vitalität des Patienten** anpassen. *Jede* Potenz einer Arznei entspricht einer Energie, die nach dem Gesetz der Ähnlichkeit wirkt, und wenn wir uns dessen nicht bewusst sind, ist unser Verständnis für diese Art der Therapie noch lückenhaft. Die Ebene der Vitalität, der Reaktionsfähigkeit des Patienten, wie sie sich nach unserer Erfahrung und nach unseren Untersuchungen herausstellt, muss von der Arznei, der Dosis und der Darreichungsform erfasst werden, damit die Definition des Simillimums vollständig ist. Das heißt, die Gabe, wie wir sie nach der pathologischen Ebene auswählen würden, kann geringer ausfallen, in abgeschwächter Form erfolgen, wenn die Vitalität des Patienten erheblich eingeschränkt ist.

Zu ❺

Was nun die **kurative Intention** angeht, zitieren wir nur aus dem § 3 des *Organon:* »Sieht der Arzt deutlich ein, was an Krankheiten, das ist, was an jedem einzelnen Krankheitsfalle insbesondere zu heilen ist (Krankheits-Erkenntniß, Indication), usw.«.
Das bedeutet, dass der Arzt zuallererst die Möglichkeiten abschätzen muss, die seiner Meinung nach überhaupt bestehen. Der Herzklappenfehler einer Siebzigjährigen, der angeborene Schwachsinn eines Kindes, fortgeschrittene Myasthenie oder gar eine extrauterine Schwangerschaft sind einer homöopathischen Therapie einfach nicht zugänglich. Natürlich kann der Arzt versuchen, zu lindern, zu helfen, vielleicht sogar eine kurative Hoffnung im Hinterkopf behalten, wenn er im Einzelfall dafür Aussichten sieht. Das Simillimum allerdings sollte danach ausgewählt werden, **was geheilt werden kann**. Wir werden später auf miasmatische Komplexität und die konstitutionelle Pathologie eingehen, die uns dazu zwingen, in Etappen vorzugehen, Etappen, die nicht etwa Stunden oder Tage dauern, sondern weit, weit längere Zeiträume umfassen.
So weit ein Überblick über die schwierige und spannende Suche nach dem Simillimum.

1.13 Krankheitsindividualität: Theorie

Wir wollen nun ein Phänomen ein wenig näher beleuchten, das allen großen Meistern der Medizin bekannt war und in der Homöopathie so etwas wie ein Prinzip, ein unverzichtbares Postulat wird: **die individuelle Disposition zur Krankheit.** Der Pariser Arzt Jean Paul Tessier, ein Vertreter der alten Schule zwar, hat es folgendermaßen formuliert: »Jedes Individuum erkrankt gemäß seiner Art, und innerhalb seiner Art seiner eigenen Natur gemäß.« Diese Tatsache ist, wie gesagt, nichts Neues und von allen Denkern in der Medizin auf die eine oder andere Art formuliert worden. Das erinnert uns daran, dass der Arzt zuallererst ein Denker sein muss, jemand, der fähig ist, das Leben, die Gesundheit, Krankheit, alle diese filigranen Prozesse zu verstehen bis auf den Grund. Dieses Nachdenken, ebenso notwendig wie aufregend, bestätigt uns in unserer persönlichen Philosophieauffassung, gibt uns Hypothesen an die Hand, mit denen wir die sinnlich erfahrbaren Tatsachen ordnen und verstehen können, Hypothesen, die im Laufe der Zeit immer zahlreicher und komplexer werden und unseren geistigen Horizont ständig erweitern.
Die Krankheitsindividualität stellt uns wieder vor das **universale Prinzip der Analogie.** Zwischen den verschiedenen Systemen, die jeweils Personen ausmachen, Ausdruck einer je bestimmten Individualität sind, herrscht fraglos die fundamentale und vorrangige Be-

ziehung der Ähnlichkeit, andererseits sind da natürlich Unterschiede von einem Individuum zum andern, Unterschiede, die teils in die Augen fallen, teils recht subtil sind, teils von beidem etwas haben. Zu den ersteren zählen etwa die verschiedenen Rassen, ethnische, ökologische Unterschiede. Die Mischformen entsprechen etwa solchen Umgebungs- und ethnischen Faktoren plus einiger Charakteristika des Verhaltens innerhalb solcher Gruppen, psychischer Besonderheiten, die sich von Generation zu Generation übertragen haben und nun Bestandteil nationaler Eigenheiten geworden sind. Die subtilen Unterschiede liegen eher auf Familienebene und beziehen sich auf Unterschiede beispielsweise unter Verwandten. Wir lassen einmal morphologische Kriterien beiseite wie Größe, Hautfarbe usw., auf die Analogiebegriffe natürlich auch zutreffen, wie die Ähnlichkeit in der Verschiedenheit und die Verschiedenheit in der Ähnlichkeit.

Wenn wir das Phänomen der Analogie etwas näher analysieren innerhalb der menschlichen Rasse, die sich ja durch das Denken von den anderen Arten hervorhebt, so stoßen wir auf das Fundament, auf das sich jeder Begriff von Individualität stützt. Wir alle, vorausgesetzt, unser Augenlicht ist intakt und unsere Gesundheit auch halbwegs, sehen dasselbe Objekt und beschreiben es in unserer Sprache mit denselben Worten. Nehmen wir ein so simples Objekt wie einen Apfel oder eine Vase. Jeder wird den Apfel einen Apfel und die Vase eine Vase nennen, dennoch, könnten wir unser Denken, unsere Sicht auf diese Objekte mit all den psychischen Begleitphänomenen, auf einem Film festhalten, diesen mit allen anderen Filmen aller anderen vergleichen, und würden feststellen, dass die anderen höchst unterschiedliche Dinge wahrgenommen haben, deren kleinster gemeinsamer Nenner eben die Bezeichnung »Apfel« oder »Vase« ist. Ein kleines Kind, das mit einer Vase nichts anzufangen weiß, wird sie als Form anders erleben als ein Fünfzehnjähriger oder gar einer, der gerade eine Vase sucht, um Blumen hineinzustellen.

Bei einigen wird die Wahrnehmung des Apfels begleitet sein von Empfindungen des Geschmacks, des Geruchs, die sich aus seinen früheren »Begegnungen« mit Äpfeln herleiten, auch die jeweilige Leere oder Fülle des Magens färbt die Wahrnehmung. Die Vase wird vielleicht als schön oder hässlich empfunden, weil wir sie unbewusst und in Sekundenbruchteilen mit anderen Vasen vergleichen, die wir kennen usw. Stellen wir nun die beiden Objekte nebeneinander, vervielfältigen sich die entsprechenden Wahrnehmungen ins Unermessliche. Jede Sache, jedes Objekt ruft bei seiner Wahrnehmung Tausende früherer Wahrnehmungen aus dem Unbewussten auf, entweder eines gleichen Objektes oder ähnlicher Dinge.

Dieses kleine Beispiel soll uns vor Augen führen, dass ein Mensch dem anderen völlig gleicht, was die reine Wahrnehmung einer Sache anlangt, sagen wir, die Definition ihres Objektcharakters. Das ist aber auch schon alles, denn sobald allen klar ist, um was es sich handelt, beginnt jeder einen anderen Wahrnehmungsprozess, der von seinem individuellen Denken abhängig ist. Diese Assoziationsketten sind aber so verschieden voneinander, dass sie nur den Ausgangspunkt gemeinsam haben und damit ähnlich sind. Nichts also ist identisch, es sei denn, mit sich selbst. Kein Denken, kein Gedanke gleicht dem anderen, gelte er auch demselben Objekt. Drei Maler, die am selben Ort dieselbe Landschaft malen, werden drei völlig verschiedene Bilder malen, denn, wenn auch alles dasselbe ist, die Augen sind es nicht!

Jedes Individuum lebt und leidet nach seiner Art, seiner Ichheit, die anders ist als die aller anderen. Und selbst das Ich, wenn es versucht, sich auszudrücken, sich in eine Handlung zu projizieren, muss sich arrangieren mit den Möglichkeiten, die der Person, dem Körper zur Verfügung stehen, muss gewissermaßen Kompromisse schließen zwischen dem ursprünglichen Impuls, der aus der Tiefe des menschlichen Seins aufstieg und den Möglichkeiten seines Ausdrucks.

Die Dynamik, die aus unserem Bestreben, uns auszudrücken, sich ergibt, ist die Form, welche unsere Substanz abbildet. Aber diese Form ist nichts Dauerndes. Der Körper mit seinem deutlichen Verfall ist nun nicht Abbild eines Verfalls oder Alterns des inneren Ich, sehr wohl aber Reflex der ständigen Wandelbarkeit dieses Ich, was die Wahl seiner Ausdrucksmöglichkeiten anbelangt, Reflex des ständigen Wechsels, der immer anderen Zusammenstellung der Elemente, Einzelteile, mit der sich unsere Individualität in die Welt projiziert.

▷ Von der Wiege bis zur Bahre ist der Prozess des Lebens und der Individualität ein ständiger Wandel, ein Übergehen von einem Zustand in einen anderen, von Zuständen, die durch die ständig bestehende Analogie zu unserer Individualität ihre Konstanz erfahren.

Die Betrachtung des Krankheitsprozesses erfolgt nach dem gleichen Prinzip. Erinnern wir uns daran, was H. G. Pérez, nicht als einziger, sagte: der Organismus ist das, was die Krankheiten hervorbringt, sie in ihre Form bringt und sie heilt. »Krankheit ist ein Seinszustand des Menschenwesens.« Die individuelle Existenz, die in jedem ihrer Momente für jedes Wesen besonders, anders ist, ist nach dem Prinzip der Analogie aber auch immer ähnlich den Momenten anderer Existenzen, anderer Individuen, die ihr in Raum und Zeit nachfolgen. Hier müssen wir noch einmal erwähnen, auch wenn es sich banal anhört, dass jedes menschliche Wesen »Raum einnimmt«, dass seiner Zeitlichkeit auch eine bestimmte Räumlichkeit entspricht. Jedes Individuum nimmt den ihm gemäßen Raum ein. Materiell gesehen kann jemand in mehr als einer Hinsicht ersticken, wenn seine körperliche Existenz reduziert ist auf eine Dachkammer, seine wirkliche Existenz aber, die seines Denkens, der Befreiung seines Geistes, kann so weit reichen, dass ihre Grenzen nicht mehr zu sehen sind. Das ist dann sein »Raum«. Einige erreichen in kurzer Zeit eine Ausgedehntheit ihres Seins, die dann dauernd und fest wird, dass sie als »Überflieger« gelten können, während andere in langer Zeit, während vieler Jahre des Daseins nur einen kleinen Raum ausfüllen.

Das Leiden als Einschränkung von Vergnügen und Lebenslust, als Verlust des Gleichgewichts stimmt völlig mit dem existenziellen Augenblick überein, in dem es entsteht, sowie mit den anderen Augenblicken, in denen es andauert, immer in Relation mit der Transzendenz der Totalität des Patienten. Der Raum, den das Leiden einnimmt, hängt ab vom Raum, den der Leidende einnimmt. Das Leiden selbst ist mit der Natur des Leidenden völlig konkordant, würden wir von einem streng medizinischen Gesichtspunkt aus sagen. Im philosophischen Sinne würden wir vielleicht eher von der Übereinstimmung der Formen des Leidens und des Leidenden sprechen.

In der klinischen Praxis bekommen wir zwei absolut identische Krankheitsbilder nie zu Gesicht, schließlich haben wir uns ja bereits darauf geeinigt, dass jedes menschliche Wesen unwiederholbar ist, ebenso in Gesundheit wie in Krankheit. Seine ständige Umformung, die sogar von ihm selbst kaum bemerkt wird, lässt ihn innerhalb der unendlichen Vielzahl der Seinsebenen, die das Leben darstellen, immer unterschiedlichere einnehmen. In diesen Seinsebenen erwirbt er Eigenheiten, durch die er sich unterscheidet, denn Unterscheidung braucht und will er. Brüderlichkeit ist immer nur eine Gleichheit mit Vorbehalt, je besser es uns geht, desto weniger brauchen wir sie. Erst wenn es uns schlecht geht und wir im Unglück versinken, wird sie ein Ziel...

Die Gleichheit, die der Mensch in den Phänomenen sucht und gefunden zu haben glaubt, ist immer nur ein Artefakt. In der Medizin gilt das vor allem für den gigantischen Irrtum, Krankheiten als irgendwie selbstständige Wesenheiten zu betrachten, bösartige Monster, vor denen man sich schützen muss, und die mit allen Mitteln zu vernichten sind. Artefakt ist auch die Klassifikation solcher subjektiver nosologischer Entitäten in Familien, Gruppen, Klassen, als wären sie so etwas wie ein feindlicher Stamm mit seinen diversen Verwandtschaftsgraden, die man kennen müsse, um sie besser auslöschen zu können. Für eine solche Medizin heißt Therapie Krieg.

In jedweder Form bietet die Krankheit als existenzieller aktiver Prozess, als Augenblick erhöhter Bewusstheit für das Individuum, das sie erlebt, ein Bild, das gegenüber dem Original, der Gesundheit nämlich, verzerrt, verwackelt, verschwommen ist. Es hat Ähnlichkeit mit einer Photographie, die etwas ungeschickt aufgenommen ist oder in einem falschen Moment und einen Ausdruck unserer selbst vermittelt, der uns nicht zufrieden stellen kann, der weit hinter den Absichten zurückbleibt. Diese subtile Änderung unserer Aktivität, das heißt unserer Projektion auf die Welt in einem ungünstigen Augenblick, wenn wir sie auf alle Dimensionen, also in die Räumlichkeit ausdehnen, ist das Bild, das wir im Krankheitszustand bieten. Es ist ganz und gar nicht das, was wir eigentlich projizieren wollen, es ist so scheußlich verschieden von dem, was wir mit uns vorhaben, von unserem einzigartigen Projekt, dessen wir uns so sicher sind und das so irreal und scheinbar ist wie das Leben selbst und wie unser ganzes Sein, veränderbar und sich verändernd in jedem Augenblick, aber immer Vektor und Resultat unseres tiefsten ICH mit seinem permanenten Wunsch nach Wirklichkeit.

> Kehren wir in irdische Gefilde zurück: die Krankheit jedes Menschen ist vor allem **seine** Krankheit, so unwiederholbar wie er selbst, so sehr verschmolzen mit seiner Natur und jedem seiner Akte, jedem seiner Gedanken. Deshalb verdient diese Krankheit auch eine Beobachtung, Beschreibung, Aufmerksamkeit und Behandlung, die so einzigartig wie sie selbst sind.

1.14 Krankheitsindividualität: Technische Aspekte

In der Praxis gilt es zuerst einmal herauszufinden, unserem Prinzip der Individualität, der Disposition zufolge, wie denn das Individuum in gesundem Zustand gewesen sei, um diesen dann mit dem Krankheitszustand vergleichen zu können. Bei der Aufzählung der Symptome und Leidenszeichen bekommen wir schon einen Eindruck dieses Unterschieds. Wir sollten aber darauf Acht geben, dass der Patient solche Unterschiede auch übertreiben oder verzerren kann. Wir werden darauf noch eingehen, wenn wir die Einzelheiten der klinischen Praxis berühren. Jetzt sei allenfalls angemerkt, dass der Patient ebenso unzuverlässig seine aktuellen Symptome berichten kann wie er uns ins offene Messer laufen lassen kann, was die Beschreibung der Funktion angeht, bevor sie denn erkrankt ist.

- Was uns am meisten dabei hilft, die Qualität eines Seinszustands zu beurteilen, ist das Ensemble der **psychischen Manifestationen** bzw. der **Allgemeinreaktionen,** die den ganzen Menschen betreffen. Die Persönlichkeit eines Menschen ändert sich unweigerlich, wenn er krank wird. Die Differenz zwischen seiner Persönlichkeit im gesunden und der im kranken Zustand gibt uns ersten Aufschluss über seine aktuelle Krankheitsindividualität.

- Die zweite Etappe unserer Untersuchung richtet sich auf die Besonderheiten, das heißt die **speziellen Eigenarten** in der Krankheit, die seine Unterschiede zu anderen ähnlichen Krankheitsausprägungen besonders deutlich machen.

Z. B. ist eine gewisse Überbetonung von Reinlichkeit und Sauberkeitsbedürfnis, die im Krankheitszustand sich steigern kann zum Bedürfnis, sich alle Augenblicke die Hände zu waschen, oder wenn der Kranke ständig die Kruste von der Wunde kratzt und anschließend daran riecht. Zahllose Besonderheiten und »Mätzchen« finden wir bei den Kranken, in jedem Einzelfall mindestens eine.

- Die dritte Phase besteht darin, herauszufinden, ob das, was der Kranke uns als Gesundheitszustand vor seiner jetzigen

Krankheit geschildert hat, wirklich Gesundheit war oder schon mit Symptomen durchsetzt war, die sich jetzt nur verschärft haben oder verändert oder die verschwunden sind, als die aktuellen auftraten.

Das bezieht sich auf den **miasmatischen Zustand des Kranken,** also auf seine spezifische chronische, konstitutionelle Krankheit im homöopathischen Sinne, die, wenn sie latent bleibt, durchaus den Eindruck von Gesundheit vermitteln kann, vor allem dann, wenn man über sie überhaupt nichts weiß.

Die Abschätzung der konstitutionellen oder latenten Pathologie, die Klärung der miasmatischen Situation verpflichtet uns logischerweise dazu, zu bedenken, dass die Krankheitsepisode, die der Patient gerade eben erlebt, eben eine Episode ist, der vorläufige Endpunkt einer krankhaften Seinsweise, auch wenn diese scheinbar als Normalität, Gesundheit usw. imponierte, und dass weitere Manifestationen dieser latenten Pathologie vermutlich folgen werden, in dem Rahmen, der durch das jeweilige Miasma vorgegeben wird.

Das führt uns dazu, zwei Klassen von Symptomen, Dysfunktionen oder Läsionen zu unterscheiden, wie sie der Kranke aufweist:
- die erste Klasse bilden die Zeichen und Symptome, die der aktuellen Episode der Krankheit zugehören und diese ausmachen,
- in die zweite Klasse gehören die Symptome, die in seinem Seinszustand schon vor Ausbruch dieser jüngsten Episode vorhanden waren, die zwar einerseits mehr oder weniger einen normalen, gesunden Zustand beschreiben, aber auch pathologisch sein können, obwohl sie dem Patienten als solche gar nicht als krankhaft erscheinen. Wir aber müssen sie aufspüren und in unsere Überlegungen mit einbeziehen.

All dieses bildet nun einen **Symptomenrahmen,** das **aktuellste Portrait unseres Patienten.** Ein Portrait, das sich einem unmittelbar vorausgegangenen überlagert, und mit diesen beiden Portraits versehen müssen wir nun auf die wahre Identität des Patienten schließen. Die Krankheitsindividualität ist also in jedem einzelnen Fall ein Symptomenrahmen, der für ein Individuum charakteristisch ist, zuzüglich all der Episoden seiner Krankheitsgeschichte. Das ist das Fundament für unsere Erkenntnis der Person, für unsere Annäherung an ein Individuum.

1.15 Die Miasmen

- Akutes Miasma
- Ansteckung
- miasmatische Exazerbation
- Ansteckungszunder
- latentes Miasma
- und diathetisches oder chronisches Miasma.

Es ist leicht zu begreifen, dass jedes Individuum, und sei es im Zustand vollkommener Gesundheit, der Wirkung einer Krankheitsursache ausgesetzt ist. Ist die dadurch verursachte Erschütterung nicht erheblich, wird die vis medicatrix in der Lage sein, die Auswirkungen, die im übrigen nur die nicht-transzendente Ebene betreffen, zu korrigieren. Ein verdorbenes Nahrungsmittel beispielsweise, das gleich wieder nach draußen befördert wird, die Folgen einer Verkühlung, einer heftigen Emotion usw. sind im allgemeinen schnell vergessen. Solche kleineren Unfälle benötigen keine Behandlung, da die menschliche Natur ihrer schnell Herr wird und die Gesundheit wieder herstellen kann. So etwas könnten wir als **Indisposition,** Unwohlsein etc. bezeichnen.

Ein **akutes Miasma** im Hahnemannschen Sinne ist ein krankheitsähnliches und krankmachendes Element, das auf das gesamte Menschengeschlecht einwirken kann oder zumindest auf den größten Teil, weil die menschliche Natur für diese spezielle Wirkung sehr empfänglich ist. Weil es der menschlichen Natur so nahe ist, ist es logischerweise **ansteckend** und leicht übertragbar. Ist es einmal übertragen, hat man sich angesteckt, ist das Miasma pathogen, weil es einen Krankheitszustand auslöst. Es ist krankheitsähnlich, weil es einer krankhaften Dynamik entspricht, einer feinen Substanz (jedenfalls im althergebrachten Verständnis des Miasmenbegriffs, heute würde man eher von Viren sprechen), die in der Lage ist, von einem zum anderen Individuum zu gelangen und in diesem krankhafte Phänomene auslösen wird, die kraft des ihm innewohnenden »Programms« in allen davon befallenen Individuen sehr ähnlich ist.

▶ Deswegen sagt Hahnemann sehr deutlich, dass die akuten Miasmen immer die gleiche Natur haben.

Obwohl sich das zur Not noch mit den Begriffen der Bakteriologie und verwandter Disziplinen erklären lässt, ist das homöopathische Verständnis dieser Phänomene doch ein prinzipiell anderes:

Das **akute Miasma**, so wie es Hahnemann begriffen hat, ruft in allen Fällen eine Abwehrreaktion der Lebenskraft heraus, welche eine Reihe von Mechanismen in Gang setzt, um die Auswirkungen der Aggression, der Veränderungen durch dieses krankmachende feinstoffliche Etwas einzugrenzen, abzuschwächen, unschädlich zu machen. Die Dynamis wird also eine Symptomenreihe produzieren, die eigentlich nur aus Hemmung oder Übertreibung normaler Funktionen besteht, die nun den Charakter des Nicht-Normalen annehmen, weil sie die Grenzen der Homöostase sprengen und deshalb logischer- und notwendigerweise Schmerz- und Leidensempfindungen nach sich ziehen.

Das Besondere an diesen akuten Miasmen ist, dass sie die **Lebenskraft** des gesamten Individuums **in Frage stellen,** die darauf entweder erfolgreich reagieren kann oder unterliegt. Das heißt, die akute Krankheit endet mit der völligen Wiederherstellung der Gesundheit oder dem Tod. Erlaubt man der Lebenskraft nicht, völlig frei zu reagieren oder hilft man ihr nicht bei ihren Bemühungen, sondern unterdrückt jede ihrer Äußerungen mit Allopathika, gemeinhin, weil man den Sinn der natürlichen Reaktionen nicht begreift, so schwächt man die Lebenskraft, und statt der vis medicatrix in die Hände zu arbeiten, legt man ihr nur Steine in den Weg, was bestenfalls in der Unterdrückung der Symptome enden kann, aber nicht in Heilung. Das ist dann der Beginn einer **Chronifizierung** des Leidens aus dem einfachen Grund, dass man der Lebenskraft den geraden Weg zur Heilung verlegt hat, und diese nun gewissermaßen über die Feldwege an die Front zu kommen sucht, das heißt über weit kompliziertere Mechanismen versuchen muss, das Gleichgewicht, die Homöostase wieder einzurichten.

Das ist ein Naturgesetz, dass sich in allen Lebewesen beobachten lässt. Wenn die Lebenskraft dann erneut versucht, mit gleichen oder ähnlichen Erscheinungen ans Ziel zu kommen, oder andere zur Kompensation der soeben allopathisch unterdrückten, und man unterdrückt diese auch wieder völlig gegen die Natur, weil man den Patienten nicht einmal für kurze Zeit leiden lassen will, ist der Weg in die chronische Krankheit offen, bzw. in das chronische Miasma, wie Hahnemann sagte.

▷ Die Klinik beweist es: unterdrückt man den Schanker, treibt man den Patienten in die konstitutionellen Syphilis. Unterdrückt man Ausflüsse und Wucherungen, wird man mit der konstitutionellen Sykose »belohnt« und die Unterdrückung ekzematöser Hautausschläge führt zur Psora.

Man begreift ohne weiteres, wie über Tausende von Generationen eine palliative Medizin, unter welchem Namen auch immer, wenn sie den Schmerz unterdrückt oder all die anderen Symptome, die die leidenden Organismen so produzieren, nichts weiter erreicht hat, diese zutiefst krankhaften Zustände zu etablieren, die in gewissem Sinne unheilbar geworden sind und die wir in jedem von uns beobachten können. Das nennen wir jetzt konstitutionell Pathologie oder **chronisches Miasma**, es ist erblich, übertragbar und die Grundlage einer ganzen, jeweils typischen Reihe von Symptomen, funktionaler, organischer oder psychischer, also das ganze Individuum begreifender Veränderungen.

In klinischer Hinsicht besteht also eine Prädisposition zu je verschiedenen pathologischen Manifestationen. Erst die geniale Vision Hahnemanns hat das erkannt. Wir unterscheiden mit ihm drei Formen:
- die Syphilis, besser, um Verwechslungen zu vermeiden, das syphilitische Miasma mit destruktiver Tendenz,
- die Sykosis mit ihrer Neigung zu pathologischer Produktivität, zum Zu viel,
- und die Psora mit ihrer Tendenz zum Zu wenig, zur Unterfunktion.

▷ Im Falle des akuten Miasmas ist die vis medicatrix allein ausreichend, um den Fall in der einen oder anderen Hinsicht zu lösen, nämlich entweder mit der Heilung oder mit dem Tod. Da gibt es nur entweder oder.

▷ Bei den **chronischen Miasmen** hingegen hat sich die pathologische Dynamik tief einnisten können, da die Heilversuche der vis medicatrix jedes Mal durch allopathische Wohltaten fehlgeschlagen sind. Dennoch versucht die Lebenskraft die Existenz des Individuums zu erhalten und sich in der ein oder anderen Form mit dem Problem der Diathese oder der chronischen Pathologie zu arrangieren.

Diese Lebenskraft erreicht allerdings nur mühsam ein relatives Gleichgewicht, eine scheinbare Gesundheit, die unvollständig bleiben muss, voller schleichender, versteckter, immanenter Anomalien, die das Individuum daran hindern, psychisch und physisch seine Möglichkeiten maximal zu entfalten. Das ist dann ein **latentes Miasma**, ein innerer pathologischer Zustand also, der aber »im Griff« ist und nur erkennbar für die Augen eines wahren Klinikers, der die ganze Tragweite der Lehre des visionären Meisters aus Meissen begriffen hat.

Wir verstehen diese miasmatische Prägung der Existenz natürlich so, dass es eine Ansammlung von Prädispositionen in vielerlei Ausprägung gibt, die sich aber alle an einem dominierenden Miasma ausrichten, wie es sich aus den Erbanlagen und der Konstitution des Individuums ergibt. Und eben deswegen ist es so wichtig, auch das Vorleben des Patienten zu kennen, um das Heute zu verstehen, das heißt den aktuellen Moment, den er immer in Relation zu der Reihe seiner Vorfahren und seiner eigenen Vorgeschichte erlebt und lebt. Sind z. B. die Vorfahren eines Individuums hauptsächlich syphilitisch geprägt, werden trotz heutzutage recht wahrscheinlicher zusätzlicher psorischer und sykotischer Einflüsse, diese syphilitischen Anlagen durchschlagen und das Individuum anfälliger machen für die destruktive Wirkungen der Syphilis bei all seinen organischen Leiden oder Läsionen, ebenso wie im Seelischen und Geistigen. Die Latenz des syphilitischen Miasmas kann nach Stimuli verwandter Natur aufbrechen, und dann sieht man auf einmal eine ganze Anzahl von Manifestationen dieser destruktiven Diathese. War in der Ahnenreihe des Individuums, und damit in seinen Erbanlagen die Psora dominant, werden wir nach Einwirkung verwandter, also psorischer Reize, psorische Syndrome ausbrechen sehen. Das Gleiche gilt für die Sykose.

Im Sinne der traditionellen Pathologie sind die letzten Faktoren, gewissermaßen die letzten Zeugen, die das Individuum gesund erlebt haben, die bestimmenden Ursachen. Die Wirkursachen sind die psychosomatischen Bedingungen, die als Resultat des Ungleichgewichts der Lebenskraft bereits verändert sind, und die prädisponierenden Ursachen liegen im ererbten miasmatischen Zustand. Treffen also geeignete Stimuli auf das latente Miasma, wird es aktiv und manifest, und in einem solchen Zustand sind weder die organische Funktion noch das Verhalten des Betreffenden mehr als normal zu bezeichnen, weder für die Patienten selbst noch für die Umgebung. Alles, was der Patient nun zeigt, hervorbringt, wahrnimmt ist in seiner Gesamtheit klar pathologisch und sogar ansteckend und übertragbar. Zumindest besteht die Möglichkeit der Übertragung auf andere, die Ausweitung der eigenen Anomalität, der eigenen Fehlfunktion auf andere.

Erwähnen wir noch den Unterschied zwischen einem **akuten Miasma** und einer **akuten miasmatischen Exazerbation.**

▷ Wie erwähnt, ist das akute Miasma immer gleicher Natur und produziert in allen Individuen, die es befällt, nahezu identische Symptome, wie die Masern, den Keuchhusten, die Malaria, Cholera, den Typhus usw.

▷ **Miasmatische Exazerbationen** sind dagegen krankhafte Prozesse von sehr individuellem Charakter, die immer einen Bezug zum vorherrschenden Miasma des Patienten aufweisen.

Ausgelöst werden sie durch irgendeinen Umweltfaktor im weitesten Sinne, der die »schlafenden miasmatischen Hunde« im Patienten weckt. Ist die Exazerbation vorüber, befindet sich der Patient in mehr oder weniger demselben Zustand wie vorher (wenn das Aufflammen des Miasmas nicht zum Beginn einer homöopathischen Therapie führt.). Oder aber das **dominante Miasma** wird nach diesem Aufflammen erst recht lebendig, sichtbar, ja unübersehbar für den homöopathischen Kliniker, der dadurch instand gesetzt wird, es sicher zu behandeln, zu heilen oder wenigstens abzumildern.

In seinem gesamten Werk weist der Meister darauf hin, dass nach Behandlung eines dominanten Miasmas und seiner Manifestationen unweigerlich die nächste, darunter liegende miasmatische Schicht an die Oberfläche tritt.

Wird auch diese beseitigt, erscheint die nächste und so fort, und das kann so das ganze Leben des Patienten hindurch fortgehen und sich auf alle Krankheitsepisoden beziehen, die er durchmacht. Nur mit einer echten homöopathischen Therapie, die sich an diese Leitlinien hält, ist mit einem echten therapeutischen Erfolg zu rechnen, der über das Individuelle hinaus auch die Gesundheit der ganzen menschlichen Rasse auf ein höheres Niveau hebt.

1.16 Individualität der Arzneien

Der Begriff der Krankheitsindividualität bezog sich auf den Kranken. Ebenso spricht man in der Homöopathie von der **Arzneiindividualität,** die so weit wie möglich erkannt und gekannt werden müsse. Die Arzneiindividualität drückt sich natürlich im reinen Arzneimittelbild aus, in dem alle Symptome und Zeichen enthalten sind, die in einem gesunden Menschen nach Gabe der betreffenden Arznei aufgetreten sind. Im reinen Arzneibild überschneiden sich natürlich auch viele Symptome. *Belladonna* weist beispielsweise 2545 Zeichen und Symptome auf, aber von diesen 2545 sind höchstens 105 charakteristisch, das heißt immer wieder und eindeutig aufgetreten. Von diesen 105 können nun wieder viele in ein Symptom zusammengezogen werden, das Symptom »Wut« oder »Zorn« kommt z. B. sehr häufig vor, immer mit einer anderen Modalität oder in einem anderen Zusammenhang: da finden wir »bricht in gewaltige Wut aus«, »wütende Raserei«, »äußerste Wut, er fasst nach den Haaren der Pflegerin«, »heftige Wut, er schlägt sich wieder und wieder an den Kopf« usw... So können aus der Vielzahl der Symptome einige wenige sehr charakteristische destilliert werden, die gewissermaßen das Skelett, die grundlegenden und besonderen Symptome einer Arznei bilden.

Diese sind es auch, die der Anfänger auswendig lernen sollte. Um jede Arznei dann inniger zu verstehen, sollte er sich Symptomengruppen vornehmen, die sich auf bestimmte Systeme innerhalb des Organismus beziehen, und so den Tropismus der Arznei kennen lernen. Auch das dient dazu, die Wirkung der Arznei besser im Gedächtnis zu behalten, hat allerdings den Nachteil, dass man verleitet werden könnte, die homöopathischen Arzneien nach organizistischen oder gar physiopathologischen Gesichtspunkten einzusetzen, was dem ganzen Sinn der Übung erheblich zuwiderliefe. Am besten merkt man sich diese organotropen Schlüsselsymptome, aber immer in Bezug auf die Allgemeinsymptome und die Modalitäten der Arznei, das heißt die Umstände der Verschlechterung oder Besserung der Symptome. Mögen diese auch winzig und unbedeutend in den Prüfungssymptomen erscheinen, in der Klinik sind sie von allergrößter Wichtigkeit, denn auf sie stützen wir uns hauptsächlich, um im Krankheitsfall die in Frage kommenden Arzneien voneinander zu differenzieren.

▶ Die **Arzneiindividualität** als solche scheint also in den jeweils besonderen und eigenheitlichen Symptomen und ihren Modalitäten auf.

In keiner anderen Therapie oder Medizinschule finden wir Vergleichbares. Obwohl natürlich im pharmazeutischen Sektor fleißig geforscht wird, bleibt das alles auf physikalisch-chemischer Ebene, um Wirksubstanzen zu identifizieren, die man, wenn man sie einmal kennt, zu »marktfähigen« Medikamenten machen kann. Eine Pharmakologie aber, die nur auf Laborversuchen mit meß- und wägbaren Dosen beruht, die aufgrund ihrer schieren Masse auf die Versuchsperson einwirken, also vermittels ihrer toxischen Eigenschaften, wird naturgemäß ganz andere Resultate liefern als die homöopathische Prüfung desselben Wirkstoffs in verdünnter Form am gesunden Probanden. Das Ergebnis der homöopathischen Prüfung ist weitaus reicher und vielfältiger, weil es alle Aspekte des Menschen einbezieht, und nicht nur ein oder zwei Laborparameter.

Das Arzneibild mit all seinen Schattierungen, seinen Beobachtungen nicht nur zu körperlichen, sondern auch den seelischen, geistigen, den Veränderungen des Verhaltens usw. ist die einzige Grundlage für die Verwendung dieser Arznei. Erst wenn Ähnlichkeit besteht zwischen der Symptomenreihe des Patienten, also seiner Krankheitsindividualität, und der Symptomenreihe der Arznei als Ausdruck ihrer Arzneiindividualität, wird diese Arznei homöopathisch. Im Grunde stellt sogar jede Potenz einer Arznei eine andere Arznei dar, hat sie doch möglicherweise andere Auswirkungen auf eine Prüfperson und damit auf den Kranken als eine höhere oder tiefere Verdünnungsstufe.

> Die **Arzneiindividualität** beschreibt also die **Qualität einer Arznei** in einer **bestimmten Potenz**. Sie konstituiert damit eine pharmakodynamische Entität, die ganz und so genau wie möglich auf den Kranken zugeschnitten ist.

1.17 Die Potenzen

Eine homöopathische Arznei in der **C30**, die etwa einem Anteil von Arzneisubstanz in der Lösung von einer Eins mit 60 Nullen davor bis zum Komma entspricht, kann wohl mit Fug und Recht als nicht mehr wäg- und messbar bezeichnet werden. Auf der anderen Seite wird die Arznei nach jeder Verdünnung verschüttelt, und diese Verschüttelung führt notwendigerweise zu einem Zuwachs an Energie, Energie, die sich wiederum der Lösungsflüssigkeit einprägt, in der die arzneilichen Moleküle aufgelöst sind. Den ganzen Vorgang der Verdünnung und der rhythmischen, gleichmäßig zentripetal erfolgenden Verschüttelung nennen wir **Potenzierung** oder **Dynamisierung**. Er hat eigentlich den Zweck, die Energie, die in der Arznei steckt, freizusetzen. Das ist etwa so, wie eine Person sich bei Vorliegen entsprechender Stimuli manifestiert, ausdrückt, sich entfaltet in ihre vielen verschiedenen Qualitäten. So projiziert die Arznei sich selbst, manifestiert sich und gibt sich mit all ihren Qualitäten zu erkennen. All das ist erstmal eine Überlegung, eine Theorie, die je nach Standpunkt auf mehr oder weniger erbitterten Widerstand stoßen wird. Zu diesem Thema hat es zahllose Kontroversen gegeben in allen Winkeln der Welt, in die die Kenntnis von der unendlich kleinen Dosis gelangt ist. Es bliebe nur eine Theorie, hätten wir nicht in unseren Kranken den lebendigen Beweis ihrer Richtigkeit.

So wie das Leben sich in jedem seiner Aspekte beweist, z. B. in der Geburt Tausender Kinder in jeder Minute, so ist auch die Wirksamkeit der winzigen Dosen der Homöopathie in Tausenden von Heilungen belegt, die jede Minute in der ganzen Welt stattfinden (trotz der geringen Zahl der Homöopathen). Jede Minute, jeden Tag sehen wir die Wirksamkeit der imponderablen Gabe. Mit der Einnahme seiner Arznei in dynamisierter Form spürt der Kranke deutlich einen entscheidenden Impuls, der sein Leben verändert, und kurz darauf werden die körperlichen Veränderungen sichtbar, die sich im Innern des Ich vorbereitet haben. Die Ziele der Person ändern sich, ihre Urteile, Empfindungen bekommen irgendwie einen neuen »Anstrich«, eine neue Projektion findet statt, des Ich auf die Welt, sichtbar in Veränderungen der Haut, der Schleimhäute, des Gesichtsausdruckes, des osmotischen Gleichgewichts der Zellen usw. Mit einem Wort, die ganze Konfiguration des Menschen ändert sich. Solch eine Veränderung geschieht manchmal in kurzer Zeit, in einem Tag, ja innerhalb von Stunden, und manchmal auch unmittelbar nach Einnahme der Arznei. So habe ich z. B. nach einer Gabe *Calcium XM* einen Schwächezustand mit Hämorrhagie im Rahmen eines Angstsyndroms innerhalb von Minuten sich geben sehen, oder die komplette Schleimlösung und -resorption bei einem Kind mit schwerster Bronchitis innerhalb einer halben Stunde nach *Sulfur XM*, ein riesenhaftes Fibrom zusammenschrumpfen und schließlich nach einigen Monaten verschwinden sehen nach *Phosphor C200 und M* usw.

Die **optimale Dosis** in der Homöopathie entspricht der minimalen Gabe, denn auch die nicht mehr wäg- und messbare Dosis bleibt eine Quantität, die vielleicht in der Zukunft einmal wäg- und messbar sein wird. Denn dass wir es heute und in unserer Ignoranz nicht messen können, heißt nicht, dass es grundsätzlich nicht messbar ist.

Man ahnt schon, und in diesen Bereichen kann die Intuition durchaus den Klimmzügen des Verstandes zuwiderlaufen, dass in dem Maße, in dem wir die Masse der Arznei verkleinern, wir ihre Wirkkraft und ihre Durchdringungsfähigkeit erhöhen. Je weiter wir sie verdünnen, je kleinere Bruchteile der ursprünglichen Menge wir verwenden, desto mehr entfaltet sich die Arzneikraft. In jedem Krankheitsfall gibt es allerdings eine hinreichend kleine Dosis, die etwa der Definition der **minimalen Dosis** in der Medizin entspricht. Unter der kleinsten Dosis verstehen wir diejenige, die gerade hinreicht, den gewünschten therapeutischen Effekt zu erzielen.

Über diesen Aspekt der Homöopathie sind die wildesten Diskussionen im Gange, weil das im Rahmen der herkömmlichen Medizin und nach dem gewöhnlichen Verständnis von dem, was ein Medikament zu sein hat, einfach das Allerseltsamste ist, was man sich denken kann. Seit Hahnemann seinen Kranken diese kleinen Zuckerkügelchen gab, auf die er die Arznei geträufelt hatte, ist in der Medizin eine Schranke durchbrochen worden. Er bewies die Möglichkeit einer heilenden Wirkung eines unsichtbaren, unwägbaren, unmessbaren Medikaments. Dass das erstmal wie die offene Flanke der Homöopathie aussieht ist klar, und die gemeine Ärzteschaft hat sich natürlich mit Lust auf diesen scheinbar absurden Aspekt gestürzt und versucht, ihn lächerlich zu machen. Wie vor anderthalb Jahrhunderten geht die Diskussion darum heute weiter mit ganz denselben Fronten, und nach Lage der Dinge, wird das auch noch eine ganze Weile anhalten.

Das will nicht heißen, dass in diesen anderthalb Jahrhunderten nicht eine Menge Anstrengungen unternommen worden wären, um die Rätsel der unsichtbaren Dosis aufzuklären bzw. nach der einen oder anderen Seite endgültig zu entscheiden. Von einem rein physikalischen Standpunkt aus, oder sagen wir besser, vom Standpunkt der klassischen Physik, ist die Menge einer in einer Flüssigkeit gelösten Substanz nach unten durch die berühmte Avogadro-Zahl begrenzt, das heißt nach klassischem physikalischen Verständnis dürfte bereits in den unteren Verdünnungsstufen der Arznei keine Wirksubstanz mehr zu finden sein. Die Arbeiten von Berne mit belichteten hochempfindlichen Filmplatten haben aber eine Präsenz des Wirkstoffs weit jenseits der Avogadro-Grenze nachgewiesen.

▷ Chemisch ist ein Stoff bis zu einer Verdünnung von 1 zu einer Million nachzuweisen (10^{-6}) das entspricht etwa der 3. zentesimalen Potenz. Mit der Mikrochemie, der Kapillarspektralanalyse oder der Chromatographie geht es noch bis in die Größenordnung von 10^{-7} bis 10^{-8} hinunter.

Neugebauer hat 1933 eine sichtbare Spektralfluoreszenz bei einigen Arzneien in etwa achtfacher dezimaler Verdünnung (**D8**) gezeigt. Mit einem hinreichend empfindlichen Photometer lassen sich Lichtschwankungen einer fotoelektrischen Emission messen, die durch eine arzneiliche Lösung gelenkt wird. So lässt sich die Existenz einer Substanz überhaupt sowie die Art ihrer Zubereitung nachweisen. (Experimente von Dr. Wurmser).

1936 veröffentlichte Boyd in Glasgow seine Untersuchungen mit dem Spektographen, der aber nur Verdünnungen bis zur 1. Zentesimale erfasste. Bei radioaktiven Materialien, die auch als Arzneien in der Homöopathie vorkommen, lassen sich Isotopenstrahlungen jenseits der Avogadro-Grenze nachweisen. *Kali bromatum* beispielsweise lässt sich so bis zur **D15** oder zur **C9** nachweisen, eine Grenze, die vom französischen Arzneibuch danach als die Obergrenze der zulässigen Potenzierungen festgelegt wurde. Bei Korsakoffschen Einglaspotenzen konnten noch in der **1000K** Ausschläge des Geigerzählers beobachtet werden, woraus geschlossen werden darf, dass die **1000K** eine Materialmenge enthält, die etwa der **C9** entspricht.

- Sogar die Form der Flasche bzw. des Reagenzglases, in welchem die Lösung verschüttelt und verdünnt wurde, spielt eine Rolle, die Qualität des Glases, die Form des Flaschenhalses oder des Kragens des Reagenzglases usw., und die nach Hahnemannscher Anweisung hergestellten Potenzen verdienen wegen der Einhaltung der minutiösesten Vorschriften in dieser und in anderer Hinsicht zweifellos das Prädikat »wissenschaftlich«.
- Auch die Zeit, die die Lösung mit der Arzneisubstanz vor jeder neuen Verdünnungsstufe im Glas, in der Flasche »verbringt«, spielt eine Rolle usw.

Wir sehen, dass wir hier langsam in einen Dschungel an Imponderabilien geraten, wenn wir mit heraushängender Zunge sozusagen die Fahne der Physik an die äußersten Grenzen unserer Kunst tragen wollen, und darüber vergessen, dass wir diese unwägbaren Arzneien doch täglich am Werk und wirksam sehen.

Kürzlich hat die Umwandlung von Metallen in radioaktive Elemente die Sensibilitätsgrenze auf 1 zu einer Million oder 10^{-9} heraufgesetzt. Ohne die gewaltigen Energien, mit der ein Zyklotron arbeitet, sind solche Resultate allerdings nicht zu erzielen. Gold kann noch in einer Verdünnung von 10^{-10} nachgewiesen werden. Viele Forscher sind der Ansicht, dass eine Substanz, die in einem Lösungsmittel gelöst wird, dieses verändert, irgendwie aktiv macht, und ihre Suche geht mehr auf die Identifizierung der physikalischen Eigenschaften der Lösungsflüssigkeit, die dabei eine Rolle spielen. Elektrische Eigenschaften der Flüssigkeit beispielsweise ändern sich bereits, wenn man mit dem Finger an die Arzneiflasche klopft, und viele Forscher glauben, dass das homöopathische Wirkprinzip in der »Informiertheit« des Lösungsmittels liege, und sehen die Wirkung der Arznei mehr in

Begriffen der Elektrophysik. Heinz schließt, dass »die Aktivität der homöopathischen Arznei auf einer dynamischen Wirkung beruht und deshalb unabhängig ist von den Gesetzen, die für die Materie gelten.«

Seit den biologischen Forschungen durch Rawin, Charles Richet, später dann Gabriel Bertran und Javillier, wissen wir um die Rolle der Spurenelemente im Organismus. P. Jousset, Dejust und Marage zeigten Veränderungen in Aspergillus- und Hefekulturen. W.M. Persson studierte den Effekt der infinitesimalen Dosis auf die eiweißspaltende Wirkung von Amylase, Tryptase und Urease.

Seit 1929 sind spezifische Wirkungen homöopathischer Verdünnungen auf diese Enzyme in Größenordnungen von 10^{-65}, 10^{-80}, 10^{-90} und 10^{-100} nachgewiesen worden mit Substanzen wie *Arsen, Phosphor, Podophyllum, Baptisia*. *Mercurius corrosivus* z. B. beschleunigt die Hydrolyse von Stärke infolge von Eiweißspaltung noch in Verdünnungen von 10^{-51} bis 9^{-71}.

Saller, der die Experimente von Arndt und Schulz fortführte, benutzte ebenfalls Hefekulturen, die sich nach schwachen Reizen vermehren, während starke Dosen sie vernichten. Nebel berichtet 1932 von einem Experiment, in dem quecksilbervergiftete Hefekulturen sich erholten nach Zusatz von *Mercurius corrosivus C200*, dies ließ sich an einem CO_2-Abfall im Vergleich mit Testkulturen nachweisen. Lamasson erforschte die Wirkung hoher Korsakoffscher Potenzen von *Sulfur, Calcium* und *Hepar sulfuris* auf Staphylokokkenkulturen, und konnte zeigen, dass sie bakteriostatisch wirksam waren. Bei ähnlichen Versuchen mit *Staphylococcinum* trat der kuriose Effekt auf, dass die **C6** und die **M** ohne Wirkung blieben, während die **C200** definitiv inhibitorisch wirksam war.

Hansdale zeigte ebenfalls die blockierende Wirkung von Calendula auf Staphylokokken. Veränderungen im Wachstum von Pflanzen erreichte Kolisko mit der **C6** und der **C200**, und Prof. Netien demonstrierte die Wirkung von Kobalt in dynamisierter Form auf die Atmung des Deckenflüglers, einer Käferart.

Kobaltchlorat verlangsamt die Atmung von der **D2** bis zur **D6** und beschleunigt sie von der **D8** bis zur **D18**. So konnten auch Boiron und Zwebudacki zeigen, dass die **D5** von *Natrium arsenicosum* die Atmung beeinträchtigt, die **D6** ohne Wirkung zu sein scheint, die **D7** zu stimulieren scheint, die weiteren Verdünnungen scheinen wirkungslos zu sein, und ab der **D16** und **D18** scheint der Dynamisationsgrad keine Rolle mehr zu spielen, alle weiteren Verdünnungen wirkten stimulierend auf die Atmung.

Es gibt auch Untersuchungen pharmakologischer Natur, deren Aufmerksamkeit der Tatsache gilt, dass eine an sich inaktive infinitesimale Dosis sich bei Vorliegen entsprechender Umstände aktiv zeigen kann, und Dr. Jaricot konnte hier zeigen, dass *Veratrum C30* die Herzmuskelarbeit steigert. B.Beds zeigte anhand des EKG's eine deutliche Wirkung *Crataegus 10^{-11}*, oder von *Strophantin* und *Digitalis*. Wurmser nahm Darmresektate und demonstrierte hier die Umkehr der Wirkung in Abhängigkeit von der Dosis bei bestimmten Substanzen, Kaffee z. B. und die Brechnuss, sowie die Wirkung von *Cimicifuga* auf die Hypophyse.

Für einen echten Homöopathen sind diese Forschungen aller Lorbeeren wert und sollten so weit und so tief getrieben werden wie nur irgend möglich. Aber mit der Therapie haben sie nichts zu tun. Die Suche nach der Wirkungsweise der homöopathischen Arznei zielt darauf ab, die ganze Sache den Kollegen von der »anderen Seite« etwas schmackhafter und einsichtiger zu machen. Persönlich bin ich der Meinung, dass, wer immer sich von der Homöopathie angezogen fühlt, sich von ihrer Methode und ihren Resultaten vor allem angezogen fühlen und nicht so sehr in den physikalischen Feinheiten sich verlieren sollte, die ohnehin eines Tages mit dem Fortschritt der übrigen Wissenschaften an den Tag kommen werden.

In der modernen Physik finden sich genügend Anhaltspunkte für eine ernsthafte Diskussion der infinitesimalen, also unendlich kleinen Dosis, ich wiederhole aber, dass ich es lieber sähe, wenn man der Kenntnis der Arzneimittellehre und der Prüfung neuer Arzneien etwas mehr Zeit widmen würde, und die Frage, »wie dieß zugehe«, auf den Feierabend verschöbe, auch wenn die Frage als solche natürlich hoch spannend ist und jedes Interesse verdient.

Ich möchte einige Feststellungen treffen, die mir nötig scheinen, angesichts der Tatsache, dass die Gegner der Homöopathie die winzige Dosis immer wieder zum Anlass genommen haben, die Methode als ganzes abzulehnen, lächerlich zu machen oder gar zu verbieten. Das ist etwa so, wie jemanden, der einen Hund tötet, Mörder zu nennen, jemanden, der einen Kuss stiehlt, einen Räuber zu schimpfen, und den, der eine Bank ausraubt oder einen Haufen Menschen umbringt, für einen respektablen und integeren Mann zu halten. Die Homöopathie hat sicher Lücken, weil sie das Problem der kleinen Dosis Außenstehenden nicht völlig plausibel erklären kann. Es gilt aber andererseits folgendes:

▶ Die Homöopathie sagt, dass die kleinste Dosis, die eben ausreicht, die beste sei. Es ist aber kein notwendiger Bestandteil der Lehre, dass diese Dosis auch imponderabel, also jenseits der Nachweisgrenze sei.

Überschreitet man die Nachweisgrenze im Zuge der Arzneiherstellung, braucht man auch kein schlechtes Gewissen zu haben, dass man seinem Krankem da etwa bloßen Alkohol verabreichte (worüber er vielleicht gar nicht unglücklich wäre). Es ist sicher, dass im verwendeten Lösungsmittel Materie oder Arzneisubstanz Bestand hat, in welcher Form das genau passiert, müssen spätere Forschungen zeigen. Wenn die kleinste Dosis in Gramm, Unzen, Litern oder Kilo zu messen wäre, wäre das Prinzip der homöopathischen Methode davon keinesfalls tangiert, obwohl die Arznei hier deutlich in einem ganz anderen Zustand als der Kranke sich befindet. Wenn der Kranke auf dynamischer Ebene erkrankt ist, müssen wir ihm die Arznei auf eben dieser Ebene, auf der energetischen nämlich, präsentieren. Wir wollen diesen kurzen Einschub mit den folgenden Bemerkungen abschließen:

❶ Heutzutage bewegt sich das Verständnis der Biologie auf molekularer Ebene, darunter beginnt sozusagen der Sumpf des rätselhaften Verhaltens der Moleküle und der Nukleinsäuren, des Einflusses benachbarter Moleküle, des PH's, die Fragen der Informationsübermittlung von Zelle zu Zelle etc. Wenn die Biologie diesen Sumpf erst einmal trockengelegt hat, werden die Antworten auf die Rätsel der Homöopathie auch zum Vorschein kommen.

❷ Der Homöopath sucht die Bestätigung der Arzneiwirkung in der Klinik, eine solche Bestätigung sollte immer etwas mit dem Therapieziel, der Heilung des Patienten zu tun haben, und sich weder in metaphysischen Absurditäten noch in physikalisch-chemischen Quizfragen erschöpfen.

❸ Die hohen und höchsten homöopathischen Potenzen sind fraglos die mächtigsten therapeutischen Instrumente, die wir zur Verfügung haben. Sie sind in der Lage, einen strukturellen, konstitutionellen und psychologischen Richtungswechsel im Kranken herbeizuführen und deshalb aus der Therapie nicht weg zu theoretisieren.

1.17.1 Mögliche Einwände und praktische Fragen

Der erste Einwand in Bezug auf die Wirkung homöopathischer Arzneien, wie sie in den Prüfungen aufscheint, mag sein, dass die Phänomene, die sie produzieren und die schließlich das Arzneibild ausmachen, der Natur ihrer Wirkprinzipien nach gewissermaßen ihre Pathophysiologie darstellen, aber, und das ist der Punkt, keine Krankheiten im herkömmlichen nosologischen Sinne auslösen. Daher, und das ist der Einwand, sei doch die Beschreibung dieser Arzneien in der Materia medica mehr oder weniger unscharf, und der Therapeut könne eigentlich in die Masse der Prüfungssymptome hineinlesen, was er wolle. Darauf ließe sich antworten: Eine homöopathische Arznei wird nicht in der Absicht gegeben, eine Krankheit im nosologischen Verständnis der Schulmedizin auszulösen, sondern um ähnliche Symptome im Kranken zu neutralisieren und zu überlagern mit den Symptomen, die die Arznei charakteristischerweise im Gesunden erzeugt. Natürlich gibt es noch andere Einwände, die den einen oder anderen Schritt der Arzneiherstellung betreffen, die Versuchsbedingungen, die Reinheit der Substanzen, ihre Herkunft und Homogeneität usw.

Es ist vielleicht angebracht, zu erwähnen, mit welcher, man muss schon sagen Pedanterie, Hahnemann von Anfang an die Auswahl und Zubereitung der Arzneien geregelt hat. Die homöopathischen Arzneibücher sind Musterbeispiele an Akkuratesse, die jeden kleinsten Schritt der Arzneizubereitung vorschreiben. Eine der bekanntesten Arzneien beispielsweise, *Pulsatilla,* ist eine Pflanze, die in vielen Spielarten vorkommt, die wichtigste oder die gebräuchlichste Form ist die *Pulsatilla nigricans,* die sich als großes Polychrest herausgestellt hat. Die Varietät, die in der Homöopathie Verwendung findet, wächst nur auf den sonnabgewandten Seiten einiger Hügel auf sandigem Grasboden in einigen Stellen von Deutschland und Mitteleuropa. Diese *Anemone pratensis* weicht leicht, aber entscheidend von anderen Subspecies ab. Die gemeine Anemone oder *Anemone pulsatilla* blüht nur im Frühling, während die nigricans-Art noch einmal im August und September zur Blüte kommt. Für den homöopathischen Gebrauch wird die Pflanze im Blühmonat gepflückt, denn dann entwickelt sie ihre stärksten Kräfte.

Arnica, das Bergwohlverleih, das auch in Amerika und anderen Weltgegenden wächst, ist in der Homöopathie nur hilfreich, wenn es aus dem mitteleuropäischen Hochgebirge stammt. Arnica, die auf moosigem Boden wächst, ist z. B. in der Homöopathie nicht zu gebrauchen. Außerdem muss die Blume sorgfältig und vorsichtig gereinigt werden, denn häufig sind auf ihr die Eier eines speziellen Insektes, der Arnicafliege zu finden. Die Wurzel der Pflanze schließlich muss schnell verarbeitet werden, denn bei zu langer Luftexposition verliert sie ihre arzneiliche Wirkung usw.

Viele unserer Arzneien haben solche Besonderheiten, die der homöopathische Apotheker sehr, sehr ernst nehmen muss, will er nicht die ganze Methode gefährden.

Die Arzneien müssen also genau daher stammen, woher die Arzneien, die manchmal vor 150 Jahren zur Prüfung verwandt wurden, stammten. *Hekla lava* ist nicht irgendeine Vulkanasche, sondern des Vulkans Hekla. *Calcarea Ostrearum,* Austernkalk, wird aus der mittleren Schicht der Austernschale gewonnen, nicht aus der schrundigen äußeren oder der glasigen inneren Schicht. Unter den Arzneien befinden sich auch so seltsame Dinge wie Elektrizität, Röntgenstrahlen, die Sonne oder die Pole des Magneten etc., deren Herstellung genau geregelt ist, und die dem Homöopathen in Kügelchenform zu Diensten sind. Erwähnen wir hier als Kuriosität, dass Substanzen wie Elektrizität oder Nitroglyzerin *(Glonoinum)* oder die Pilze *Agaricus, Psilocybe* etc. in hohen Verdünnungen, in der **C6,** der **C30** die gleichen Symptome hervorrufen können, die sie auch in der Reinsubstanz verursachen.

Was die Praxis angeht, flößt eine Arznei, die am Menschen getestet worden ist, natürlich weit mehr Vertrauen ein. Man erhofft sich von ihr, sie werde im Kranken dieselben Erscheinungen produzieren, die sie am Gesunden bewiesen hat, an Alten und Jungen, Männern und Frauen, all diese Zeichen und Symptome, die so etwas wie den Geist der Arznei formen, den **Archetyp,** das **Arcanum,** oder schlicht die Liste der Eigenschaften und Funktionen des menschlichen Organismus, die durch ihren Einsatz verändert werden. Jede Arznei kann organische Funktionen alterieren, kann sie hemmen oder verstärken oder pervertieren, und dies alles in einer Weise, die nur dieser einen Arznei eigen ist.

Ich nehme drei Symptome (unter Tausenden) aus den Arzneibildern von *Ignatia* und *Nux vomica* als Beispiel, die beide Strychnin enthalten. Letzteres hat keine Übelkeit nach kalten Getränken, aber beide Arzneien haben Übelkeit beim Husten. Nux-v. macht intensive Übelkeit bei Bauchschmerzen, Ignatia nicht. Nux-v. hat Übelkeit beim Essen und vor dem Essen, Ign. nicht. Nux-v. hat Übelkeit beim Fieber, Ign. nicht. Beide haben Übelkeit mit Kopfschmerzen, wobei der Nux-v.-Kopfschmerz intensiver ist. Nux-v. hat Übelkeit vor der Regel, während der Regel bzw. wenn diese erscheinen sollte, aber unterdrückt ist, Ign. hat nichts von alledem. Nux-v. macht Übelkeit während der Schwangerschaft, Ign. nicht, Nux hat Übelkeit bei Fahren in einem Wagen, Ignatia nicht, Nux Übelkeit beim Rauchen, Ignatia nicht. Nux ist ein gutes Mittel bei Seekrankheit, Ignatia hat da nichts verloren. Ignatia dagegen macht Übelkeit durch langes Stehen, was Nux nicht macht usw. So sehen wir, obwohl in beiden Arzneien dasselbe Wirkprinzip vorhanden ist, die Modalitäten doch sehr verschieden sind. Wenn auch der Bauchschmerz identisch zu sein scheint, werden bei näherem Hinsehen die Unterschiede deutlich: *Nux* macht Kolikschmerzen beim Stuhlgang und ist nach Stuhl erheblich gebessert, eine Modalität, die bei *Ignatia* nicht vorhanden ist, hier ist der Kolikschmerz besonders intensiv während der Regel, in dieser Zeit hat *Nux* Schmerzen mehr im *Hypogastrium,* während beide Mittel Schmerzen in den Seiten haben. Wenn der einfache Bauchschmerz in der Region oberhalb des Nabels auftritt, will *Ignatia* bedeckt sein, *Nux* nicht. Das Erbrechen, das beide Mittel haben, ist bei *Nux* viel intensiver und kommt weitaus häufiger vor, nach Trinken (Ign. nicht) z. B., während beide Mittel Erbrechen nach dem Essen haben, Erbrechen während der Mahlzeit ist sehr charakteristisch für *Nux* und wir finden es nicht bei Ign., dasselbe gilt für Erbrechen vor und nach der Regel und bei Bewegung, mit Herzklopfen oder periodisches Erbrechen, alles Modalitäten, die bei Ign. nicht vorkommen, das auch kein Erbrechen bei Schwindel hat wie Nux. usw. Mit diesem kleinen Vergleich der Symptome beider Arzneien, die sich aufgrund ihres gleichen Wirkstoffs doch sehr ähnlich sein müssten, wollten wir demonstrieren, dass jede Arznei unserer Materia medica ganz unverwechselbar ist, dass jede Arznei Charakteristika hat, die ihre Indikation mit größtmöglicher Präzision angeben. Das macht, dass die reine Arzneiprüfung wahrlich das beste und wissenschaftlichste Fundament bildet, um auf die individuelle Symptomenvielfalt des Patienten so genau und so effizient wie möglich reagieren zu können.

1.18 Die kleinste Dosis

Aus der reinen Arzneiprüfung ergeben sich also so gut wie alle Postulate der Homöopathie, ebenso wie sie von ihr bestätigt werden und damit in den Rang von Gesetzen aufsteigen, nämlich von notwendigen und unbezweifelbaren Beziehungen innerhalb einer Reihe von Phänomenen.
Hahnemann benutzte, als er anfing, Arzneien nach dem Ähnlichkeitsprinzip zu verabreichen, massive Dosen, wie er es von der Tradition der Medizin seiner Zeit gewohnt war. Er fand, dass die Reaktionen der Kranken auf diese Arzneien viel zu heftig waren, auch wenn anschließend die Heilung erfolgte. Der logische Schluss war, dass er die Gaben immer mehr verkleinerte, bis er schließlich im nicht mehr Wäg- und Messbaren angelangt war, bis diese Erstverschlimmerung, wie sie genannt wird, ausblieb. Die Verkleinerung der Dosis erklärt sich also aus dem Bestreben, jedes Zu viel zu vermeiden, allerdings reicht diese Erklärung nicht ganz aus. Aus zwei Gründen:
Einmal verwendete Hahnemann bei der Verdünnung der Substanzen immer ein bestimmtes Verhältnis, er war der erste, der in der Pharmazie die **Zentesimalskala** verwendete, und zum anderen verdünnte er die Substanzen nicht einfach, nicht einmal bei seinen ersten Versuchen, sondern unterwarf sie einer Behandlung, die reichlich sonderbar anmuten könnte, wenn uns die moderne Physik nicht den Sinn dieser visionären Eingebung des Meisters erklären könnte: a) das Arznei-

fläschchen darf nie mehr als zu zwei Dritteln gefüllt sein; b) die Schüttelschläge haben in gleicher Anzahl nach jeder neuen Verdünnung zu erfolgen, und müssen c) mit großer Kraft und abwärtsgerichteter Bewegung erfolgen, am besten durch Schlagen mit der die Arznei umschlossen haltenden Faust »auf ein in Leder gebundenes Buch«. Diese **Schüttelschläge** lassen die arzneiliche Lösung **Energie** aufnehmen und fördern, so dürfen wir vermuten, die Impregnation des Lösungsmittels mit der **Arzneiinformation**. Jede Vermischung verschiedener Substanzen mit unterschiedlichen physikalischen Eigenschaften führt, wie man weiß, zu einer Lösung, einer Emulsion, einer gesättigten Lösung usw., in jedem Fall aber eine offensichtliche Transformation beider Originalsubstanzen, hier also des Wasser-Alkohol-Gemischs und der Arzneisubstanz, dergestalt, dass nunmehr beide Substanzen Eigenschaften der jeweils anderen annehmen, die als ihre Verlängerung, ihr Derivat betrachtet werden mag. Dennoch ist diese neue Doppelsubstanz nicht identisch mit der Addition der beiden Einzelsubstanzen, sonder besitzt ihre eigenen Charakteristika. Das hört sich erst einmal sehr theoretisch an, wir werden aber sehen, von welch praktischer Bedeutung dieses Verfahren bei der Anwendung am Patienten ist.

Substanzen, die im Naturzustand pharmakologisch inert sind, wie das *Silizium*, der *Kohlenstoff* oder *Lycopodium*-Sporen, verwandeln sich durch diesen Dynamisationsprozeß in mächtige Arzneien, die zahllose teils organische, teils psychische Reaktionen im Organismus in Gang setzen können. Das ist der Beweis, dass durch das Verfahren der Potenzierung Energien freigesetzt werden können, die in der Ausgangssubstanz gewissermaßen schlafend enthalten waren.

Wir können immer wieder nur staunen über die Vision Hahnemanns, die ihn diese schlafenden Energien hat sehen lassen, die in jeder Substanz wohnen, die nicht ausschließlich der Nahrung dient. Und schließlich macht der menschliche Organismus im Grunde ja nichts anderes mit der Nahrung, die er zerkaut (mazeriert), verdünnt (mit Speichel) und verschüttelt (im Gehen) und immer weiter zerkleinert und verdünnt, bis ihre kleinsten Teile in den Organismus eingefügt werden können.

Mit der homöopathischen Methode lassen sich Substanzen wie Gold, Silber, Ton oder Salz in aktive Arzneien verwandeln, die im gesunden Menschen Symptome hervorbringen können, die ganz und gar typisch für sie sind.

▶ Wir sehen also, dass die Verwendung dynamisierter Arzneien in der Homöopathie die Regel ist, und dass diese umso mächtiger und wirkkräftiger sind, je dynamisierter, je höher sie potenziert sind. Viele dieser Substanzen sind im Naturzustand wirkungslos, wenn man sie aber homöopathisch aufbereitet, sind ihre Wirkungen tief und dauerhaft, sofern sie nach dem Ähnlichkeitsprinzip verabreicht wurden.

Aus alledem geht hervor, dass man sich immer der höchstmöglichen Potenz bedienen sollte, wenn man die Organ- und Systemfunktionen, die Allgemeinreaktionen und Modalitäten möglichst tief und dauerhaft beeinflussen möchte, und dass die Dynamisation umso geringer ausfallen muss, je weniger wir eine solche tiefe Wirkung beabsichtigen.

1.19 Quantität und Qualität der Arzneien

Im allgemeinen Verständnis der Dinge liegen die Begriffe von Quantität und Qualität der Arzneien eng beieinander. Ein Medikament, dass nach bewiesener Wirksamkeit in den Rang einer Arznei aufsteigt, scheint umso wirkungsvoller, je größer die Quantität ist, die der Kranke davon zu sich nimmt. Je mehr man diese Vorstellung auseinander nimmt, wie eigentlich alles, was irgendwie mit der Schulmedizin zusammenhängt, desto deutlicher wird die Irrigkeit einer solchen Annahme.

In der Allopathie gilt gewöhnlich »Viel hilft viel«. Zumindest grundsätzlich, denn oft verkehren sich die Wirkungen ins Gegenteil, wenn erst einmal eine gewisse Toleranzschwelle des Organismus überschritten ist. Diese Schwelle wird nicht selten aufgrund des Volumens und des Gewichts von Versuchstieren ermittelt, ein Ansatz, der schon auf den ersten Blick absurd ist.

Lassen wir aber mal die Kritik an der Schulmedizin beiseite und wenden uns dem zu, was uns nötig und nützlich scheint für das Erlernen der Homöopathie. In dieser Wissenschaft sind nämlich Dosis und Quantität zwei völlig verschiedene Schuhe.

- Als homöopathische Arznei kommt zuerst einmal nur die in Frage, die dem Symptomenbild des Kranken ähnlich ist. Erst diese Ähnlichkeit macht die Arznei homöopathisch.
- Zweitens wird diese Arznei wirksam sein infolge ihrer pharmakologischen Qualitäten und Möglichkeiten, die in jedem ihrer Teile ganz genauso wie im Ganzen vorhanden sind, in jedem Tropfen also steckt das gleiche Potential wie in der ganze Flasche.

Auch hier besteht Ähnlichkeit zum Kranken. Jede seiner Zellen enthält theoretisch die Qualitäten des ganzen Individuums, des ganzen Organismus. Und aus diesem Grund macht das Konzept einer Quantität hier keinen Sinn. Dennoch muss der Patient mit einem bestimmten Volumen, mit einer bestimmten Masse in Kontakt kommen. Diese Masse kann in einem Tropfen der Arzneilösung bestehen, oder einem Streukügelchen, das mit einem Teil dieses Tropfens beträufelt worden ist, oder auch einem Löffel Wasser, in den ein Tropfen der Lösung gegeben wird, oder auch im Einatmen einer alkoholischen Lösung, die vielleicht nur dem kleinsten Teil eines Tropfens entspricht, der eben hinreicht, die Oberfläche eines Zuckerkügelchens zu benetzen. Die Quantität des Medikaments spielt also überhaupt keine Rolle und ist überhaupt nur virtuell vorhanden. Wir können also sagen, dass die Kraft der Arznei noch in ihrem kleinsten Teil vorhanden ist, wenn wir Kraft als Fähigkeit einer Sache definieren, bestimmte Wirkungen hervorzurufen. Wie man sieht, vollzieht sich in der Homöopathie der Übergang von der Quantität zur Qualität unter Eliminierung der ersteren. Dennoch ist es unumgänglich, dem Kranken »irgendetwas« zu geben, ihm diese Kraft der Arznei in irgendeiner Form zu vermitteln, ob nun mit einem Tropfen, einem Kügelchen oder wie auch immer, die Gabe kann so klein wie möglich sein, sie wird die erwünschte Wirkung haben. Es reicht theoretisch völlig aus, die Kraft der Arznei, die als ähnlichste und damit als homöopathisch notwendige gelten kann, in Kontakt mit dem Organismus zu bringen, der gewissermaßen nur darauf wartet, auf sie reagieren zu können. Es reicht also aus, wenn nur eine Zelle des Organismus mit dieser Kraft in Berührung kommt, damit sich die Reaktionen darauf von diesem einen Punkt fortpflanzen und den ganzen Organismus erfassen können. Etwa so, wie einem Stich in die Fingerbeere eine sensorische Reaktion folgt, die das ganze sensible System erfasst und zu Reaktionen natürlich im Bereich der Einstichstelle führt. Ist die Nadel, mit der wir uns gestochen haben, elektrisch geladen, ist die Reaktion so allgemein, dass wir sagen können, sie erfasse den gesamten Organismus. In diesen Beispielen nun ging es noch um materielle Reize, wie man einwenden kann. Nehmen wir also ein Wort, das von einer Person als Beleidigung aufgefasst wird (»Allopath« z. B.). Oder der Anblick des Fotos eines geliebten Wesens oder eines Feindes, der uns auf die eine oder andere Weise bewegt, und hier wird ja nun keine Materie übertragen, sondern nur die Wirkung der Qualität demonstriert und die Möglichkeit der Reaktion auf alles, was einen qualitativ hinreichenden Reiz enthält.

▶ In der Homöopathie wird der Beweis dieser Wirkung in der Klinik, in der Praxis angetreten, nicht nur, weil der Kranke nach der

Arznei reagierte und genäse, sondern weil die Heilung in Übereinstimmung mit den bekannten Arzneikräften, also entlang der genau geprüften Arzneiwirkungen erfolgt.

Der homöopathische Praktikus gebietet über ein therapeutisches Arsenal, das von der rohen substantiellen Arznei bis zu den unglaublichsten Graden der Kleinheit und Dynamisation reicht. Die rohe Materie ist vom medizinischen Standpunkt in ihrer Heilwirkung so eingeschränkt, wie alles Grobe, Schwere und Ungeschlachte, dass man sie erst zur Entfaltung bringen muss, erst zwingen muss, ihre feinen heilenden Energien freizugeben.

In allen Dingen können wir die grundlegende Neigung spüren, sich vom Gewicht, von der Materie, von der Komplexität zu befreien und zurückzukehren zur ursprünglichen energetischen Gestalt. Die dynamisierte Arznei erreicht je nach Potenzstufe unterschiedliche Etappen auf diesem Weg. Das Teilchen eines Minerals, das in eine Pflanze wandert, in ein Tier, in den Menschen, kann es nicht in irgendeiner Form dessen Geistwerdung beeinflussen, die Bewusstwerdung dieses Menschen vorantreiben?

Die **Verläßlichkeit der Arznei** ruht in der Zubereitung des Ausgangsstoffs und in der fachgerechten und methodisch korrekten Verdünnung und Verschüttelung mit dem Ziel ihrer Energetisierung, Dynamisierung, Potenzierung. Die Intention dabei ist ganz unumwunden die Befreiung der Energie aus der Materie, das Erreichen der Einfachheit, und damit die Angleichung an die dynamische Ebene der Krankheitsentstehung. Auf jeder dieser Dynamisierungsstufen entsteht eigentlich eine neue Arznei, die mit der vorigen und nachfolgenden Stufe nicht identisch ist.

Stellen wir uns ein Medikament als eine Farbe vor, einer ganz intensiven Farbe, die zur einen Seite hin in kompletter Dunkelheit endet und zur anderen über eine unendliche Anzahl von Schattierungen in größter Helligkeit und Durchsichtigkeit, ohne das in der Lösungssubstanz die Farbe selbst je fehlen würde, obwohl sie für unsere Augen unsichtbar bliebe. Was über die Farbe hinaus in allen Dingen und mehr noch in den Arzneien existiert, ist die Essenz, und jede Stufe der Dynamisation ist eine Seinsform dieser Essenz, eine Schattierung der Grundfarbe. Die Seinsform, die die Arznei erreicht, ist abhängig von der Behandlung des Lösungsmittels, und besteht in mehr oder weniger extensiver Entfaltung der Arzneikräfte.

Wenn der Arzt die Schattierungen, die er mit bloßem Auge nicht mehr sieht, auch nicht verwenden will, beraubt er sich nur enormer therapeutischer Möglichkeiten, wird aber immer vor aller Welt sagen können, dass das, was er dem Kranken gibt, auch tatsächlich »da« ist. Derjenige, der nicht nur seinen Augen traut, wird mit den Verdünnungen fortfahren und ein größeres Arsenal zur Verfügung haben. Und der, der die allerhöchsten Verdünnungen ausprobiert und ihre Wirksamkeit bestätigt, hat das vollständigste Rüstzeug eines Arztes zur Hand, das man sich nur denken kann, denn er weiß mit absoluter Sicherheit, dass die Arzneisubstanz dieselbe ist, ob nun zwischen dem Komma und der Eins nur eine oder aber Hunderttausende von Nullen stehen. Der Erfolg in der Praxis ist einzige Richtschnur, und nur hier lässt sich Homöopathie erfahren.

1.20 Die Lebenskraft

Wie mühselig sind die zahllosen Pfade, auf denen menschlicher Verstand gewandelt ist in seiner beharrlichen Suche nach Wahrheit, aber wie wunderbar die Erkenntnis, dass alle diese Pfade im Prinzip zur selben, alles beherrschenden Idee führen. Es hat fast den Anschein, als sei der biblische Fluch, der über dem sinnlosen Versuch des Menschen liegt, zur Erkenntnis der Wahrheit zu gelangen, unmittelbar umgesetzt ist in diesem Ozean an Hypothesen, in dem der Verstand zu ertrinken droht. Hin- und hergerissen zwischen Extremen bewegt sich also jede intellektuelle Anstrengung, ein Prozess, der als dialektischer bekannt ist und jenes Mittel darstellt, jenen Abschnitt der menschlichen Intelligenz, der dem spekulativem Denken gewidmet ist. Ein solches spekulatives Denken ist auf Transzendenz aus, aus diesem unzerstörbaren Wunsch heraus, die Wahrheit zu finden über diese Welt, die uns umgibt.

So sehen wir rückblickend häufig, wie irgendein großer Denker auf einer hübschen Hypothese ein Gedankengebäude aufbaut, ein System, das einigermaßen überzeugend wirkt, und wie dann Schüler und Nachfolger es sich einverleiben und als Doktrin so akzeptieren, propagieren, verteidigen, und eine Schule, eine Sekte usw. daraus machen. Aus dialektischer Notwendigkeit heraus entsteht dann sofort eine Antithese, eine andere Schule, die zwar eine ähnliche Idee vertritt, aber genau im entgegengesetzten Sinne. Die These führt unweigerlich zur Antithese. Das nun ist gewissermaßen der Hauptfallstrick jeglichen spekulativen Denkens, begründet die Ungewissheit, entfernt uns von jeder Form von Sicherheit, und macht die Erkenntnis der Wahrheit schlicht unmöglich, so weit sie unseren Sinnen entrückt ist. So zweifeln wir auch an dem Wenigen, was doch gewiss ist, weil wir es weder auseinander nehmen noch zusammensetzen können, um in gewohnter Manier seine Teile und deren Beziehungen untereinander zu analysieren, und auch, wenn wir uns dies bis zu einem bestimmten Punkt vielleicht noch vorstellen können, bleibt der Zweifel bestehen, ist doch jedes dieser Elemente, dieser Teile der Gewissheit wieder Ausgangspunkt für eine weitere Analyse und so fort. Wir kommen mit der Analyse nie zu Rande. So geraten wir schließlich dahin, dass wir auch das Nächstliegende anzweifeln, das, was uns am nächsten ist, ja, das was wir in uns fühlen. Zuguterletzt ist es unsere Existenz selbst, auf die wir unseren Zweifel richten. Und das ist nicht einfach so dahergesagt, wir wissen wirklich nicht mehr, was unser ureigenenes Sein denn ausmacht, aus dem einfachen Grunde, dass dieses Sein so veränderlich ist, heute so, morgen so, sich in so vielen Schattierungen zeigt, von Tag zu Tag, von Monat zu Monat ein anderes zu sein scheint. Wo ist also seine Realität? Das heißt, worin liegt die Identität, die Dauerhaftigkeit unserer Existenz?

Sicher ist, dass wir ein tiefinneres »Ich« zu fühlen glauben, etwas, was einfach ist und unveränderlich. Sein Aufscheinen, seine Manifestation in der Vielzahl der Dinge und Erscheinungen, macht es jedoch unabdingbar, dass es sich im Aufscheinen an die Form, die Natur oder die Erscheinung jedes dieser Dinge oder Phänomene anpasst. Das nun wieder macht die Verschiedenheit des Ausdrucks aus, die zahllosen Schattierungen, die wir in uns und an uns bemerken. Das Leben ist nun genau das, nämlich diese ewige Abfolge verschiedener Erscheinungsformen als Ausdruck des menschlichen Wesens. Ohne diese Expressivität, diese zentrifugale Tendenz unseres Ich, die uns ausmacht, wäre all unserem Streben der Boden entzogen, ob es nun um materielle Dinge geht, um Ideen oder um sonst irgendwas.

Es ist nicht leicht und zudem auch recht schockierend, zu behaupten, all diese dialektischen Bemühungen des Menschen, die Wahrheit zu ergründen, seien nichts weiter als eine Art Beschäftigungstherapie gewesen, weil man nun einmal irgendetwas mit diesem Trieb, die Welt zu verstehen, habe anfangen müssen. All diese Pfade und Gedankengänge nämlich führen in ein Labyrinth, das immer komplexer und undurchschaubarer wird, im Grunde aber nur aus Hypothesen besteht, die eigentlich alle dasselbe nur in immer wieder anderen Formulierungen sagen, dass die einen nämlich die Erscheinungen erklären auf der Basis, was unsere Sinne uns darüber mitteilen, die anderen dieselben Erscheinungen als Manifestation einer den Sinnen eben nicht zugänglichen Welt auffassen usw.

Es mag scheinen, als sei die Trennlinie klar zwischen dem Objektiven, der empirischen Wissenschaft, und dem Subjektiven, der metaphysischen Wissenschaft. Die eine wie die andere allerdings verlässt unweigerlich den Boden des Konkreten, des Objektiven und nähert sich Gebieten, die im ewigen Nebel des Subjektiven schmoren. Und umgekehrt kommt auch die subjektivste Spekulation nicht ohne Tatsachen und objektive Gegebenheiten aus. Und so wächst dieses Labyrinth unaufhörlich von Jahrhundert zu Jahrhundert, als fluchbeladenes Resultat dieses unerhörten Wunsches, vom Baum des Wissens zu kosten, zu wissen, was gut und was böse sei.

▶ Die Homöopathie beruht im wesentlichen auf der Position des **Vitalismus.** Sie geht aus vom Subjektiven, intuitiv Erfassten, von einer Erkenntnis, die Ergebnis eines dialektischen Prozesses ist, bestätigt sich aber umgehend durch den umgekehrten Prozess der Deduktion und des Experiments.

Solch ein Vitalismus ist eine philosophische Position. Er ist die Grundlage unserer Heilkunde. Jeglicher Kritik an einer solchen Position begegnet die Homöopathie mit den unwiderlegbaren Ergebnissen des Experiments. Empirie auf höchstem Niveau führte den Gründer der Homöopathie zur Einsicht, dass der erste Anstoß zur Krankheit im »Dynamischen« liegt und eben nicht in irgendwelchen mechanischen chemischen-physikalischen Prozessen zu suchen ist, sondern dass es sich ausschließlich um vitale Kräfte handelt... Deshalb ist die Homöopathie zutiefst vitalistisch, sie sieht die fundamentalen Reaktionen des Menschen, alles, was ihn krank macht, alles, was ihn heilt, angesiedelt in diesem unbekannten Land, dieser letzten möglichen Antwort auf alle Fragen, die das Leben selbst ist.

Unsere westlich genannte Kultur hat ihre Wurzeln in der griechischen Antike, später im christlichen Denken, und trotz zahlloser Versuche, dieser kulturellen Erblast zu entkommen, bleibt diese griechisch-lateinische Mischung das Mark jeder transzendenten Dialektik.

Bei den Griechen nämlich schon findet sich dieses Spiel von These und Antithese, in der ionischen und der eleatischen Tradition der Gegenüberstellung von Deduktionen, freilich ohne diese kämpferische Leidenschaft, mit der spätere Denker ihre Ideen zu absoluten Wahrheiten ausriefen mit all den absurden Folgen, die so etwas gewöhnlich zu haben pflegt.

Jahrhunderte hindurch versucht sich der Mensch an immer der gleichen Aufgabe, Ursprung und Ziel der menschlichen Existenz zu ergründen. Demokrit mit seinem Atomismus, Anaxagoras mit seiner Idee einer präexistenten Materie. Tales, Anaximander und alle anderen, die man als die »Physiker« bezeichnet, warfen ihre nicht geringe Intelligenz auf die Erkenntnis eines Urstoffs, aus dem alles zusammengesetzt sei, sowohl dem Anschein nach wie auch im innersten Wesen. Alles wurde durchexerziert: Feuer, Wasser, Erde und Luft. Die Mathematiker und Geometer nun wieder begeisterten sich an ihren Gesetzen und Berechnungen, vermaßen den Raum und vergaßen darüber etwas die abstrakteren Werte. Bei den Pythagoräern sehen wir das Universum zusammenschnurren auf ein gleichmäßiges Vieleck. Die Analogie-Beziehungen zwischen Zahlen scheinen das Grundlegende, das Geheimnis, das in den Proportionen eines Dreiecks liegt, der Oberflächen, der Volumina, der Perfektion der angenommenen Sphären des Universums. Die Kurve, die den Horizont nachzeichnet, wird die Grundlage eines Konzepts vom Ganzen, die unendliche Teilbarkeit einer Strecke führt zum Begriff des Infinitesimalen. Pythagoras hat es sich redlich verdient, von Raffael auf dem berühmten Fresko in der Galerie des Vatikans dicht neben Platon und Aristoteles gesetzt zu werden. Ihm gegenüber sehen wir Diogenes mit seiner sprichwörtlichen Laterne, mit der er den Menschen sucht, dieses erste und letzte Objekt jeder Spekulation, jedes Gedankens und jeder Anstrengung.

Den Ursprung der Welt wollte man ergründen, Und immer wieder landete man beim Unbekannten, diesem Anderen, das Quelle ist und Motor, das ewig ist und von dem alles abhängt. So leitete der Mensch aus einer Ursache alles ab, »was der Fall ist«.

Das Gleiche meinen die Purusha der Upanischaden, das Karma der Jainisten, die Substanz der ionischen Physiker, die Zahl der pythagoräischen Mathematiker, das »unwandelbare Denken« der Eleaten oder das Denken bei Parmenides, das das eigentliche Sein darstelle, was wiederum im Kerngedanken des cartesianischen Denkens reflektiert wird und den platonischen Idealismus in etwas konkreterer Form (was das Abbild der Idee angeht) fortsetzt und bestätigt.

▷ Die Gleichsetzung der Seele mit der Idee ist die eigentliche und grundlegende Erbschaft griechischen Denkens.

Aus diesem Grunde ist diese Seele unzerstörbar und ist dieselbe im Gefängnis des Körpers, sie sehnt sich, so Plotin, zu ihrem Ursprung zurück. Die Seele ist hier, bei Plotin, ein Ganzes, das Gerüst des Universums, die Weltseele, bei Platon oder später bei Jung hat jedes Ding an ihr teil und schafft damit Kollektivseelen, die als Archetypen bekannt sind. Auch die Vorstellung ist möglich, die Seele sei etwas, das alle Dinge durchtränke, alle Formen, die unseren Sinnen zugänglich sind, aber eben auch alles, was wir weder wahrnehmen, noch überhaupt erahnen können. Die Seele der Dinge, die Seele der Wesen, unsere Seele, die mineralische Seele, die animalische, vegetabilische oder menschliche Seele, wie es Thomas von Aquin formuliert hat.

Auf der anderen Seite führt das Irreale unserer Existenz, unserer Existenz nur im Geiste (im brahmanischen Sinne), oder unserer Existenz in diesem einzigen aristotelischen Sein, dessen Essenz das Denken des Denkens ist, dazu, dass wir unseren Intellekt auf die universalen Gesetze richten *müssen*, um das Besondere, das Teilhafte zu begreifen.

Natürlich ist versucht worden, einen materiellen Monismus zu begründen, in dem alles der Materie entstammte. Der entgegengesetzte Ausschlag des dialektischen Pendels ist der energetische Monismus: alles sei Energie in verschiedenen Verdichtungen und Formen. Auch hat man die Welt aus verschiedenen Ursprüngen zu erklären versucht, also aus der Materie *und* dem Geist oder dem Leben. Und schließlich gibt es eine babylonische Vielzahl von Namen für immer die gleiche Vorstellung. Die Seele ist für viele gleichbedeutend mit dem Geist, für andere ist der Geist die grundlegendere Substanz, und die Seele das, was aus dem Geist und mit dem Körper entsteht und mit diesem zugrunde geht.

Man hat die These aufgestellt, dass aus der Materie das Leben hervorgehe und aus diesem die Seele. Man hat auch die gesamte Existenz erklären wollen ohne die »Zuhilfenahme« des Geistes. Was aber die Entstehung angeht, der Dinge, der Welt, dessen, was ist und was der Fall ist, wie man es auch drehen und wenden mag, man kommt an einem nicht vorbei: der ersten Idee, dem Einen, der fundamentalen Monade, an Gott, aus dem alles hervorgeht und zu dem unsere Vernunft zurückführt, auch wenn und gerade indem sie sich an seiner Negation versucht, denn dieses Ich tief in uns sucht ihn immer, sehnt sich nach ihm als dem Allerhöchsten, als dem Ziel aller Dinge.

1.21 Die unangreifbare Einfachheit des Hahnemannschen Vitalismus

Der Begriff der **Lebenskraft** ist mit dem des Geistes nicht identisch, aus zwei Gründen: erstens, weil das Geistige die nicht weiter reduzierbare Einfachheit des menschlichen Wesens ausmacht, das also, was die thomistische Philosophie als das essenzielle Sein bestimmt. Der **Geist** ist eine abstrakte Idee, unberührt vom Faktischen und unerreichbar für die Medizin, denn aufgrund seiner vollkommenen Einfachheit ist er für die Akzidentien, also für das Nicht-Einfache nicht erreichbar. Die Annahme dagegen, dass jeder vitale Prozess an die Materie gekoppelt sei durch eine Kraft, eine energetische Richtung, die in keiner Weise anarchisch ist, sondern ganz im Gegenteil mit einem gewissen Determinismus sich der Materie, auf die sie wirkt, aufzwingt, führt uns dazu, anzuerkennen, dass die Lebenskraft etwas sei, das zwar geistartig ist, also dem Geist ähnlich, aber ebenso seelenartig, indem es nämlich die Wechselfälle, die Bewegungen der Materie »beseelt«, anstiftet und lenkt in Richtung auf die existenzielle Finalität des Individuums.

▶ Die **Lebenskraft** ist also eine eigene Dynamik, die aber formbildenden Kräften unterliegt, nämlich eben den Einschränkungen des Objektcharakters, der Stellung, der Aufgabe, die das betreffende Individuum im Rahmen des Universums darstellt. Die Lebenskraft ist also sozusagen die Personifizierung des essenziellen Seins der Thomisten.

Jedes Wesen, ob nun Mensch oder irgendein anderes Wesen, enthält in seinem Bereich gewissermaßen eine Portion dieser Dynamik, die es braucht, um seinen Zusammenhalt, sein Dasein, seine Entwicklung, seine Projektion in die Wirklichkeit usw. gewährleistet zu sehen, den Qualitäten des betreffenden Wesens gemäß. Es ist eine umschriebene Naturkraft, die jedem Ding, jedem Wesen perfekt angemessen ist, und für jedes Einzelwesen eine Ableitung, ein Abbild des Ganzen darstellt, gemäß den Besonderheiten seiner Struktur, der es entspricht wie ein »Ding an sich«. Deshalb haben alle Wesen gleiche Bedeutung, ebenso was ihre Qualität als Wesen angeht, wie auch, was ihre Beziehung zum Menschen betrifft.

Zweitens nimmt der Geist einen höheren Rang in der Hierarchie ein, stellen wir ihn uns doch innerhalb einer deduktiven Dialektik als fundamentales Element vor, das alles durchtränkt, anfüllt und allem, was ist, die Eigenschaft verleiht, sich in die Wirklichkeit zu begeben, sich zu manifestieren. Er ist höchste Ursache des Lebens selbst, aller Existenz. Er ist also nicht beschnitten, umschrieben, abgeteilt wie die Lebenskraft. Nein, der Geist wird vorgestellt als teilhaftig der Qualität des Unendlichen, und ist deshalb für einige Philosophen bis zur Verwechslung der Ewigkeit Gottes angenähert worden. Die Idee ist vollkommen universal, unabänderlich und reine Möglichkeit, und kann deshalb, wie die Idee des Äthers, zutreffen oder nicht zutreffen, ohne etwas von ihrem Sein zu verlieren. Sie kann innerhalb eines Seienden anzutreffen sein, ohne deshalb aufzuhören, im Ganzen zu sein, und sie kann aufhören, innerhalb eines Seienden zu sein, und dennoch absolut nichts verlieren, sie kann als das bleiben, was ihr abwesend ist, aber dennoch in ihr ist.

Etwa dieser Begrifflichkeit entspricht, was Hahnemann das **Lebensprinzip** nennt. In einigen Paragraphen des *Organon* nämlich vollzieht sich bis zur 6. Auflage ein Wandel von der »Lebenskraft« zum »Lebensprinzip«. Man könnte entgegenhalten, dass wir hier unnötigerweise aus einer kartesianischen Dualität eine Trinität machen von Körper, Lebenskraft und Lebensprinzip, etwas, was einer strikten Individualisierung entgegenstünde oder innerhalb einer solchen ganz überflüssig wäre. Wir haben jedoch darauf hingewiesen, dass diese Überlegungen innerhalb der homöopathischen Lehre gar nicht notwendig sind, in der es völlig ausreicht, sich die Lebenskraft als eben das vorzustellen, was der Begriff aussagt, die Kraft des Lebens. Das *Lebensprinzip* nimmt einen höheren Rang ein, es resümiert gleichsam die Ganzheit der *Lebenskraft* als eines energetischen Ganzen, das auf alles Organische wirkt, mit der einwohnenden Neigung zur Dauer, ganz wie das Konzept der *anima* von C.G. Jung.

Um die unmittelbaren Gegensätze, die zwischen einer materialistischen und einer spirituellen Dialektik bestehen mögen, aufzuheben, beginnen wir mit etwas, mit dem man üblicherweise endet, der möglichen Annahme nämlich eines Monismus, Unizismus entweder der einen oder der anderen Manier. So können wir uns auf den Standpunkt eines spirituellen Monismus stellen, zugeben und annehmen, dass die Wirklichkeit nur subjektiv ist bzw. allein aus dem Geist heraus zu verstehen. Oder wir nehmen in physikalisch-chemischer Begrifflichkeit an, dass alle Dinge aus den unendlich verschiedenen Seinsweisen eines fundamentalen Elements zusammengesetzt seien, welches als Energie figuriert, und dass diese Energie, diese Kraft die Emanation, der Vektor sozusagen der Materie sei, nach dem Gedanken des Anaxagoras einer ewigen Materie, dessen Ursprung ganz im Dunkeln liege. Pascal hat hierauf so hübsch eingewandt, dass man einer solchen Materie die unmöglichsten Möglichkeiten zugestände, nicht aber die, sich selbst zu erkennen.

Ein spiritueller Monismus setzt eine allwissende und allmächtige Intelligenz voraus, die aus und mit ihrem Denken formt und schafft, ein Monismus, der sich auf die Materie verlässt und sie gewissermaßen an Gottes statt einsetzen will, lebt mit dem Problem, dass unser Denken diese Materie aus ihrer Definition heraus als inert und unbeweglich betrachtet.

Unser Meister lässt uns die Freiheit, zu wählen zwischen zwei verschiedenen Grundannahmen für unser Denken. Allerdings sind wir eingeschränkt erstens durch die Evidenz des Organischen: so sind wir als Ärzte zuallererst Analytiker. Und zweitens durch die Evidenz einer vitalen Dynamik, die jedem Handeln zugrunde liegt und die Manifestierung des Menschen entscheidet. Und drittens die Annahme eines höheren Etwas, von universaler Natur, dessen Annahme und Erklärung sich erst der individuellen Dialektik erschließt und dieses sehr persönlichen Charakters halber für die eigentliche praktische Aufgabe eines Arztes entbehrlich erscheint.

Hahnemann allerdings lässt uns nicht einen Augenblick im Zweifel über seinen Deismus, über sein Staunen über die Allgüte des Schöpfers aller Dinge gegenüber seinem Geschöpf, die ihn nämlich das Gesetz des Heilens hat wissen lassen, und darüber in die Medizin endlich so etwas wie Methode gebracht hat. Die Lebenskraft jedes Organs, jedes Teiles des Körpers, jeder Zelle, die in ihrer Gesamtheit das Lebensprinzip konstituieren, kann in Übereinstimmung mit dem Denken Platons gedacht werden, als nämlich ein Zwischen- und Vermittlerding zwischen Geist und Körper, das, ohne weder das eine noch das andere zu sein, an beiden Qualitäten teilhat, als eine Kraft (vis), die allem Unteilbaren, jedem Individuum, innewohnt.

Wenn Thomas v. Aquin von der »Mineralseele« spricht (der kohäsiven Kraft des Minerals), der »Pflanzenseele« und der »Tierseele«, macht er diese Eigenschaft der Lebenskraft deutlicher. Der Begriff des Geistes berührt eine höhere Ebene.

So gibt uns Hahnemann im § 9 des »Organon« als Fähigkeit und Aufgabe der Lebenskraft an, *alle seine Theile in bewunderswürdig harmonischem Lebensgange in Gefühlen und Thätigkeiten [zu halten], so dass unser inwohnende, vernünftige Geist sich dieses lebendigen, gesunden Werkzeugs frei zu dem höhern Zwecke unsers Daseins bedienen kann.*

Die Materie-Ebene des Menschen wird gebildet aus allen Dingen, die ihn in der Sichtbarkeit konstituieren. Die Lebenskraft entspricht allen diesen Dingen, sie korreliert mit ihnen. Die Lebenskraft jedes einzelnen dieser Dinge, dieser Elemente des Körpers, der Organe wie der Zellen, findet ihren Oberbegriff im Begriff des Lebensprinzips als der Totalität der Vis naturae.

Der Geist als einfache Substanz oder als reine Dynamik bedient sich des Lebensprinzips und darüber der Lebenskraft jedes einzelnen Teils des Organismus, um seiner Expressivität und seiner Transzendenz Wirklichkeit zu geben.

2.

Samuel Hahnemann Mensch und Werk

2.1 Christian Friedrich Samuel Hahnemann

Hahnemann wurde am 10. April 1755 in Meißen geboren. Er war das dritte von vier Kindern des Porzellanmalers Christian Gottfried Hahnemann und von Johanna Christiane Spieß, Tochter des Leutnants Spieß, der in einem Regiment des Herzogs von Sachsen-Weimar Dienst tat. Die wirtschaftliche Lage der Familie war nicht berauschend, dennoch hatte Hahnemann von kindauf an nichts anderes im Sinn, als soviel Wissen wie nur möglich in sich aufzunehmen. Eifrigster Unterstützer war sein durchaus gebildeter Vater, der ihm das Motto mit auf den Weg gab: Mehr sein als scheinen!

Als Kind armer Leute ging er zunächst in die Gemeindeschule. Da schon zeigt sich seine Begabung, und seine Mutter, die vom Talent ihres Sohnes überzeugt war, tut ihr Möglichstes, um ihn zu fördern: zusammen mit dem Schulmeister gelingt es ihr, für Samuel ein Stipendium des sächsischen Königs für die Schule St. Afra zu erwirken, eine der besten des Landes. St. Afra war die Eliteschule Sachsens, hier gingen die Söhne des Adels und der reichen Kaufleute zur Schule. Hahnemann leidet nicht wenig unter diesem Standesunterschied zu seinen Kameraden, die ihn deshalb aufziehen. Er findet allerdings einen treuen Fürsprecher im Lehrer Müller, dem aufgefallen war, dass alle seine anderen Schüler dem kleinen Samuel nicht das Wasser reichen konnten. Er weist die Spötter in die Schranken, und Hahnemann kann seinen Wissensdurst ungestört, wenn auch ein wenig isoliert, stillen.

Sprachen fallen ihm leicht, sehr leicht sogar, er spricht bald viele lebende Sprachen, wie auch die antiken, Latein, Griechisch, Deutsch, Französisch, Englisch, Spanisch, Hebräisch und besitzt sogar Kenntnisse des Chaldäischen.

Im Alter von 12 Jahren ist er ein ausgezeichneter Schüler der Humanwissenschaften, und beweist herausragende moralische und intellektuelle Fähigkeiten. Sein Licht begann zu leuchten. Mit 14 Jahren vertritt er den Griechischlehrer. Dr. Müller, schließlich Direktor von St. Afra sagte einmal: »Obwohl er ein Kind ist, ist er ein Meister, ein ernst zu nehmender dazu. Ich erlaubte ihm, die Klassen zu besuchen, die er für die richtigen hielt.« Auch erhielt er die Freiheit, sich jedes Buches zu bedienen, über das die Bibliothek verfügte.

So schloss er die Schule mit Bravour ab. Körperlicher Arbeit durchaus abgeneigt, zog er das Studium der verschiedensten und entlegendsten Gebiete vor, und glich seine schwächliche körperliche Konstitution durch geistige Qualitäten mehr als aus.

Als Freund der Bücher flüchtet er in ihre Welt. Von Anbeginn an sucht er nichts weniger als die Wahrheit. Er macht sich eine kleine Lampe, die er unter seiner Bettdecke verborgen hält, damit er unbemerkt vom Vater, auch nachts noch lesen kann. Dabei war sein Vater schon einer seiner eifrigsten Förderer. Und so las er, bis ihm die Augen zufielen oder die Morgenröte heraufzog. Die Jahre vergingen, bald machte er sich dem Dr. Müller als Gehilfe nützlich und erhielt den Titel eines »collega tertius«. Seiner Aufgaben entledigte er sich dabei zur vollsten Zufriedenheit aller.

Er war aufrecht und gut mit allen. Er erwarb das Vertrauen, ja die Bewunderung seiner Lehrer durch seine Umsicht, seinen Eifer und seine enthusiastische Liebe für seine Studien. Der Aufenthalt an der Fürstenschule St. Afra dauerte bis in sein 20. Lebensjahr. Auch Mathematik, Botanik und Physik gehörten schließlich zu seinem Lehrplan.

Als er seine Berufung zur Medizin erkennt, verlässt er 1775, im Alter von 20 Jahren, Meißen und geht an die Universität von Leipzig. Seine Börse belief sich auf 20 Taler, die ihm sein Vater unter großen Entbehrungen aufgespart hatte. Das war nicht viel Geld. Aber er besaß einen größeren Schatz: seine Intelligenz, seine Bildung und seine enorme Ausdauer. Um etwas dazuzuverdienen, gab er Englisch- und Französischunterricht und übersetzte französische, englische und italienische Publikationen ins Deutsche. Diese

Übersetzungen hatten zweierlei für sich: sie verschafften ihm Einkünfte und gleichzeitig das ersehnte Wissen.

Von der Leipziger Universität war Hahnemann bald enttäuscht, es gab dort keine Klinik, keine Möglichkeit zu Versuchen oder praktischen Übungen, und so entschloss er sich 1777 Leipzig zu verlassen und nach Wien zu gehen, seinerzeit die Sonne am Himmel der Medizin. In Wien gab es das fortschrittlichste Krankenhaus seiner Zeit, das Hospital der Barmherzigen Brüder, und Hahnemann, der nichts anderes wollte, als Arzt sein, fand dort die Praxis und die Erfahrung, die er suchte.

Der Leiter des Hospitals war Dr. Quarin, der Hahnemann als Studenten zuließ. Bald sah er, was er da für einen Fang gemacht hatte, und erhob Hahnemann zu seinem persönlichen Assistenten, übertrug ihm allerhand Verantwortung, und ließ sich sogar in seiner Abwesenheit von ihm vertreten.

Hahnemann lernte in Wien eine Menge, er war so geschickt, so befähigt, dass ihn sein Lehrer und Wohltäter, der Dr. Quarin, dem Statthalter von Transsilvanien, Samuel von Bruckenthal, als Leibarzt empfahl. Dieser gab der Bitte nicht nur statt, sondern vertraute Hahnemann zusätzlich den Posten eines Bibliotekars an, angesichts der Tatsache, dass Hahnemann nicht nur in der Medizin, sondern eben auch in allen anderen Wissenschaften außerordentlich beschlagen war.

Trotz dieser priviligierten Stellung entschloss sich Hahnemann, seinen Doktor zu machen, verließ Österreich und ging nach Erlangen, wo er am 10. August 1779 seine Dissertation verteidigte.

Dann ging er aufs Dorf, um die Pathologie im Urzustand zu studieren, nicht eine Krankenhauspathologie, die schon weitgehend verändert war unter dem Einfluss all der Medikamente. Er wollte die Krankheitserscheinungen der einfachen Leute sehen, die noch nie mit irgendetwas behandelt worden waren. Er wollte als einfacher Landarzt leben, am Bett seiner Patienten sitzen, ihnen helfen, so gut er es mit seinem Wissen konnte. Er zog nach Dessau und traf dort den Apotheker Hasseler, der Hahnemann sein Labor zur Verfügung stellte, damit er seine Arzneistudien vervollkommnen konnte. Hahnemann verliebte sich in die 18-jährige Tochter des Apothekers, Johanna Leopoldine Henriette Küchler und heiratete sie 1782 im Alter von 27 Jahren. Beide zogen nach Gommern, wo Hahnemann eine Praxis eröffnete.

Anschließend ging er nach Dresden, widmete sich seiner praktischen Arbeit, aber studierte und schrieb auch nebenher. Er schloss Bekanntschaft mit Lavoisier und mit dem Dr. Wagner, dem Direktor der Gesundheitspolizei.

In Dresden lebte Hahnemann in relativem Wohlstand, seine Veröffentlichungen und seine zahlreichen Patienten verschafften ihm, was er zu einem zufriedenen Leben brauchte. Aber sein scharfer Blick konnte nicht über die Unzulänglichkeit der Medizin seiner Zeit hinwegsehen, und irgendwann hatte er es über, eine Medizin zu machen, von der er nicht mehr überzeugt war. Er gab alle Bequemlichkeiten, all den erworbenen Wohlstand auf, und begab sich auf die Suche nach einer besseren Medizin.

Er hatte seinen besten Freund sterben sehen, er hatte ihm nicht helfen können, und diese Niederlage ließ den letzten Rest Vertrauen, das er noch in die allopathische Medizin seiner Zeit hatte, schwinden.

Er hatte 11 Kinder zu der Zeit, und musste mit ansehen, wie sie krank wurden, gerade zu einem Zeitpunkt, wo er der Medizin den Rükken gekehrt hatte, weil er das Vertrauen in sie verloren hatte.

In diesen Tagen des Zweifels, isoliert von aller Welt, vertieft in tiefes Nachdenken, rief er aus: »Wo finde ich sichere Arzneien? Mein bedrängtes Herz will keine Erleichterung finden! Acht Jahre genauester Praxis haben mir die Nichtigkeit aller Heilsysteme vor Augen geführt. Ich beschloss, die Natur selbst aufzusuchen, diese große Heilerin, an die wohl noch niemand gedacht hatte.«

2.2 Hahnemann und die Wissenschaft

Fraglos besaß Hahnemann herausragende Fähigkeiten. Er interessierte sich nicht nur für die Wissenschaften, die irgendwie mit seinem Beruf zu tun hatten, er begab sich auch auf ganz andere Gebiete, zumal ihm praktisch jede Sprache von einiger Bedeutung zu Gebote stand.

In Hahnemanns Epoche etwa begann die Physik. Aus der Alchemie hatte sich die wissenschaftlichere Chemie entwickelt, die, zusammen mit der Mineralogie, einen ungeheuren Aufschwung erlebte, und auch Hahnemann gewaltig anzog. Kenntnisse der Botanik, der Mathematik und der Physik verstanden sich fast von selbst. Auf dieser Grundlage hatte er schon eine Abschlussarbeit in St. Afra geschrieben, die ihn als künftigen Arzt auswies: »Über die wunderbare Gestalt der menschlichen Hand«. Hier verbreitet er sich mit großer philosophischer und physiologischer Einsicht über die Hand, ihre Struktur und ihre Bedeutung für den Menschen.

Später, in seiner Arbeit auf dem Land, bei den Bauern oder bei den Bergarbeitern, suchte er die Krankheiten in ihrer natürlichen Entwicklung zu verstehen, er wollte wissen, wie Pathologie gelebt wird, sich nicht beschränken auf kunstreiche und unvollständige Beschreibungen, wie sie in den Büchern zu finden waren.

Er wollte die Erscheinungen ihrer eigenen Natur gemäß erleben und sehen. Wie Aristoteles widmete er sich der Beobachtung der Pflanzen und Tiere, um sie beschreiben zu können, um Verbindungen aufdecken zu können in diesem wunderbaren Gewebe der Natur, und um als erster so etwas wie naturwissenschaftliche Abhandlungen zu schreiben. Er suchte im Buch der Natur selbst die Beschreibung und Entwicklung der Krankheiten, lernte mehr, als alle Bücher ihm vermitteln konnten, die nur Fragmente der Wahrheit waren, Ausschnitte boten aus der Pathologie, Teilansichten des menschlichen Leidens. Diese Suche nahm Gestalt an in der Arzneiprüfung am gesunden Menschen.

Hahnemann ist in wissenschaftlicher Hinsicht seiner Epoche eindeutig einen Schritt voraus. Die wissenschaftliche Methode war nicht gerade weit verbreitet, nur hier und dort leuchtet ein Lichtchen in der Finsternis. Die Methodik selbst war ziemlich unausgereift und nur von wenigen befolgt. Hahnemann führte ganz klare Kriterien für Wissenschaftlichkeit ein, als die Medizin noch von mittelalterlicher Spekulation beherrscht war. Zuerst wandte er sich der Beobachtung der Phänomene zu, die sich als Ursache und Wirkung darstellen, heute würde man es als **Kausalketten** bezeichnen.

Auf der unerbittlichen Suche nach Wahrheit in der Medizin forschte er nach berechenbaren und unbestreitbaren Wirkungen, die sich irgendwie bei Krankheiten erzielen lassen. Aus solchen Beobachtungen erstellte er als zweiten Schritt einer wissenschaftlichen Vorgehensweise eine Hypothese, nämlich die einer Beziehung zwischen einem Phänomen und einem anderen. In seinem Falle, zwischen dem Phänomen Krankheit und dem Phänomen Heilung mit einem dazwischengeschalteten therapeutischen Etwas. Er suchte nach einer notwendigen Beziehung zwischen diesen drei Elementen. Seine Hypothese suchte er mit den Beobachtungen seiner Lehrer und Kollegen zu schärfen, genauer zu formulieren, und setzte sie dann dem Experiment in der Natur aus. Der Schluss, wie er von der Natur bestätigt wurde, lautete: eine Krankheit wird durch eine andere geheilt, die ihr ähnlich ist, aber an Stärke überlegen. Hahnemann gab sich damit noch nicht zufrieden. Er musste diese These beweisen, wenn der Wissenschaft genüge getan sein sollte, und intuitiv kam er auf die Idee, die am Kranken beobachteten Erscheinungen unter kontrollierten Bedingungen zu reproduzieren. Er ersann die **Arzneimittelprüfung am Gesunden** und konnte zeigen, dass Arzneien nur heilen können, wenn sie das Symptomenbild, das sie im Kranken hinwegnehmen, im Gesunden auch erzeugen können. Er führte zahllose

Versuche durch, bis er sich seiner Sache sicher war. Die **medizinische Wissenschaft** war geboren, und nie jemals vorher noch nachher, waren mehr Methodik, mehr Experiment, mehr »Wissenschaftlichkeit« für eine medizinische Entdeckung versammelt.

Hahnemann verfolgte weiter seine Forschungen, Experimente und Beobachtungen an der lebendigen Natur. Er gab der Medizin das Experiment, das es so vorher nie gegeben hatte, und er gab ihr eine philosophische Lehre. Er entriss die alten hippokratischen Prinzipien dem Vergessen. Er erkannte, dass die Natur der beste Arzt sei, dass es gelte, sie nachzuahmen und sie in ihren Heilungsanstrengungen zu unterstützen.

Auf der anderen Seite konnte Hahnemann mit dieser wissenschaftlich-experimentellen Methode zeigen, was heutige Kliniker bestätigt haben, dass nämlich jeder Kranke auf seine Weise krank ist, und dass jede Arznei eine eigene spezifische Art von Leiden hervorruft. Dann hat er etwas entdeckt, für das die wissenschaftliche Erklärung noch aussteht, nämlich die Dynamisierung der Arzneien, die aus inerten oder arzneilichen Substanzen Arzneien macht, die vollkommen unschädlich, aber, wenn sie nach dem Gesetz der Ähnlichkeit gegeben werden, von höchster arzneilicher Kraft sind. Die moderne Wissenschaft hat damit ihr Schwierigkeiten, und man begreift erst teilweise, wie die Arzneiqualitäten der Substanz sich der Verdünnungssubstanz offenbar einprägen und bei jedem Verdünnungsschritt intensiviert werden. Das hat immer noch etwas von Magie und Mystik an sich, wird aber in nicht allzu langer Zeit vollkommen aufgeklärt sein, schließlich sind die Wirkungen solch hochenergetischer Arzneien Tag für Tag zu beobachten, und so muss es auch eine Erklärung dafür geben.

Hahnemann ist ein Visionär der Wissenschaft, gar keine Frage. Er erahnte das Urgesetz der Heilung, später die **Dynamisierung der Arzneien** und ebenso die tiefe **konstitutionelle Pathologie**, die unter den Menschen durch falsche Behandlung und Unterdrückung oberflächlicher Symptome über Hunderte von Generationen entstanden ist. Er verstand wie kein anderer auf der Welt, und auch heute versteht es kaum jemand, das, was er **Miasma** nannte, diese krankhafte Dynamik, die ins Innerste des Menschen einzudringen in der Lage ist und sein ganzes Sein definitiv und transzendental umformt.

Dieser Intuition Hahnemanns folgen seine Schüler, sie studieren seine Werke, stehen staunend vor diesem wunderbaren, voller Überraschungen und Kreativität steckenden, aber auch so fürchterlichen Schauspiel menschlichen Leidens, der Transzendenz der Krankheit, ebenso wie der Transzendenz, die jede Therapie, die heilen will, zur Grundlage nehmen muss.

Der Meister belegte in seiner ärztlichen Praxis ebenso die Wahrheit der vitalistischen Philosophie. Vitalismus bedeutet die Erkenntnis, dass das Leben direkte Folge eines Geistes ist, seine Emanation, der uns schafft und uns lenkt, der uns die Ewigkeit verheißt, und dessen Bestreben dahingeht, sich zu verwirklichen, zu manifestieren, der häufig auf Hindernisse stößt in unserem Organismus, in unserer Materie, die ihn an seiner Entfaltung hindern, an der Entwicklung seiner Fülle und Ganzheit. Hahnemann erschaute diese Zusammenhänge, als er die **Miasmenlehre** konzipierte, die dem Arzt maximale Möglichkeiten der Therapie an die Hand gibt. Hahnemann bestand energisch auf der dynamischen Wirkung der Arzneien, die nur in dieser Eigenschaft auf die dynamischen Prozesse der Krankheit Einfluss nehmen könnten.

Der Fortschritt der Wissenschaft von seiner Zeit bis heute besteht eigentlich auch nur darin, dass eines nach dem anderen alle seine Postulate bestätigt werden, und wir mit unseren begrenzten Fähigkeiten betrachten mit Staunen und Ehrfurcht, was das visionäre Genie Hahnemanns der medizinischen Wissenschaft geschenkt hat.

Als Ausweis seiner wissenschaftlichen Fähigkeiten, seiner enormen Arbeitskraft, ebenso wie seiner kompromisslosen Suche nach Wahrheit und Wissen, dienen die Schriften, die Hahnemann im Laufe seines langen Lebens veröffentlichte. Seine Hauptwerke wurden in nahezu alle Sprachen der Welt übersetzt, sie werden von Tausenden und Abertausenden seiner Schüler studiert, die nicht anders können als seine Erkenntnisse bestätigen, seiner genialen Intuition recht geben und seine wunderbaren Entdeckungen auf dem Gebiet der Medizin, aber auch der Physik, der Chemie und der Philosophie mit Dankbarkeit sich zu eigen machen.

Hahnemann, obschon Mitglied der Akademie der Wissenschaften in Leipzig und später auch der in Mainz, suchte weder Ehrungen noch Reichtümer. Nie war er mit seinen Versuchen und seinen Arbeiten restlos zufrieden, immer suchte und fand er Verbesserungsmöglichkeiten. Einem Freund, der sich über seine Genialität ausgelassen hatte, entgegnete er: »Bitte lass die Schmeicheleien, ich will nichts mehr, als meine Pflicht tun, und so gut arbeiten, wie ich kann!« Das sagt genug über den Wissenschaftler Hahnemann.

Wir alle, die wir ihm nacheifern, sind aufgerufen, seinen Wahrheiten zur Geltung zu verhelfen, zum Wohle unserer Kranken.

2.3 Bibliographie

Werke Samuel Hahnemanns[2]

1. Selbständige Schriften

a) Hauptwerk:

Organon der rationellen Heilkunde. Dresden 1810

Organon der Heilkunst. Zweite vermehrte Auflage. Dresden 1819

Organon der Heitkunst. Dritte verbesserte Auflage. Dresden 1824

Organon der Heilkunst. Vierte verbesserte und vermehrte Auflage. Dresden und Leipzig 1829

Organon der Heilkunst. Fünfte verbesserte und vermehrte Auflage. Dresden und Leipzig 1833

[Organon der Heilkunst. Sechste Auflage. Hrsg. von Arthur Lutze. Coethen 1865; Siebente Auflage. Hrsg. von Arthur Lutze. Köthen 1881]

Organon der Heilkunst. Nach der handschriftlichen Neubearbeitung Hahnemanns für die 6. Auflage. Hrsg. von Richard Haehl. Leipzig 1921

Reine Arzneimittellehre. Dresden 1811-1821

    Erster Theil. Dresden 1811
    Zweiter Theil. Dresden 1816
    Dritter Theil. Dresden 1817
    Vierter Theil. Dresden 1818
    Fünfter Theil. Dresden 1819
    Sechster Theil. Dresden 1821

Reine Arzneimittellehre. Zweite, vermehrte Auflage. Dresden, Dresden und Leipzig 1822–1827

    Erster Theil. Dresden 1822
    Zweiter Theil. Dresden 1824
    Dritter Theil. Dresden 1825
    Vierter Theil. Dresden 1825
    Fünfter Theil. Dresden und Leipzig 1826
    Sechster Theil. Dresden und Leipzig 1827

Reine Arzneimittellehre. Dritte, vermehrte Auflage. Dresden und Leipzig 1830–1833

    Erster Theil. Dresden und Leipzig 1830
    Zweiter Theil. Dresden und Leipzig 1833

---

2 Vgl. auch Josef M. Schmidt: Die Publikatonen Samuel Hahnemanns. Sudhoffs Arch. 72 (1988). S. 14.-36 sowie ders.: Bibliographie der Schriften Samuel Hahnemanns. Rauenberg 1989).

Die chronischen Krankheiten, ihre eigenthümliche Natur und homöopathische Heilung. Dresden und Leipzig 1828–1830

    Erster Theil. Dresden und Leipzig 1828
    Zweiter Theil. Antipsorische Arzneien. Dresden und Leipzig 1828
    Dritter Theil. Antipsorische Arzneien. Dresden und Leipzig 1828
    Vierter Theil. Antipsorische Arzneien. Dresden und Leipzig 1830

Die chronischen Krankheiten, ihre eigenthümliche Natur und homöopathische Heilung. Zweite, viel vermehrte [und verbesserte] Auflage. Dresden und Leipzig. Düsseldorf 1835–1839

    Erster Theil. Dresden und Leipzig 1835
    Zweiter Theil. Antipsorische Arzneien. Dresden und Leipzig 1835
    Dritter Theil. Antipsorische Arzneien. Düsseldorf 1837
    Vierter Theil. Antipsorische Arzneien. Düsseldorf 1838
    Fünfter und letzter Theil. Antipsorische Arzneien. Düsseldorf 1839

b) Weitere Einzelschriften:

Conspectus adfectuum spasmodicorum aetiologicus et therapeuticus. [Dissertation] Erlangae 1779

Anleitung alte Schäden und faule Geschwüre gründlich zu heilen nebst einem Anhange über eine zweckmäsigere Behandlung der Fisteln, der Knochenfäule, des Winddorns, des Krebses, des Gliedschwamms und der Lungensucht. Leipzig 1784

Ueber die Arsenikvergiftung [,] ihre Hülfe und gerichtliche Ausmittelung. Leipzig 1786

Abhandlung über die Vorurtheile gegen die Steinkohlenfeuerung, die Verbesserungsarten dieses Brennstofs, und seine Anwendung zur Backofenheizung. Dresden 1787

Unterricht für Wundärzte über die venerischen Krankheiten, nebst einem neuen Queksilberpräparate. Leipzig 1789

Freund der Gesundheit. Frankfurt am Main, Leipzig 1792–1795

    Ersten Bandes erstes Heft. Frankfurt am Main 1792:

        [Vorwort] S. 1–8
        Biß von tollen Hunden. S. 9–21
        Die Krankenbesucherin. S. 22–27
        Verwahrung vor Ansteckung in epidemischen Krankheiten. S. 28–42
        In der Rockenphilosophie ist auch etwas gutes, wer es nur zu finden weiß, S. 43–46
        Luft verderbende Dinge. S. 47–56
        Auch nachtheilige Dinge haben Gutes. S. 57–61
        Diätisches Gespräch mit meinem Bruder, vorzüglich über den Mageninstinkt. S. 62–77
        Zuweilen eine Laxanz, sollte die wohl schaden? S. 78–81
        Abhärtung des Körpers. Erstes Fragment. S. 82–100

    Ersten Bandes zweites Heft. Leipzig 1795:

        Sokrates und Physon. Ueber den Werth des äusseren Glanzes. – Etwas zur Beförderung der Zufriedenheit. – S. 103–110

Vorschläge zur Tilgung eines bösartigen Fiebers, in einem Schreiben an den Polizeiminister. S. 111–117
Genauere, einzelne Vorschriften. S. 118–132
Nachträge zur allgemeinen Verhütung der Epidemien, besonders in Städten. S. 133–165
Ueber die Befriedigung unsrer thierischen Bedürfnisse – in einer andern als medizinischen Rücksicht. S. 166–173
Eine Kinderstube. S. 174–184
Ueber die Wahl eines Hausarztes. S. 185–195

Bereitung des Casseler Gelbs. Erfurt 1793 [vgl. 2. b]

Apothekerlexikon. Leipzig 1793–1799

Ersten Theils erste Abtheilung. A bis E. Leipzig 1793
Ersten Theils zweite Abtheilung. F bis K. Leipzig 1795
Zweiten Theils erste Abtheilung. L bis P. Leipzig 1798
Zweiten Theils zweite Abtheilung. Q bis Z. Leipzig 1799

Heilung und Verhütung des Scharlach-Fiebers. [Gotha, Nürnberg] 1801

Der Kaffee in seinen Wirkungen. Nach eignen Beobachtungen. Leipzig [auch Dresden] 1803

Aeskulap auf der Wagschale. Leipzig 1805

Fragmenta de viribus medicamentorum positivis sive in sano corpore humano observatis. Pars prima. Textus. Pars secunda. Index. Lipsiae 1805

Heilkunde der Erfahrung. Berlin 1805 [vgl. 2. m]

[Friedrich Hahnemanns, des Sohnes, Widerlegung der Anfälle Hecker's auf das Organon der rationellen Heilkunde. Ein erläuternder Kommentar zur homöopathischen Heillehre. Dresden 1811]

Dissertatio historico-medica de Helleborismo Veterum. [Habilitation] Lipsiae 1812

Die Allöopathie. Ein Wort der Warnung an Kranke jeder Art. Leipzig 1831

Aufruf an denkende Menschenfreunde über die Ansteckungsart der asiatischen Cholera. Leipzig 1831

Sendschreiben über die Heilung der Cholera und die Sicherung vor Ansteckung am Krankenbette. Berlin 1831

Heilung der asiatischen Cholera und Schutzmittel dagegen. Cöthen 1831

Heilung der asiatischen Cholera und Schützung vor derselben. Nürnberg 1831, 21831 [vgl. 2. a, d]

Die Heilung der asiatischen Cholera und das sicherste Schutzmittel gegen dieselbe nach des Hofraths Dr. S. Hahnemann neuestem Schreiben an den Regierungsrath Dr. C. v. Bönninghausen. Münster 1831

Sicherste Heilung und Ausrottung der asiatischen Cholera. Leipzig 1831, 21831, 31831, 41831

2. Veröffentlichungen in Zeitschriften

a) Der Anzeiger. Ein Tagblatt zum Behuf der Justiz, der Polizey und aller bürgerlichen Gewerbe, wie auch zur freyen gegenseitigen Unterhaltung der Leser über gemeinnützige Gegenstände aller Art [Jg. 1791–1793] [= DA];

Der Reichs-Anzeiger. Oder Allgemeines Intelligenz-Blatt zum Behuf der Justiz, der Polizey und der bürgerlichen Gewerbe im Teutschen Reiche, wie auch zur öffentlichen Unterhaltung der Leser über gemeinnützige Gegenstände aller Art [Jg. 1794–1806] [= RA]:

Allgemeiner Anzeiger der Deutschen. Oder Allgemeines Intelligenz-Blatt zum Behuf der Justiz, der Polizey und der bürgerlichen Gewerbe in den deutschen Staaten, wie auch zur öffentlichen Unterhaltung der Leser über gemeinnützige Gegenstände aller Art [Jg. 1807–1811 und 1814–1817] [= AAdD];

Allgemeiner Anzeiger. Oder Allgemeines Intelligenz-Blatt zum Behuf der Justiz, der Polizey und der bürgerlichen Gewerbe, wie auch zur öffentlichen Unterhaltung der Leser über gemeinnützige Gegenstände aller Art [Jg. 1812–1813] [= AA];

Allgemeiner Anzeiger der Deutschen. Der öffentlichen Unterhaltung über gemeinnützige Gegenstände aller Art gewidmet. Zugleich Allgemeines Intelligenz-Blatt zum Behuf der Justiz, der Polizey und der bürgerlichen Gewerbe [Jg. 1818–1829] [= AAdD];

Allgemeiner Anzeiger und Nationalzeitung der Deutschen [Jg. 1830–1839] [= AAuNdD]:

Medicinische Anzeige. DA (1791), Bd. 1, Nr. 12, a. [vgl. 2. t]

Das sicherste und gewisseste Hausmittel gegen den kalten Brand. DA (1791), Bd. 1, Nr. 136, b. [vgl. 2. c, t]

Vorschrift zur Hahnemanns geläuterter Weinprobe auf schädliche Metalle. DA (1791), Bd. 1, Nr. 136, c.

Vertheidigung. DA (1791), Bd. 1, Nr. 140, a. [vgl. 2. t]

[Vorschlag einer noch mangelnden Hülfs-Anstalt für wahnsinnige Standes-Personen. DA (1792), Bd. 1, Nr. 58, Sp. 478–480]

Aufforderung an die Kaiserl. Königl. Leibärzte. DA (1792), Bd. 1, Nr. 78, Sp. 633–635

Replik auf die vorläufige Antwort der Wiener Herren Leib-Aerzte. DA (1792), Bd. 1, Nr. 140, Sp. 1137

Zusatz. DA (1792), Bd. 2, Nr. 23/24, Sp. 190f.

[Für Freunde der Leidenden. DA (1792), Bd. 2, Nr. 34, Sp. 275f.]

Antwort für den Anfrager im R. A. Nr. 63 d. J. RA (1797), Bd. 2, Nr. 249, Sp. 2683

Beschwerde und Entschluss. RA (1799), Bd. 2, Nr. 272, Sp. 3108f.

Entdeckung eines specifischen, nie trügenden Verwahrungs- und Vorbauungs-Mittels des Scharlachfiebers. RA (1800), Bd. 1, Nr. 18, Sp. 237–239 [vgl. 2. n, t]

Dr. Hahnemann's fernere Erklärung über die Bekanntmachung seines specifischen Mittels gegen Scharlachfieber-Ansteckung. RA (1800), Bd. 1, Nr. 108, Sp. 1389–1391 [vgl. 2. t]

D. Hahnemann's vorläufige Erklärung über die Natur seines Präservativs gegen Scharlachfieber. RA (1800), Bd. 2, Nr. 279, Sp. 3601

[Neues merkwürdiges Laugensalz. RA (1800), Bd. 2, Nr. 283, Sp. 3672]

Ansicht der ärztlich kollegialischen Humanität am Anfange des neuen Jahrhunderts. RA (1801), Bd. 1, Nr. 32, Sp. 413–422

Ueber D. Sulzer. RA (1801), Bd. 1, Nr. 48, Sp. 629–631

Gedanken bey Gelegenheit des Mittels gegen die Folgen des Bisses toller Hunde im R. A. Nr. 7 u. 49. RA (1803), Bd. 1, Nr. 71, Sp. 937–940

Antwort [ ] auf die Aufforderung in Nr. 141 eine Vergiftung betreffend. RA (1805), Bd. 2, Nr. 189, Sp. 2378f.

Bedenklichkeiten über das (R. A. 1806 Nr. 12) angebotene China-Surrogat, und Surrogate überhaupt. RA (1806), Bd. 1, Nr. 57, Sp. 625–629

Rüge eines ungegründeten Gerüchts. RA (1806), Bd. 2, Nr. 191, Sp. 2297–2302

Ueber Brückmann's Aufsatz gegen mich im allg. Anz. Nr. 76. AAdD (1808), Bd. 1, Nr. 97, Sp. 1025–1028

Bemerkungen über das Scharlachfieber. AadD (1808), Bd. 1, Nr. 160, Sp. 1745–1752

Ueber den jetzigen Mangel außereuropäischer Arzneyen. AAdD (1808), Bd. 2, Nr. 207, Sp. 2265–2270

Ueber den Werth der speculativen Arzneysysteme, besonders im Gegenhalt der mit ihnen gepaarten, gewöhnlichen Praxis. AAdD (1808), Bd. 2, Nr. 263, Sp. 2841–2852 u. Nr. 264, Sp. 2857–2868

Ueber die Surrogate ausländischer Arzneyen und die jüngst von der medicinischen Facultät in Wien angegebenen Ueberflüssigkeitsgrade der letztern: vergl. Allg. Anz. Nr. 305, AAdD (1808), Bd. 2. Nr. 327. Sp. 3545–3553

Auszug eines Briefs an einen Arzt von hohem Range, über die höchst nöthige Wiedergeburt der Heilkunde. AAdD (1808), Bd. 2, Nr. 343, Sp. 3729–3741

Ueber die venerischen Krankheiten und ihre Cur. AadD (1809), Bd. 1, Nr. 94, Sp. 1145–1158 u. Nr. 95, Sp. 1161–1167

An einen Doctorand der Medicin. AAdD (1809), Bd. 2, Nr. 227, Sp. 2577–2580

Belehrung über das herrschende Fieber. AAdD (1809), Bd. 2, Nr. 261, Sp. 2913–2926

Zeichen der Zeit in der gewöhnlichen Arzneykunst. AAdD (1809), Bd. 2, Nr. 326, Sp. 3593–3597

[Nachricht von einem jetzt erschienenen Buche, betitelt: Organon der rationellen Heilkunde, von Samuel Hahnemann. AAdD (1810), Bd. 1, Nr. 152, Sp. 1649–1653]

Anticritik. AAdD (1811), Bd. 1, Nr. 106, Sp. 1184

Medicinisches Institut. AAdD (1811), Bd. 2, Nr. 336, Sp. 3633f.

Erinnerung. AA (1812), Bd. 2, Nr. 249, Sp. 2561f.

Geist der neuen Heillehre. AA (1813), Bd. 1, Nr. 62, Sp. 625–633 u. Nr. 63, Sp. 641–648

Heilart des jetzt herrschenden Nerven- oder Spitalfiebers. AAdD (1814), Bd. 1, Nr. 6., Sp. 49–54

Ueber Heilung der Verbrennungen gegen Dr. und Prf. Dzondi's Anpreisung des kalten Wassers. AadD (1816), Bd. 1, Nr. 156, Sp. 1621–1628

Nachtrag zu meinem Aufsatze im allg. Anz. d. D. Nr. 156 über den Vorzug des (warmen) Weingeistes bey wichtigen Verbrennungen vor kaltem Wasser. AadD (1816), Bd. 2, Nr. 204, Sp. 2117–2123

Belehrung über die venerische Krankheit und ihre gewöhnlich unrechte Behandlung. AAdD (1816), Bd. 2, Nr. 211, Sp. 2189–2201 u. Nr. 212, Sp. 2205–2211

Hochzuehrender Herr Professor. AAdD (1817), Bd. 1, Nr. 19, Sp. 197f.

Ueber die Lieblosigkeit gegen Selbstmörder. AAdD (1819), Bd. 1, Nr. 144, Sp. 1537f.

Aerztlicher Rath im rothen Friesel. AAdD (1821), Bd. 1, Nr. 26, Sp. 293f.

Belehrung für den Wahrheitssucehr in Nr. 165 d. Bl. AAdD (1825), Bd. 2, Nr. 194, Sp. 2387–2392

Wie ließe sich wol die Homöopathie am gewissesten wieder ausrotten? AAdD (1825), Bd. 2, Nr. 227, Sp. 2763–2770

Die Cholera. AAuNdD (1831), Bd. 1, Nr. 173, Sp. 2353–2357

Erläuternder Zusatz zu meiner Abhandlung über die Heilung der Cholera durch Kampher in Nr. 173, AAuNdD (1831), Bd. 2, Nr. 189, Sp. 2569f.

Schützung vor der asiatischen Cholera. AAuNdD (1831), Bd. 2, Nr. 225, Sp. 3057f.

Heilung der asiatischen Cholera und Schützung vor derselben. AAuNdD (1831), Bd. 2, Nr. 242, Sp. 3281–3285 [vgl. 1. b; 2. a, d]

[Ueber einen Zeitungsartikel, die Cholera betr. AAuNdD (1831), Bd. 2, Nr. 257, Sp. 3493f.]

Heilung der asiatischen Cholera und Schützung vor derselben. AAuNdD (1831), Bd. 2, Nr. 258, Sp. 3506–3511 [vgl. 1. b; 2. a, d]

Offenes Sendschreiben an die Majestät des Königs Friedrich Wilhelm des Dritten.

AAuNdD (1831), Bd. 2, Nr. 309, Sp. 4145f.

Nachricht. AAuNdD (1832), Bd. 1, Nr. 45, Sp. 597

Offenes Sendschreiben an das hohe Ministerium der geistlichen, Unterrichts- und Medicinalanstalten in Berlin. AAuNdD (1832), Bd. 1, Nr. 154, Sp. 2025–2030 [vgl. 2 x]

Nachschrift zu dem offenen Sendschreiben an das hohe Ministerium der geistlichen, Unterrichts- und Medicinalanstalten in Berlin. (Allg. Anz. [etc.] d. D. 1832 Nr. 154.)

AAuNdD (1832), Bd. 1, Nr. 173, Sp. 2277–2279 [vgl. 2 x]

Einladung aller meiner echten Schüler und Nachfolger zum 10. August nach Cöthen.

AAuNdD (1833), Bd. 1, Nr. 131, Sp. 1711 [vgl. 2. x]

[Ueber die Heilung chronischer Krankheiten. AAuNdD (1839), Bd. 1, Nr. 15, Sp. 181f.]

Wie Sam. Hahnemann seine Arzneyprüfungen angestellt habe? AAuNdD (1839), Bd. 2, Nr. 187, Sp. 2365–2368

b) Acta Academiae Electoralis Moguntinae Scientiarum Utilium [quae Erfurti est ad annum MDCCLXXXXIII. Erfurti 1794.] [= AAEMSU]:

Bereitung des Casseler Gelbs. AAEMSU (1794), I., S. 1–10 [= 1. b]

c) Annalen der Arzneymittellehre. Hrsg. von Johann Römer [= AdAL]:

Das sicherste und gewisseste Hausmittel gegen den kalten Brand. AdAL (1796), Bd. 1, St. 2, S. 191f. [vgl. 2. a, t]

d) Archiv für die homöopathische Heilkunst. Hrsg. von Ernst Stapf [= AhH]:

[Auszug aus einem Brief an Rummel]. AhH (1827), Bd. 6, H. 2, S. 48–50, Anm.

Nachschrift an den Herausgeber. [zu: Schreiben des Hrn. Kollegienrath Korsakof zu Dmitrof an Hrn. Hofrath Hahnemann] AhH (1829), Bd. 8, H. 2, S. 162–164

Beilage A. [zu: Versammlung des Vereins für homöopathische Heilkunst, am 10. August 1830.] AhH (1830), Bd. 9, H. 3, S. 72–79

Thonerde, (Alaunerde, Alumina). AhH (1830), Bd. 9, H. 3, S. 188–203

Auszug eines Schreibens des Herrn Hofrath Sam. Hahnemann in Köthen vom 14. März, an den Herausgeber, betreffend Mittheilungen über die im Jahre 1828 von Dr. Marenzeller zu Wien angestellten homöopathischen Heilversuche. AhH (1831), Bd. 10, H. 2, S. 73

Heilung der asiatischen Cholera und Schützung vor derselben. AhH (1831), Bd. 11, H. 1, S. 122–127 [vgl. 1. b; 2.a]

Nachschrift des Herrn Hofrath Dr. S. Hahnemann. AhH (1832), Bd. 11, H. 2, S. 97–99

Nachschrift des Herrn Hofrath S. Hahnemann. AhH (1832), Bd. 12, H. 1, S. 83–85

Kanthariden. AhH (1833), Bd. 13, H. 1, S. 157–164

e) Allgemeine Homoeopathische Zeitung. Hrsg. von Gustav Wilhelm Groß, Franz Hartmann u. Friedrich Rummel [= AHZ]:

Aufforderung: AHZ (1832), Bd. 1, Nr. 9, S. 72

An meine ächten Schüler. AHZ (1833), Bd. 2, Nr. 1, S. 1–3

Erklärung. AHZ (1834), Bd. 5, Nr. 2, Sp. 31

Aufforderung an alle homöopathische Aerzte. AHZ (1835), Bd. 6, Nr. 23, Sp. 366f.

Hahnemann's Empfang und Antrittsrede in der zu Paris versammelten Gesellschaft der homöopathischen Aerzte Frankreichs. AHZ (1836), Bd. 8, Nr. 12, Sp. 177-179

f) Allgemeines Journal der Chemie. Hrsg. von Alexander Nicolaus Scherer [= AJCh]:

Pneumlaugensalz entdeckt von Herrn Dr. Samuel Hahnemann in Altona. AJCh (1800), Bd. 5, H. 1, [H. 25]. S. 35-39 [vgl. 2. j]

Pneum-Alkali. An die Herren Klaproth, Karsten und Hermbstädt. AJCh (1800), Bd. 5, H. 5, [H. 29], S. 665-668

g) Berlinisches Jahrbuch für die Pharmacie und für die damit verbundenen Wissenschaften [= BJbPh]:

Hahnemanns verbesserte Weinprobe. (Liquor probatorius fortior.) BJbPh (1795), Jg. 1, S. 156f.

[Nachricht über Alcali Pneum] BJbPh (1801), Jg. 7, S. 146f.

h) Beiträge zum Archiv der medizinischen Polizei und der Volksarzneikunde. Hrsg. von Johann Christian Friedrich Scherf [= BzAmP]:

Nöthige Erinnerungen zu meiner Weinprobe. BzAmP (1792), Bd. 3, Slg. 2, S. 8-10

i) Beyträge zu den chemischen Annalen. Hrsg. von Lorenz Crell [= BzChA]:

Etwas über das Prinzipium adstringens der Pflanzen. BzChA (1789), Bd. 4, St. 1, S. 419f.

j) Chemische Annalen für die Freunde der Naturlehre, Arzneygelahrtheit, Haushaltungskunst und Manufacturen. Hrsg. von Lorenz Crell [= ChA]:

Ueber die Schwierigkeit der Minerallaugensalzbereitung durch Potasche und Kochsalz. ChA (1787), Bd. 3, St. 11, S. 387-396

Ueber den Einfluss einiger Luftarten auf die Gährung des Weins. ChA (1788), Bd. 1, St. 2, S. 141f.

Ueber die Weinprobe auf Eisen und Bley. ChA (1788), Bd. 1, St. 4, S. 291-305

Etwas über die Galle und Gallensteine. ChA (1788), Bd. 3, St. 10, S. 296-299

Ueber ein ungemein kräftiges, die Fäulniß hemmendes Mittel. ChA (1788), Bd. 3, St. 12, S. 485f.

Mißglückte Versuche bey einigen angegebenen neueren Entdeckungen. ChA (1789), Bd. 1, St. 3, S. 202-207

Vom Hrn D. Hahnemann in Dresden. ChA (1789), Bd. 2, St. 8, S. 143f.

Entdeckung eines neuen Bestandtheils im Reißbley. ChA (1789), Bd. 3, St. 10, S. 291-298

Vom Hrn D. Hahnemann in Leipzig. ChA (1790), Bd. 1, St. 3, S. 256f.

Vollständige Bereitungsart des auflöslichen Quecksilbers. ChA (1790), Bd. 2, St. 7, S. 22-28 [vgl. 2. v, w]

Vom Hrn D. Hahnemann in Leipzig. ChA (1790), Bd. 2, St. 7, S. 52f.

Unauflöslichkeit einiger Metalle und ihrer Kalke im ätzenden Salmiakgeiste. ChA (1791), Bd. 2, St. 8, S. 117–123

Ueber die Glaubersalz-Erzeugung nach Ballen'scher Art. ChA (1792), Bd. 1, St. 1, S. 22–33

Ueber die neuere Weinprobe und den neuen Liquor probatorius fortior. ChA (1794), Bd. 1, St. 2/3, S. 104–111 [vgl. 2. o]

Pneumlaugensalz, entdeckt von Hrn. D. Samuel Hahnemann. ChA (1800), Bd. 1, St. 5, S. 392–395 [vgl. 2. f]

k) Dreßdener Gelehrte Anzeigen, aus den meisten Theilen der Gelehrsamkeit, der Künste und Wissenschaften [= DGA]:

Ueber die üblen Zufalle vom Kinderentwöhnen. DGA (1787), St. 34, Sp. 273–278

Ueber die Verhütung der Brustgeschwülste beym Kinderentwöhnen. Beendigung des Aufsatzes in No. 34. dieser Anzeigen. DGA (1787), St. 48, Sp. 401–408

Verhütung der Geschwulst nach dem Scharlachfieber. Principiis obsta, sero medicina paratur – DGA (1788), St. 2, Sp. 21–26

l) Deutsche Monatsschrift [= DM]:

Striche zur Schilderung Klockenbrings während seines Trübsinns. DM (1796), Bd. 1, Febr., S. 147–159

m) Journal der practischen Arzneykunde und Wunderarzneykunst [1.–7. Bd.];

Journal der practischen Heilkunde [27. Bd. ff.]. Hrsg. von Christoph Wilhelm Hufeland [= HufJ]:

Versuch über ein neues Prinzip zur Auffindung der Heilkräfte der Arzneisubstanzen, nebst einigen Blicken auf die bisherigen. HufJ (1796), Bd. 2, St. 3, S. 391–439 u. St. 4, S. 465–561

Eine plözlich geheilte Kolikodynie. HufJ (1797), Bd. 3, St. 1, S. 138–147

Sind die Hindernisse der Gewißheit und Einfachheit der practischen Arzneykunde unübersteiglich? HufJ (1797), Bd. 4, St. 4, S. 727–762

Gegenmittel einiger heroischen Gewächssubstanzen. HufJ (1797), Bd. 5, St. 1, S. 3–21

Einige Arten anhaltender und nachlassender Fieber. HufJ (1797), Bd. 5, St. 1, S. 22–51

Einge periodische Krankheiten und Septimanen. HufJ (1797), Bd. 5, St. 1, S. 52–59

Monita über die drey gangbaren Kurarten. Vom Herausgeber des Arzneyschatzes. HufJ (1801), Bd. 11, St. 4, S. 3–64

Fragmentarische Bemerkungen zu Browns Elements of medicine. HufJ (1801), Bd. 12, St. 2, S. 52–76

Ueber die Kraft kleiner Gaben der Arzneien überhaupt und der Belladonna insbesondre. Ein Schreiben an den Herausgeber. HufJ (1801), Bd. 13, St. 2, S. 152–159

Heilkunde der Erfahrung. HufJ (1805), Bd. 22, St. 3, S. 5–99 [vgl. 1. b]

Ueber Chinasurrogate. HufJ (1806), Bd. 23, St. 4, S. 27–47

Scharlachfieber und Purpurfriesel, zwei gänzlich verschiedene Krankheiten. HufJ (1806), Bd. 24, St. 1, S. 139–146

Was sind Gifte? Was sind Arzneien? HufJ (1806), Bd. 24, St. 3, S. 40–57

Fingerzeige auf den homöopathischen Gebrauch der Arzneien in der bisherigen Praxis. HufJ (1807), Bd. 26, St. 2, S. 5–43

Berichtigung der im XXVII. B. 1 St. aufgestellten Anfrage über das Präservativmittel gegen das Scharlachfieber. HufJ (1808), Bd. 27, St. 4, S. 153–156

n) Intelligenzblatt der Allgemeinen Literatur-Zeitung [= IdALZ]:

Etwas über die Württembergische und die Hahnemannische Weinprobe. IdALZ (1793), Bd. 3, Aug. , Nr. 79, Sp. 630–632

Ueber das Gelingen der Hahnemannischen Weinprobe. IdALZ (1793), Bd. 4, Dez., Nr. 134, Sp. 1071

Entdeckung eines specifischen, nie trügenden Verwahrungs- und Vorbauungs-Mittels des Scharlachfiebers. IdALZ (1800), Bd. 1, Febr., Nr. 19, Sp. 146f. [vgl. 2. a, t]

o) Journal der Pharmacie für Aerzte, Apotheker und Chemisten. Hrsg. von Johann Bartholmä Trommsdorff [= JPh]:

Ueber Hahnemanns Weinprobe, und den neuen Liquor probatorius fortior. JPh (1794), Bd. 2, St. 1, S. 39–48 [vgl. 2. j]

Etwas über die Pülverung der Ignatzbohnen und der Krähenaugen. JPh (1797), Bd. 5, St. 1, S. 38–40

p) [Allergnädigst privilegirtes] Leipziger Tageblatt. Zum Behuf der Polizei [aller öffentlichen Angelegenheiten, der Literatur und Künste in Leipzig], des Handels und der Gewerbe, wie auch zur nützlichen und angenehmen Unterhaltung für alle Stände [= LT]:

Aerztliche Nachricht. LT (1821), Bd. 1, Nr. 23, S. 96 [vgl. 2. q]

Ein Wort an die Leipziger Halb-Homöopathen. LT (1832), Bd. 2, Nr. 126, S. 1449f.

q) Leipziger Zeitung [= LZ]:

Ueber den Aufsatz gegen mich in der Leipziger Zeitung Nr. 21. LZ (1821), Nr. 25, S. 269–271

r) Medicinische [] Beobachtungen. Hrsg. von Friedrich Christian Krebs [= MBg]:

Ueber ein katharrhalisches Faulfieber beobachtet vom August 1780 bis Anfang Februars 1781. MBg (1782), Bd. 1, H. 2, S. 1–23

[Ein Lethargus. MBg (1782), Bd. 1, H. 2, S. 24–26]

[Zween Fälle vom Veitstanz (Scelotyrbe Chorea St. Viti.) MBg (1782), Bd. 1, H. 2, S. 26–29]

[Ein Sommerseitenstich. MBg (1782), Bd. 1, H. 2, S. 29–32]

[Ein sonderlich gehemmter Speichelfluss. MBg (1782), Bd. 1, H. 2, S. 33–35]

s) Medicinische Bibliothek. Hrsg. von Johann Friedrich Blumenbach [= MBk]:

Hrn. Dr. Hahnemanns Mittel, dem Speichelfluss und den verwüstenden Wirkungen des Quecksilbers Einhalt zu thun. MBk (1791), Bd. 3, St. 3, S. 543–548

Ueber den Ansprung (crusta lactea). MBk (1795), Bd. 3, St. 4, S. 701–705

t) Medicinisch-chirurgische Zeitung. Hrsg. von Johann Jacob Hartenkeil u. Franz Xaver Mezler [= MCZ]:

Anzeige. MCZ (1791), Bd. 1, Nr. 10, S. 175f. [vgl. 2. a]

Das sicherste und gewisseste Hausmittel gegen den kalten Brand. MCZ (1791), Bd. 2, Nr. 51, S. 464 [vgl. 2. a, c]

Vertheidigung. MCZ (1791), Bd. 2, Nr. 52, S. 477–480 [vgl. 2. a]

Antwort für den Recensenten der zweyten Abtheilung des ersten Theils meines Apothekerlexikons (in der med. Chir. Zeitung 1796. No. 22). MCZ (1796), Bd. 4, Nr. 72, S. 15f.

Entdeckung eines specifischen, nie trügenden Verwahrungs- und Vorbauungs-Mittels des Scharlachfiebers. MCZ (1800), Bd. 1, Nr. 11, S. 191f. [vgl. 2. a, n]

Dr. Hahnemann's fernere Erklärung über die Bekanntmachung seines specifischen Mittels gegen Scharlachfieber-Ansteckung. MCZ (1800), Bd. 2, Nr. 42, S. 286–288 [vgl. 2. a]

u) Neues Hannöverisches Magazin, worin kleine Abhandlungen, einzelne Gedanken, Nachrichten, Vorschläge und Erfahrungen, welche die Verbesserung des Nahrungs-Standes, die Land- und Stadt-Wirthschaft, Handlung, Manufakturen uns Künste, die Physik, die Sittenlehre und angenehmen Wissenschaften betreffen, gesammelt und aufbewahret sind [= NHM]:

Abschaffung der Bleiglasur. NHM (1795), Jg. 5, St. 6, Sp. 89–96

v) Neue Literarische Nachrichten für Aerzte, Wundärzte und Naturforscher [= NLNfÄ]:

Genauere Bereitungsart des auflöslichen Quecksilbers. NLNfÄ (1789), Qu. 4, S. 902–908 [vgl. 2. j, w]

w) Neues Magazin für Aerzte, Hrsg. von Ernst Gottfried Baldinger [= NMfÄ]:

Genauere Bereitungsart des auslöslichen Quecksilbers. NMfÄ (1789), Bd. 11, St. 5, S. 411–416 [vgl. 2. j, v

x) Zeitung der homöopathischen Heilkunst. Für Aerzte und Nichtärzte. Hrsg. von Georg August Benjamin Schweikert [= ZhH]:

Offenes Sendschreiben an das hohe Ministerium der geistlichen, Unterrichts- und Medicinalanstalten in Berlin. ZhH (1832), Bd. 4, Nr. 50, S. 393–398 [vgl. 2. a]

Nachschrift zu dem offenen Sendschreiben an das hohe Ministerium der geistlichen, Unterrichts- und Medicinal-Anstalten in Berlin. ZhH (1832), Bd. 5, Nr. 16, S. 126–128 [vgl. 2. a]

Einladung aller meiner echten Schüler und Nachfolger zum 10. August nach Cöthen. ZhH (1833), Bd. 6, Nr. 44, S. 352 [vgl. 2. a]

Ausgeben homöopathischer Mittel von dem veralteten Apothekerprivilegium befreit. ZhH (1833), Bd. 7, Nr. 24, S. 188

3. *Sonstige Schriften*

[Valediktion, Meißen 24.4.1775] In: Der zwanzigjährige Hahnemann. Ein neuer Beitrag zur Hahnemann-Forschung. Nach einem bisher unbekannten Jugendwerke. Von Erich Preuß. Leipzig 1930, S. XVIII–XXII u. XXV–XXVII

[Autobiographie, Leipzig 30.8.1791] In: Nachrichten von dem Leben und den Schriften jetztlebender teutscher Aerzte, Wundärzte, Thierärzte, Apotheker und Naturforscher. Hrsg. von Johann Kaspar Philipp Elwert. Hildesheim 1799, Bd. 1, S. 195–201

Ueber das Selbstbereiten und Selbstdarreichen der Arzneien von Seiten der homöopathischen Aerzte. A. Vorstellung an Eine hohe Behörde. 1820. In: KMS (1829), Bd. 2, S. 192–199. B. Der homöopathische Arzt wird von keinem bisherigen Medicinalgesetze gehindert, seine arzneiliche Hülfe den Kranken selbst zu reichen. In: KMS (1829), Bd. 2, S. 200–203

Vorwort [13.10.1830]. In: Systematische Darstellung der reinen Arzneiwirkungen aller bisher geprüften Mittel. Von Georg Adolph Weber. Braunschweig 1836, S. IIIf.

Vorwort über die Wiederholung [der Gabe] eines homöopathischen Arzneimittels [Mai 1833].

In: Systematisch-Alphabetisches Repertorium der Antipsorischen Arzneien [, mit Einschluss der antisyphilitischen und antisykotischen]. Hrsg. von Clemens von Bönninghausen. Münster 21833, S. XXI–XXIX [1. Fassung vom 13.5.1832 in: 11832, S. XIV–XXIV sowie Nachtrag zum Vorworte über die Wiederholung der Gabe eines homöopathischen Arzneimittels [21.8.1832] (o. S.)]

Vorwort [23.8.1833]. In: Homöopathik heilt ohne Blutentziehungen. Von Karl Kammerer. Leipzig 1834, S. IIIf.

Allocution de Samuel Hahnemann, Prononcée à l'ouverture de la session de la Société homoeopathique gallicane, le 15 septembre 1835. In: Discours prononcés a l'ouverture de la session de la société homoeopathique gallicane, a Paris, le 15 septembre 1835. Genève 1835, S. 3–5

4. *Übersetzungen und Bearbeitungen*

Stedman, John: Physiologische Versuche und Beobachtungen [Physiological essays and observations. Edinburgh 1769]. Leipzig 1777

Nugent, Christoph: Versuch über die Wasserscheu [Nugent, Christopher: An essay on the hydrophobia [...]. London 1753]. Leipzig 1777

Falconer, William: Versuch über die mineralischen Wasser, und warmen Bäder [On the water commonly used at Bath. Bath 1772–1775]. 2 Bde., Leipzig 1777–1778

Ball, John: Neuere Heilkunst oder vollständige Anweisung die Krankheiten vernunftmässig zu behandeln [The modern practice of Physic [...]. London 1760]. 2 Bde., Leipzig 1778

Demachy, Jacques FranSYMBOL 86 \f „Symbol" \s 10ois: Laborant im Großen, oder Kunst die chemischen Produkte fabrikmäßig zu verfertigen [Procédés chymiques rangés méthodiquement et définis. Paris 1769]. 2 Bde., Leipzig 1784

Demachy, Jacques FranSYMBOL 86 \f „Symbol" \s 10ois / Dübuisson. Der Liqueurfabrikant [Demachy: L' Art du distillateur liquoriste [...]. Paris 1775, Neuchatel 1780 / Dubuisson. L'art du distillateur et marchand des liqueurs [...]. Deux parties, Paris 1779]. 2 Bde., Leipzig 1785

Demachy, Jacques FranSYMBOL 86 \f „Symbol" \s 10ois: Kunst des Essigfabrikanten [Art du vinaigrier. Neuchatel 1780]. Leipzig 1787

Sande, Jean Baptiste van den: Die Kennzeichen der Güte und Verfälschung der Arzneimittel [La falsification des médicaments devoilée [...]. ' A la Haye et à Bruxelles 1784]. Dresden 1787

Guérin, M.: Abhandlung über die Krankheiten der Harnröhre [Dissertation sur les maladies de l'urètre [...]. Paris 1780]. In: Neue Sammlung der auserlesensten und neuesten Abhandlungen für Wundärzte. Leipzig (1787), St. 16, S. 1–70

Berington, Joseph: Geschichte Abälards und der Heloise, nebst beider ächter Briefe [The history of the lives of Abeillard und Heloisa [...]. Birmingham and London 1787]. Leipzig 1789

Cullen, William: Abhandlung über die Materia medika [A treatise of the materia medica. Edinburgh 21789]. 2 Bde., Leipzig 1790

Fabbroni, Adam: Kunst nach vernünftigen Grundsätzen Wein zu verfertigen [Fabroni, Adamo: Dell' arte di fare il vino [...]. Firenze 1787]. Leipzig 1790

Ryan, Michael: Untersuchung der Natur und Kur der Lungenschwindsucht [...] [An enquiry into the nature, causes, and cure of the consumption of the lungs [...]. London 1787]. Leipzig 1790

Young, Arthur: Annalen des Ackerbaues und andrer nü[t]zlichen Künste [Annals of agriculture, and other useful arts. London 1786–1787]. 3 Bde., Leipzig 1790, 1791, 1802

Grigg, Johann: Vorsichtsregeln für das weibliche Geschlecht besonders in der Schwangerschaft und dem Kindbette [...] [Advice to the female sex in general, particularly those in a state of pregnancy and lying [...]. Bath 1789]. Leipzig 1791

Monro, Donald: Chemisch pharmaceutische Arzneimittellehre [A treatise on medical and pharmaceutical chymistry and the materia medica. London 1788]. 2 Bde., Leipzig 1791, 21794

Metherie, Jean Claude de la: Über die reine Luft und verwandte Luftarten und Stoffe [Essai analytique sur l'air pur et les différentes espèces d'air. Paris 1785]. 2 Bde., Leipzig 1791

Rigby, Edward: Chemische Bemerkungen über den Zucker [Chemical observations on Sugar. London 1788]. Dresden 1791

Handbuch für Mütter, oder Grundsätze der ersten Erziehung der Kinder [Principes de Jean-Jacques Rousseau, sur l'éducation des Enfants [...]. Paris an 2 [1793]]. Leipzig 1796, 21804

Taplin, Wilhelm: Stallmeister oder neuere Roßarzneikunde [Taplin, William: The gentleman's stable directory: or, modern system of farriery. London 131796]. 2 Bde., Leipzig 1797–1798, 21804

Neues Edinburger Dispensatorium [[Lewis, William:] The Edinburgh new dispensatory. Edinburgh 41794]. 2 Bde., Leipzig 1797–1798

Arzneischatz oder Sammlung gewählter Rezepte [[Pearson, Richard:] Thesaurus medicaminum. A new collection of medical prescriptions [...]. London 1794]. Leipzig 1800

Home, Everard. Praktische Bemerkungen über die Heilart der Harnröhrverengungen durch Aetzmittel [Practical observations on the treatment of strictures in the urethra. London 1795]. Leipzig 1800

Haller, Albrecht von: Arzneimittellehre der vaterländischen Pflanzen nebst ihrem ökonomischen und technischen Nutzen [Matière médicale tirée de Halleri historiy stirpium indigenarum helvetiae [...] par Philippe-Rodolphe Vicat. Berne 1776]. Leipzig 1806

5. *Rezensionen von Werken anderer*

a) Jenaische Allgemeine Literatur-Zeitung [= JALZ]:

Gynäkatoptron, oder Blicke in die weibliche Garderobe in Bezug auf körperliches Wohlseyn. Von einem praktischen Arzte. Frankfurt am Main 1805. Hahnemanns Rezension in. JALZ (1806), Jg. 3, Bd. 1, Nr. 6, Sp. 47f.

Hecker, August Friedrich: Die Kunst unsere Kinder zu gesunden Staatsbürgern zu erziehen und ihre gewöhnlichen Krankheiten zu heilen. Erfurt 1805. Hahnemanns Rezension in: JALZ (1806), Jg. 3, Bd. 2, Nr. 80, Sp. 25–32 u. Nr. 81, Sp. 33–35

Struve, Christian August: Ueber Kinder und Kindererziehung für das menschliche Leben. Als ein Anhang zu dem Buche: über die Erziehung und Behandlung der Kinder in den ersten Lebensjahren. Hannover 1806. Hahnemanns Rezension in: JALZ (1809), Jg. 6, Bd. 2, Nr. 108, Sp. 254–256

Leroy, Alphons: Heilkunde für Mütter oder Kunst Kinder zu erziehen und zu erhalten. Aus dem Französischen mit Anmerkungen von Christian Philipp Fischer. Hildburghaußen 1805. Hahnemanns Rezension in. JALZ (1809), Jg. 6, Bd. 2, Nr. 129, Sp. 419–424

Rademacher, Johann Gottfried: Libellus de Dysenteria. Coloniae 1806. Hahnemanns Rezension in: JALZ (1810), Jg. 7, Bd. 3, Nr. 153, Sp. 17–24

b) Ergänzungsblätter zur Jenaischen Allgemeinen Literatur-Zeitung [= EJALZ]:

Becker, Gottfried Wilhelm: Neue Haus- und Reise-Apotheke oder medizinisches Noth- und Hülfsbüchlein. Nebst einer genauen Untersuchung aller wirksamen und überall zu habenden Hausmittel. Für

Oekonomen, Gutsbesitzer, Dorfprediger, Landleute und Reisende, Leipzig 21803 [Th. 2: 1805]. Hahnemanns Rezension in: EJALZ (1813), Jg. 1, Bd. 2, Nr. 92, Sp. 329–331

Gutfeldt, August Heinrich Ferdinand: Einleitung in die Lehre von den ansteckenden Krankheiten und Seuchen. Posen 1804. Hahnemanns Rezension in: EJALZ (1815), Jg. 3, Bd. 1, Nr. 19, Sp. 145–152 u. Nr. 20, Sp. 153–155

Breinersdorf, Samuel: Kurze Beleuchtung verschiedener Prinzipien die Arzneymittel einzutheilen. Aus dem Lateinischen übersetzt, und mit exegetisch-kritischen Anmerkungen versehen von [M.] E. Carl Friedrich Richtsteig. Glogau 1806. Hahnemanns Rezension in: EJALZ (1815), Jg. 3, Bd. 2, Nr. 91, Sp. 337–342

Abkürzungen:

Zeitschriften

AA	Allgemeiner Anzeiger ... [2. a]
AAdD	Allgemeiner Anzeiger der Deutschen ... [2. a]
AAEMSU	Acta Academiae Electoralis Moguntinae Scientiarum Utilium ... [2. b]
AAuNdD	Allgemeiner Anzeiger und Nationalzeitung der Deutschen ... [2. a]
AdAL	Annalen der Arzneymittellehre [2. c]
AhH	[Stapf's] Archiv für die homöopathische Heilkunst. [2. d]
AHZ	Allgemeine Homoeopathische Zeitung. [2. e]
AJCc	Allgemeines Journal der Chemie. [2. f]
BJbPh	Berlinisches Jahrbuch für die Pharmacie ...[2. g]
BzAmP	Beiträge zum Archiv der medizinischen Polizei ... [2. h]
BzChA	Beyträge zu den chemischen Annalen. [2. i]
ChA	[Crell's] Chemische Annalen ... [2. j]
DA	Der Anzeiger ... [2. a]
DGA	Dreßdener Gelehrte Anzeigen ... [2. k]
DM	Deutsche Monatsschrift. [2. l]
EJALZ	Ergänzungsblätter zur Jenaischen Allgemeinen Literatur-Zeitung [5. b]
HufJ	Hufeland's Journal ... [2. m]
IdALZ	Intelligenzblatt der Allgemeinen Literatur-Zeitung. [2. n]
JALZ	Jenaische Allgemeine Literatur-Zeitung [5. a]
JPh	[Trommsdorff's] Journal der Pharmacie. [2. o]
LT	... Leipziger Tageblatt [2. p]
LZ	Leipziger Zeitung. [2. q]
MBg	Medicinische Beobachtungen. [2. r]
MBk	[Blumenbach's] Medicinische Bibliothek. [2. s]
MCZ	Medicinisch-chirurgische Zeitung. [2. t]
NHM	Neues Hannöverisches Magazin ... [2. u]
NLNfÄ	Neue Literarische Nachrichten für Aerzte ... [2. v]
NMfÄ	Neues Magazin für Aerzte. [2. w]
RA	.. Reichs-Anzeiger .... [2. a]
ZhH	Zeitung der homöopathischen Heilkunst ... [2. x]

Einzelne Werke

CK	Die chronischen Krankheiten ... [1. a]
OH	Organon der Heilkunst. [1. a]
OrH	Organon der rationellen Heilkunde. [1. a]
RAL	Reine Arzneimittellehre. [1. a]

Sammlungen

HR	Hahnemann redivivus. Apologetische Analekten aus den Schriften des Dr. Samuel Hahnemann und das Wesentliche aus seinem Organon. Hrsg. von Theodor von Bakody. Leipzig 1883
KMS	Kleine medicinische Schriften von Samuel Hahnemann. Hrsg. von Ernst Stapf. 2 Bde., Dresden und Leipzig 1829

Anmerkung des Verlags:

Aus Gründen der Aktualisierung und Komplettierung wurden diese Angaben, mit freundlicher Genehmigung des Autoren, ersetzt und entnommen aus: Josef M. Schmidt. »Die philosophischen Vorstellungen Samuel Hahnemanns bei der Begründung der Homöopathie« S. 425 ff. Sonntag, München 1990

2.4 Hahnemann und die Homöopathie, aus der Sicht eines Zeitgenossen

Die folgenden Passagen stammen aus dem 1834 erschienenen Aufsatz »L'Homéopathie« eines Dr. During:
»In Deutschland ist die Homöopathie zur Zeit (1830) Gegenstand wütenden Zwistes. Ich glaube wohl, dass ihr Fortschritt unaufhaltsam ist. In Frankreich beginnt die Wissenschaft auf die neue Disziplin aufmerksam zu werden, dem Manne von Welt freilich ist sie weitgehend unbekannt. Hahnemann, ihr Begründer, ruft auf zur Nachprüfung und zum Experimente. Bevor ich wähnen durfte, meine Meinung zu dieser Heilmethode abzugeben, habe ich also versucht, sie genau kennen zu lernen und zu studieren. Mein Geist war dabei gänzlich vorurteilslos und allein von dem Verlangen erfüllt, der Menschheit zu Dienste zu sein.

Ich bin nun überzeugt und habe die besten Gründe dafür. Ich glaube, es ist Zeit, dass die Freunde der Wissenschaft auf die Homöopathie ihr Auge werfen. Ihr Potential ist enorm, und es wird mehr als einen Forscher allein brauchen, es auszuschöpfen. Andere, die mit ihr die gleichen Ergebnisse erlangen wie ich, werden zugeben, dass sie zwar als universelles System nicht unbedingt taugen mag, wohl aber als besondere und zweckdienliche Methode in ausgewählten Fällen. Großartige Heilungen werden möglich sein, wenn die Homöopathie erst in das Arsenal der Therapien eingereiht ist.

Ich wünschte mir, dass andere Ärzte an der gewaltigen Arbeit, die vor uns liegt, teilnähmen, dass sie zumindest prüften und hinsähen, wie ich es tat, dass sie sich in die Werke des Meisters vertieften, auf dass wir gemeinsam diese neue Doktrin zum Blühen bringen. Trennen wir die Wahrheit vom Falschen, reinigen wir die Homöopathie von allen ihren Irrtümern und weisen wir ihr den Platz zu, der ihr in den Wissenschaften zukommt.

Ich hatte Gelegenheit, Hahnemann zu sehen und mit ihm über seine Ideen und seine Lehre zu plaudern. Ich bilde mir also ein, ein einigermaßen genaues Portrait dieses Mannes zeichnen zu können.

Hahnemann ist nun ein Mann von 75 Jahren. Geboren ward er in Meißen, Sachsen, am 10. April 1755. Sein Vater war ein einfacher Porzellanarbeiter und konnte die Kosten der Ausbildung des Jungen alleine nicht tragen. Die großen Talente des kleinen Samuel wurde aber vom Schuldirektor des Städtchens erkannt, und er konnte die Schule ohne Bezahlung fortsetzen.

Bald zeigt sich die Vorliebe für die Wissenschaften. Im Alter von 20 Jahren geht er nach Leipzig mit vielleicht 20 Escudos in der Tasche, um zu studieren. Er gibt Unterricht und übersetzt aus dem Französischen, um sich das Nötigste zum Leben verschaffen zu können.

Den Doktor der Medizin macht er am 10. August des Jahres 1779 an der Erlanger Fakultät.

In Leipzig begründet und veröffentlicht er dann die homöopathische Lehre und ist bald Mittelpunkt einer Schar glühender Bewunderer und Schüler. Seine Vehemenz freilich und seine wilden Attacken gegen die gegenwärtige Medizinschule machen ihm viele Feinde, die deutlich in der Überzahl zu sein scheinen. Er legt sich mit der Obrigkeit an und besteht darauf, seine Arzneien selber zuzubereiten und abzugeben. Er muss Leipzig schließlich verlassen und geht nach Köthen, der Residenz des Fürsten von Anhalt, wo er seine schriftlichen Anwürfe gegen die Allopathie fortsetzt (wie Hahnemann so gut wie jede andere Richtung bezeichnet). Unermüdlich wirbt und kämpft er für das, was er für die Revolution in der Medizin hält.

Hahnemann ist eher klein, jedoch kräftig und rundlich und kleidet sich durchaus einfach. Seine Mahlzeit ist von großer Nüchternheit. Wein trinkt er nie, dafür spricht er dem Weißbier zu. Seine Pfeife legt er selten aus der Hand. In der Hitze des Gesprächs mag sie wohl oft ausgehen, und er zündet sie mit einer kleinen Kerze wieder an, die immer in der Nähe ist.

Seine Physiognomie ist von äußerster Beweglichkeit und voller Ausdruck und Feinheit. Seine Augen strahlen vom Feuer der Jugend und Leidenschaft. Auf seinem fast vollständig kahlen Schädel prangt eine seidene Kappe, aus der einige weiße Strähnen hervorlugen.

Mit Ausnahme dieser Zeichen des Alters haben die Jahre weder seinen Zügen, noch seinem Geiste etwas anhaben können. Sein Gestalt leuchtet von Frische und Energie, sein Körper ist gesund und kräftig. Alle seine Bewegungen sind lebhaft, ja stürmisch. Sein Gedächtnis lässt ihn nie im Stich, und im Augenblick erinnert er sich der kleinsten Einzelheiten von Dingen, die vor Jahren geschehen sind. Sein Geist ist von wundersamer Regsamkeit. Er plaudert flüssig, mit Feuer und mitreißend, rasch springt er von einem Gegenstand zum andern. Kein Thema, zu dem er nicht etwas zu sagen hätte, aber insonders, wenn er von seiner Lehre spricht, von den Verfolgungen, die er erduldet usf., gerät er in Wallung. Seine Stimme wird laut und herrisch. Seine Züge lassen die außerordentliche Gemütsbewegung erkennen. Im Gesicht erscheinen große Perlen von Schweiß, er reißt sich die Kappe vom Haupt und entblößt seine mächtige, ehrfurchtgebietende Stirn.

Nie ist er ohne Beschäftigung. Er widmet sich mit dem glühendstem Eifer dem Studium und der Beobachtung der Wirkungen einer jeden Arznei, und verzeichnet mit peinlichster Gewissenhaftigkeit auch noch die unbedeutendsten Umstände. Arbeit ist für ihn eine Notwendigkeit. Die Jahre des Studiums und der Kämpfe mit seinen Widersachern haben seinen Geist nicht im geringsten ermüden lassen.

Gewöhnlich behandelte er Besucher zuvor mit rechter Zurückhaltung. Nun aber (1830) ist er mitteilsamer geworden, und spricht mit Begeisterung von seinen Schülern, seinen Kämpfen, von den Fortschritten, die es in der Homöopathie zu machen gelte.

Mir hat er lange von der Psora vorerzählt, auf die er immer wieder zu sprechen kam. Sie sei es, so vermeint er, welche den Erfolg der Homöopathie so lange hintangehalten habe. Schließlich aber sei es gelungen, den Feind zu entlarven und unschädlich zu machen, so bedeutet er mir. Wenn nur seine Schüler sich nicht ständig stritten, sondern mit einer Stimme sprächen, so werde man die Homöopathie gehörig voranbringen. Es werden nicht einmal Spuren der absurden Ideen der Allopathie zurückbleiben, welche die Gesundheit der Völker seit Jahrhunderten in die völligste Zerrüttung getrieben habe.

Gälte es nun, mit größter Parteilosigkeit über Hahnemann zu urteilen, den Gründer einer neuen Lehre in der Heilkunst, so kann kein Zweifel bestehen an seiner gewaltigen Gelehrsamkeit und der Genialität, von der er durchaus Zeugnis ablegt, wenn auch Irrtümer ihm nicht fremd sein mögen. Sein Wissen in der Chemie ist ungeheuer, seine Beobachtungsgabe für die Erscheinungen der Krankheit erstaunlich. Nie lässt er von seinem hohen Ziel ab. Niemand liest das Buch der Natur mit mehr Verständnis, mit mehr Einsicht als er. In der Geschichte der Wissenschaften ist ihm schon jetzt ein Ehrenplatz sicher. Unsterblicher Ruhm gebührt ihm für seine Entdeckungen der specifischen Wirkungen der Arzneien, ebenso wie der Fähigkeit des Organisms, auf diese Arzneien zu antworten.

In der Verbreitung seiner Lehre, in ihrer Verteidigung zeigt Hahnemann alle Fähigkeiten und Mängel der großen Reformatoren und Erneuerer. Alles, was vor ihm war, verwirft er. In seinen Vorlesungen, Unterhaltungen und Schriften wird er nicht müde, die allopathische Medizin an den Pranger zu stellen, wobei er auch vor den übelsten Beschimpfungen seiner Gegner nicht zurückschreckt. (...) Viele Menschen, denen mit der üblichen Medizin nicht zu helfen war, folgen nun diesem neuen Stern. Herrschaften von Stand, die der Medizin bisher fremd waren, vertiefen sich in die Schriften Hahnemanns, und praktizieren sie sogar, freilich ohne rechte Grundlage. Abgesehen nämlich von der Arzneimittellehre, welche schon recht schwierig, fast unmöglich zu beherrschen ist, braucht es zur Ausübung der Homöopathie ein unfehlbares Gedächtnis, Begabung, große Fähigkeit in der Beobachtung, und eine Intelligenz und Urteilskraft, die wahrscheinlich nur einer geringen Anzahl Personen zu Gebote stehen. (...) Der wahrhafte Arzt übt wohl eher eine Kunst aus, deren Geheimnis in den Büchern oder Fakultäten oder Spitälern sich nur im künstlerischen Sinne entdecken lässt, ganz wie das der großen Dichter, Maler und Bildhauer.«

2.5 Hahnemann als Apostel

Zu den charakteristischsten Aspekten von Hahnemanns Leben gehört seine apostelähnliche Mission. Apostel bedeutet Verkündiger und Verbreiter der Guten Nachricht, und die wahrhaft wissenschaftliche homöopathische Methode darf mit Fug und Recht eine Gute Nachricht genannt werden!

Die Wesenszüge eines Apostels sind in der Hauptsache die Suche nach Wahrheit, die Einsicht in etwas »Anderes«, das das ganze Leben ausfüllt und ihn eben zu seinem Apostolat bewegt, zu dieser Hingabe an ein Ideal. Dieses wiederum wird durch Mitteilung von anderen, Schauen oder Eingebung erkannt, wobei der Wahrheitscharakter sogleich offenkundig und unanzweifelbar ist.

Die Anlage Hahnemanns dazu zeigt sich früh, in seinem Eifer bei seinen Studien, in seiner enormen Sprachbegabung, die es ihm erlaubt, an den Quellen des abendländischen Wissens zu trinken. Sein Verstand trieb ihn zu immer neuen Ufern, unermüdlich arbeitete er sich Nacht für Nacht beim Schein einer selbstgefertigten Laterne durch die Zeugnisse derer, die den Weg der Wahrheit vor ihm gegangen waren. Darin, in diesem Wesenszug, liegt der Keim für sein späteres Apostolat.

Trotz schwieriger wirtschaftlicher Lage schreibt sich Hahnemann an der Universität Leipzig ein, einerseits, weil sie schlicht in der Nähe liegt, und dann auch, weil sie eine der traditionsreichsten Universitäten Deutschlands ist. In der damaligen Zeit bedeutete das allerdings nicht viel, und Hahnemann fand nur einen Teil der Wahrheit, die er suchte. Also macht er sich nach Wien auf und lernt dort im Hospital der Barmherzigen Brüder, gewissermaßen der Mayo Clinic des 18. Jahrhunderts, alles, was die Medizin zu seiner Zeit kennt.

Hahnemann erkennt bald, dass in den Therapien, die er dort lernt, nichts eigentlich zwingend ist. Eine wissenschaftliche Beziehung zwischen Medikament und Patient sucht man vergebens, alles ist mehr oder weniger Empirie oder Ideologie. Hahnemann beginnt sich zu fragen, warum die anderen Wissenschaften auf festen Prinzipien gegründet zu sein scheinen, während die Medizin eher auf Treu und Glauben herumwurstelt. Weder von seinen Professoren und ihren Schriften erhält er die erhofften Antworten, noch findet er sie bei den alten Meistern. Hahnemann sucht das Licht der Wahrheit, und obwohl er bald in bescheidenem Wohlstand lebt angesichts der Menge seiner Patienten und als Leibarzt eines Fürsten, beschließt er, die Medizin vorerst an den Nagel zu hängen, und selber nach seiner erträumten idealen Therapie zu forschen. Denn nirgendwo in der Medizin finden sich die Resultate, die man von ihr erwarten kann: die Verschreibungen führen in den meisten Fällen zu nichts, die Krankheiten sind in Wirklichkeit ganz anders, als sie an der Universität beschrieben werden, jeder Kranke scheint sein eigenes Drama aufzuführen, auch bei den banalsten und geläufigsten Leiden. Die Kuren dagegen gleichen sich wie ein Ei dem anderen, mit geringen ornamentellen Abweichungen je nach Autor.

Noch bevor Hahnemann die Homöopathie entdeckt, wendet er sich öffentlich gegen die absurden Prozeduren der damaligen Medizin. 1792 stirbt Leopold II. von Österreich, nicht ohne Dazutun seiner Leibärzte Störch und Scheibers und besonders Lagusius, der den Monarchen innerhalb von 24 Stunden viermal zur Ader gelassen hatte. Hahnemann griff Lagusius öffentlich an, und dieser versprach, eine genaue Darstellung in einer medizinischen Zeitschrift zu verfassen. Dazu kam es nie.

Im selben Jahr stellte der Herzog Ernst von Sachsen-Gotha einen Teil seines Anwesens in Georgental zur Verfügung, und Hahnemann richtete dort ein Spital für Geisteskranke ein. Er betreut dort erfolgreich den berühmten Schriftsteller Klockenbring, der vordem erfolglos vom berühmten Pariser Irrenarzt Pinel behandelt worden war.

In den Schriften Hahnemanns, die vor der Veröffentlichung der homöopathischen Ideen erschienen, geht es wesentlich um die Korrektur von Irrtümern seitens der Ärzteschaft und um das Wohlergehen der Patienten.

Er schrieb Dinge wie: »Ich glaube, es ist nicht so sehr die Beschränktheit unserer Kenntnisse an der Wurzel unseres Unvermögens, die Medizin auf sichere und einfache Prinzipien zu gründen, sondern vielmehr der schlechte Gebrauch, den wir von ihnen machen.«

Im Jahre 1787 geht er nach Dresden und kann dank seiner zahlreichen Publikationen und der zahlungskräftigen Kundschaft recht angenehm leben. Im Innern aber nagt der Zweifel an der Medizin, die er an seinen Kranken verübt.

Einer seiner besten Freunde erkrankt schwer, die Prognose ist düster. Hahnemann baut auf seine Erfahrung und sein Wissen und verschreibt das, was nach dem Wissen seiner Zeit angemessen ist. Der Freund stirbt. Es war nicht die mangelnde Reaktion des Organismus, die den letzten Rest von Vertrauen, das Hahnemann noch in die allopathischen Medikamente setzte, zerstörte, sondern deren entsetzliche Nebenwirkungen, die seinen Freund schließlich ins Grab gebracht hatten. Das war der Moment, an dem er sich entschied, diese »Unheilkunst« nicht mehr auszuüben, solange ihr jegliche nachprüfbare Grundsätze abgingen. Dies teilte er trocken seiner Klientel mit, ohne zu bedenken, in welches Schlamassel er sich damit selber stürzte. Nicht nur, dass die Honorare ausblieben, auch viele Freunde und Bekannte wandten sich von ihm ab, und seine wirtschaftliche Lage verdüsterte sich zunehmend. Nur Übersetzungen hielten ihn und seine Familie so einigermaßen über Wasser. Seine Behausung schrumpfte auf ein Viertel der ursprünglichen Größe, ein Ecklein darin, von einem Vorhang abgetrennt, war sein »Arbeitszimmer«. Hier verbrachte er die Nächte und studierte und las und übersetzte, auf der Suche nach der ersehnten Wahrheit.

Eines seiner Kinder erkrankte. Er behandelte es nicht. Er wollte nicht noch einmal den Fehler begehen, der seinem Freund das Leben gekostet hatte. Aber das Kind wurde gesund. Warum und Wie? In Hahnemanns Hirn keimte die Idee, dass es ein Prinzip geben müsse, das der Wiederherstellung der Gesundheit zugrunde liege, das Gesetz der Heilung.

Da brach es schließlich aus, das große Licht, nach dem sein tief gläubiger Geist so lange gefleht hatte: er übersetzt die Materia Medica von Cullen und stößt auf eine Stelle, an der von der vermeintlichen Wirkung des Chinin die Rede ist. Hahnemann ist nicht überzeugt und beschließt, es selbst auszuprobieren. Was heraus kommt, übertrifft seine kühnsten Erwartungen: das Ähnlichkeitsgesetz, die Homöopathie!

Im zweiten Band der Übersetzung findet sich eine Anmerkung Hahnemanns mit dem Ergebnis dieses Versuchs:

»Ich nahm des Versuchs halber etliche Tage zweimahl täglich jedesmahl vier Quäntchen gute China ein ; die Füse, die Fingerspitzen usw. Wurden mir erst kalt, ich war matt und schläfrig, dann fing mir das Herz an zu klopfen, mein Puls ward hart und geschwind. Eine unleidliche Ängstlichkeit, ein Zittern (aber ohne Schauder), eine Abgeschlagenheit durch alle Glieder ; dann Klopfen im Kopfe, Röthe der Wangen, Durst, kurz alle mir sonst beim Wechselfieber gewöhnlichen besonders charakteristischen Symptome, die Stumpfheit der Sinne, die Art von Steifigkeit in allen Gelenken, besonders aber die taube, widrige Empfindung, welche in dem Periostium über allen Knochen des ganzen Körpers ihren Sitz zu haben scheint – alle erschienen. Dieser

Paroxysm dauerte zwei bis drei Stunden jedesmahl, und erneuerte sich, wenn ich diese Gabe wiederholte, sonst nicht. Ich hörte auf, und ich war gesund.«

Die Entdeckung dieses Prinzips führte Hahnemann vom Experiment zur Analyse und von da zur Synthese.

Das Chinin, das Fieber heilt, erzeugt beim gesunden Individuum Symptome von Fieber. Hahnemann experimentierte nun mit anderen Drogen, und einige Kollegen halfen ihm dabei. Sie fanden, dass jedes Medikament im Gesunden Symptome in verschiedenen Schattierungen und an verschiedenen Stellen erzeugte, die die jeweilige Substanz charakterisieren. Im Anschluss an das Chinin wurden so der Schwefel, das Quecksilber, die Tollkirsche, der Fingerhut, Ipecacuanha etc. geprüft. Jedes neue Experiment war eine Bestätigung des ersten. Auch Silber, Gold, der Bärlapp, schlichtes Kochsalz usw. wurden ausprobiert. Dann kamen andere mineralische, tierische, pflanzliche Substanzen an die Reihe, und immer wieder bestätigte sich die Unfehlbarkeit des Gesetzes der Heilung. Hahnemann verglich die Ergebnisse seiner Prüfungen mit den Heilungen, die die betreffende Substanz zu erzielen in der Lage war. Die Schlüsse waren eindeutig:

❶ Der Schwefel macht einen Hautausschlag ähnlich dem, den er zu heilen im Stande ist, ebenso wie viele andere Symptome.
❷ Das Quecksilber entwickelt in seiner Toxikologie Symptome ähnlich denen, die es beispielsweise in der Syphilis beseitigt.
❸ Die Tollkirsche macht fleckige, dunkelrote Ausschläge, begleitet von typischen anderen Symptomen.
❹ In allen anderen Prüfungen finden sich vergleichbare Resultate.

Nachdem Hahnemann genügend Evidenz angehäuft hat, zögert er nicht, das neu entdeckte Prinzip als **Gesetz der Medizin** zu proklamieren.

Er führt auch die Wirkung des so außerordentlich erfolgreichen Pockenimpfstoffes auf die ähnliche Wirkung desselben zu den Pocken zurück. Diese Wirkung präge sich dem Organismus auf und verhindere so jeden Einfluss des natürlichen Pocken- »Miasmas«. Nicht, dass man Hahnemann nun zu einem Schutzpatron der Impfungen macht, aber er sah, dass die Wirkung des Impfstoffs auf Analogie beruhte.

Auf ähnliche Überlegungen gründete sich auch der spezifische Einsatz von Arzneien, deren experimentelle Wirkungen außerordentliche Ähnlichkeiten zur Symptomatik so genannter »festständiger« epidemischer Krankheiten aufwiesen. So ist *Pulsatilla* analog zu den Masern, *Belladonna* zum Scharlach, und *Veratrum* analog zur Cholera. »Hufelands Journal« war in der Folge voll von Zuschriften anderer Ärzte, die die vorbeugende und heilende Wirkung der Belladonna bei Scharlach bestätigten.

Auch andere Fakten bestätigten Hahnemann in seiner Auffassung: die Cholera, die hin und wieder in Deutschland grassierte, sparte die Arbeiter in den Kupferminen regelmäßig aus. *Pulsatilla, Belladonna, Kupfer* und *Nieswurz* schienen durchaus also auch vorbeugende Wirkung gegenüber den ihrem Prüfbild ähnlichen Krankheiten zu besitzen, also jeweils Masern, Scharlach und Cholera Morbus.

Diese Beobachtungen des Meisters hatten weit reichende Bedeutung: sie waren der Ausgangspunkt eines weiteren Heilgesetzes abgeleitet aus dem Prinzip Similia similibus, das in dieser Form erst später formuliert wurde. Diese Schlussfolgerungen erschienen 1791 und brachten Hahnemann die Mitgliedschaft in der Mainzer Akademie der Wissenschaften sowie der Leipziger ökonomischen Sozietät.

Der Widerstand, auf den Hahnemann in der medizinischen Öffentlichkeit mit seinen Ideen traf, ließ ihn seine Studien mit allergrößter Gewissenhaftigkeit und Vorsicht weiterführen. Er prüfte weitere Arzneien, um seine Thesen zu untermauern. Unerschrocken nahm er die giftigsten Substanzen ein und notierte die verschiedenen Wirkungen. Schließlich macht er, auf der Grundlage seiner inzwischen zahllosen Experimente, das Gesetz der Ähnlichkeit der Öffentlichkeit bekannt: »Substanzen, die eine bestimmte Art Fieber erzeugen, bringen diese Art Fieber zum Verschwinden.«

1789 hatte sich Hahnemann in sein ärmliches Arbeitszimmer in Stötteritz zurückgezogen (wenn man die Zimmerecke, in der sein Schreibtisch stand, so bezeichnen will...), und hier wurde der Grundstein gelegt für die neue Medizin, die er der Welt vorlegte. Diese neue Medizin umfasste ebenso eine Philosophie, eine Pathologie, wie eine Arzneimittellehre, eine Therapie und Maßnahmen zur Prophylaxe.

In einem Werkchen von 1789 über den Scharlach äußert sich Hahnemann auch zu den Arzthonoraren und erwähnt die Möglichkeit einer monatlichen Bezahlung des Arztes.

Die Apotheker schlugen zurück. Sie, die schon mit Hahnemanns immer wieder vorgetragenen deontologischen Ideen ihre Mühe hatten, waren ihm ohnehin aufs Blut verfeindet, weil er den Ärzten riet, ihre Medikamente besser selbst zuzubereiten. Es kam zur Anklage.

Die Verleumdungen und juristischen Scherereien nahmen derart zu, dass sich Hahnemann veranlasst sah, seine Zelte in Königslutter, wo er mit seiner neuen Therapie bereits großen Erfolg hatte, abzubrechen und nach Hamburg zu gehen. Auf dem Weg dorthin wurde seine Kutsche von Räubern überfallen, eine seiner Töchter trug einen Beinbruch davon, außerdem war die gesamte Habe teils verschwunden, teils zerstört.

In Hamburg dann, ab 1800 schrieb er weiter und prangerte die Mißstände der Medizin an. Die Apotheker wiederum zeihen ihn der Selbstdispensierung, und so führten Hahnemanns Sturheit und das wirtschaftliche Interesse der Apotheker mit schöner Regelmäßigkeit zu vorhersehbaren Streitereien, die wiederum einer der Gründe für den ständigen Wohnungswechsel Hahnemanns waren.

In der ersten Ausgabe des »Organon« hatte Hahnemann eine Behandlung von Knochenfraß seitens des Professors Hacker von der Leipziger Universität erwähnt und herausgestellt, dass der Behandlungserfolg nicht so der kunstvollen Arzneimischung Hackers, sondern der Ähnlichkeitswirkung des Quecksilbers zu verdanken gewesen sei. Hacker war nicht faul und bezichtigte Hahnemann der Lüge. Hahnemanns Sohn Friedrich schließlich, noch Student, schrieb 1811 ein Buch von 280 Seiten als Antwort auf Hackers Unterstellungen.

Das »Organon« löste überhaupt einen wahren Hagel an Beschimpfungen aus. Scharlatan, Fanatiker und Ignorant waren noch die harmlosesten Ausdrücke, mit denen man Hahnemann bedachte. Einige Jünger fuhren fort, teils nach der alten, teils nach der homöopathischen Methode zu behandeln, ein Verfahren, das Hahnemann auf das Energischste verurteilte.

In den »Annalen der Medizin« von 1810 wurden der Kenntnisreichtum und die Beobachtungsgabe Hahnemanns gewürdigt, wie sie im »Organon« aufscheinen. Auch in der »Medizinisch-chirurgische Zeitung«, zu dem die bedeutendsten Ärzte Beiträge verfassten, erschienen positive Besprechungen.

Am 26. Juni 1812 hielt Hahnemann seine Inaugural-Vorlesung an der Universität zu Leipzig über die Helleborus-Pflanze (»de helleborismo veterum«) und stellte seine Redekunst, sein Wissen und seine Begabung ins beste Licht. Einen eingefleischten Widersacher fand er in Prof. Clarus, der keine Gelegenheit ausließ, über Hahnemann auf das Übelste herzuziehen.

1816 entspann sich eine Kontroverse in einer medizinischen Zeitschrift zwischen Hahnemann und einem Prof. Dzondi, die bis 1818 andauerte.

1819 hatte Bishop in Prag ein kritisches Büchlein über die Homöopathie geschrieben. Ihm antwortete Prof. Puchel, selbst kein Homöopath, in »Hufelands Journal«, und stellte Hahnemann über alle seine Gegner. Außerdem fasste er die Möglichkeit einer Verbindung beider Richtungen ins Auge.

Hahnemann war nun 65 Jahre alt und überließ die Antworten auf alle Attacken seinen Schülern. Er widmete sich der Krankenbehandlung und der Prüfung neuer Arzneien.

Die Patienten kamen aus allen Teilen Europas, und Hahnemanns Erfolge waren Beweis genug für die Richtigkeit seiner Theorie.

Die Apotheker freilich ließen nicht locker, schließlich stellte Hahnemann seine Arzneien selbst her und gab sie auch selber seinen Patienten. Mit Unterstützung von Prof. Clarus brachten sie 1820 eine Beschwerde ein, die von der sächsischen Verwaltung jedoch abschlägig beschieden wurde.

1820 wurde Hahnemann nach Wien gerufen zum Fürsten Schwarzenberg, Sieger über Napoleon 1813, der halbseitig gelähmt nach Schlaganfall darniederlag, im wesentlichen als Folge seines Temperamentes und ausgeprägter Neigung zu Tafelfreuden und Wein. Obwohl die Homöopathie in Österreich verboten war, wurde Hahnemann dort in allen Ehren empfangen. Nachdem er seinen hochgestellten Patienten untersucht hatte, empfahl er ihm nach Leipzig zu kommen, und legte ihm dort eine schonungslose Diät auf, welchselbe im Verein mit arzneilicher Behandlung schon bald bedeutende Besserung des Patienten zeitigte. Die mitgereisten Leibärzte des Fürsten waren von der Homöopathie begeistert. Freilich kehrte der Fürst, sobald er wieder halbwegs auf den Beinen war, zu seinen alten Angewohnheiten zurück, ein neuer Schlagfluss brachte ihn endgültig unter die Erde. Prof. Clarus autopsierte den Leichnam und brachte öffentlich verleumderische Anschuldigen gegen Hahnemann vor, dieser habe Schwarzenberg auf dem Gewissen usw. usw.

Der Ruf des Meisters war freilich schon so bedeutend und die Kenntnis seiner Werke so weit verbreitet, dass der Herzog von Anhalt Hahnemann zu Hilfe kam und ihm Asyl in seinem Herzogtum bot, um seine Arbeit fortsetzen zu können. Hahnemann kam in Köthen mit gleich elf Kutschen an, in denen seine Habe verstaut war, seine Familie und diverse Schüler. Der Herzog machte ihn zu seinem Leibarzt und persönlichem Berater. Das war natürlich ein starker Schub für die Homöopathie.

In Köthen, der Hauptstadt des Herzogtums, traf Hahnemann einen alten und berühmten Patienten wieder, den Grafen Sternegg, der ihn, ebenso wie der Herzog, bei allen Attacken seiner Gegner unterstützte.

So zog er also 1821 nach Anhalt-Köthen, wo ihn Herzog und Herzogin mit besonderer Wärme empfingen, die Bevölkerung allerdings war nicht sonderlich begeistert, vor allem nicht der Teil, der seine Pfründe in Gefahr sah. Hahnemann kauft ein Haus in der Wallstraße und richtet dort seine Praxis ein. Zwei seiner Schüler sind bei ihm: Hayner und Moßdorf lassen sich ebenfalls in Köthen nieder, letzterer wird vom Herzog zum Arzt der fürstlichen Bediensteten ernannt.

1825 beginnt Hahnemann mit Versuchen mit außerordentlich hoch verdünnten Substanzen. Bisher hatte er wohl schon mit winzigen Dosen gearbeitet, die Tinkturen und Substanzen aber immer noch in substantiellen Dosen verabreicht.

Für die Apotheker, den Pöbel und die alten Feinde Hahnemanns, Clarus und Konsorten, waren diese ultrahoch verdünnten Gaben natürlich ein gefundenes Fressen. Die Angriffe häuften sich, und Hahnemann tat nichts, um sich zu rechtfertigen. Allerdings waren ihm Lob und Ehrungen mindestens genauso zuwider, manchmal ließ er seine Bewunderer allzu rüde abtropfen.

Nach weiteren zwei Jahren voller Beobachtungen und Experimenten nahm die Theorie von den »Chronischen Krankheiten« Gestalt an, aber erst nach der erfolgreichen Heilung vieler tiefer und langwieriger Leiden, zuletzt des Generalkonsuls Baumgartner aus Berlin, legte er sie der Öffentlichkeit vor.

Der Text erschien zuerst 1828.

Eine Atempause für den Meister war das Jubiläum, das von allen medizinisch-homöopathischen Gesellschaften in Köthen abgehalten wurde, praktisch der erste Homöopathie-Kongreß überhaupt, zu dem über 400 Ärzte aus allen Teilen Europas in die verschlafene Provinzstadt kamen, in der die Hotelbetten Mangelware wurden. Das Programm war auf

Latein geschrieben, die Fakultät der Universität Erlangen schickte ein Ehrendiplom.

Stapf, der Lieblingsschüler Hahnemanns, gab eine Luxusausgabe der »Kleinen Schriften« des Meisters heraus. Der Bildhauer Dietrich aus Leipzig schuf eine Büste, der Maler Schopper aus Berlin pinselte Hahnemann in Öl. Auch eine Medaille mit dem Profil des Meisters war zu haben.

Herzog und Herzogin ließen es sich nicht nehmen, allen Versammlungen beizuwohnen, machten Hahnemann eine mit Brillianten besetzte Brosche zum Geschenk und bezeichneten sich in üppigen Wendungen als seine Freunde und Wohltäter.

Das folgende Jahr war dagegen ein Desaster für Hahnemann. Am 31. März verstarb seine Frau und Kameradin, über die Hahnemann viel Ehrenvolles und Bewunderndes geschrieben hat, nicht ohne allerdings ein paar ihrer Eigenheiten unerwähnt zu lassen... Im selben Jahr noch starb der Herzog von Anhalt. Die Feinde Hahnemanns bestürmten sofort den Thronfolger Heinrich, er möge doch die Selbstdispensierung verbieten, und veröffentlichten Schriften, in denen sie die Meinung Hahnemanns, bei den akuten Miasmen, z. B. bei der Cholera sei ein ansteckendes Agens im Spiel, als weiteren Ausweis seiner Senilität abtaten.

Die Veröffentlichung der »Chronischen Krankheiten« lag ebenfalls einigen Schülern schwer im Magen. Die Miasmenlehre und die uneingeschränkte Befürwortung ultrahoher Verdünnungen waren nicht jedermanns Sache, und so bildeten sich bald verschiedene »Glaubensrichtungen«, die von Hahnemann mit originellen Schimpfworten belegt wurden (After-, Halb-, Bastard-Homöopathen etc.). Haubold tat viel für die Einheit der Homöopathie und gründete die »Allgemeine Homöopathische Zeitung«, die bis auf den heutigen Tag fortbesteht.

Ein weiterer schwerer Schlag für Hahnemann war die Enttäuschung über das erste homöopathische Krankenhaus, das er und seine Schüler in Leipzig gegründet hatten. Es hatte am 23. Januar 1833 seine Pforten geöffnet, aber bereits in der Eröffnungsansprache beschuldigte Hartmann den Mitgründer Moritz Müller der Unmoral und der Bastardhomöopathie, also der Vermischung allopathischer und homöopathischer Prinzipien. Folge war die getrennte Tagung am 10. August desselben Jahres der Gründervereinigung. Die einen kamen in Köthen zusammen wie üblich, die Abtrünnigen unter Dr. Müller versammelten sich in Leipzig. Anschließend wurde die Direktion abwechselnd besetzt, ein Dr. Schweickert hielt den Vorsitz, Purist wie Hahnemann und mit dessen vollster Unterstützung, dann war Hartmann an der Reihe, trotz seiner Attacken gegen Müller alles andere als ein orthodoxer Hahnemannianer. In dieser biblischen Tragödie fehlte auch der Judas nicht, ein Dr. Fickel gab sich als Homöopath aus (was offensichtlich damals genauso leicht war wie heute), brachte die Leitung des Krankenhauses an sich mit der Absicht, es in den Ruin zu führen und die Homöopathie gleich mit. Er wurde demaskiert, Noack erkannte die Nichtswürdigkeit Fickels, aber es war zu spät, der Schaden groß genug. Nach einigen weiteren Querelen der Hahnemannianer mit den Pseudo-Homöopathen wurde das Krankenhaus am 4. Oktober 1842 geschlossen. Für Hahnemann, der damals schon in Paris weilte, war das ein schwerer Schlag.

All diese Enttäuschungen und insbesondere die Spaltung der homöopathischen Gemeinschaft setzten dem Meister in seinen späten Jahren außerordentlich zu. Der Herrgott tröstete ihn freilich mit einer neuen Liebe, die etwas Zucker in seine Bitterkeit mischte: eines Abends, am 8. Oktober 1834 kam das Fräulein Melanie d'Hervilly in Köthen an, eine liebenswürdige, schöne, kultivierte Frau, die an einer Lungenerkrankung litt. Sie war in allen Künsten und Wissenschaften beschlagen, eine allseitig gebildete Persönlichkeit, die zeitweilig in der Familie des berühmten Malers, Professors für Schöne Künste und Direktors der Römischen Akademie, Lethiere, gelebt hatte. Sie durfte sich überdies einen zweiten Preis in Malerei eben derselben Römischen Akademie auf ihre Fahnen schreiben.

Melanie war ohne nahe Verwandte. Sie besaß ein ansehnliches Vermögen, das ihr Adoptivvater ihr hinterlassen hatte, interessierte sich sehr für die Künste und die Medizin und bat nun Hahnemann um professionellen Beistand. Der Meister empfing die junge und reizende Französin überaus zuvorkommend. Diese wiederum war von den Qualitäten des Meisters nicht weniger angetan. Sie bezog Quartier nahe der Praxis, und bald entspann sich eine gefühlsmäßige Verbindung zwischen beiden, die sie für immer zusammenführen sollte.

Am 18. Januar 1835 fand die Hochzeit in größter Heimlichkeit statt. Hahnemann war immerhin schon 80 Jahre alt, Melanie gerade erst 35. Um unziemlichen Spekulationen zuvorzukommen, vermachte Hahnemann sein ganzes Vermögen seinen Töchtern.

Später ging er auf den Vorschlag seiner Frau ein, nach Paris zu ziehen, wo er seine letzten Jahre in großem Ruhm und Ansehen verbringen durfte.

In der Familie allerdings stand es nicht zum Besten. Sein Sohn Friedrich verschwand spurlos, seine Tochter Luise wurde von Dr. Moßdorf sitzen gelassen, Friederike wurde von einem Banditen ermordet, der in ihr Haus eingedrungen war, und Leonore, die in zweiter Ehe mit einem losen Früchtchen verheiratet war, fand man tot in einem Waldstück in der Nähe von Köthen.

In Paris fand Hahnemann die so lange entbehrte allgemeine Anerkennung, den Respekt und die Gefolgschaft vieler Homöopathen, die in Organisationen wie der *Société Gallicane d'Homéopathie* zusammengeschlossen waren. Diese Gesellschaft organisierte unter der Präsidentschaft von Leon Simon einen Kongress in Paris vom 15. bis 16. September 1835, um die Ankunft Hahnemanns in der Stadt feierlich zu würdigen. Homöopathen aus allen Landesteilen nahmen teil. Der Meister erhielt auf diesem Kongress alle Ehrungen, die er sich nur wünschen konnte, unter anderem eine Goldmedaille mit seinem Bildnis, der Aufschrift Similia similibus, dem Geburtsdatum und dem Datum der Ankunft Hahnemanns in Paris (25.6.1835). Drumherum die Worte: »A leur maître, les homéopathes français«.

Dann ging es wieder los mit den Angriffen der Allopathen. Hahnemanns Weisheit, seine Hartnäckigkeit und vor allem seine therapeutischen Erfolge ließen alle Attacken ins Leere laufen. Bedeutende Persönlichkeiten setzten sich für ihn ein, und der Erziehungsminister Guizot antwortete auf das Ansinnen der Medizinischen Akademie, Hahnemann die Ausübung der Homöopathie zu verbieten: »Hahnemann ist ein Mann von großem Verdienste. Die Wissenschaft muss allen offenstehen. Ist die Homöopathie eine Chimäre oder ein System ohne eigenen Wert, so wird sie von selbst fallen. Ist sie aber ein Fortschritt, wird sie sich trotz unserer Verbote entfalten. Die Akademie sollte bedenken, dass sie sich vor allem für den Fortschritt der Wissenschaft einsetzen und neue Entdeckungen fördern soll.«

Per Ministerialerlaß wurde Hahnemann am 12. Oktober 1835 die Ausübung der Medizin in Frankreich gestattet.

Bald hatte er ein ganzes Heer von Bewundern um sich. Seine überraschenden Heilerfolge waren seine beste Visitenkarte. Ein besonders erfolgreicher Fall ist der der Tochter eines berühmten Akademiemitgliedes, Legouvé: das Mädchen lag praktisch im Sterben, und man hatte bereits dringend nach dem berühmten Maler Amaury Duval gerufen, Schüler von Ingrès, um ein letztes Bildnis zu zeichnen oder, wenn noch Zeit war, zu malen. Duval kam, warf einen Blick auf das Mädchen, und fragte, ob er schon Hahnemann gerufen habe, der schon einige solche Fälle wieder hinbekommen habe. Hahnemann kam, so schnell er konnte, untersuchte das Kind auf das Gründlichste, gab eine Arznei, und das Mädchen war gerettet.

Dann wurde in Paris das sechzigste Doktorjubiläum Hahnemanns gefeiert. Bei der Feier war auch seine Tochter Amalia anwesend, die nach zwei gescheiterten Ehen nun in der Nähe des Vaters wohnte.

Im April 1843 zog sich Hahnemann eine Bronchitis zu, wie fast in jedem Frühling. Er war müde nach all den Enttäuschungen, müde von seiner Arbeit und von einem langen ereignisreichen Leben. Melanie, die Hahnemann nicht nur neuen Mut gegeben hatte, sondern auch in seiner Praxis unschätzbare Dienste leistete, ließ die Töchter in Deutschland wissen, wie es um ihren Vater stand. Immer hatte sie unter dem Misstrauen gelitten, das diese ihr entgegengebracht hatten.

Schon auf dem Totenbett ermahnte Hahnemann Melanie insbesondere, darauf Acht zu geben, »dass unsere Freunde der Homöopathie nicht mehr Schaden zufügen als unsere Feinde.« Als habe er geahnt, dass es immer die sind, die die Grundsätze der Homöopathie in den Wind schlagen, die die schlechtesten Resultate erzielen.

Hahnemann stirbt am 2. Juli 1843. Seine letzten Worte sind: »Christus! Liebe!« und dann noch: »Der Stolz ist der Feind«...Vertrauen und Frieden«.

Fassen wir noch einmal die Aspekte zusammen, die Hahnemann als Apostel kennzeichnen:
- er hat unbeirrbar ein Ideal vor Augen;
- er setzt sich ohne Wenn und Aber und unbeugsam für seine erfühlte und erkannte, keinesfalls nur eingebildete Mission ein;
- er opfert ihr alle Annehmlichkeiten, alle Bewunderung, seine soziale Stellung, seine Sicherheit, Freundschaften, Neigungen, bis hin zu den geliebtesten Menschen;
- er sieht sich den allerschlimmsten Feinden gegenüber: der Schande, der Verachtung, der üblen Nachrede, der offenen Feindschaft, dem Elend, der Einsamkeit, dem Verrat, dem Opfer, dem Leiden und dem Schmerz der Seinen mitansehen zu müssen, verfolgt wie Aussätzige und von Ort zu Ort gejagt.
- Apostel, weil jeder Rückschlag ihn nur noch mehr suchen lässt nach der Wahrheit, ihn noch eifriger kämpfen lässt für sie;
- Apostel in der Lebhaftigkeit und Sicherheit seiner Rede, in den Vorlesungen in Leipzig, seinen Briefen, den Diskussionen und vor allem in seinen Schriften;
- Apostel in seiner selbstlosen, ehrenhaften und von Gott inspirierten Arbeit, in seinem Bekenntnis in Wort und Tat zum christlichen Glauben;
- Apostel in seiner Eigenschaft, Schüler und Freunde um sich zu scharen, die ihm beistehen und seine Werke verbreiten;
- Apostel bis an das Ende seiner Tage, die zu Ende gehen, ohne dass er einen Fingerbreit von seinem Wege abgekommen wäre, in seinem Tode wie in seinen Anfängen Beispiel eines Auserwählten.

So weit das Bild des apostolischen Lebens des Begründers der homöopathischen Medizin, des Lebens Christian Friedrich Samuel Hahnemanns.

2.6 Einführung in das »Organon«

Es folgen ein paar grundsätzliche Bemerkungen zum »Organon«, dem Buch, das als **Grundlage der homöopathischen Medizin** anzusehen ist.

Es ist nicht ganz leicht, in wenigen Sätzen den Inhalt zusammenzufassen, so viele verschiedene Aspekte der Medizinwissenschaften und der Heilkunst werden angesprochen. Das Buch ist nicht nur eine Anleitung, eine Gebrauchsanweisung der Homöopathie, sondern steckt auch voller philosophischer Überlegungen, technischer Erörterungen und praktischer Empfehlungen, die die homöopathische Lehre zu einem zusammenhängenden und klar strukturierten System werden lassen. Gleichzeitig ist es ein Meditationsbuch, einfaches Durchlesen reicht nicht!

Hahnemanns »Organon« ist formal in erster Linie ein medizinkritisches Buch, das angesichts seines Erscheinungsjahr 1810 uns etwas überholt erscheinen mag. Tatsächlich ist es aber genauso aktuell wie vor 150 Jahren. Die Praktiken der Schulmedizin haben sich seither nicht prinzipiell verändert, sie sind nur »perfekter« geworden im Laufe des technischen Fortschritts. Der Satz, der gemeinhin

Hippokrates in die Schuhe geschoben wird, »was sich nicht mit Arzneien lösen lässt, wird durch Stahl geheilt, und was sich durch Stahl nicht lösen lässt, wird durch das Feuer geheilt«, ist ebenso gültig wie zu den Tagen des Weisen von Kos. Die Medikamente der heutigen Medizin sind weitaus »wirkungsvoller«, weil konzentrierte, die Alkaloide sind reiner, die Hormone isoliert, die Antibiotika nicht nur bakteriostatisch wirksam, sondern aus sich heraus von ungeheurer Aggressivität. Die Antihistaminica wirken in Sekundenschnelle usw., das ganze Arsenal des Praktikers ist von enormer Macht, mit dem er seinen ewigen und sinnlosen Kampf gegen das führt, was er für die Ursache der Krankheit hält. Obwohl die Theorie gar nicht so weit von den hippokratisch-hahnemannischen Ideen entfernt ist, die von der Verwendung von »contraria« abraten und auf den Faktor der individuellen Prädisposition hinweisen, lässt der Arzt alter Schule nicht ab, dem Organismus mit starken Medikamenten eine Reaktion aufzuzwingen, die dem natürlichen Bestreben des Organismus zuwiderläuft.

Was nicht mit Medikamenten wieder in Ordnung kommt, kommt unters Messer. Das elektrische Skalpell, die durchdringende Wirkung der Röntgenstrahlen oder des Ultraschalls haben, neben der beeindruckenden technologischen Aufrüstung, tief greifende Konsequenzen. Dient das alles wirklich dem Wohlergehen des Menschen? Das ist heutzutage überhaupt nicht so sicher, und in naher Zukunft wird es noch weit fragwürdiger werden.

Die Techniken und Therapien der Schulmedizin kommen und gehen wie die Jahreszeiten. Erst werden sie für den Gipfel menschlicher Genialität gehalten, dann stillschweigend beerdigt und irgendwann, nachdem man sie erst jahrelang empfohlen hat, macht sich dieselbe Medizin über sie lustig und erklärt sie für überholt. All das geschieht im Namen des Fortschritts, der aber so lange Illusion bleiben muss, wie er sich nicht auf eine feste Basis stützen kann. Wissenschaft muss sich entwickeln, sich transformieren, sich ändern, auf dem Wege sein. Aber die Ausgangspunkte, die Fundamente sollten schon ein wenig länger halten, zumindest, wenn es sich tatsächlich um Wissenschaft handelt.

Der Kauter vergangener Zeiten feiert im Zyklotron und anderen gewaltigen Apparaten fröhliche Urständ, die den modernen Arzt zu einem Maschinenschlosser herabwürdigen. Ständig hat er irgendwelche heldenhaften Maßnahmen gegen oberflächliche Lokalsymptome im Sinne, gegen die sichtbaren Ergebnisse der Krankheit, und wirft stillschweigend alles in den Müll, was ihm seine alten Meister, die sich noch die Mühe des Denkens gemacht haben, ihm über die Ganzheit des Menschen erzählt haben.

So haben wir in ein paar Jahrzehnten die Ära der Sulfonamide erlebt, der Vitamine, der Antibiotika, der Antihistaminika, der radioaktiven Isotopen, der Implantate, Transplantate, des Klappenersatzes usw., »Therapien«, denen ganz offensichtlich der Wunsch zugrundeliegt, den Menschen in ein Frankensteinisches Ersatzteillager zu verwandeln. So verheddert sich diese kurzsichtige Medizin immer mehr in technologischen Lösungen, die in Wahrheit keine sind, und nur das intellektuelle Versagen der modernen Biomedizin verschleiern sollen.

Das ist die gleiche Kritik, wie sie Hahnemann in der Vorrede des »Organon« übt, natürlich im Hinblick auf die Therapien seiner Zeit. Heutzutage hätte er weiß Gott genug Material, um mehrere Bände mit seiner beißenden (und recht unterhaltsamen) Kritik zu füllen...

In den Paragraphen des »Organon«, die wie Aphorismen konzipiert sind, entwickelt Hahnemann sein Konzept einer allgemeinen Pathologie und der dazugehörigen Therapie, entwickelt eine medizinische Ethik und Philosophie und definiert Gesundheit und Krankheit. Die gewaltige Architektur des Buches häuft Beweis auf Beweis für Dinge und Ideen, deren Logik schon für sich spricht. Der Arzt erhält genaueste Anweisungen bis in die allerkleinsten Einzelheiten, wie er im Angesicht der Krankheit zu verfahren hat. In einer lutherischen, klaren und unzweideutigen

Sprache steht im »Organon« alles geschrieben, was der Arzt »zu wissen nöthig hat«.

Das »Organon« entfaltet die homöopathische Lehre vor dem Hintergrund einer Medizinphilosophie, die die charakteristischen Aspekte des menschlichen Lebens umschließt, die aufzeigt, was im Menschen Gesundheit ist und was wir unbezweifelbar als krankhaft und Krankheit anzusehen haben. In einer ganz unhypothetischen Form und damit im Gegensatz zu der spekulativen Dekadenz der Medizin seiner Zeit nähert sich Hahnemann geschickt der Philosophie seiner Epoche, ohne sich ihr gemein zu machen. Er hat in weiser Voraussicht seine Lehre nicht an eine Weltanschauung gekoppelt wie so viele vor ihm, die sich dem Mechanismus, dem Naturalismus, der Säftelehre oder anderen Ismen an den Hals warfen und mit dem Aus-der-Mode-Kommen ihres jeweiligen Ismus selber aus der Mode kamen. Das vitalistische Element in der Homöopathie ist einfach die Erkenntnis des Lebens als eines dynamischen Ausdrucks und deshalb unwiderlegbar und »a fortiori« Fakt. Das Warum und Wie dieses dynamischen Lebens fällt in den Bereich persönlichen dialektischen Denkens und ist nicht essentieller Bestandteil der Homöopathie. Es geht einfach darum, das Leben als das zu sehen, auf das wir wirken wollen, als eine dynamisches »Etwas«, das Bewegung, Wechsel generiert. In den entsprechenden Paragraphen ist lediglich von dem dynamischen Aspekt die Rede, der den Arzt unmittelbar betrifft, nämlich der Lebenskraft, die als solche von Hippokrates, Galen, Barthez und zahllosen Philosophen der verschiedensten Epochen vorgetragen worden ist. Weder dialektische noch dogmatische Überlegungen spielen eine Rolle. Es geht einfach nur darum: die Lebenskraft ist eine Dynamik, die sich in den Phänomenen des Lebens ausdrückt.

Das »Organon« ist Lehrbuch der Pathologie insofern, als es uns über die Definition des Krankheitsbegriffs hinaus aufklärt über die verschiedenen Aspekte eines solchen Seinszustandes, nämlich die akuten, chronischen, epidemischen, einseitigen, alternierenden, scheinbaren usw. Krankheiten, deren Natur, Unterscheidung, Diagnose und Therapie.

Das »Organon« ist klinisches Lehrbuch insofern, als es uns neben einer allgemeinen Propädeutik über jeden Aspekt der Begegnung mit dem kranken Menschen instruiert, über Empathie, Verständnis, über die Bewertung des aktuellen klinischen Zustands, des »pathologischen Heute«, wie über die je gesonderte Behandlung jedes einzelnen Patienten.

Das »Organon« ist auch ein kurzes, aber beredtes Kompendium der Pharmakologie, beschäftigt es sich doch mit der Herkunft der Arzneien, ihrer Zubereitung, dem komplexen Vorgang der Dynamisation, und das alles unter Vermeidung jeglicher metaphysischer »Ergrübelungen«. Die dynamische Natur der Arzneien wird ganz unspekulativ eingeführt. Die Wirkung im Kranken wird als alleiniger Maßstab zugelassen, und von dieser Wirkung können wir uns tagtäglich überzeugen.

Darüberhinaus finden sich Hinweise zur Auswahl, Gewinnung, Aufbewahrung der Ausgangssubstanzen wie auch zur Herstellung und Konservierung der Mittel für den täglichen Gebrauch.

Zahlreiche Paragraphen befassen sich mit der reinen Arzneimittelprüfung, also der Prüfung der arzneilichen Substanzen am gesunden Menschen.

Das »Organon« enthält Hinweise zu Hygiene und zusätzlichen Maßnahmen bei der Behandlung der Patienten, ohne allerdings den medizinischen Bereich zu verlassen. Der Schwerpunkt liegt dabei auf dem Prinzip der Analogie, wie es sich im »Similia similibus curentur« ausdrückt, immer werden ausführliche Begründungen für jeden Schritt mitgeliefert, und der pragmatische und klinische Ansatz steht ganz im Vordergrund.

Aus allen diesen Gründen ist Hahnemanns »Organon der Heilkunst« unverzichtbar für jeden, der auch nur einigermaßen eine Ahnung haben will von der Wissenschaft und Kunst des Heilens. Sein Autor ist ganz ohne Frage einer der weisesten und visionärsten Ärzte aller Zeiten.

3.

Paragraphen und Lehren des »Organon«

3.1 Paragraphen 1 bis 2

Die ersten beiden Paragraphen des »Organon« behandeln die Idealvorstellung ärztlichen Handelns. Im ersten setzt Hahnemann unserer Mission ein klares Ziel. Es ist wie ein Tor, durch das die Aspiranten, die Jünger Äskulaps, wie man das früher nannte, zu schreiten haben.

Was machen wir uns nicht alle für falsche Vorstellungen von unserem Beruf! Wir sehen uns als Angehörige einer Kaste, einer Hierarchie, die über Generationen und Generationen das Wissen weitergibt, das wir brauchen, um der Welt Gesundheit, Leben oder Tod zu bringen. Wir glauben manchmal, wir hätten irgendeinen magischen oder göttlichen Auftrag und auch die Fähigkeiten dazu, nur weil vor unserem Namen zwei Buchstaben stehen. Wir sind die Auserwählten, und unsere Mitmenschen haben uns gefälligst den nötigen Respekt dafür zu zollen. Manchmal haben wir nicht einmal den Zipfel einer Ahnung davon, mit welcher Unruhe, mit welcher Angst, mit welcher Verzweiflung wir leben müssen, je mehr wir uns dem Leiden unserer Patienten öffnen. Das alles hat der Meister wohl gewusst, und in dem einzigen Satz des § 1 liegt eine ungemeine Bedeutung und Tiefe:

Des Arztes höchster und einziger Beruf ist, kranke Menschen gesund zu machen, was man Heilen nennt.

Denken wir nach, und denken wir gründlich nach! Wenn wir die Funktionen und Berufe in der menschlichen Gemeinschaft unter die Lupe nehmen, werden wir notwendig finden, dass sie alle ohne Ausnahme wichtig sind. Der Beruf des Richters beispielsweise: er muss entscheiden, wer recht hat und wer unrecht, wenn zwei sich streiten, er muss das Gleichgewicht wiederherstellen, muss Unrecht korrigieren. Aber der Müllmann und der Schornsteinfeger sind ganz genauso wichtig! Was würden wir denn anfangen, wenn es sie nicht gäbe? Was würden wir ohne den Bäcker machen, den Schuster, den Soldaten usw.? Jeder ist an seinem Platz unverzichtbar. Natürlich gibt es Berufe, die gemeinhin in der Hierarchie etwas weiter oben angesiedelt sind, weil sie vielleicht besonders unverzichtbar sind, und der des Arztes gehört zweifellos dazu.

Der Mensch lebt eben von Geburt an in der Furcht vor dem Tode, er weiß, dass das sein Schicksal ist. Das Leiden in der Krankheit ist eine Art Vorstufe des Todes. Der kranke Mensch leidet doppelt unter seiner existenziellen Angst und ruft um Hilfe, sehnt sich nach Beistand und Verständnis. Kranke in der Seele wie im Körper *brauchen* den Arzt. Welcher Beruf hätte in diesem Moment einen höheren Stellenwert, in diesem Moment des Schmerzes und der Einsamkeit? Deswegen sagt Hahnemann *die höchste und einzige Aufgabe.* Denn der Arzt soll nur das sein, soll nur Arzt sein, in jedem Moment seines Lebens. Ihm soll nichts Menschliches fremd sein. Weder in seiner Freizeit, noch zu Hause, in der Gesellschaft, wo immer er sich befindet, kann er aufhören Arzt zu sein, ganz so, wie er es in seinem Sprechzimmer ist. Arzt sein heißt, sein ganzes Denken, alles Entscheiden und Handeln unter die eine Maxime zu stellen, die der Hauptgrund seines, des Arztes, Dasein ist und seine einzige wahrhafte Beschäftigung: **Heilen!**

Aber was ist das, heilen? Auch das sagt uns uns der Meister: kranke Menschen gesund zu machen. Was ist Gesundheit? Und hier geraten wie in einen Mahlstrom, denn wenn wir uns über die Gesundheit des Menschen Gedanken machen, taucht eine weitere Frage auf, nämlich: was ist der Mensch? Und siehe, das Problem nimmt unerhörte Ausmaße an. Der Mensch ist, was ich selbst bin. Der Mensch ist das große Rätsel aller Zeiten. »Ich« sagen oder sagen »Ich bin, der Ich ist« bedeutet im Prinzip einen dialektischen Waffenstillstand schließen. Es bedeutet, Anfang und Ende zu setzen und die Projektionsbeziehung zwischen »Ich« und »Ist« herzustellen. Wohin gehe ich und woher komme ich? Da haben wir die reine Hypothese der Existenz. Das bleibt Geheimnis, und wir sehen nur einen Zipfel der Erscheinungen, der Existenz.

Wir sehen nur, was jetzt ist, filtern alles durch das Jetzt, und senden unsere Gedanken in den Nebel, oberflächliche, kühne, schöne, tiefe, unverständliche Gedanken, unwahrscheinliche Gedanken, angreifbare Gedanken.

Trotz dieser Beschränkung auf das Heute, die Gegenwart, sind wir gezwungen, eine Definition oder wenigstens ein Konzept zu konstruieren, das einigermaßen gültig ist, das als Grundlage unserer Spekulation, unseres Nachdenkens über den Menschen dienen soll. Um Kenntnis von etwas zu erlangen, muss man es analysieren, in Teile zerlegen, so subjektiv die Bruchlinien auch ausgewählt sein mögen. Wir nehmen in uns einen organischen Anteil wahr, den wir in seiner Funktionalität studieren können. Diese Funktionalität scheint erst einmal nicht an das »Andere« zu rühren, was uns als nicht organisch erscheint, sondern als verschieden und vorrangig, weil es uns nämlich beseelt, weil es uns uns transzendieren lässt in die ungezählten Vorkommnisse, die unser Leben ausmachen. Dieses Andere, das unsere Manifestation durchsetzt, nehmen wir als unser Verständnis und unseren Willen wahr. Das Verständnis wird durch alles vorgestellt, was auf uns kommt, alles, was wir wahrnehmen, was wir in unserem Bewusstsein und im Unbewussten tragen, was sich uns einprägt und uns verändert. Der Wille ist die höchste Kraft, die uns eine Richtung einschlagen lässt, oder anders, der unsere Projektion gelingen lässt. Wenn wir so von der Projektion sprechen, haben wir den Fuß schon auf einem weiteren Kontinent unseres Ich. Das Denken wirkt als Strukturbildung und unerlässlicher Nexus zwischen dem Verstehen und dieser reaktiven und expressiven Bewegung, die der Wille ist. Das Gleichgewicht dieser Faktoren, dieser beiden Aspekte des Ich, führt dann und bestimmt unsere stimmige Expressivität, unser Handeln, unsere Seinsform. Hier haben wir dann die Projektion unseres Ich in die Existenz: das »Ich« ist!

Vielleicht können wir es so formulieren: die Individualität, Bestimmtheit eines Menschen lässt sich als Wille und Verständnis begreifen, ihre Transzendenz in die Materie als die Empfindungen, oder, wenn die transzendentale Aktivität sich nur zwischen dem Willens- und Verstandespol abspielt, als das Denken. Das Verständnis, das Verstehen und das Verstandhafte spiegeln das wider, was von außen kommt, vom Universum. Der Wille stellt das vor, was sich von unserem Ich auf alles, was es umgibt, hinbewegt und projiziert, auf das Universum, das All. Damit zwischen diesen beiden Polen gewissermaßen alles mit rechten Dingen zugeht, braucht es die Brücke des Denkens. Das Denken macht sich eine Vorstellung von den Eindrücken, die von außen kommen, und transformiert sie auf die Ebene des Willens und des Empfindens. Hier scheint der cartesianische Gedanke vom cogito ergo sum auf. Das Denken, als fundamentale Bewegung des Geistes, realisiert so Wille wie Verständnis. Wenn wir nun einen Teil oder die Gesamtheit unserer Ich-Person entfalten, unserer psycho-physischen Einheit, dann ist das Empfinden die natürliche Folge, das Empfinden hier im intimsten, innerlichsten Sinne, das Empfinden, das unmittelbar mit der Ganzheit des Wesens gekoppelt ist. Wer sind wir? Eine Zweiheit, eine Einheit in sich selbst, eine Dreiheit? Wir können und wollen das hier nicht weiterverfolgen. Es geht nur darum, ungefähr eine Idee davon zu geben, welches Konzept vom Menschen wir im Hinterkopf haben. Ob wir ihn, den Menschen, nämlich nur als Manifestation des Geistes sehen, als dynamische, beseelte Entität, als gewissermaßen in Materie gekleidete Entelechie, oder ob wir ihn als Bilanz chemischer oder biochemischer Reaktionen eben dieser Materie sehen, ist nicht ganz unerheblich, um es vorsichtig auszudrücken. Das Wesentliche innerhalb der homöopathischen Methode ist die vorrangige Bedeutung des Willens und des Verständnisses, ebenso wie der Empfindung für die Ausdrucksqualität des Menschen. Gesundheit lässt sich verstehen als Gleichgewicht zwischen Wille und Verständnis, zwischen dem, was uns berührt, auf uns wirkt, und dem, was wir bewirken und berühren. Unser Wille muss übereinstimmen mit dem Verständnis und dem Denken wie dem Empfinden oder dem empfindendem Denken, muss so in Harmonie schwingen, dass das größtmögliche Gleichgewicht, die größtmögliche aequanimitas, Ausgeglichenheit gewährleistet ist. Unsere Vorstellung von Gesundheit ruht also auf einer Homöostase zwischen innerem und äußerem Ich, der vollständigen Kongruenz unseres Zellverbandes mit unserem geistigen oder spirituellen Kern, mit der Willens-Verständnis-Monade, die uns ausmacht.

▷ Die Homöopathie ruht auf einer vitalistischen Grundidee.

Aus verschiedenen Gründen legen wir so viel Wert auf diese Aspekte des menschlichen Geistes, auf den Willen nämlich und auf den Intellekt: auch ein Idiot kann körperlich vollkommen gesund sein, und trotzdem haben wir keine gesunden Menschen vor uns. Auch der Wahnsinnige hat vielleicht keinen einzigen pathologischen Laborwert... Das, was die Existenz des Menschen am entscheidensten prägt, ist die Manifestation seines Willens. Diese wiederum ist unmittelbare Folge des Verständnisses. Gesundheit ist also, im weitesten Sinne, das Gleichgewicht zwischen Wille und Intellekt, Verständnis. Sie ist, bündig gesagt, seelisches Gleichgewicht. Aus diesem seelischen Gleichgewicht erwächst das psychophysische Gleichgewicht und aus diesem wieder die angemessene und normale Funktion der Organe und Organsysteme. Das bedeutet Ausgeglichenheit.

Der Meister also ruft uns in diesem § 1 auf, Ärzte zu sein, und nichts anderes! Wissen, was Heilen ist, heißt seine Existenz in Fülle und Maß zu leben.

Geistige Gesundheit ließe sich auf Zufriedenheit reduzieren. Zufriedenheit mit unserem eigenen Leben, mit dem, was wir tun, und Zufriedenheit der anderen mit ihrem Leben, was wiederum auf uns zurückwirkt. In praktischer Hinsicht entspricht geistige Gesundheit dem, was so ziemlich jede Religion als fundamentale Ethik beinhaltet: Was du nicht willst, dass man dir tu, das füg auch keinem andern zu. Und: Liebe deinen Nächsten wie dich selbst.

Liebe wird hier in ihrer eigentlichsten Bedeutung verstanden: als maximale Hingabe unseres inneren Ich an andere, die eben nicht mehr als »andere«, sondern als Reflex, als Verlängerung des eigenen Ich begriffen werden. Das freilich ist keine bewusste Überlegung, was ja hieße Interesse, Vorteil, Wechselseitigkeit und mehr sozialem als seelischem Wohlergehen zuzuordnen wäre. Liebe ist Empfindung, und von der Empfindung muss grundsätzlich jede psychische Manifestation ausgehen, soll vermieden werden, dass Intelligenz und die Möglichkeiten des Willens dem eigenen Sein bzw. dem der anderen Schaden zufügen, dass der Mensch die Signale seiner Umwelt nur entstellt empfängt und verarbeitet, dass er nicht in jedem Augenblick seiner Expressivität mit sich selbst in Harmonie ist, das heißt sich nicht ohne Reibungsverlust in die Umwelt übersetzen kann. Darauf ist ja im wesentlichen die seelische Funktion des Menschen abgestellt, auf das Kommunizieren, auf das sich Mitteilen, auf das Teilen der eigenen Mitte, der eigenen Ideen usw. Um Ideen mitteilen zu können, sie zu objektivieren, in die Tat umzusetzen, ihnen Gestalt zu geben, die auch verstanden werden kann, ist relative Gleichheit der Wahrnehmung von Sender und Empfänger vonnöten, und diese ist nur im Zustand seelischer Gesundheit gegeben. Das meint dann adäquaten Ausdruck der Gefühle, meint gelungene Kommunikation, gelungenen Selbstausdruck, meint erfolgreiche Transzendenz des Willens gemäß der Natur des inneren Seins.

Soziale Gesundheit versinnbildlicht sich im Bienenstock und hängt notwendig von anderen vorgängigen Bedingungen ab, der Pflicht, der Verantwortung, der Erfüllung unserer Aufgabe innerhalb des Gemeinwesens. Diese Aufgabe stellen wir uns in erster Linie selbst nach Maßgabe unserer erfühlten Berufung. All dies sind vitale Akte, die sich in soziale Rollen umformen, die wiederum von historischen und traditionsgebundenen Faktoren geprägt sind. Die Definition einer Rolle innerhalb eines Gemeinwesens kann in Übereinstimmung oder im Konflikt mit unserer aktuellen Lebensphase stehen und unsere Reifung unterschiedlich beeinflussen, die Bewusstwerdung unserer Möglichkeiten und Fähigkeiten und dessen, was wir mit diesen für das Gemeinwohl anfangen können.

Die Bestimmung unserer Rolle, das Bemühen, ihre Bedeutung zum Ausdruck zu bringen, die Erkenntnis unserer besonderen körperlichen und geistigen Fähigkeiten führt schließlich zur festen Verbindung mit der Gruppe, sei es der Klan, der Stamm, das Dorf, die Stadt usw; wir bilden nun eine Zelle der sozialen Organisation, eine Zelle, die sich entwickelt und realisiert im Gleichklang mit dem Gemeinwesen, für die sie Verantwortung übernommen hat. Später dann wird diese Funktion perfektioniert, den Nachkommen gelehrt, und man steigt nicht nur in der Hierarchie auf, sondern wird auch innerhalb der Gemeinschaft wichtiger, erreicht darüber umso tiefere Zufriedenheit, wie das eigene Wirken an Tragweite gewinnt.

Verantwortung sollte für den gesunden Menschen nicht als Joch empfunden werden, als Ausbeutung oder als Ausnutzung seiner Fähigkeiten, seiner Arbeit seitens anderer. Es sollte vielmehr klar werden, dass der eigene Einfluss, die eigenen Fähigkeiten ja dem Gruppenziel, der gesellschaftlichen Aufgabe zugute kommen, und damit den anderen und der eigenen Person zugleich. Arbeit bedeutet so die Realisierung gesellschaftlicher Kräfte nach Maßgabe der persönlichen Fähigkeiten und Eigenschaften.

Die **Erfüllung unserer Rolle in der Gesellschaft** ist sicherste Gewähr für Zufriedenheit. Die Lust zu dienen sollte davon abhalten, unmittelbare Anerkennung, in welcher Form auch immer, zu erwarten. Um auf das Beispiel des Bienenstocks zurückzugreifen: wir können sicher sein, dass in dem Maße, wie unsere Arbeit dem Gemeinwohl nützt, wir auch von der Gemeinschaft profitieren.

Soziale Gesundheit hängt unmittelbar von seelischer und körperlicher Gesundheit ab und bedeutet Vervielfältigung des Individuellen, bedeutet ständige Wiederholung der häufigsten Besonderheiten, Idiosynkrasien, die sich dann zu den allgemeinen Charakteristika zusammenschließen, die den Stamm, das Dorf, die Nation und in abstrakterer Form die Gesellschaft auszeichnen.

Kranke Menschen gesund zu machen bedeutet Stabilisierung dessen, was unstabil geworden ist. Higinio Perez meint völlig zu recht, Gesundheit sei ein instabiles Gleichgewicht, das zwar Dauer besitzt, aber leicht zu stören ist. Ein Gleichgewicht, das leicht zu stören ist, gleichwohl ein Gleichgewicht. In diesen Zustand des Gleichgewichts muss der Arzt den Patienten zurückbringen. Gesundheit ist ein existenzieller Zustand, weil sie eine stabile, mit sich selbst identische Form der Existenz ist. Natürlich lässt sich Gesundheit an bestimmten Normen, Mustern, usw. messen, andererseits ist sie Funktion auch jener Individualität, die jeden Menschen zu etwas ganz Besonderem macht. Alle seine existenziellen Zustände tragen unweigerlich den Stempel dieser Individualität, die wiederum in vielem *ähnlich* der seiner Mitmenschen ist. Sein Gesundheitszustand ist insofern ein besonderer und gesonderter Zustand, als er teilhat wohl an den allgemeinen Qualitäten, die eine physische, geistige und soziale Gesundheit ausmachen, dabei aber bestimmte Eigentümlichkeiten aufweist, die mit eben seiner individuellen Verfaßtheit zusammenhängen. Die Gesundheit, zu der wir ihn zurück expedieren wollen, ist *seine* Gesundheit, die natürlich bis zu einem gewissen Grade Teil eines allgemeinen idealen Gesundheitszustandes ist, sich von diesem aber eigenheitlich unterscheidet. Gesundheit ist also immer relativ, relativ zum Individuum und seinen Anlagen, seinem sozialem Umfeld usw. Es wäre absurd, so etwas wie *den* Gesundheitszustand zu postulieren. Das körperliche, geistige und soziale Wohlergehen, so wie es die WHO in ihrer Charta definiert, lässt uns die einzelnen Bereiche gesondert betrachten.

Da wäre zunächst das **körperliche Wohlergehen**. Es ist geprägt von normal funktionierender Physiologie. Alle Organe und Organsysteme arbeiten perfekt. Die Natur in ihrer Gestalt als Lebenskraft organisiert die Elemente des Organismus ohne »Sand im Getriebe«. Wir können noch unterscheiden zwischen anatomischer Gesundheit, die sich auf die strukturelle Normalität bezieht, und physiologische Gesundheit im Hinblick auf das Funktionelle. Dem normalen Lebensgange werden keine Steine in den Weg gelegt, der Mensch kann sich fortpflanzen, alt werden und langsam, unmerklich wieder zu Staub.

Die **Miasmenlehre** hilft uns dabei, »kranke Menschen gesund zu machen«. Sie gibt den Rahmen vor, auch den Zeitrahmen, ermöglicht uns die Einschätzung der Prognose, das heißt des Grades an Wiederherstellung des Gleichgewichts, der mit den Mitteln des Individuums und unter den gegebenen Umständen zu erreichen ist.

Im **§ 2** ergänzt der Meister das Ideal der Heilung, indem er sagt, dass diese schnell, sanft und dauerhaft zu geschehen habe. Die Erwähnung der Schnelligkeit der Kur lässt an das übliche Vorurteil denken, nach der die Homöopathie zwar ganz schön, aber reichlich langsam wirke. Wie ist dieser Widerspruch zwischen der Meinung des »Grand Public« und den Worten Hahnemanns zu erklären? Ganz einfach durch die allgemeine Ignoranz der meisten Leute, die sich vom Scheinbaren an der Nase herumführen lassen. Ein aufmerksamer, kluger Beobachter wird zu einem Urteil erst kommen, wenn er alle Zutaten dafür beisammen hat. Homöopathische Heilung geschieht gelegentlich in Sekundenschnelle, wenn wir sie als Orientierung des Organismus in Richtung Gleichgewicht auffassen, als deutliche Tendenz zur Restrukturierung. Anfänglich lässt sich dies am ehesten auf dem Gebiet des Willens beobachten, des Verständnisses, der Empfindungen und den entsprechenden Auswirkungen auf die Körperlichkeit. Haben wir mit der ähnlichen Arznei diesen Anstoß geben können, zur Neuordnung des inneren Ich nämlich, dann ist diese Neuordnung im Augenblick erfolgt, in dem die Arznei gegeben wurde. Erste Anzeichen sind, wenn der Patient sagt, er fühle sich besser, wenn er Hoffnung bekommt, mit Optimismus in die Zukunft blickt usw. Hier gelingt die Heilung. Aber auch in direkter körperlicher Hinsicht gibt es solche **»Sekundenphänomene«**, wenn nämlich die Störung ausschließlich im Funktionellen lag. Hier kann Heilung sehr schnell erfolgen. Sind die Läsionen dagegen ausgeprägt, braucht es dagegen schon eine Zeit, bis sich das Material wieder neu zusammengefunden hat, und auch, wenn auf dynamischer Ebene die Heilung schon erfolgt ist, wird die körperliche Heilung auf sich warten lassen, in Abhängigkeit vom Zellumsatz des jeweiligen Gewebes. Heilung als solche ist also keineswegs langsam in der Homöopathie, sondern erfolgt auf dynamischer Ebene sofort oder gar nicht.

Wir sind heutzutage nicht immer in der Lage, an dieses Ideal heranzureichen. Ist der Organismus bereits sehr heruntergekommen, ist Heilung manchmal gar nicht möglich, von schneller Heilung wollen wir schon gar nicht reden. Das soll uns aber nicht daran hindern, das Ideal der schnellen, sanften und dauerhaften Heilung vor Augen zu haben.

Schnelligkeit der Heilung lässt sich auch so interpretieren, dass keine Zeit mit Umwegen vergeudet wird, und dass die Phänomene, die zur Restrukturierung des Organismus nötig sind, in kürzester Zeit ablaufen. Das kann nur erreicht werden mit einer Arznei, die auf die organische Gesamtheit wirkt und sie stimuliert, oder wenigstens auf den Organverbund, der an der Wiederherstellung der aus dem Tritt gekommenen Funktionen beteiligt ist. Nur wenn die Arznei alle an der Krankheit beteiligten Phänomene erfasst, können sie in der kürzestmöglichen Zeit verschwinden.

Therapien, die sich nur auf ein Zielorgan richten, seine Funktion stimulieren, stützen usw., haben den Nachteil, dass die Lebenskraft nur auf einen Teil des Problems aufmerksam gemacht wird, die Bedürfnisse anderer Organe, die durch das Problem des Zielorgans ebenfalls beeinträchtigt sind, werden außer Acht gelassen. Die Schulmedizin richtet ihre Anstrengungen gerne auf ein isoliertes Organ, ein »schwaches« Herz, ein Problem in der Lunge, und ohne Rücksicht auf Verluste in anderen Organsystemen, den Darm beispielsweise, die Nieren, die Leber, die hinterher wieder für die Folgen behandelt werden, die die heroische Therapie eines einzelnen Organs angerichtet hat. Dieses Vorgehen kann man getrost als Zeitverlust betrachten, dieses lineare Richten der allopathischen Geschütze auf ein Organ nach dem anderen. Es ist doch viel sinnvoller, alle Organe und Organsysteme gleichzeitig zu stimulieren, diejenigen, die die Hauptbeschwerde hervorrufen, und die anderen gleich mit, die alle von dieser Fehlfunktion in Mitleidenschaft gezogen werden.

> Nur eine Therapie, die die Totalität der Symptome berücksichtigt, der allgemeinen wie der besonderen, kann den Heilverlauf wesentlich abkürzen. Dazu kommt die richtige Dosis: ist die Reizgröße angemessen, wird die Reaktion sanft ausfallen. Am wichtigsten aber ist, das, was die Heilung dauerhaft macht, dass nämlich keine physikalisch-chemischen Krücken eine Potemkinsche Fassade von Heilung aufbauen, die zusammenbricht, sobald die Medikamente entzogen werden, sondern dass ein neues Gleichgewicht geschaffen wird, ein selbsttragender Zustand von Gesundheit.

Hahnemann fügt in diesem Paragraphen hinzu: *auf dem kürzesten, zuverlässigsten, unnachtheiligsten Wege, nach deutlich einzusehenden Gründen.* Dazu ließe sich vieles sagen. Der kürzeste Weg wird immer von der Natur vorgegeben, wenn wir sie denn richtig zu lesen verstehen, die Symptome des Patienten richtig deuten. Auch wenn bei einer Gangrän beispielsweise es so aussieht, als zerstöre der Organismus sich selbst, sehen wir in Wahrheit nur die Resultate einer ganzen Kette von Reaktionen, die wir nicht zu deuten gewusst haben, auf die wir wie Idioten reagiert haben, die wir nicht unterstützt, sondern mit unserer ärztlichen Stümperei nur behindert haben. Oder wir haben die Prodromi übersehen, die uns warnen wollten, und die Natur so gezwungen, einen Teil ihrer selbst zu opfern, um das Ganze zu retten.

Die Natur springt nicht. Der kürzeste und zuverlässigste Weg der Heilung ist die Aufdeckung der initialen Symptomatik. Auf seelischem Gebiet werden wir immer Vorläufer einer organischen Dysfunktion oder Läsion finden, ganz genauso wie die Zeichen und Symptome, die zur Wahl der passenden Arznei führen.

▷ Einfache Regeln bilden das Geländer für die Bewertung des Heilverlaufs: Heilung geschieht in umgekehrter Richtung wie die Krankheit.

Das transzendente Ungleichgewicht, das die Basis für die Krankheit ist, entwickelt sich vom Zentrum zur Peripherie und manifestiert sich auf verschiedenen Ebenen. Erreicht das neu zu strukturierende Gleichgewicht dieses Zentrum nicht, wird es keine dauerhafte Heilung geben. Das ganze Gerede von Bakterien, Viren, biochemischen Reaktionen usw. verstellt nur den Blick auf diese simple Wahrheit und führt nur dazu, dieses Zentrum, aus dem die Lebenskraft wirkt, zu vernachlässigen. Hier aber müssen wir ansetzen und Änderung herbeiführen. Die Gleichung zwischen Krankheit und Arznei ist einfach und logisch. Zwischen Krankem und Arznei besteht eine notwendige, vollständige und nachprüfbare Beziehung, zwischen der Form der Krankheit mit ihren Zeichen und Symptomen und der Form der Arzneiwirkung, wie sie in der Arzneiprüfung zum Ausdruck kommt.

3.2 Paragraph 3

In diesem Paragraphen gibt Hahnemann eine unübertroffene **Definition ärztlicher Kunst.** Es heißt: *Sieht der Arzt deutlich ein, was an Krankheiten, das ist, was an jedem einzelnen Krankheitsfalle insbesondere zu heilen ist (Krankheits-Erkenntniß, Indication), sieht er* *deutlich ein, was an den Arzneien, das ist, an jeder Arznei insbesondere, das Heilende ist (Kenntniß der Arzneikräfte), und weiß er nach deutlichen Gründen das Heilende der Arzneien dem was er an dem Kranken unbezweifelt Krankhaftes erkannt hat, so anzupassen, dass Genesung erfolgen muss, anzupassen sowohl in Hinsicht der Angemessenheit der für den Fall nach ihrer Wirkungsart geeignetsten Arznei (Wahl des Heilmittels, Indicat), als auch in Hinsicht der genau erforderlichen Zubereitung und Menge derselben (rechte Gabe) und der gehörigen Wiederholungszeit der Gabe: – kennt er endlich die Hindernisse der Genesung in jedem Falle und weiß sie hinwegzuräumen, damit die Herstellung von Dauer sei: so versteht er zweckmäßig und gründlich zu handeln und ist ein ächter Heilkünstler.*

Hat man erst einmal diesen Paragraphen verstanden und in sich aufgenommen, mag man sich fragen, wie in aller Welt man denn diesem Anspruch gerecht werden soll. Das Wissen, die Fähigkeiten, die es ganz offensichtlich braucht, ein *ächter Heilkünstler* zu sein, sind derart umfangreich, dass der Arzt schon eine ganz außergewöhnliche Figur sein muss, eine enorme Hartnäckigkeit mitbringen muss, um die Kriterien einigermaßen zu erfüllen. Dieser § 3 ist einer der wichtigsten des »Organon«, und ich lasse keine Gelegenheit aus, meine Studenten damit ausführlich zu traktieren.

Es heißt: *Sieht der Arzt deutlich ein, was an Krankheiten, das ist, was an jedem einzelnen Krankheitsfalle insbesondere zu heilen ist.* Einsehen bedeutet sehen und verstehen gleichermaßen. Dieser Halbsatz bezieht sich auf das, was sich im Arzt abspielt, wenn er vor seinem Kranken sitzt. Ich sage bewusst, der Arzt sitzt vor dem Kranken, nicht umgekehrt. Er ist mit dem aktuellen Leiden des Patienten konfrontiert, aber auch mit dessen gesamter Lebensproblematik. Verlassen wir uns nur auf das, was der Kranke uns erzählt, gesteht, klagt, laufen wir sicher auf Grund. Das, was wir wissen wollen, sagt er nämlich nicht. Und das, was er nicht sagt, ist meistens das, was wir zu seiner Heilung brauchen. Deswegen gebraucht Hahnemann das Wort »einsehen«, auch im Sinne von »tiefer sehen«, »hineinsehen«. Wir müssen ans Licht bringen, was der Kranke, bewusst oder unbewusst, verschweigt. Je unbewusster ein solcher Prozess beim Kranken ist, desto schwieriger ist es, ihn sichtbar zu machen, Einsicht zu erhalten. Hier braucht es Menschenkenntnis, klinische Erfahrung und vor allem eine Beobachtungsgabe, die nicht jedem in den Schoß fällt.

Ein Nahrungsmittel beispielsweise ist für den Menschen auf eine alltägliche Weise analog, eine Arznei hingegen besitzt eine einmalige und außergewöhnliche analoge Qualität. Beide, Nahrungsmittel wie Arznei müssen aufgenommen, assimiliert werden, müssen aufgeschlossen werden durch die Art der Zubereitung, damit sie keine Unverträglichkeiten auslösen. Die Zubereitung des Nahrungsmittels in der Küche dient der Anpassung an den Geschmack, an die Tradition, den Appetit usw. Die Zubereitung der Arznei im Labor geschieht im Hinblick auf die Qualität der Reparaturmechanismen des Organismus und auf die vitalen Reaktionsmöglichkeiten des Kranken auf einen Heilreiz.

Die Arznei wird, sofern sie indiziert ist, vollständig assimilierbar (in diesem Wort klingt der Ähnlichkeitsbezug schon an). Ihre Qualitäten bringen den Organismus dazu, auf die schnellstmögliche Weise zu reagieren, der Arzneireiz verschmilzt mit der natürlichen Reaktion des Organismus. Das ist wie die Kraftanstrengung von jemand, der einen Stein oder einen Baumstamm von der Straße schaffen will. Manchmal gelingt es ihm, manchmal nicht, manchmal schleift er ihn nur an eine andere Stelle, wo er die Straße immer noch versperrt. Ein Muskelprotz, der des Weges kommt, hilft am ehesten, wenn er begreift, was der Steinerücker will, was er vorhat, wenn er seine Kraft mit der des andern sinnvoll verbinden will. Er kann auch korrigierend eingreifen, wenn er sieht, dass unser Steinerücker die Sache einfach falsch anpackt, kann ihm zart auf die Finger klopfen, damit das Ziel, den Stein aus dem Weg zu räumen, erreicht wird. So wirkt die homöopathische Arznei, auf der Grundlage der Analogie und mit der klaren Vorgabe, das Sein des Geschöpfs zu erhalten.

Um nicht schon unser ganzes Pulver bei diesem ersten Wort »einsehen« zu verschießen, nehmen wir uns die nächste Formulierung vor. Sie lautet: *was an jedem einzelnen Krankheitsfalle insbesondere zu heilen ist*. Ja, ist denn nicht jede Pathologie zu heilen? Warum formuliert Hahnemann das so seltsam? Als wäre in jedem Krankheitsfalle nicht alles zu heilen! Schon, aber es gibt vieles, was nicht geheilt werden kann, anderes, was nicht geheilt werden sollte. Nicht geheilt werden können irreversible Gewebsveränderungen, und nicht geheilt werden sollte zum Beispiel alles, was von alleine auch verschwindet, alles, was nur Ausdruck des Heringschen Gesetzes im Sinne vom Wiederauftreten alter Symptome ist, alles, was nur scheinbar krankhaft ist, alles, was als Episode einer lange bestehenden Grundkrankheit gesehen werden kann und sich entwickelt auf ein aussagekräftigeres neues Symptomenbild. Außerdem hat es keinen Sinn, Sachen heilen zu wollen, wenn der Patient nicht mitzieht, den Rheumatismus zu bekämpfen, wenn der Patient in seiner feuchten Bude wohnen bleibt. Es ist aussichtslos, jemanden von seinen Schlafschwierigkeiten erlösen zu wollen, wenn er fortfährt, seine Mitmenschen zu betrügen, zu bestehlen oder ihnen Wucherpreise abzuknöpfen. Solche Krankheiten können nicht geheilt werden, hier wäre eher von Verhaltenskorrektur zu sprechen. *An jedem einzelnen Krankheitsfalle* heißt, dass man nicht von einem Kranken auf einen andern schließen soll, jeder Fall ist anders, jeder Kranke ist neu, auch wenn sein Leiden dem der Andern ähnlich ist, denselben Namen trägt wie das von tausend anderen.

Was er an dem Kranken unbezweifelt Krankhaftes erkannt hat,... Nicht alles, was wir im Sprechzimmer zu sehen bekommen, ist tatsächlich krankhaft. Da gibt es »Patienten«, die zum Arzt gehen, weil sie einen Ansprechpartner suchen, weil sie über Dinge in ihrem Leben reden wollen, die ihnen zu schaffen machen. Für andere wäre das gleiche Problem vielleicht überhaupt keines, aber dem Betreffenden macht es gehörig zu schaffen. Vielleicht sind sie allein, physisch oder seelisch, eine Mutter beispielsweise, deren Kinder nicht »spuren« und die nicht mehr weiß, was sie machen soll, die Ehefrau eines Mannes, der viel auf Reisen ist, nur seinen Beruf im Kopf hat und gar nicht mehr mit ihr über ihre Probleme spricht, ein Kind, das in seiner Geschwisterschar, in seiner Familie vielleicht ein wenig anders ist, nicht einmal die Lehrer oder die Großeltern haben Verständnis usw. Jeder dieser Menschen leidet unter der Nicht-Kommunikation, unter dem Mangel an Verständnis, weiß nicht, wem er seine Sorgen klagen soll und muss doch. Entweder er findet einen Arzt, der ihm zuhört, oder weicht in die Neurose aus. Solche Dinge sind dann nicht eigentlich heilwürdig, fallen nicht unbedingt in den Bereich der Medizin, obwohl in einigen Fällen auch medizinische Hilfe nötig wird. Hier ist der Arzt mehr Psychotherapeut, schon gar in Fällen deutlich neurotischer Bilder, von Angstneurosen hauptsächlich, die immer häufiger werden in den Praxen, und die man stracks zum Psychoanalytiker schickt, der auch nichts ändern kann an der Situation, in der die moderne Gesellschaft den Einzelnen gefangenhält und die er so häufig nicht erträgt.

In diesen extremen neurotischen Fällen unterscheide man zwischen solchen, die auf einem spezifischen Terrain gewachsen sind, das sich therapeutisch angehen lässt, und solchen, die eher als Antworten auf Streßbedingungen im Sinne von Selye zu verstehen sind. Eine andere Patientengruppe bilden die, die ihre Krankheit auf der geistigen Ebene manifestieren und nach Ansicht der Ärzte alter Schule »nichts haben«, und denen überall empfohlen wird, »mal auszuspannen«. Für uns Homöopathen sind diese Patienten wahrhaft krank, denn eine gesunde Seele, ein ausgeglichenes Verhältnis zwischen Wille und Verstand, bildet sich keine Symptome ein, vergräbt sich nicht im Kranksein. Die Krankheit ist hier Verneinung, Abwehr, Negativität, ein gesunder Geist bringt dagegen Positives hervor, will aufbauen, dauern, will »tiefe, tiefe Ewigkeit«. Die Situation, in der der Patient lebt, ist vielleicht seine eigentliche Krankheit, unnormale Situationen, die nicht verändert werden können oder wollen, Gefühlskonflikte, die jeden therapeutischen Versuch zuschanden machen.

Die medizinisch-homöopathische Forschung auf dem Wege der **Arzneimittelprüfung** an Menschen beiderlei Geschlechts, aller Altersgruppen, Konstitutionen, Rassen usw., stellt uns eine **Palette an Symptomen** zur Verfügung, die von den gröbsten Gewebsveränderungen bis zu den feinsten Schattierungen im Geistes- und Gemütsbereich reicht. Solches Wissen von der Heilqualität einer Arznei ist präzis und wiederholbar. Wir wissen von jeder Arznei, welche Ebenen der menschlichen Natur eine Arznei zu beeinflussen geeignet ist und auf welche je besondere Weise. Arzneiwirkungen sind, was Umstände, Modalitäten, Symptome angeht, spezifisch. So erklärt sich Hahnemanns Bemerkung: *... sieht er deutlich ein, was an den Arzneien, das ist, an jeder Arznei insbesondere, das Heilende ist...* Das Dümmste, was wir also tun können, ist, die Arzneien zu mischen, mehrere zur Zeit zu geben, in der etwas kindlichen Vorstellung, ihre Wirkungen zu verbinden. Nein, äußerste Einfachheit ist geboten, und das heißt: **Eine Arznei!** Und eine Arznei, wie sie natürlicherweise so in der Natur vorkommt womöglich. Die Prüfung sagt uns alles, was wir über die natürliche Wirkung der Arznei wissen müssen. Je weiter ein Mensch sich von seiner Individualität, das heißt Unteilbarkeit, Einfachheit entfernt, desto größer wird sein Leiden. Aus diesem Grunde müssen auch die Arzneien in ihrem einfachen Urzustand verwandt und verstanden werden, nicht als Gemisch aus chemischen, biologischen Komponenten, sie sollten schon gar nicht auf etwaige »Wirkstoffe« reduziert werden. Die Heilqualitäten stecken in der ganzen Arznei, weil die Dynamik der Arznei, der Heilpflanze (bei Mineralien stellt sich das Problem nicht so sehr) die Pflanze als Ganzes geschaffen hat, nicht nur den Wirkstoff, und wir wollen diese dynamische Kraft nutzen zur Heilung.

...weiß er nach deutlichen Gründen das Heilende der Arzneien dem was er an dem Kranken unbezweifelt Krankhaftes erkannt hat, ... anzupassen... In diesem Satz steckt die ganze Qualität der Methode! Methode wohlgemerkt und nicht System! Vor und nach Hahnemann hat die Schulmedizin in Systemen gedacht, in den Anfangsstadien reichlich unbekümmert, manchmal schlicht lächerlich, später aufbauend auf klinischer Beobachtung und dann auf der Forschung in Labors. Findet sich eine halbwegs gesicherte Prämisse, wird gleich ein ganzes System herumgebaut. Da entdeckt man z. B. ein Hormon X, das von der Drüse Y abgesondert wird, und diese und jene Wirkungen hat. Sofort wird versucht, systematisch eine Beziehung zwischen der Unterfunktion der Drüse Y und entsprechenden Symptomen herzustellen. Dieses erforschte Teilsystem wird dann als gesonderte Krankheit ausgegeben, man versucht, das mangelhaft produzierte Hormon zu substituieren, und das gilt dann als Therapie. Was rechts und links liegt, kümmert nicht. Hahnemann dagegen begründet kein System, sondern eine Methode. Deswegen heißt es *nach deutlichen Gründen*! Hier ist nicht ein Prinzip allein gefragt, keine Hypothese wird in ein System gezwängt, sondern mehrere Prinzipien wirken zusammen, logische Verbindung zählt. Die Gewissheit, die logische Verknüpfung der einzelnen Leitsätze der Homöopathie untereinander, die durch Experimente bekräftigt sind, begründen eben kein System, sondern eine Methode, die auf Induktion, Deduktion und Experiment fußt. Sicherheit lässt sich gewinnen in der unermüdlichen Überprüfung der Theorie. Die Praxis muss die Theorie bestätigen, andernfalls hat sie kein Existenzrecht. Unsere Prinzipien sind vollkommen logisch: Die Natur ist der beste Arzt, Ähnliches wird mit Ähnlichem geheilt, die kleinste Gabe ist die beste, jedes Individuum ist mit sich selbst identisch, in der Krankheit ebenso wie in der Gesundheit, jede Arznei hat ihre spezifische Art, auf den

Organismus einzuwirken, das Wichtigste in jedem Lebewesen ist sein dynamischer Anteil, die Krankheiten des Menschen erscheinen auf der Grundlage einer bestimmten konstitutionellen Verfassung. Diese Punkte bilden ein Geflecht aus Leitsätzen und damit die Methode. Auf sie bauen wir, um die angezeigte Arznei zu finden.
Hernach sagt Hahnemann: ...*als auch in Hinsicht der genau erforderlichen Zubereitung und Menge derselben (rechte Gabe) und der gehörigen Wiederholungszeit der Gabe*...
Zum Problem der richtigen Dosis ist schon einiges gesagt worden. Es soll hier nicht darum gehen, den Stellenwert der Dosis innerhalb der homöopathischen Methode, ihren qualitativen mehr als quantitativen Aspekt usw. zu beleuchten. Nur soviel: es ist absolut entscheidend, zu verstehen, auf welcher Ebene sich die Krankheit abspielt, und die Arzneigabe dieser Ebene anzupassen. Das ist nun leider weitgehend eine Frage ärztlicher Kunst und Erfahrung, es gibt nur einige wenige Faustregeln, die dabei helfen können. Die Gabe darf nicht zu klein sein und darf nicht zu groß sein, aber ob sie richtig war, lässt sich endgültig erst anhand des Resultates feststellen. Wird beim ersten Anlauf die gewünschte Wirkung nicht erreicht, so versuche man eine höhere Potenz.

▷ **Dosis** im homöopathischen Verständnis ist ein energetischer Reiz, der dem Organismus auf dem Wege der Ähnlichkeitsbeziehung zwischen Arznei und Syndrom mitgeteilt wird.

Deshalb muss die Dynamisation der Arznei der Ebene angemessen sein, auf der sich diese Ähnlichkeitsbeziehung ausdrückt. Dosis heißt also nicht starker oder schwacher Reiz, ausgedrückt auf einer kontinuierlichen Skala, sondern beschreibt die Qualität des Reizes.
Der zweite Punkt ist die **Wiederholung der Gabe.** Hier wird allzuhäufig ins Fettnäpfchen getreten und eine Arznei wiederholt, ohne dass dafür irgend ein Grund bestünde. Hier beeinflusst die zweite Gabe die andauerde Wirkung der ersten, und der Fall läuft aus dem Ruder. Die möglichen Nachteile sind direkt proportional zum Grad der Ähnlichkeit der Arznei und ihren möglichen Vorteilen. Ganz häufig ist es die Ungeduld des Patienten, die uns verfrüht zur Arzneitasche greifen lässt, oder unsere Unsicherheit bezüglich der Verschreibung.

▶ Es ist ganz enorm wichtig, vor einer zweiten Gabe genauestens zu eruieren, ob die erste Gabe »ausgewirkt« hat oder ob nicht doch noch ein klitzekleiner Verdacht besteht, die Wirkung könnte noch andauern.

»Ausgewirkt« bedeutet nicht unbedingt, dass frühere Beschwerden wieder auftreten. Hier können wir, wenn wir wiederholen, mit dem Hintern einreißen, was wir mit den Händen aufgebaut haben, will sagen, die Wirkung des mit viel Mühe gefundenen Simillimums zerstören. Eine unüberlegte Wiederholung beraubt den Kranken der Möglichkeit, das ganze Heilpotential der Arznei auszuschöpfen.
Weiter heißt es im § 3: *und weiß er nach deutlichen Gründen das Heilende der Arzneien dem was er an dem Kranken unbezweifelt Krankhaftes erkannt hat, so anzupassen, dass Genesung erfolgen muss...* Verweilen wir etwas bei dem »unbezweifelt Krankhaften«. Hahnemann meint definitiv nicht, man müsse über den Kranken metaphysische oder psychoanalytische Stäbe brechen oder jeden nur möglichen Laborwert kennen, bevor man sich sicher ist, was an ihm krank ist. Das würde nur zu absonderlichen und konstruierten Theorien führen, uns zu falschen Vorstellungen über den Ursprung des Leidens Anlass geben. Hahnemann sagt »unbezweifelt«. Aus dem, was er in anderen Paragraphen sagt, geht hervor, dass er damit meint, es müsse die Pathologie klar und deutlich und evident sein. Wir sollen nichts vermuten, sollen keine Hypothesen aufstellen oder abenteuerliche »Analogien« entwerfen. Laborwerte sind schon gar keine Grundlage für die Verschreibung, sie können uns nur in der allopathischen Diagnose bestätigen. Psychoanalytische Erkenntnisse können uns helfen, dem Patienten näher zu kommen, herauszufinden, was in ihm

rumort und was er vielleicht noch nicht ans Licht seines Bewusstseins gezerrt hat. Unserer so genannten Intuition sollten wir grundsätzlich misstrauen, ebenso ätiologischen Hypothesen, die auf irgendwelchen metaphysischen Erwägungen aufbauen, die auf unterschiedlichem Niveau unters Volk gebracht werden. Das sind keine Felsen, auf die wir unsere Kirche bauen können. Allenfalls lassen sich damit Fragezeichen, den Gesundheitszustand des Patienten betreffend, hauchen. Wir dürfen bei aller Schwärmerei nicht aus den Augen verlieren, dass das, was wir mit den Arzneien im Kranken neutralisieren wollen, *unbezweifelt krankhaft* sein muss, damit dann *Genesung erfolgen muss*. Wie gesagt, nicht alles, was unnormal ist, pathologisch, ist der Heilung zugänglich. Ein fortgeschrittenes Malignom ist nicht heilfähig, und unsere ärztliche Erfahrung, unser Wissen muss entscheiden, wie hoch wir das Ziel stekken wollen.

...kennt er endlich die Hindernisse der Genesung in jedem Falle und weiß sie hinwegzuräumen, damit die Herstellung von Dauer sei...
Hindernisse gibt es viele, und wir müssen sie ebenso sorgfältig ausforschen wie die Symptome des Patienten. Wie häufig sind nicht Umweltbedingungen oder das Verhalten des Patienten an dem ganzen Schlamassel schuld und demnach auch nicht unschuldig am Fortbestehen des Leidens. Häufig ist das Umfeld des Patienten ausgesprochen unwirtlich, ja feindlich, der Konstitution des Kranken gerade entgegengesetzt. Eine Arbeit, die seinem Temperament völlig zuwiderläuft, das Auseinander driften von Wunsch und Wirklichkeit, eine unerreichbare Liebe usw. All das muss hinterfragt werden. Der Arzt muss hier mit aller Behutsamkeit zu Werke gehen, und sehen, ob er nicht gemeinsam mit dem Patienten solche Hindernisse aus dem Wege räumen kann, Ernährungsgewohnheiten, Tabak, zerrüttete Beziehungen, übertriebene Anstrengungen oder sitzende Lebensweise, kräfteverschleißender »lifestyle« usw. Wie man sieht, lässt sich über diesen Paragraphen uferlos meditieren. Ich überlasse es dem Leser, tiefer in seine filigrane Architektur einzudringen. Dann und nur dann nämlich *versteht er zweckmäßig und gründlich zu handeln und ist ein ächter Heilkünstler*!

3.3 Paragraphen 4 und 5

Die Paragraphen 4 und 5 weisen auf die Aufgabe des Arztes als eines »**Gesundheitserhalters**« hin. Über die kurative Aufgabe hinaus muss die grundsätzliche Verwundbarkeit menschlicher Existenz Ziel ärztlichen Handelns sein, diese Verwundbarkeit, die den Menschen physischen wie sozialen Einflüssen erliegen lässt. Der Arzt hat seine Kranken aufzuklären, sie zu beraten, sie zu drängen, gesundheitsschädliches Verhalten zu ändern. Es ist wichtig, Kranken den Standpunkt zu vermitteln, dass Krankheit und Kranksein grundsätzlich vermeidbar sind, und dass vor der Sorge um Heilung die Sorge, gar nicht erst krank zu werden, stehen sollte. Krankmachenden Einflüssen sollte man aus dem Weg gehen, und das ist das, was Hahnemann unter dem Oberbegriff **Hygiene** abhandelt.

Traditionellerweise verstehen wir Hygiene relativ eng gefasst, meistens in Verbindung mit Sauberkeit. Das ist natürlich nicht falsch, führt aber zu einer ungebührlichen Fokussierung auf die Frage mikrobiologischer Übertragungswege, so dass Hygiene meist als Regelkatalog aufgefasst wird, der darauf abzielt, alles, was mit uns in Kontakt tritt, so steril wie möglich zu machen. Hygiene in diesem engen Sinne hat durchaus ihre gefährlichen Auswüchse, wenn man beispielsweise anfängt, Nahrungsmittel zu sterilisieren, und sie so von ihrer Lebenssphäre, mit der sie in enger ökologischer Beziehung stehen, abschließt.

Wie können wir Gesunderhalter sein? Wie verstehen wir Hygiene? Was könnte uns als Basiskonzept dienen zur Definition und zur Umsetzung in die Praxis? Blicken wir auf die grundlegenden Konzepte unserer Methode: der Mensch hat zwar seinen freien Willen, ist aber nicht unabhängig. Er ist der Natur und ihren Gesetzen unterworfen. Jedes Wesen, das sich diesen Gesetzen unterwirft, lebt in der Fülle. Hygiene folglich als Kunst der Gesunderhaltung besteht wesentlich in der Befolgung der Gesetze der Natur, bzw. im Vermeiden, so weit als möglich, sie zu brechen. Es gilt, zwischen ihnen, und den Bedürfnissen unserer Natur einen harmonischen Ausgleich zu finden. Hygiene kann man also definieren als die maßvolle und angepasste Befriedigung der Notwendigkeiten, in die menschliche Aktivität gefasst ist. Maßvolle Befriedigung, das erinnert uns an Sokrates Worte, dass die Tugend im Durchschnitt liege. Die Freiheit, die wir haben, besteht darin, unsere Möglichkeiten zur Gänze zu nutzen, sie überhaupt nicht zu gebrauchen, oder sie mit Maß einzusetzen. Treten wir sozusagen das Gaspedal ganz durch, schaden wir uns nur selbst. Fahren wir mit dem Fuß auf der Bremse, unterdrücken wir unsere Wünsche und Sehnsüchte, können wir unserer Bestimmung ebenso wenig gerecht werden. Wir können uns den Bauch voll stopfen, oder so gerade das Nötigste zu uns nehmen. Im ersten Fall haben wir später für die Folgen unserer Exzesse zu zahlen, im zweiten haben wir keine Reserven, wenn wir krank werden. In diesem Sinne lassen sich alle unsere Funktionen als zu viel, zu wenig oder durchschnittlich oder normal einstufen. Auch die Perversion ist möglich, wir können uns z. B. von Dingen ernähren, die ausgesprochen gesundheitsschädlich sind. Es ist offensichtlich, dass der beste Weg in diesen Fällen der Mittelweg ist, der zur Harmonie führt, weil wir weder durch Überfluss noch durch Mangel noch durch Perversion leiden. Wir befriedigen unsere Bedürfnisse, aber mit Maßen. Wir können auch sagen, es besteht eine normale und ausgewogene Reaktion auf äußere Stimuli, unsere Wünsche stehen mit unserer spirituellen Bestimmung im Einklang, unsere Bedürfnisse spiegeln unsere »Mission« wieder, das, wofür wir angetreten sind.

Hygiene in diesem Verständnis ist nun freilich etwas anderes als die Beschränkung aufs Händewaschen vor und nach dem Essen und die Sucht, in einer sterilisierten Umwelt zu vegetieren.

Vielleicht ist hier der Moment, ein Wort über die **Impfungen** zu verlieren.

Hygienekonzepte sind fast immer prophylaktisch orientiert, das ist bei Hahnemann nicht anders. Prophylaxe bedeutet aber im aktuellen medizinischen Verständnis die Vermeidung von Krankheiten durch Impfungen oder durch andere Substanzen, die die pathogenen Wirkungen der natürlichen Krankheitserreger blockieren. Seit Pasteur starrt die gesamte medizinische Welt nur noch durch das Mikroskop. Die Mikrobe ist die einzig »legale« Ursache von Krankheit, Theoriebildung und Forschung gelten gewöhnlich als abgeschlossen, wenn man einen Mikroorganismus identifiziert hat. In vielen Fällen, zumindest vor dem Hintergrund des materialistischen Weltbildes, ist dieses Annahme durchaus entschuldbar, denn eine Mikrobe, die in einen Organismus eingebracht wird, produziert nahezu unweigerlich eine Reihe von Symptomen, die einen pathologischen Zustand konstituieren, woraus man dann wieder schließt, dass die einzige Ursache für diesen Zustand eben die Mikrobe war. Mit diesen Ideen im Hinterkopf ist der Arzt wesentlich damit befasst, Mikroben für die verschiedenen Pathologien zu identifizieren und dann zu eliminieren. Die Mikrobe gilt als notwendige und hinreichende Ursache von Krankheit.

Vorbeugung geschieht mit Substanzen, die in der Lage sind, die »Abwehr« dermaßen zu stärken, dass die Mikrobenheere nicht in der Lage sind, in den Organismus »einzudringen«. Die Erfolge der Massenimpfungen sind unbestreitbar, sie haben vielen Menschen schwerstes Leid erspart, zumindest vom Standpunkt der Schulmedizin aus. Die Tollwutimpfung ist ein leuchtendes Beispiel dafür. Aber auch, obwohl andere Impfstoffe ihre Wirksamkeit durchaus unter Beweis gestellt haben, ist es Zeit, ein wenig an diesen großen Erfolgen herumzumäkeln.

Ich sagte, vom Standpunkt der Schulmedizin aus, weil diese darauf aus ist, die Krankheit auszurotten. Krankheit aber ist das, was die Natur als Abwehranstrengung und Verteidigungsreaktion aufbietet, nichts anderes. Eine Medizin, die diese Symptome unterdrückt, handelt also gegen die Natur. Impfstoffe sind bis zu einem gewissen Grad homöopathisch, verwenden sie doch dieselben Elemente, die die Krankheit scheinbar hervorgerufen haben. Sie sind aber nicht vollständig homöopathisch und schon gar nicht vollkommen. Immerhin noch das Beste, was die Schulmedizin hervorgebracht hat.

Was Prophylaxe in der Homöopathie bedeutet, werden wir an anderer Stelle besprechen. Wir wollen hier nur auf die Nachteile der Impfungen hinweisen, deren Ergebnisse in vielen Fällen, trotz großer Forschungsanstrengungen, deutlich hinter den Erwartungen zurückbleiben. Es gibt noch keine idealen Impfstoffe, vermutlich deshalb, weil innerhalb der Allopathie noch keine konsistente Theorie für sie entwickelt werden konnte.

❶ Impfungen leiden an einem Mangel wissenschaftlicher Rigorosität. Eine immunologische Insuffizienz wird für alle Individuen verallgemeinert, die Empfindlichkeit des Einzelnen wird übersehen, ebenso die Möglichkeit individueller allergischer Reaktionen.
❷ Es existiert eine massive Literatur zu Nebenwirkungen von Impfstoffen.
❸ Die pathogenen Wirkungen des Impfstoffes selbst, seine »Prüfungssymptome«, sind unzureichend erforscht.

Immunologische Prozesse werden, wie alle vitalen Prozesse, als Zusammenspiel ihrer Elemente verstanden: Antigen und Antikörper, Enzyme, Phagozyten, Interleukine etc. Eine wissenschaftliche Grundvoraussetzung, nämlich mit den gleichen Elementen immer die gleichen Resultate zu erzielen, ist bei den Impfungen nicht gegeben: kein Impfstoff ist unfehlbar, bei einigen hilft er wunderbar, andere werden nicht geschützt, wieder andere tragen empfindliche pathologische Folgen davon bis hin zum Tod.

Was die **Nebenwirkungen** angeht, so zitieren wir hier Raoul Kourilsky, der meint: »Nicht nur, dass die Reaktionen auf die Impfung nicht immer günstig ausfallen, in einigen, nicht wenigen Fällen sind sie sogar ausgesprochen gefährlich, führen zu Gewebs- und Zellveränderungen, die meistens nicht lokalisiert, sondern eher diffus sind, und dieser Prozess schreitet so lange fort, wie die Fremdsubstanz im Körper verweilt.«

Wir könnten Beobachtungen von Delarue, Buchwald, Rowe, Delislie und vielen anderen anführen, die das bestätigen, was in der Öffentlichkeit kaum bekannt ist: in vielen Ländern haben hochkarätige Wissenschaftler immer wieder auf die Nebenwirkungen von Impfungen hingewiesen. In Paris entstand sogar die *Ligue nationale pour la liberté des vaccinations*, die für die Befreiung von der Impfpflicht kämpft, und nicht wenige Gesundheitsministerien haben einzelne Impfungen wie die Pockenimpfung aufgrund ihres großen Risikos verboten. In Mexiko hat der Epidemiologe Gomez Pimienta einigen Wirbel verursacht, als er auf die Gefährlichkeit der BCG-Impfung hinwies und Mütter aufforderte, ihre Kinder nicht impfen zu lassen.

Die Argumente und Gegenargumente sind Legion, auch innerhalb der Immunologie und damit der Schulmedizin, und der interessierte Leser sei auf die einschlägige Literatur verwiesen. Uns interessieren hier die Aspekte, die im Zusammenhang mit unserer Methode stehen.

Dazu sei eine Passage aus dem Werk von F. Delarue zitiert: »Angesichts der Aussicht auf renale, hepatische, zerebrale und andere Läsionen, angesichts des zerstörten immunologischen Gleichgewichts, der Fragilisierung des Terrains, der humoralen und zellulären Auswirkungen, angesichts von Krebs, Ignoranz, Verantwortungslosigkeit, von Routine und Desinteresse, haben wir ein Recht, Nein zu sagen!«

Was die Wissenschaft so nach und nach über die Impffolgen herausfindet, ist weit beunruhigender als nur die deutlichen und sichtbaren Sofortwirkungen. Es scheint, als leide die gesamte menschliche Rasse schleichend und über Generationen an den immunologischen Konsequenzen der Impfungen.

Hier eine kurze Übersicht der Forschungen internationaler Wissenschaftler:
- Anaya Reyes greift in einem Beitrag zur Eugenik anlässlich des 2. Kongresses der Homeopatía de México die Impfpraxis an mit eigenen Argumenten und den anderer Autoren wie J.G. Hughes, der die Wiederholung einer Impfung ohne Überprüfung des Resultats verurteilt.
- Prof. Carlos Richet spricht von der Fähigkeit der Impfstoffe zu tief greifenden Terrainveränderungen.
- Dr. Carlos Fiessinger warnt vor den unvorhersehbaren Folgen der Impfungen, die dem verordnenden Arzt eine große Verantwortung auferlegten.
- Dr. Leon Tixier hält die Impfpflicht für Machtmissbrauch der Regierungen, angesichts der schweren Nebenwirkungen.
- Prof. Chamtemese ist der Ansicht, dass eine Tuberkulose nach Impfung und als Folge derselben auftreten kann.
- Dr. Jaques Stephani erwähnt Fälle tuberkulöser Meningitis nach Pockenimpfung.
- Prof. Lulien Marien weist wie viele andere auf das Enzephalitisrisiko bei Pockenimpfung hin. Als Grund vermutet er die Bildung von Autoantikörpern als Folge der Kreuzantigenität von Impfstoff und körpereigenen Zellen. Hier liegt möglicherweise ein Erklärungsansatz für die oft beobachtete »sykotisierende« Wirkung von Impfungen.

Immunologische Prozesse müssen erst besser verstanden werden. Die Antigen-Antikörper-Reaktionen sind vermutlich nicht so simpel, wie sie in den Lehrbüchern immer dargestellt werden. Auch sind sie vermutlich nicht direkt zellvermittelt, sondern wirken über eine komplexe Kaskade, in der Nukleinsäuren und Enzyme eine Rolle spielen, deren unterschiedliche Rollen nicht hinreichend geklärt sind.
Der Molekularbiologe Alain Bussard meint, »die Immunologie müsse einen weit prominenteren Platz in der modernen Biologie einnehmen, denn hier ist das Terrain, auf dem sich die Auseinandersetzung eines Lebewesens mit einer unverhofften Aggression abspielt, hier werden neue Strategien entworfen, damit fertig zu werden, wenn die genetische Information nicht weiterhilft.«
Und an anderer Stelle heißt es: »Die Immunologie ist fraglos eine der zahllosen Wissenschaften, in der das, was man weiß, im Verhältnis zu dem, was man wissen müsste, überaus bescheiden ist. Wir werden noch viele Theorien vorgesetzt bekommen, bevor wir mit Sicherheit wissen, wie ein Antigen die Synthese eines Antikörpers in Gang setzt, oder allgemeiner, wie ein Organismus zwischen Eigen- und Fremdsubstanzen oder -geweben unterscheidet.«

3.4 Paragraph 6

In diesem Paragraphen wettert Hahnemann über all die Hypothesen, die die Allopathie im Laufe ihrer Geschichte immer wieder aufgestellt und verworfen hat. Alle haben sie etwas anderes gesagt, alle waren rein spekulativ, manche rein metaphysisch, dabei widersprach sich alles derart, dass jeder Arzt praktisch gezwungen war, neue Hypothesen in die Welt zu setzen über die Ursache von Krankheiten und die Krankheiten selbst. Dabei wurden dann nicht selten tatsächliche Ursachen mit den Wirkungen verwechselt, das eine für das andere genommen, und die Symptome, die die Natur doch als Ausdruck der Krankheit anbietet, vernachlässigt.
Der vorurtheillose Beobachter, – die Nichtigkeit übersinnlicher Ergrübelungen kennend, die sich in der Erfahrung nicht nachweisen lassen...: damit erinnert Hahnemann daran, dass er als erster das Experiment in die Medizin eingeführt hat. Vor Hahnemann war des Arztes einzige Richtschnur das, was seine Lehrer ihm eingetrichtert hatten. Lange vor Claude Bernard legt Hahnemann das Fundament für den **experimentellen Ansatz in der Medizin**. Deshalb ist er der Meinung, man

müsse jeder Hypothese misstrauen, die sich nicht auf Versuche stützen kann. Die Meinung, man müsse die Krankheitsursache irgendwo im Innern des Organismus suchen und brauche sich um die Symptome nicht zu scheren, ist heute so verbreitet wie zu Hahnemanns Zeiten. Was die Spekuliererei angeht, könnte man meinen, dass das nun doch eher ins Mittelalter oder ins 19. Jahrhundert gehöre, aber auch heute noch stellt die Medizin, gestützt auf Laboruntersuchungen, Hypothesen auf über das, was im Organismus angeblich vor sich geht, und verschreibt auf dieser Grundlage einer oberflächlichen Kenntnis der Gewebe und der Zellchemie. Heutzutage ist der Arzt bei der Diagnosestellung weitgehend vom Labor abhängig. Viele dieser Laborwerte sind zweifellos hilfreich für das Verständnis pathologischer Prozesse, häufig stellt sich aber irgendwann heraus, dass bestimmte Parameter nicht den Aussagewert haben, der ihnen zugeschrieben wird. Diese Konzentration auf Laborwerte und das Vernachlässigen des am Kranken Wahrnehmbaren beruht natürlich auf dem zur Zeit modischen molekularen und mikrobiologischen Paradigma. Der Arzt verschreibt nach einer Analyse von Zahlen und Daten, ohne zu wissen, wer der Kranke überhaupt ist. Die Erfahrung widerlegt nicht selten diese anscheinend todsicheren Laborkombiniererieien. Die Wassermann-Reaktion hat sich z. B. als höchst unspezifisch herausgestellt, und die so genannte Komplement-Bindungs-Reaktion beruht auf molekularen Reaktionen, die keineswegs nur bei der Syphilis auftreten. So findet man in der Geschichte immer wieder Untersuchungsmethoden, die als non plus ultra gelten, und die später wieder verlassen werden, weil sie als unbrauchbar entlarvt sind. Dann sind aber schon wieder andere im Schwange, und der Arzt muss schauen, dass er mit dem Fortschritt Schritt hält... Der Kranke ist arm dran, wenn sein Leben an solch zweifelhaften Methoden hängt!

Wenn wir die wunderbare Sprache der Symptome mit ihrem ganzem Reichtum, mit all ihren Schattierungen, die die ganze Besonderheit, Individualität des Patienten zum Ausdruck bringen, doch haben, warum benutzen wir sie nicht? Sie allein drückt alles aus, was im Kranken vor sich geht, sie ist alles, was sich von Krankheit wissen, erkennen und heilen lässt.

3.5 Paragraphen 7 und 8

Ist die Ursache einer Störung, eines Leidens offensichtlich, muss man sie natürlich entfernen. Ist die Umgebung eines Kranken offensichtlich zum großen Teil an der Krankheit beteiligt, wird man sich mit der Heilung schwer tun, wenn die Umgebung die alte bleibt. Oder auch ganz deutliche Ursachen wie ein Splitter in der Wunde usw. sind natürlich erst einmal zu entfernen. Sind solche Ursachen aber nicht derart offensichtlich, und nur das zugrundeliegende Miasma schuld an der aktuellen Krankheit, so wird uns die Gesamtheit der Symptome die Gestalt der Krankheit vermitteln, sie allein führt zur Wahl des Heilmittels. Ebenso wie die Gesamtheit der Symptome ein Bild zeichnet, die Art und Weise des Subjekts zu leiden angibt, so stellen auch die Arzneien solche Bilder dar, die der Gestalt der Krankheit ähneln. Um nun den Grad der Ähnlichkeit beurteilen zu können, sind die Symptome der einzige Maßstab.

In der Fußnote 2 zum § 7 beklagt Hahnemann, was für die Medizin seiner Zeit typisch war, für die unserer Zeit leider aber auch, nämlich die etwas wahllose Unterdrückung desjenigen Symptoms, das den Kranken (oder den Arzt) am meisten stört. Solche Symptomenpfuscherei ist dabei das, was von den meisten Medizinsystemen, Allopathie eingeschlossen, als übelste Form therapeutischen Eingreifens gegeißelt wird. Solche symptomatische Therapie ist aber in den Praxen, in den Kliniken die Regel. Symptomatische Therapie ist auch das Lieblingsspielzeug der Pseudo- und Komplexhomöopathen, die weder den miasmatischen Hintergrund noch das klare Bild der Symptomengesamtheit zu erfassen verstehen, die die wahre Krankheit repräsentiert.

Im § 8 weist Hahnemann auf die schlichte Tatsache hin, und seine Logik verschlägt einem die Sprache, dass, wenn alle Symptome verschwunden sind, ja wohl nichts anderes als Gesundheit übrig bleiben könne. Das sollte Beweis genug sein, dass die Krankheit nichts anderes ist als die Symptomentotalität oder die Summe aller Zeichen und Symptome, organischer wie psychischer, die die Anomalie konstituieren! Werden sie durch die Wirkung der Arznei beseitigt, kann nichts anderes als Gesundheit resultieren. Die **Symptomentotalität** ist gewissermaßen die Blaue Blume der Homöopathie, sie müssen wir aufsuchen, verstehen, hierarchisieren, ihr muss die passende Arznei entsprechen, damit der Kranke wieder zu seinem gesunden Gleichgewicht zurückfindet.

3.6 Paragraphen 9 und 10

In diesen beiden Paragraphen zeigt sich Hahnemanns christlicher Glaube. Er macht davon kein Aufhebens, sagt nur, dass jeder denkende Mensch seine Abstammung von einem Schöpfer erkennen muss, der sich im ganzen Universum offenbart. Sein Schöpfertum scheint in der Ähnlichkeit aller Dinge untereinander auf, der Mensch kann sich der Ästhetik der Dinge nach Maßgabe seiner individuellen Fähigkeit öffnen, um sich zu entwickeln und seine individuelle Existenz in enger Verbindung mit seinen Nächsten, deren Fortsetzung er ist, und die die seine ist, erleben und genießen. Dieser höchsten Intelligenz, die die Welt ordnet, entspricht auch höchste Macht, Allmacht, und logischerweise auch die Schönheit, die wir in den Dingen und ihren Werken sehen.

Der § 9 enthält eine unerlässliche Definition des Menschen als eines unteilbaren Ganzen, das aber doch zu Verständniszwecken als aus drei unterscheidbaren »Teilen« zusammengesetzt vorgestellt werden kann.

Hahnemann, darin Sokrates und Platon folgend, bestimmt eine Dreiheit:

a) einen Körper oder materielle Substanz
b) einen Geist oder eine Seele, die von der Materie ganz verschieden sind, und
c) ein drittes Element, das, ohne selbst Körper oder Geist zu sein, doch mit beiden etwas gemein hat, das beide in die Reziprozität des Aktes fortsetzt, beide »potentielle Substanzen« (Thomas v. Aquin) verbindet, damit das essenzielle Sein existent werden kann und sich der Welt angleicht, in der es wirken soll. Der Akt spiegelt die Gesamtheit des Seins wieder, das Verständnis, das aufnimmt, den Willen, der antwortet, das Empfinden, das bestätigt. Dahinter steht die Tendenz, zurückzukehren zum Ganzen.

Im gesunden Zustande des Menschen waltet die geistartige, als Dynamis den materiellen Körper (Organism) belebende Lebenskraft (Autocratie) unumschränkt und hält alle seine Theile in bewundernswürdig harmonischem Lebensgange in Gefühlen und Thätigkeiten, so dass unser inwohnende, vernünftige Geist sich dieses lebendigen, gesunden Werkzeugs frei zu dem höhern Zwecke unsers Daseins bedienen kann.

Die Energien, die allen Teilen des Organismus entsprechen, den Zellen, Organen usw., steuern und erhalten den Körper in Gesundheit. Darin besteht der Prozess des Lebens, in der Möglichkeit und Neigung zur Dauer der Substanz in der Form. Die Vorstellung von einem tief inneren Ich, einem göttlichen Funken, diese Verbindung mit Gott erhebt den Menschen zu den höchsten Höhen, die er mit den Mitteln seiner Vernunft erreichen kann. Die Erkenntnis nimmt schrittweise zu, vom Bekannten zum Unbekannten, gleichzeitig wird das Empfinden tiefer und füllt uns aus, das Empfinden, welches das wahrhafte Band zwischen diesem irdischen Körper und diesem inneren Ich oder Geist, so weit ab von der Materie.

Die höchste Finalität unseres Daseins im teleologischen Sinne ist nur philosophisch und theologisch zu verstehen. Der Arzt ist also zu umfassender Bildung und Kultur aufgefordert. Freilich scheint das für die eigentliche ärztliche Aufgabe keine unbedingte Notwendigkeit zu sein, und wir befassen uns in der Regel eher mit Fragen, die der biologischen Ebene näher liegen. Auf der biologischen Ebene lässt sich Transzendenz dadurch herstellen, dass die Behandlung des Einzelnen immer auch der gesamten Spezies zugute kommt, indem nämlich andernfalls vererbbare Makel und Deformierungen geheilt werden. Wir können hoffen, dass so einmal eine glücklichere Menschheit entstehen kann.

Wir müssen zusehen, dass der Körper tatsächlich der Tempel des Geistes ist, eine würdige Wohnstatt für unseren Geist, und kein düsteres Gefängnis, in dem die expansiven, brüderlichen und vervollkommnenden Tendenzen des Geistes angekettet sind.

...nur das immaterielle, den materiellen Organism im gesunden und kranken Zustande belebende Wesen (das Lebensprincip, die Lebenskraft) verleiht ihm alle Empfindung und bewirkt seine Lebensverrichtungen.

Das ist die Vorstellung vom Lebensprinzip als eines immateriellen Seins, ohne das der Mensch aufhört zu existieren. Der Körper ist ein Leichnam, der *bloß der Macht der physischen Außenwelt unterworfen ist,* und fehlt das organisierende Prinzip, zerfällt er, fault. Formende und belebende Energien machen den Menschen erst lebendig, im Zustand der Gesundheit sowohl wie in der Krankheit.

3.7 Paragraphen 10 bis 18

Der materielle Organism, ohne Lebenskraft gedacht, ist keiner Empfindung, keiner Thätigkeit, keiner Selbsterhaltung fähig ; nur das immaterielle, den materiellen Organism im gesunden und kranken Zustande belebende Wesen (das Lebensprincip, die Lebenskraft) verleiht ihm alle Empfindung und bewirkt seine Lebensverrichtungen. (§ 10)

Erinnern wir noch einmal an die drei Elemente, die nach Platon das Sein konstituieren: der Geist als einfache, unteilbare Substanz, als innerste und wahrhafte »Seinsform«; der Körper oder Organismus im engeren Sinne, und das Bindeglied zwischen beiden, die Lebenskraft, das Lebensprinzip, als Bündel aller Energien, die auf unsere Teile, Zellen, Gewebe, Organe usw. einwirken. Das ist die **vitale Dynamik,** die sich noch dem kleinsten Teilchen im Konzert des Organismus mitteilt, *im gesunden und im kranken Zustande.*

Folgerichtig hat Hahnemann die **Krankheit** als **Ungleichgewicht der Lebenskraft** beschrieben, dieser aus sich selbst heraus aktiven Dynamik, die gleichwohl in inniger Verbindung steht mit dem Geist und sich auf den Körper projiziert. Diese Projektion gelingt im Zustand der Gesundheit, in der Krankheit ist sie verzerrt, entstellt. Auf dieser dynamischen Ebene wirkt logischerweise ein Krankheitsreiz, der nur dann wirklich pathogen ist, wenn er auf einen entsprechend verwundbaren Organismus trifft. Dann entstehen Störungen in der Empfindung und der Funktion derjenigen Partien des Organismus, die Psyche hier eingeschlossen, die für Gleichgewichtsschwankungen besonders anfällig sind, und diese Störungen imponieren als Symptome.

Beispiele dynamischer Wirkungen finden sich in unserer Umgebung zuhauf. Man denke nur an die Gezeiten in Abhängigkeit von der Mondbahn, an die Kraft des Magneten, die sich leicht auf irgend ein anderes Stück Metall überträgt. Diese Energien sind unsichtbar, wir wissen auch nicht, wie sie übertragen werden, wir erkennen sie nur an ihren Wirkungen. In der gleichen Manier übersetzen sich die dynamischen Wirkungen von Krankheitsursachen in sichtbare Krankheiten. Bei akuten und ansteckenden Krankheiten ist das besonders deutlich. Die Infektion oder Veränderung, die von solchen Mikroorganismen hervorgerufen wird, ist spezifisch für den jeweiligen Erreger, deswegen sind auch die Wirkungen charakteristisch. Jede Energie hat ihre besonderen Qualitäten, die Schwerkraft hat besondere Eigenschaften, die Elektrizität, die Sonnenenergie usw. Hahnemann hat die Entdeckung spezifischer viraler Wirkungen vorweggenommen, er ist sogar noch weiter gegangen als es die aktuelle Forschung je wagen würde: er behauptet, die Wirkungen eines »Virus« oder **Ansteckungszunder,** um eines dieser schönen barocken Worte zu verwenden, seien, genau wie die des Magneten, dynamischer Natur, und wirke vermöge seines dynamischen Feldes auf die Lebenskraft. Deshalb ruft der Meister aus: *Wenn der Mensch erkrankt, so ist ursprünglich nur diese geistartige, in seinem Organism überall anwesende, selbstthätige Lebenskraft (Lebensprincip) durch den, dem Leben feindlichen, dynamischen Einfluss eines krankmachenden Agens verstimmt...* (§ 11) Und alle Phänomene, die diese Krankheit ausmachen, sind unseren Sinnen zugänglich. Diese dynamischen Störungen spiegeln sich unweigerlich im Organismus, deswegen bedeutet auch das Verschwinden dieser Symptome nichts anderes, als dass der Organismus wieder zur Gesundheit zurückgefunden hat.

Daher ist Krankheit (...), keineswegs wie von den Allöopathen geschieht, als ein vom lebenden Ganzen, vom Organism und von der ihn belebenden Dynamis gesondertes, innerlich verborgnes, obgleich noch so fein gedachtes Wesen (...) zu betrachten. Das lebende Ganze ist eben das Dynamische, das uns erst in die Existenz verhilft. Es ist die Gesamtheit der Energien, die zusammenwirken, um unsere Manifestierung in Raum und Zeit durchzusetzen. Lebendes Ganzes meint die Totalität unseres existenziellen Seins, die im Zustand der Gesundheit in perfekter Ausgewogenheit sich befindet, in der Krankheit eine Schieflage aufweist. Die Schulmedizin hat in ihrem Denken durchaus Fortschritte gemacht und sich der Homöopathie in vielen Punkten angenähert, auch wenn das nur selten zugegeben wird. Ihre Vertreter behaupten, dass die Medizin, nachdem sie erst magisch, priesterlich, empirisch, humoral, mechanistisch, organizistisch, zellulär, psychosomatisch und molekular war, heute einen »existenziellen« Standpunkt vertrete. Will sagen, dass sie (ohne zu erröten..) abschwört, den Kranken nur als klinischen Fall mit einem lateinischen Etikett zu betrachten, sondern auch schon mal einen Blick in seine Vergangenheit, seine Vorgeschichte, seine Lebensumstände, seine familiäre Umgebung usw. wirft. Man möchte hier in aller Bescheidenheit anmerken, dass die Homöopathie das schon seit 150 Jahren macht, und nicht aus rein klinischer Notwendigkeit, sondern eben von diesem vitalistischen Standpunkt aus, der sich der Betrachtung aller Lebensäußerungen des Menschen verpflichtet weiß.

So wie hier, in der Homöopathie der Fall wieder zum Individuum wird, ist auch die Arznei individualisiert. Sie wird nicht nach der nosologischen Entität, in die man die Symptome des Herrn Müller pressen könnte, verschrieben, sondern in Übereinstimmung mit allen Charakteristika, die das persönliche Leiden des Herrn Müller ausmachen. Auch wenn in der aktuellen Schulmedizin die Besonderheit des Herrn Müllers immerhin schon zugegeben wird, bekommt er immer dasselbe Medikament oder schlimmer dieselben Medikamente wie alle anderen Patienten mit der gleichen allopathischen Diagnose. Alle Typhus-Patienten bekommen das gleiche, alle Epileptiker, alle Gichtiker usw., alle bekommen sie das Mittel, das gerade in Mode ist. Und haben sie das Pech, gleich zwei oder drei Syndrome zu haben, bekommen sie auch zwei oder drei Medikamente, und dann können sie noch von Glück reden. Wo ist da die Berücksichtigung der Person und Persönlichkeit des Kranken, von der die Allopathie immer wieder schwadroniert.

Es gibt nichts krankhaftes Heilbare und nichts unsichtbarer Weise krankhaft verändertes Heilbare im Innern des Menschen, was sich nicht durch Krankheits-Zeichen und Symptome dem genau beobachtenden Arzte zu erkennen gäbe, – ganz der unendlichen Güte des allweisen Lebenserhalters der Menschen gemäß. (§ 14).

Es ist fast unmöglich, gleichzeitig ein wahrer Arzt und nicht gläubig zu sein. Hahnemann, darin dem philosophischen Konzept einer

universalen Harmonie folgend, erkennt, dass unsere Umgebung mit uns in einer durch Ähnlichkeit und Korrespondenz geprägten Beziehung steht. Der Arzt schafft mit seinem therapeutischen Akt ein solches Band der Ähnlichkeit, er verknüpft den Patienten wieder mit dem Teil seiner Umwelt, zu der er die Verbindung verloren hatte. Dem liegt Leibniz' Konzept von der prästabilierten Harmonie zugrunde, die das deduktive Denken aus der unendlichen göttlichen Intelligenz ableitet.

Es ist auch wichtig, einzusehen dass *das Leiden der krankhaft verstimmten, geistartigen, unsern Körper belebenden Dynamis (Lebenskraft) im unsichtbaren Innern und der Inbegriff der von ihr im Organism veranstalteten, äußerlich wahrnehmbaren, das vorhandene Uebel darstellenden Symptome, ... ein Ganzes [bilden], Eins und Dasselbe sind.*

Von schädlichen Einwirkungen auf den gesunden Organism, durch die feindlichen Potenzen, welche von der Außenwelt her das harmonische Lebensspiel stören, kann unsere Lebenskraft als geistartige Dynamis nicht anders denn auf geistartige (dynamische) Weise ergriffen und afficirt werden(...) Demnach können Heil-Arzneien, nur durch dynamische Wirkung auf das Lebensprincip Gesundheit und Lebens-Harmonie wieder herstellen und stellen sie wirklich her, nachdem die unsern Sinnen merkbaren Veränderungen in dem Befinden des Kranken (der Symptomen-Inbegriff) dem aufmerksam beobachtenden und forschenden Heilkünstler, die Krankheit so vollkommen dargestellt hatten, als es um sie heilen zu können, nöthig wahr. (§ 16)

Ein lebhafter Traum, ein Aberglaube, eine üble Prophezeiung, die ernst genommen wird usw. sind rein dynamische Dinge, können aber ernste und sehr materielle Krankheitsfolgen haben. Heilung kann hier rein durch psychische Einwirkung erfolgen.

▷ Die Summe aller Symptome, Zustände, Zeichen ist die einzig denkbare Grundlage für die Verschreibung der Arznei.

Handelt es sich um psychische Störungen, die noch nicht lange bestehen und bestimmte körperliche Funktionen in Mitleidenschaft ziehen, so kann hier eine gleichsinnige sowohl wie entgegengesetzte Intervention Abhilfe schaffen. Eine tiefere und langwierigere Störung freilich verlangt nach der dynamischen Wirkung einer Arznei, die den Symptomen und Zeichen dieses besonderen Falles entspricht. Das bedeutet, dass die Verschreibung sich besonders auf Symptome gründen muss, die den Fall zum Einzelfall machen. Deshalb insistiert der Meister, *dass der Inbegriff aller, in jedem einzelnen Krankheitsfalle wahrgenommenen Symptome und Umstände die einzige Indication, die einzige Hinweisung auf ein zu wählendes Heilmittel sei.*

Was nun an jedem Fall das Besondere ist, werden wir in den klinischen Kapiteln genauer erläutern. Die Lebensumstände, die Vorgeschichte, die Begleitsysmptomatik usw. machen eben einen großen Unterschied auch bei anscheinend gleicher konstitutioneller Veranlagung. Ein Patient mit einer »schwachen Leber« und Krebs in der Familienvorgeschichte, getriezt von einer tyrannischen, anspruchsvollen, dominanten Ehefrau, wird einen ganz anderen Symptomenrahmen aufweisen als jemand mit der gleichen Empfindlichkeit auf Leberebene, der sich selber als großer Zampano aufspielt und seine Umgebung nach Gutsherrenart behandelt. Die Pathologie, sagen wir eine Zirrhose, wird ganz unterschiedlich ausfallen. Das ist vielleicht kein sehr gutes Beispiel, wir wollen nur auf die Bedeutung der Lebensumstände, in der sich die Pathologie abspielt, hinweisen, und ihren Einfluss auf die Form und Charakteristik der Krankheitsindividualität, die wie erwähnt eine der Säulen der Homöopathie darstellt.

3.8 Paragraphen 19 bis 21

Der *Inbegriff der Symptome* meint alle Zeichen, die das Individuum an sich selbst wahrnimmt oder die anderen auffallen, Zeichen, die mit angemessener und angenehmer Lebensweise nicht im Einklang stehen. Die Begleitumstände jeder Veränderung sind wichtig, also die Faktoren der Umwelt, die das Unwohlbefinden auslösen oder begünstigen. Diese äußerlich wahrnehmbaren Zeichen künden von den inneren Veränderungen, deren Abziehbild sie sind, und denen die arzneiliche Therapie gilt.

Indem nun die Krankheiten nichts als Befindens- Veränderungen des Gesunden sind, die sich durch Krankheits-Zeichen ausdrücken, und die Heilung ebenfalls nur durch Befindensveränderung des Kranken in den gesunden Zustand möglich ist, so sieht man leicht, dass die Arzneien auf keine Weise Krankheiten würden heilen können, wenn sie nicht die Kraft besäßen, das auf Gefühlen und Thätigkeiten beruhende Menschenbefinden umzustimmen. (§ 19)
Diese Kraft oder Energie der Arzneien ist an sich auf keine Weise mit bloßer Verstandes-Anstrengung erkennbar; bloß durch ihre Aeußerungen beim Einwirken auf das Befinden der Menschen, lässt sie sich in der Erfahrung, und zwar deutlich wahrnehmen. (§ 20)
Es ist offensichtlich, dass wir uns daher nur an die krankhaften Zufälle, die die Arzneien im gesunden Körper erzeugen, als an die einzig mögliche Offenbarung ihrer inwohnenden Heilkraft, zu halten haben, um zu erfahren, welche Krankheits-Erzeugungskraft jede einzelne Arznei, das ist zugleich, welche Krankheits-Heilungskraft jede besitze. (§ 21)

Die heilende Kraft der Arzneien lässt sich weder sehen noch irgendwie sinnlich begrifen. Wir können sie nur mit unserem Verstand erfassen. Wir können sie aber dem Experiment unterwerfen und herausfinden, welche Veränderungen diese besondere Arznei im gesunden Menschen hervorrufen kann.

Die Kräfte der Arzneien hängen mit ihrer **inneren Essenz** zusammen. Erfahrung und Beobachtung allein ihrer Wirkung auf den Organismus lässt uns eine klare Vorstellung von jeder Arznei gewinnen.

Diese einfachen Erläuterungen Hahnemanns geben das Fundament für ein Verständnis unserer Arzneien. Arzneien sind Substanzen, die in ihrer inneren Essenz (um das paracelsische Wort Arcanum, das eigentlich das gleiche meint, zu vermeiden) bestimmte und charakteristische Eigenschaften haben. Arzneien sind fähig, *Menschenbefinden umzustimmen*, ihre Eigenschaften werden erst deutlich bei Versuchen an gesunden Personen und hernach im Einsatz beim Kranken. Es gibt keine verläßlichere und wissenschaftlichere Methode zur Bestimmung von Arzneikräften.

3.9 Paragraphen 22 bis 25

Krankheiten [sind] nichts als Befindens- Veränderungen des Gesunden.
Heilung [ist] ebenfalls nur durch Befindensveränderung des Kranken in den gesunden Zustand möglich.
Die Arzneien würden auf keine Weise Krankheiten heilen können, wenn sie nicht die Kraft besäßen, das auf Gefühlen und Thätigkeiten beruhende Menschenbefinden umzustimmen.

Diese Sätze erinnern uns daran, dass Krankheit und Gesundheit beides Formen des Seins des Individuums sind. Gesundheit und Krankheit sind »Adjektive des Substantivs Mensch«. Nichts in der Natur ist überflüssig. Arzneien müssen, bevor sie in diesen Rang aufsteigen, erst am gesunden Menschen ihre Fähigkeit unter Beweis stellen, den Organismus des Menschen zu beeinflussen. Je größer die Kraft dieser Medizinen, Gifte, Pflanzen, Mineralien usw. ist, desto deutlicher sichtbar ist ihre Wirkung auf den gesamten Menschen, desto umfassender interferieren sie mit der Lebenskraft. Einige Arzneisubstanzen stören besonders die Psyche und erst in zweiter Linie die organische Ebene, andere haben eine spezielle Vorliebe für Drüsensysteme, andere wieder vergiften das Blut und führen zu raschem Tod usw. Mit allen diesen Wirkungen auf den menschlichen Organismus zeigt uns jede Substanz ihre Qualität, ihre Fähigkeit, das psychosomatische Gleichgewicht durcheinander zu bringen, die funktionelle und strukturelle Integrität des Menschen zu beeinflussen.

Wir wissen nicht genau, wie das zugeht und was genau dabei passiert, wir können nur die

Entwicklung der Symptome beobachten und festhalten.
Eben weil diese Substanzen in der Lage sind, auf das Menschenbefinden einzuwirken, können wir sie in angemessener Dosis auch als Heilmittel gebrauchen.

> Krankheiten sind nichts anderes als die Gesamtheit ihrer Symptome und Zeichen. Arzneien haben die Kraft, im Gesunden Symptome zu erzeugen und sie im Kranken hinwegzunehmen. Ein Medikament erreicht also Arzneicharakter, wenn es auf den kranken Seinszustand so einwirkt, dass dieser sich in Richtung Gesundheit verändert, *durch Erzeugung eines gewissen künstlichen Krankheits-Zustandes.*

Die sorgfältigsten Beobachtungen von Ärzten aller Jahrhunderte und Schulen zeigen, dass Medikamente, die *gegen* die Symptome der Krankheit gerichtet sind, nur vorübergehend Erleichterung verschaffen, anschließend kehren die Symptome stärker und heftiger zurück. Das führt dann dazu, dass der Patient über lange Zeit, manchmal sein ganzes Leben und in immer höherer Dosis, dieses Medikament nehmen muss. Das Ergebnis ist in jedem Fall alles andere als Heilung. Es ist ausgesprochen kontraproduktiv, der Natur die Wege zu verbauen, die sie für die Heilung vorschlägt. Wir zwingen sie nur, andere, undeutlichere und gefährlichere Wege zu beschreiten. Wenn wir wahrhaft heilen wollen, hüten wir uns vor der palliativen Symptomenunterdrückung wie der Teufel vorm Weihwasser!

> Die Wirksamkeit einer Arznei hängt also von ihrer Fähigkeit ab, einen krankhaften Zustand hervorzubringen, und demnach auch einen krankhaften existenziellen Zustand durch eine Energie wieder *in Gesundheit zu verwandeln*. Diese Energie ist der pathogenen Dynamik analog, aber von flüchtiger Natur, weil der menschlichen Natur grundsätzlich fremd.

Diese Verwandlung geschieht mit der Arznei, die in der Prüfung die größte Anzahl ähnlicher Symptome zu denen der Krankheit hervorgebracht hat. Die Gabe als Reizgröße und die Umstände der Darreichung müssen an den Zustand des Kranken angepasst sein. Dann wirkt der Arzneireiz im Sinne der Natur, im Sinne einer Unterstützung ihrer ureigenen Heilanstrengungen. Auf diese Weise ist Gesundheit am schnellsten, sanftesten und dauerhaftesten zu erreichen.

Es wäre ein eigenes Kapitel wert, zu kommentieren, was Hahnemann über die »natura curatrix« schreibt. In seine ersten Schriften und in den ersten Ausgaben des »Organon« gibt er der Arzneiwirkung deutlich den Vorrang und erwähnt die offenbar irrigen und z. T. sinnlosen Versuche der Natur, die Gesundheit wieder herzustellen. Diese frühe Sichtweise erklärt sich aus seinem Eifer, die Wohltaten und die Überlegenheit der homöopathischen Arzneien herauszustreichen angesichts der zu seiner Zeit vorherrschenden symptomatischen und palliativen Therapie. In einer Fußnote zum § 22 verdammt er diese Art der Behandlung, weil sie auf die Gesamtheit des Menschen gar nicht achte, sondern nur ein Symptom oder eine Gruppe von Symptomen zu unterdrücken suche. Die Ärzte jener Zeit pflegten aber zu behaupten, dass sie im Sinne der Natur handelten, und deswegen versucht sich Hahnemann, dagegen etwas abzugrenzen.

Später dann unterstellt er der Natur die Tendenz, von sich aus heilend tätig zu sein. Er weist aber auch darauf hin, dass die Natur in einigen akuten Fällen wohl allein obsiegen könne, dass in anderen es aber unverzichtbar sei, dass man etwas nachhelfe, arzneilich, und bei chronischen Krankheiten sei die Natur ganz und gar nicht in der Lage, aus eigener Kraft die Gesundheit wieder herzustellen.

In seiner letzten forscherischen Phase schreibt er im Vorwort zu den »Chronischen Krankheiten«, dass der Arzt nur ein Helfer der Natur sei und die Arzneien nur Anreize und Hilfestellungen für das Lebensprinzip böten.

Das schmälert in keiner Weise die Aussagen zu einem möglichen aktiven und umstimmenden Wirkungsmechanismus der homöopathischen Arznei, die auf die energetische Komplexität des Lebensprinzips auftrifft.

3.10 Paragraph 26

Eine schwächere dynamische Affection wird im lebenden Organism von einer stärkern dauerhaft ausgelöscht, wenn diese (der Art nach von ihr abweichend) jener sehr ähnlich in ihrer Aeußerung ist.

So formuliert Hahnemann das **Heilgesetz der Ähnlichkeit,** das Fundament seiner Methode. Um dahin zu gelangen, ist er Schritt für Schritt vorgegangen. Erst beobachtete er die Natur und fand, dass natürlicherweise Heilung durch Ähnlichkeit vorkommt: leidet eine Person an einer hartnäckigen, chronischen Krankheit und wird plötzlich von einer anderen Krankheit heimgesucht, einer akuten, ansteckenden, epidemischen beispielsweise, kann diese neue Krankheit die alte zum Verschwinden bringen, wenn sie nämlich zu Symptomen oder Dysfunktionen führt, die der alten Krankheit sehr ähnlich sind.

▷ Der Heileffekt wird umso größer ausfallen, je größer die Ähnlichkeit ist.

Als Hahnemann mit den Arzneiprüfungen begann, fand er, dass die Arzneien nicht nur im Stande waren, den Gesundheitszustand eines Prüfers zu beeinflussen, sondern dass diese Beeinflussung auch eine zeitliche Komponente hat, dass die Symptome, die erscheinen, in bestimmten Abfolgen erscheinen, ganz wie in den natürlichen Krankheiten. Das ist eine ganz andere Situation, als wenn die Arznei nur hier und da isolierte und unzusammenhängende Symptome produzierte. Solche Wirkungen wären in der Praxis schwierig nutzbar zu machen. Die Droge, die Rohsubstanz wird deshalb zur Arznei, weil sie eine Abfolge, eine Serie von Phänomenen hervorbringt, die alle eine gemeinsame Wurzel haben. Dasselbe gilt ja auch für die natürlichen Krankheitsursachen, die eine Reihe von Symptomen auslösen, die schließlich die Krankheit konstituieren. Werden solche Symptomenreihen hervorgerufen von Noxen oder Krankheitserregern mit nur flüchtiger Wirkung, ist das Symptomenbild gewöhnlich relativ einförmig und erlaubt in Grenzen eine standardisierte Behandlung. Dem ist nicht so, wenn die Krankheitsdynamik von Dauer ist und schrittweise, progressiv den Organismus umformt. Hier zeigen sich dann Symptome, manchmal recht heftig, meistens aber schleichend und chronisch, die das ganze Gerüst des Organismus durcheinander bringen. Solche Symptome setzen sich fest, integrieren sich gewissermaßen in den Gesamtzusammenhang und führen zu einer konstitutionellen Pathologie, zum Miasma, das eben infolge dieser langsamen, schleichenden Entwicklung so schwer auszumachen ist. Die schiere Menge der möglichen Funktionsstörungen, Läsionen usw. hat oft den Versuch vereitelt, den Miasmen ihre jeweiligen Symptomenreihen mit Sicherheit zuzuordnen.

Hahnemann spricht vom *lebenden* Organismus, in dem die »Affektion« ausgelöscht werde. Das Augenmerk liegt also nicht auf toter Materie, sondern auf dem lebendigen »Gesamtkunstwerk« und allen seinen Äußerungen. Der Raum um den Patienten herum wird von seiner Lebenskraft ebenso beeinflusst wie die Zelle oder das Enzym. Und in diesen Raum wirkt die Krankheit hinein, in das Verhältnis zu anderen, die Umwelt, die Gedanken und Aktionen eines Kranken.

Ist nun im Patienten ein erkennbar krankhafter Zustand vorhanden, schaffen wir mit der Wirkung der Arznei einen weiteren künstlichen krankhaften Zustand, der dieselben Lokalisationen wie die natürliche Krankheit betrifft und diese, weil er stärker ist, auslöscht. In diesem Sinne lässt sich sehr wohl von **Arzneikrankheit** sprechen. Die pathogene Dynamik der natürlichen Krankheit verschwindet angesichts der stärkeren pathogenen Dynamik der *Kunstkrankheit,* wie Hahnemann es nennt. Eine Krankheit löscht die andere aus.

Das ist nicht einfach zu schlucken, auch wenn man es täglich vor Augen hat. Siegmund Freud bringt ein recht überzeugendes Beispiel solcher Krankheitsüberlagerungen. Er meint, dass bei der Behandlung von Neurosen nur bei solchen Aussicht auf Heilung bestünde, bei denen es zu einer Übertragung komme, das heißt bei denen der Psychoanalytiker selber zum libidinösen Objekt wird. Diese Übertragungsreaktion löscht die alte Objektfixierung aus. Der Arzt muss sich nun aus dieser Übertragung mehr oder weniger elegant zurückziehen, und der Patient ist geheilt. Damit hätten wir eine wahrhaft homöopathische Heilung, nämlich den Ersatz einer Krankheit durch eine andere. Impfungen arbeiten im Grunde nach dem gleichen Prinzip, obwohl wir gleich dazusagen, dass deren Nachteile und Gefahren beinahe größer sind als ihre Schutzwirkung.

Damit nun dieser Heileffekt zustande kommt, ist es wichtig, dass die Arznei der Krankheit zwar ähnlich, aber *der Art nach von ihr abweichend* ist. Masernvirus und *Pulsatilla* sind der Art nach völlig verschieden, in ihren Wirkungen aber ähnlich. Die inzwischen überbordende Arzneimittellehre enthält solche ähnlichen, der Art nach abweichenden Symptomenreihen in Hülle und Fülle.

▷ Die am meisten homöopathische Arznei ist aufgrund ihrer Dynamik, ihrer Arzneikräfte, die ähnlichste, das **Simillimum**. Das Simillimum ist jene Dynamik, die der Dynamik der Krankheit am nächsten kommt.

Es ist in seiner Kraftentwicklung um weniges stärker als der natürliche Krankheitsreiz und löscht diesen darum mit Notwendigkeit aus. In energetischer Hinsicht könnte man von Absorption, Assimilierung sprechen. Funktionelle Störungen auf geistiger Ebene, des Denkens, werden von stärkeren, ähnlichen Störungen ausgelöscht, ein Gefühl weicht einem anderen Gefühl, eine Illusion erlischt durch eine stärkere. Eine Reihe von Phänomenen, die einen existenziellen Zustand konstituieren, können nur durch eine ähnlich geartete Reihe von Phänomenen zum Verschwinden gebracht werden, die auf der gleichen Ebene stattfinden und vorübergehender, flüchtiger Natur sind. Man treibt sozusagen den Teufel mit einem verdünnten Beelzebub aus, wobei dieser Beelzebub nur eine sehr beschränkte Aufenthaltserlaubnis besitzt.

Die Gegner der Homöopathie machen sich wichtig damit, zu behaupten, dieses Heilgesetz sei leicht z. B. bei Unfallfolgen oder Folgen äußerer Einwirkungen zu widerlegen. Diese Dinge stellen aber keine wahrhaften Krankheiten dar, und auch wenn Hahnemanns Methode in vielen solcher Fälle von Nutzen sein kann, geht es Hahnemann doch in erster Linie um dynamische, innere Krankheiten, bei denen dieses Gesetz unwiderlegbar wirksam ist.

3.11 Paragraphen 27 bis 34

Wir wissen also jetzt, dass zwei ähnliche Energien gleicher Natur sich überlagern können, bei unterschiedlicher Natur ersetzt die stärkere die schwächere. Dummer- oder glücklicherweise sind die vitalen Energien von der Wissenschaft noch weitgehend unerforscht. Hahnemann stellt eine Hypothese auf, die er in den Paragraphen 26 bis 28 erläutert.

Dieses Phänomen der **Substitution einer Krankheit** durch eine andere, das Hahnemann in der Natur beobachtet, findet sich wieder in der Auslöschung einer krankhaften Dynamik, die den Organismus im Zustand der Krankheit festhält, durch eine arzneiliche Dynamik, die im Experiment einen ähnlichen krankhaften Zustand zu erzeugen fähig war. Dieses Ähnlichkeitsprinzip gilt nicht nur in der Homöopathie, sondern findet sich auch in anderen Therapien, der Friedmann-Vakzine z. B., den Impfungen oder in Psychotherapien.

Interessant sind hier die Fußnote des § 30 und natürlich der § 30 selbst, in dem es um die Frage geht, warum sich der menschliche Organismus von Arzneien »affiziert« lässt. Auch wenn die Wiederholung vielleicht langsam lästig wird: der Mensch ist in vielerlei Hinsicht verwundbar und in einem Ausmaß, das einerseits von der Conditio humana im allgemeinen, zum anderen von der individuellen Natur des Einzelnen bestimmt wird. Eine Substanz wird zur Droge, zur arzneilichen Substanz, wenn sie nicht als Nahrungsmittel gelten und assimiliert werden kann, sondern im Gegenteil deutlich das Funktionieren des Organismus stört und eine Reihe von Störungen produziert. Das ist der Arzneieffekt. Diesem setzt wie jeder Aggression der Organismus einen Widerstand entgegen, der direkt proportional ist der individuellen Resistenzen und Möglichkeiten, aber immer auch mit der grundsätzlichen menschlichen Verwundbarkeit Beziehung hat. Jede Arzneisubstanz übt eine Wirkung auf jeden Menschen aus, es ist alles eine Frage der Dosis. Sind diese Substanzen durch den Prozess der homöopathischen Arzneiaufbereitung gegangen, sind ihre Wirkungen dynamisch, flüchtig, vorübergehend, es sei denn, man wiederholt die Gabe über längere Zeit. Darüber wird noch zu sprechen sein. Die angreifende Wirkung einer natürlichen Krankheitsursache wird umso deutlicher, dauerhafter und tiefer sein, je mehr die entsprechende Person durch Heredität, Veranlagung und die aktuellen Umstände dafür prädisponiert ist. Hahnemann sagt kategorisch:

Aus allen Erfahrungen geht diesemnach unleugbar hervor, dass der lebende menschliche Organismus bei weitem aufgelegter und geneigter ist, sich von den arzneilichen Kräften erregen und sein Befinden umstimmen zu lassen, als von gewöhnlichen, krankhaften Schädlichkeiten und Ansteckungsmiasmen, oder, was dasselbe sagt, dass die krankhaften Schädlichkeiten nur eine untergeordnete und bedingte, oft sehr bedingte, die Arzneikräfte aber eine absolute, unbedingte, jene weit überwiegende Macht besitzen, das menschliche Befinden krankhaft umzustimmen.(§ 33)

Die größere Stärke der durch Arzneien zu bewirkenden Kunst-Krankheiten ist jedoch nicht die einzige Bedingung ihres Vermögens, die natürlichen Krankheiten zu heilen. Es wird vor Allem zur Heilung erfordert, dass sie eine der zu heilenden Krankheit möglichst ähnliche Kunst-Krankheit sei, die, mit etwas stärkerer Kraft, das instinktartige, keiner Ueberlegung und keiner Rückerinnerung fähige Lebensprincip in eine der natürlichen Krankheit sehr ähnliche, krankhafte Stimmung versetze, um in ihm das Gefühl von der natürlichen Krankheits-Verstimmung nicht nur zu verdunkeln, sondern ganz zu verlöschen, und so zu vernichten. (§ 34)

Ein Symptom ist als Ausdrucksform Teil des existenziellen Zustandes desjenigen, der es produziert. Eine Grimasse, eine Geste sind in diesem Sinne auch Symptome. Das Individuum zeigt sich hier »in Aktion«. Die Symptome repräsentieren die Existenz des Individuums. Sie bilden in ihrer Gesamtheit das eigentlich Kranke des aktuellen Existenzzustandes. In gleicher Weise sind die Symptome der Arznei die Essenz dieser Arznei.

Auf dynamischer Ebene, auf der Ebene der Essenzen von Krankheit und Arznei im obigen Sinne, muss die Analogie gelingen.

3.12 Paragraphen 35 bis 42

Hahnemann begnügt sich nicht damit, einfach eine klinische Hypothese zu erfinden, die in sein vitalistisches Weltbild passt. Nein, er beobachtet genau, was sich in der Natur abspielt, er beobachtet, dass wenn zwei einander unähnliche Krankheiten sich im Organismus abspielen, oder eine neue Krankheit auf eine ihr unähnliche alte trifft, dass dann die alte, bereits länger bestehende Krankheit andauert und die neue sich kaum manifestiert. Es sieht so aus, als sei der Organismus für die neue Krankheitsdynamik relativ unempfindlich und halte deshalb die alte chronische Affektion aufrecht. Ebenso können unähnliche Arzneien oder Allopathika nur oberflächlich wirken und werden an der chronischen Krankheit gar nichts ändern. Ist die Wirkung der Medikamente enantiopathisch, also gegen ein Symptom gerichtet, meistens das, was die meisten Beschwerden macht oder am heftigsten hervortritt, wird dieses Symptom nur vorübergehend unterdrückt, weshalb das Medikament dann ständig zu geben ist, um diesen Effekt aufrecht zu erhalten. Antiepileptika sind ein Beispiel dafür oder auch Antidepressiva, Antidiabetika, Antihypertensiva etc.

▶ Ist die neue unähnliche Krankheit weit stärker und intensiver als die alte, verdeckt sie die Symptomatik der alten Krankheit und drückt sie in eine Art Latenzstadium. Verschwindet sie dann wieder oder lässt sie an Intensität nach, kommt die alte Krankheit wieder. Sie war eben nicht geheilt, sondern nur vorübergehend unsichtbar.

Die Beispiele, die Hahnemann dafür vorschlägt, aus der verfügbaren Literatur und aus seiner Erfahrung, belegen das zur Genüge, und auch heute können wir das beobachten bei all der allopathischen Palliation, die da im Gange ist: krankhafte Zustände, die einander unähnlich sind und auf denselben Organismus treffen, verhalten sich wie zwei Westernhelden, für die »diese Stadt zu klein ist«. Nur, dass der schwächere nicht verschwindet, sondern nur untertaucht und wartet, bis der stärkere wieder die Stadt verlässt. Möglich ist auch, dass einige Symptome der alten Krankheit unterdrückt werden, so dass der Kranke anscheinend auf dem Weg der Besserung ist, aber Heilung geschieht nie.

Die mächtigen Medikamente der Schulmedizin können vermöge ihrer Pathogenität, ihrer Fähigkeit, Art und Rhythmus der organischen Funktionen tief greifend zu verändern, ganz die gleichen Effekte hervorrufen wie unähnliche Krankheiten, nämlich Komplizierungen und ein Mehr an Pathologie, obwohl dem Anschein nach manchmal Besserung zu verzeichnen ist. Denken wir also daran, dass sehr unähnliche organische Veränderungen nicht als therapeutische Waffen taugen. Jede neue krankhafte Veränderung, der der Organismus ausgesetzt ist, sei es eine natürliche Krankheit oder die Wirkung eines Medikaments, kann, wenn sie der alten Krankheit nicht ähnlich ist, neben dieser im Organismus bestehen bleiben, sich entwickeln ihrer Natur gemäß, und mit der alten Krankheit zusammen ein unerhört kompliziertes Symptomenbild erzeugen.

Diese völlig logische Überlegung unterstreicht Hahnemann mit zahllosen Beispielen im § 40, über die man genau nachdenken sollte, bevor man blind die Hypothese übernimmt, die Psora in ihrer »Wehrlosigkeit« rufe so etwas wie scheinsykotische oder scheinsyphilitische Reaktionen hervor. Einfach aus folgenden Gründen:

❶ Wenn Syphilis und Sykosis nur Reaktionen der Psora wären, wären sie, da sie ja von ihr stammen, der Psora ähnlich. Wenn das Ähnliche sich aber mit dem Ähnlichen heilt, würde die Psora sich gewissermaßen selbst heilen.
❷ Wenn man sagt, die Psora reagiere, kann von »Wehrlosigkeit« keine Rede mehr sein.
❸ Man hält die Psora fälschlicherweise für eine Krankheitsentität nach Art der alten Schule, dabei ist sie nur ein existenzieller Zustand wie jede andere Krankheit auch.
❹ Das chronische Miasma baut nach Hahnemann auf der Unterdrückung spezifischer Infektionen auf oder auf einer Aufeinanderfolge mehrerer gleichartiger Affektionen (Schanker, Tripper, Krätze) und den Folgen ihrer Unterdrückung. Wir werden darüber ausführlicher noch in den Kapiteln über die Miasmen sprechen.

Die starken Wirkungen allopathischer Medikation, wenn kein Ähnlichkeitsbezug mit der Krankheit vorliegt, verursachen zwangsläufig funktionelle oder organische Veränderungen, die sich dem Symptomenbild des Patienten noch aufpropfen, eine Art Kunstkrankheit, die sich im Individuum hält und zu Veränderungen an Organen und Funktionen führt, die von der natürlichen Krankheit nicht betroffen sind. Das gilt sowohl für enantiopathische, also entgegengesetzte Medikation wie auch für Medikamente, deren Effekt weder konträr zur Symptomatik noch ihr ähnlich ist, deren Wirkungen also einfach gar keinen Bezug zur natürlichen Krankheit haben. Heutzutage sind die Allopathika so »wirkungsvoll«, dass sie die Symptome der natürlichen Krankheit fast vollständig übertünchen können, ohne sie freilich zu heilen. Kortikosteroide beispielsweise haben zu Beginn meistens eine außerordentliche Erleichterung der Symptome zur Folge, zur Kasse wird dann später gebeten, wenn die irreversiblen Spätfolgen nicht mehr zu übersehen sind. Das gilt auch für alle Medikamente, mit denen man Krankheit zu »kontrollieren« gedenkt, Epilepsie, Diabetes, Bluthochdruck usw.

> Die Nichtbeachtung der Ähnlichkeitsbeziehung zwischen therapeutischen und pathogenen Wirkungen ist ein schwerer Fehler. Die Schulmedizin ist traditionell blind für die dynamische Natur jeder wahren Krankheit und schaut lediglich auf die Resultate und nicht auf die Gesamtheit, die Totalität des Individuums, von der doch die wahre Heilung einzig abhängt.

Wenn nun, wie oben schon erwähnt, ein Medikament zur Arznei wird, wenn es nämlich die Fähigkeit hat, im gesunden Menschen Symptome hervorzurufen, die denen natürlicher Krankheiten ähnlich sind, gilt logischerweise, dass nur Arzneien in diesem Sinne auch homöopathisch eingesetzt werden können, das heißt im Hinblick auf die Ähnlichkeit »ihrer« Symptomatik mit der der natürlichen Krankheit.

Lassen wir Hahnemann selbst in seiner unnachahmlichen Art zu Wort kommen:

Aus solchen Thatsachen wird dem fähigen Geiste des Menschen dieses Heilgesetz kund, und hiezu waren sie hinreichend. Dagegen, siehe! welchen Vorzug hat der Mensch nicht vor der rohen Natur ungefähren Ereignissen! Wie viel tausend homöopathische Krankheitspotenzen mehr, zur Hülfe für die leidenden Mitbrüder, hat nicht der Mensch an den, überall in der Schöpfung verbreiteten Arzneisubstanzen! Krankheits-Erzeugerinnen hat er an ihnen von allen möglichen Wirkungs-Verschiedenheiten, für alle die unzähligen, nur erdenklichen und unerdenklichen natürlichen Krankheiten, gegen welche sie homöopathische Hülfe leisten können – Krankheitspotenzen, (Arzneisubstanzen), deren Kraft nach vollendeter Heil-Anwendung, durch die Lebenskraft besiegt, von selbst verschwindet, ohne einer abermaligen Hülfe zur Wieder-Vertreibung, wie die Krätze, zu bedürfen – künstliche Krankheitspotenzen, die der Arzt bis an die Gränzen der Unendlichkeit verdünnen, zertheilen, potenziren und in ihrer Gabe bis dahin vermindern kann, dass sie nur um ein kleines stärker bleiben, als die damit zu heilende, ähnliche, natürliche Krankheit, so dass es bei dieser unübertrefflichen Heilart, keines heftigen Angriffs auf den Organismus bedarf, um selbst ein altes, hartnäckiges Uebel auszurotten, ja dass dieselbe gleichsam nur einen sanften, unmerklichen und doch oft geschwinden Uebergang aus den quälenden, natürlichen Leiden in die erwünschte, dauerhafte Gesundheit bildet.(§ 51)

Es giebt nur zwei Haupt-Curarten: diejenige welche all ́ihr Thun nur auf genaue Beobachtung der Natur, auf sorgfältige Versuche und reine Erfahrung gründet, die (vor mir nie geflissentlich angewendete) homöopathische, und eine zweite, welche dieses nicht thut, die (heteropathische, oder) allöopathische. Jede steht der andern gerade entgegen und nur wer beide nicht kennt, kann sich dem Wahne hingeben, dass sie sich je einander nähern könnten oder wohl gar sich vereinigen ließen, kann sich gar so lächerlich machen, nach Gefallen der Kranken, bald homöopathisch, bald allöopathisch in seinen Curen zu verfahren; dieß ist verbrecherischer Verrath an der göttlichen Homöopathie zu nennen!(§ 52)

3.13 Paragraphen 43 bis 51

Es kann nicht verwundern, dass Hahnemann eine große Menge Material anführt, um die Auswirkungen der Ähnlichkeit zwischen

zwei Krankheiten zu belegen. Wir wollen die wichtigsten Bemerkungen im Original zitieren:
Im § 43 sagt er: *Aber ganz anders ist der Erfolg, wenn zwei ähnliche Krankheiten im Organism zusammentreffen, d.i. wenn zu der schon vorhandenen Krankheit, eine stärkere, ähnliche hinzutritt.* Hier zeigt sich, wie im Laufe der Natur Heilung erfolgen kann, und wie von Menschen geheilt werden sollte.
Und im § 44 und 45 führt er aus: *Zwei so ähnliche Krankheiten können, (wie von den unähnlichen in I. gesagt ist) einander weder abhalten, noch (wie bei der Bedingung II. von den unähnlichen gezeigt ward) einander suspendiren, so dass die alte nach Verlauf der neuen wiederkäme, und eben so wenig können die beiden ähnlichen (wie bei III. von den unähnlichen gezeigt worden), in demselben Organism neben einander bestehen, oder eine doppelte, complicirte Krankheit bilden.*
Nein, stets und überall vernichten sich zwei, der Art nach zwar verschiedene, aber in ihren Aeußerungen und Wirkungen wie durch die, von jeder derselben verursachten Leiden und Symptomen einander sehr ähnliche Krankheiten, sobald sie in Organism zusammentreffen, nämlich die stärkere Krankheit die schwächere, und zwar aus der nicht schwer zu errathenden Ursache, weil die stärkere hinzukommende Krankheitspotenz, ihrer Wirkungs-Aehnlichkeit wegen, dieselben Theile im Organism, und zwar vorzugsweise in Anspruch nimmt, die von dem schwächern Krankheits-Reize bisher arficirt waren, welcher folglich nun nicht mehr einwirken kann, sondern erlischt.
Nachdem er dann eine Reihe Beispiele für diesen Vorgang geliefert hat, schreibt er: *Im Laufe der Natur kann, wie wir aus allen diesen Beispielen ersehen, eben so wenig als mittels Arztes Kunst, ein vorhandnes Leiden und Uebelsein, von einer unähnlichen, auch noch so starken Krankheits-Potenz aufgehoben und geheilt werden, wohl aber bloß von einer an Symptomen ähnlichen, etwas stärkern; nach ewigen, unwiderruflichen, bisher jedoch verkannten Natur-Gesetzen.*

Die große Natur selbst, hat zu homöopathischen Heilwerkzeugen, wie wir sehen, fast nur die wenigen miasmatischen, festständigen Krankheiten als Hülfe, die Krätze, die Masern und die Menschenpocken (...), schon deßhalb, weil die Gaben dieser Krankheitspotenzen sich nicht, wie wir es doch mit Arzneigaben können, nach den Umständen selbst verkleinern lassen. Manchmal seien eben auch die »Hülfskrankheiten« der Natur schlimmer und gefährlicher als das eigentliche Übel, und gäben ihrerseits Anlass zu chronischen Beschwerden, auch im Falle, dass die alte Krankheit geheilt wurde. Heile durch Symptomenähnlichkeit, ruft der Meister aus, aber nicht unbedingt mit der Rosskur, die die Natur selbst vornimmt, sondern mit entsprechenden Arzneien.
Uns Ärzten stehen Tausende von künstlichen Krankheitspotenzen zur Verfügung. In der natürlichen Umwelt des Menschen finden sich auch die Stoffe, die wir zur Heilung brauchen. In vielen, von der Zivilisation verschont gebliebenen Regionen finden Menschen das ihnen angemessene Heilmittel instinktiv, intuitiv. Die homöopathische Pharmakopöe ist sozusagen die moderne Entsprechung zum Habitat der primitiven Völker, sie ist die »geistartige« Umgebung des modernen Menschen, in der er nach festgelegten Regeln seine Arznei finden kann.

3.14 Meditation über den § 51

Aus solchen Thatsachen wird dem fähigen Geiste des Menschen dieses Heilgesetz kund... Und welche Vorteile erwachsen nicht Arzt und Patienten aus der homöopathischen Therapie, aus der simplen Nutzung dessen, was die Natur vormacht, dass nämlich eine Krankheit durch eine ihr ähnliche, nur heftigere ausgelöscht wird! Und auch: *Wie viel tausend homöopathische Krankheitspotenzen mehr, zur Hülfe für die leidenden Mitbrüder, hat nicht der Mensch an den, überall in der Schöpfung verbreiteten Arzneisubstanzen (...), um einen sanften, unmerklichen und doch oft geschwinden Uebergang aus den quälenden, natürlichen*

Leiden in die erwünschte, dauerhafte Gesundheit zu gestatten.

▷ Fähiger Geist heißt Fähigkeit zu konzeptuellem Denken oder schlicht Fähigkeit, einen Gedanken von durchschnittlicher Komplexität zu begreifen.

Das unserer Meinung Interessanteste und Lehrreichste an diesem Paragraphen ist die Erwähnung der Tausenden von Substanzen, die arzneilichen und therapeutischen Zwekken dienlich sein können, wenn sie denn geprüft werden. Jede Region auf dieser Erde ist der »Nährboden«, das »Terrain« gewissermaßen für bestimmte Völkerscharen, und auf diesem Terrain wachsen oder finden sich auch die Substanzen, die zur Heilung der ebenfalls dort »gewachsenen« Menschen notwendig sind. Es gibt auch eine Ähnlichkeitsbeziehung zwischen der Heimat des Menschen und dem Menschen selbst. Jedes Volk, jeder Stamm, der in einer bestimmten Landschaft, einer bestimmten Gegend seine Wurzeln hat, kennt in der Regel die Heilkräfte der Pflanzen, der Gifte der Tiere, die mit ihnen dort leben. Solche Hinweise dienen dem Forscher und Experimentator dazu, Substanzen für die Arzneiprüfung auszuwählen und danach präzise die Heilwirkungen der betreffenden Substanz bestimmen zu können. In der Homöopathie kommen alle diese Daten der tausendundein Substanzen, der zahllosen Heiltraditionen auf dieser Erde, zusammen und werden durch die Mühle der Arzneimittelprüfung gedreht. So entsteht unsere Arzneimittellehre und wächst und wird reicher und nützlicher mit jeder neuen Prüfung.

»Überall in der Schöpfung verbreitet« sagt Hahnemann, um die Güte des Schöpfers zu preisen, der seinem Geschöpf die Mittel an die Hand gibt, Leiden zu lindern und zu heilen an jedem Ort der Erde. Diese Mittel sind nun dank Handel und Wandel allen Mitmenschen zugänglich.

Die homöopathische Arznei macht sich dem kranken Menschen maximal nahe vermöge ihres dynamischen Ähnlichkeitsbezuges, obwohl dieser, geographisch gesehen, sich vielleicht weit weg von einem Terrain aufhält, das ihm eigen und angemessen wäre.

Die Nahrung eines Individuums ist ihm unter gewöhnlichen Umständen analog, die Arznei unter außergewöhnlichen Umständen. Beide, Nahrungsmittel und Arznei, müssen vorbereitet sein, damit sie assimiliert werden können. Das Nahrungsmittel wird in der Küche nach Geschmack, Gewohnheit und Appetit zubereitet, die Arznei in der Apotheke nach den Bedürfnissen der Lebenskraft und nach der Disposition des Kranken, für den es Heilreiz werden soll.

▷ Die Arznei, die schließlich verschrieben wird, sucht sich vollständig assimilierbar zu machen, wenn es wirklich die maximal ähnliche Arznei ist.

Einmal aufgrund der Phänomene, die es im Experiment hervorgebracht hat und die der speziellen Manier des Individuums, zu reagieren, entsprechen, wie auch durch den Grad der Aufschließung durch Verdünnung und Verschüttelung, den Grad der Befreiung der in ihr schlummernden Kräfte, der sich in der Dynamisation immer mehr der Dynamik annähert, die den Prozess der Wiederherstellung des Gleichgewichts im Organismus organisiert. Diese Qualitäten dann führen dazu, dass die Arznei rasch wirkt, dass keine Zeit verloren geht durch erzwungene Reaktionen der Lebenskraft, der sich der Arzneireiz nur ganz unmerklich aufprägen sollte. Das ähnelt der Anstrengung von jemand, der einen Stein oder einen Baumstamm aus dem Weg räumen möchte. Manchmal schafft er es allein, manchmal nicht, manchmal reicht es nur, um den Stein an eine andere Stelle zu schleifen, wo er der Weg immer noch versperrt. Ein kräftiger Beobachter, der des Weges kommt, kann nun am besten helfen, wenn er begriffen hat, was unser jemand eigentlich will. Dann ist die Sache schnell und leicht erledigt. So kann erreicht werden, was der Steineräumer allein nicht zuwege gebracht hätte. Der des Weges Kommende bemerkt vielleicht, dass der Steineräumer seine Kräfte falsch einsetzt, den Stein schiebt, statt ihn zu ziehen usw.

und kann korrigieren, um das Ziel schließlich zu erreichen. So wirkt die wahrhaft homöopathische Arznei, ihre Domäne ist die Analogie und ihr Ziel die Erhaltung des Geschöpfs, mehr vielleicht im Sinne der Erhaltung der Art als des Einzelnen. Dazu später mehr.

3.15 Paragraphen 52 bis 60

Während es in der Natur nur wenige natürliche ähnliche Krankheiten gibt, die einen Patienten eventuell heilen könnten, hat der Arzt eine schon unübersehbare Menge homöopathischer Mittel zur Hand. Und jedes dieser Mittel teilt sich noch einmal in unendlich viele Arzneien auf, in die verschiedenen Dynamisationsgrade nämlich.

Wenn wir einmal begriffen haben, was im »Organon« so alles steht, können wir es nicht mehr verantworten, Medikamente dem Kranken zu geben, die nur Reaktionen hervorrufen, die von der Krankheit verschieden sind, oder gar Mischarzneien, die notwendigerweise im Kranken verheerend wirken müssen und höchstens vorübergehend die Beschwerden der natürlichen Krankheit etwas zudecken können.

❶ Ist die Wirkung des Medikaments nicht sehr stark, wird die Krankheit, so wie sie ist, mehr oder weniger fortbestehen.

❷ Ist die Wirkung der Behandlung heftig, wird die Krankheit in ihren Äußerungen geschwächt, nicht aber ihrem Wesen nach, sie wird zurückkehren, wenn die Wirkung der Mittel nachlässt.

❸ Sind die Wirkungen der Behandlung heftig und anhaltend, treten nur neue Beschwerden beim Kranken auf, die die ursprüngliche Krankheit verkomplizieren.

Das Sinnvollste ist, um rasch, sanft und dauerhaft zu heilen, eine wirklich homöopathische Arznei zu geben. Alle anderen Methoden sind weder logisch noch erfolgreich.

Die enantiopathische Methode sieht nur die regionalen Manifestationen, die Lokalsymptome, und versucht sie mit Medikamenten zu bekämpfen oder fahndet nach einer materiellen Wirkursache, die sie für den Grund der Krankheit hält.

Es ist absoluter Unsinn, für ein Symptom oder eine Symptomengruppe zu verschreiben. Es ist ebenso sinnlos, für eine nosologische Entität zu verschreiben, und dabei auf die durch Geschäfts- und Vermarktungsinteressen beeinflussten Indikationen hereinzufallen.

▷ Bei chronischen Leiden steht man häufig vor der Notwendigkeit, den Kranken seine allopathischen Mittel weiter nehmen zu lassen, manchmal auf Dauer und bis ans Ende seiner Tage, weil andernfalls Symptome unbeherrschbar werden, die Krankheit sich verkompliziert oder die Pathologie des Kranken sich auf gefährliche Weise verschiebt.

Pierre Schmidt weist in seiner Anmerkung zum § 52, in der Hahnemann die abwechselnde Gabe allopathischer und homöopathischer Mittel »verbrecherisch« nennt, darauf hin, dass dieser Ausdruck vielleicht etwas zu starker Tobak scheinen möchte, dass Hahnemann aber völlig recht habe, und dass die gleichen Irrtümer heutzutage genauso passierten. Besonders die Spätfolgen der Antibiotika würden gern übersehen, er selbst, Schmidt, habe eine Leukopenie nach Sulfonamiden in seiner eigenen Familie beobachtet.

Allopathische Mittel erreichen ihr Ziel häufig durch Neutralisierung der pathologischen Reaktion des Organismus, oder sie unterdrücken zeitweise die spontanen Tendenzen, die aus der prämorbiden Disposition des Patienten erwachsen. Eine rohe Arznei, wie Hahnemann es nennt, wirkt vermöge ihrer physikalisch-chemischen Eigenschaften auf die Materie unseres Organismus und zwingt diesen zu einer augenblicklichen Reaktion. Die Krankheitserscheinungen, die die prämorbide Disposition bereits zur Wiederherstellung des Gleichgewichts eingeleitet hatte, werden so geschwächt. Die Symptome und Zeichen der Krankheit verschwinden, während die Symptome des Medikaments jetzt die Szene beherrschen. Lässt die Wirkung des Mittels nach, kommen die ursprünglichen Symptome wieder zum Vorschein, da sich ja an der konstitutionellen Ausgangslage nichts geändert hat. Das Ganze nennt sich dann Heilung, und ist in Wahrheit nichts anderes als Unterdrückung und vorübergehende Palliation.

In diesen Paragraphen 51 bis 60 untersucht Hahnemann die verschiedenen Gesichtspunkte der Allopathie: die **Palliation,** wie sie aus der Enantiopathie des Galen resultiert, die sich immer gegen die Äußerungen der Natur richtet und den Arzt der alten Machart dazu veranlasst, sich auf die primitiven Wirkungen seiner Medikamente zu verlassen, die er dann auf Dauer und in immer stärkerer Dosis geben muss, bis das Mittel für den Patienten definitiv toxisch wird. In der Antike war es das Opium, in anderen Zeiten das Iod oder das Arsen, bis vor einigen Jahrzehnten die Sulfonamide und heute sind es die Antibiotika, die Steroide usw., die in immer größeren Dosen gegeben werden müssen, um den anfänglichen Wundereffekt wieder zu erreichen. Keiner verschwendet einen Gedanken daran, dass diese natürlichen Reaktionen, die man mit aller Macht zum Schweigen bringen will, vielleicht gar nicht so unsinnig sind, weder für das Individuum selbst, noch für die Art.

Die verschiedenen therapeutischen Methoden von Hahnemann bis heute Revue passieren zu lassen ist relativ unfruchtbar, denn von den Jüngern Broussais, der alle Welt zur Ader ließ über die Sättigungs-Methoden von Ehrlich mit seiner berühmten »Großen Sterilisierungstherapie« bis zu den Riesendosen an Antibiotika hat die Schulmedizin immer nur auf die überlegene Kraft der Droge gebaut und den Organismus damit planmäßig überschwemmt. Das heißt, den Menschen in die chronische Krankheit treiben für den Judaslohn einer kurzfristigen Erleichterung, heißt, die natürlichen Reaktionen des Organismus, die ja die Krankheit darstellen, zu verwirren, zu verbiegen, ohne dem Zweck dieser natürlichen Reaktionen auch nur eines Gedankens zu würdigen.

3.16 Paragraphen 61 bis 64

Hahnemann ist der Ansicht, dass, hätten die Ärzte nur einmal etwas genauer über die mittelmäßigen Erfolge ihrer enantiopathischen Medikation nachgedacht, sie fraglos auf den Gedanken gekommen wären, dass genau der umgekehrte Weg der richtige ist. Es hätte ihnen auffallen müssen, dass sie mit den steigenden Dosen ihrer Mittel notwendig Vergiftungserscheinungen hervorrufen, insbesondere bei Narkotika, Reiz- oder Beruhigungsmitteln, bei denen, wenn erst einmal die Erstwirkung vorüber ist, der genau gegenteilige Effekt auftritt, und der Patient nach einiger Zeit mehr Beschwerden hat als vor dem Gebrauch des Mittels.

Jede Droge wirkt auf die Vitalität, auf das dynamische oder Lebensprinzip, während einer gewissen Zeit, je nach Art der Droge. Jeder menschliche Organismus ist dem ausgesetzt, schließlich führt alles, was nicht ausschließlich der Nahrung dient, zu funktionellen Verwerfungen. Dieser Arzneieffekt auf die Lebenskraft hängt ab von der Art der Droge und der Stärke der Dosis, er ist rein physikalisch-chemischer Natur. Die natürliche Reaktion des Organismus auf die Droge ist zuerst unter dem Effekt der Droge selbst unsichtbar. Lässt die Wirkung jedoch nach, kommen die Abwehrreaktionen zum Vorschein, die den entstandenen Schaden wieder zu reparieren suchen.

Diese beiden Reaktionen, zuerst *auf* den Organismus und dann *des* Organismus, nennt Hahnemann **Erstwirkung** und **Gegen- oder Nachwirkung.** Die Nachwirkung des Organismus ist der Erstwirkung entgegengesetzt, sucht sie doch den Schaden, die funktionelle Veränderung, die von der Droge aufgezwungen wurde, rückgängig zu machen.

Wenn nun die Dosis so weit verkleinert wird, dass der physikalisch-chemische Effekt wegfällt, wird eine solche Nach- oder Gegenwirkung nicht auftreten. Die aus dem Gleis geratene Dynamik wird ihr Gleichgewicht wieder finden und die Lebenskraft den Schaden reparieren können, ohne in eine Gegenreaktion verfallen zu müssen, zum großen Teil deshalb nicht, weil dieser materielle Anteil fehlt. Die dynamische Ebene ist nicht grundlegend aus dem Tritt, sondern beschränkt sich darauf, das Gleichgewicht wiederherzustellen.

Dieser Wegfall der physikalisch-chemischen Ebene wird nun mit der dynamisierten Arznei erreicht, mehr noch, mit der homöopathischen.

3.17 Paragraphen 65 bis 77

Und so wird überall auf jede Erstwirkung einer, das Befinden des gesunden Körpers stark umändernden Potenz in großer Gabe, stets das gerade Gegentheil (wo, wie gesagt, es wirklich ein Solches giebt) durch unsere Lebenskraft in der Nachwirkung zu Wege gebracht. (§ 65)

Eine auffallende, entgegengesetzte Nachwirkung ist aber begreiflicher Weise nicht bei Einwirkung ganz kleiner homöopathischer Gaben der umstimmenden Potenzen im gesunden Körper wahrzunehmen. Ein wenig von diesem Allen, bringt zwar eine, bei gehöriger Aufmerksamkeit wahrnehmbare Erstwirkung hervor; aber der lebende Organism macht dafür auch nur so viel Gegenwirkung (Nachwirkung), als zur Wiederherstellung des normalen Zustandes erforderlich ist. (§ 66)

Diese aus Natur und Erfahrung sich von selbst darbietenden, unwidersprechlichen Wahrheiten, erklären uns den hülfreichen Vorgang bei homöopathischen Heilungen, so wie sie auf der andern Seite die Verkehrtheit der antipathischen und palliativen Behandlung der Krankheiten, mit entgegengesetzt wirkenden Arzneien darthun. (§ 67)

Bei homöopathischen Heilungen zeigt uns die Erfahrung, dass auf die ungemein kleinen Arznei-Gaben (§. 275-287.), die bei dieser Heilart nöthig sind, und welche nur so eben hinreichend waren, durch Aehnlichkeit ihrer Symptome die ähnliche, natürliche Krankheit zu überstimmen und aus dem Gefühle des Lebensprincips zu verdrängen. (§ 68)

Nur in Fällen unmittelbar drohender Gefahr, Unfällen beispielsweise, ist es erlaubt, auf Konträrmaßnahmen zurückzugreifen, bei Vergiftungen beispielsweise, Erstickungen, Erfrierungen usw. Hier kommen provisorisch allopathisch wirkende Mittel zum Einsatz, um die Ansprechbarkeit der Lebenskraft wiederherzustellen und das Individuum ins Leben »zurückzuprügeln«. In der Anmerkung zu § 67 fügt Hahnemann hinzu: *Und dennoch (aber vergeblich) beruft sich die neue Mischlings-Sekte auf diese Anmerkung, um überall in Krankheiten solche Ausnahmen von der Regel anzutreffen und recht bequem ihre allöopathischen Palliative einzuschwärzen, sowie zur Gesellschaft auch andern verderblichen, allöopathischen Unrath, einzig um sich die Mühe zu ersparen, das treffende homöopathische Heilmittel für jeden Krankheitsfall aufzusuchen und so, ganz bequem, homöopathische Aerzte zu scheinen, ohne es zu sein ihre Thaten sind aber auch danach; sie sind verderblich.*

Bei der antipathischen (palliativen) Verfahrungsart aber geschieht gerade das Widerspiel. Das, dem Krankheitssymptome vom Arzte entgegengesetzte Arzneisymptom (...) ist zwar dem erstern nicht fremdartig, nicht völlig allöopathisch, es ist offenbare Beziehung des Arzneisymptoms auf das Krankheitssymptom sichtbar, aber die umgekehrte; die Vernichtung des Krankheitssymptoms soll hier durch ein opponirtes Arzneisymptom geschehen, was jedoch unmöglich ist. (...) Das Krankheitssymptom (dieser einzelne Theil der Krankheit) wird also schlimmer nach verflossener Wirkungsdauer des Palliativs; um so schlimmer, je größer die Gabe desselben gewesen war. (§ 69)

▶ So warnt uns der Meister, Mittel mit entgegengesetzter Wirkung einzusetzen, die notwendigerweise eine Verteidigungsreaktion hervorrufen müssen, die als Verschlimmerung der Symptome der natürlichen Krankheit imponiert, nachdem eine vorübergehende Besserung eingetreten ist.

Der Zustand funktioneller Veränderung, in dem sich der Kranke befindet, lässt sich nur mit der neuen, ähnlichen, intensiveren Veränderung beseitigen, die die dynamische Arznei leistet.

Der § 71 ist besonders wichtig, fasst er doch noch einmal die ärztliche Aufgabe zusammen: 1. Wie erkennt der Arzt, was das zu Heilende ist? 2. Wie erwirbt er Arzneimittelkenntnis? und 3. Wie setzt er die Arzneien am sinnvollsten ein?

Anschließend geht es um die sogenannten **akuten Krankheiten**. Das sind relativ rasche krankhafte Prozesse, die gewöhnlich innerhalb kurzer Zeit vorüber sind, entweder durch Heilung und Rückkehr in den vorigen Zustand oder durch den Tod des Patienten, wenn dieser sehr empfindlich ist oder sein Lebensprinzip sehr schwach. Geschuldet sind die akuten Krankheiten *Schädlichkeiten* oder *Ausschweifungen in Genüssen*, Nahrungsexzessen oder -Mangel, Erfrierungen, körperlichen Anstrengungen, Emotionen usw. Im allgemeinen handelt es sich um passagere Auflodungen latenter Psora, *welche von selbst wieder in ihren Schlummer-Zustand zurückkehrt, wenn die acuten Krankheiten nicht allzuheftig waren und bald beseitigt wurden.* Oder aber den akuten Krankheiten liegen *meteorische oder tellurische Einflüsse und Schädlichkeiten* zugrunde, die meist ganze Personengruppen befallen und infektiösen Charakter annehmen insbesondere unter ungünstigen Wohn- und Lebensverhältnissen. Solche Krankheiten sind entweder sporadisch oder epidemisch, wenn sie denn eine größere Anzahl von Menschen betreffen.

Darüber hinaus gibt es die Unpäßlichkeiten, Störungen des Wohlbefindens aus eher banalen Gründen, wie Diätfehler, Alkoholabusus, Überhitzung, Erkältung, ungewohnte Anstrengung, Wollust usw. Am besten lässt man hier die Lebenskraft in Ruhe das Gleichgewicht wiederherstellen, ohne einzugreifen. Werden die Ursachen nicht abgestellt, können sich daraus »uneigentliche« Krankheiten entwickeln, die ursprünglichen Beschwerden zunehmen und verkomplizieren. Aber auch hier erlaubt die Korrektur der verkehrten Lebensweise die vollständige Wiederherstellung in den meisten Fällen, es sei denn, ein Miasma ist aus seinem Latenzstadium geweckt worden und manifestiert sich nun im Patienten.

Unfälle sind eine weitere Klasse von Leiden, die meist nur an der Oberfläche wirken und auf dieser Ebene auch angegangen werden müssen, wie bei Wunden, Kontusionen, Frakturen etc;

Die wahren akuten Krankheiten werden durch »Ansteckungszunder« verursacht (**akute Miasmen**) und produzieren charakteristischerweise sehr ähnliche und typische Symptome bei unterschiedlichen Individuen. Masern gehören dazu, Windpocken, Scharlach, Pocken, die früher recht gefährlich waren, und gegen die gewöhnlich lebenslange Immunität entsteht, wenn sie einmal überstanden sind. Solche akuten Miasmen sind durchaus sinnvolle miasmatische Entladungen, wenn man der Natur homöopathisch beisteht. Unterdrückung oder künstliches Verhindern ist nicht nur für das Individuum gefährlich, indem es nämlich eine notwendige miasmatische Entlastung verhindert. Die miasmatische Belastung des Individuums und der Art nimmt zu und entlädt sich bei nächstbester Gelegenheit, bei entsprechendem Außenreiz, in einem Leiden, das weit schlimmer und tiefreichender sein wird. So etwas weiß leider nur ein guter Homöopath, der solche akuten Miasmen angemessen zu begleiten weiß und zu einem guten Ende bringt.

Die akuten Miasmen folgen einer typischen Entwicklung:

- ein Prodromalstadium
- ein Stadium der Entwicklung der Krankheit
- ein Stadium der vollen Manifestation der Krankheit, und
- ein Endstadium, das entweder Heilung, Lysis oder Krisis bedeutet und Tod. Homöopathische Arzneien lassen sich in der Mehrzahl der Fälle recht leicht finden, je nach Besonderheit des Patienten.

Eines der größten Probleme der Menschheit sind die **chronischen Leiden,** die durch falsche Kunst schonungslos erzwungenen, oft jahrelangen Schwächungen (durch Blut-Verschwenden, Abmergelung durch Haarseile und Fontanelle) so wie die Verhunzungen und Verkrüppelungen des menschlichen Organisms im Innern und Äußern durch schädliche Arzneien und zweckwidrige Behandlungen. In unserer Zeit, dank des »Fortschritts« der pharmazeutischen Industrie, die vor allem den Verkauf »marktgerechter« Produkte im Auge hat, ist dieser Zustand uneigentlicher chronischer Krankheit eines der Hauptübel der Menschheit, die immer mehr in die Sklaverei der Pharmaindustrie gerät mit ihren ständig wechselnden Produkten. Die Hersteller üben einen nicht unerheblichen Druck aus auf die Ärzte, solche Produkte auch bei banalen Störungen einzusetzen, wie sie bei den zahllosen Übertretungen elementarster Lebensregeln entstehen.

In der Schulmedizin wird regelmäßig und mit einer Halbwertzeit von annäherend 5 Jahren ein Verfahren, eine Therapie durch eine andere ersetzt, mit schlimmen Folgen für die Patienten. *Diese, durch die allöopathische Unheilkunst, (am schlimmsten in den neueren Zeiten) hervorgebrachten Verhunzungen des menschlichen Befindens, sind unter allen chronischen Krankheiten die traurigsten, die unheilbarsten und ich bedauere, dass, wenn sie zu einiger Höhe getrieben worden sind, wohl nie Heilmittel für sie scheinen erfunden oder erdacht werden zu können.*

Als Charakteristikum der **wahren chronischen Krankheiten** führt Hahnemann an, dass sie, *sich selbst überlassen und ohne Gebrauch gegen sie specifischer Heilmittel, immerdar zunehmen und selbst bei dem besten, geistig und körperlich diätetischen Verhalten, dennoch steigen und den Menschen mit immerdar erhöhenden Leiden bis ans Ende des Lebens quälen.*

Sie sind die allerzahlreichsten und größten Peiniger des Menschengeschlechts, indem die robusteste Körper-Anlage, die geordnetste Lebensweise und die thätigste Energie der Lebenskraft, sie zu vertilgen außer Stande sind.

In der Anmerkung zum § 78 erläutert er diese Vorstellung und gibt Beispiele, wie auch wir sie täglich vor Augen haben: In der Jugend und unter günstigen Lebensbedingungen sind die vom Miasma Befallenen anscheinend völlig gesund. Vielen von uns geht es doch so, dass wir uns ganz in Ordnung fühlen, und die Unstimmigkeiten, die anderen wohl auffallen, für »ganz normal« halten, für unsere »Eigenart«. Dabei sind es die Spuren des Miasmas, das wir in uns tragen. In späteren Jahren, sagt Hahnemann, kommt das Miasma *bei widrigen Ereignissen und Verhältnissen im Leben, unausbleiblich aufs Neue zum Vorschein, und nimmt um desto schneller zu, gewinnt einen desto beschwerlichern Charakter, je mehr das Lebensprincip durch schwächende Leidenschaften, Gram und Kummer, vorzüglich aber durch zweckwidrige, medicinische Behandlung zerrüttet worden war.*

In seinem Werk über die »Chronischen Krankheiten« und auch an anderer Stelle im »Organon«, macht Hahnemann deutlicher, was er mit diesem latenten Miasma meint. Es ist wohl am ehesten als erworbene oder ererbte Disposition zu verstehen, der noch der Stimulus fehlte, um sich voll zu entfalten, oder die vom Lebensprinzip bisher gut in Schach gehalten worden war. Wenn die Bedingungen sich ändern, das Individuum an Vitalität verliert, von Kummer geschwächt ist etc. kommt der pathologische Zustand zum Vorschein und erzeugt eine Reihe typischer Veränderungen, die auf das jeweilige Miasma hinweisen. Das Gleichgewicht in Gesundheit ist nur scheinbar. Etwa so, wie Menschen häufig die Güte und Herzlichkeit in Person scheinen, wobei das in Wahrheit nur Ergebnis guter Erziehung ist, und die, wenn nur die Umstände es erlauben, sich als wahre Scheusale zu erkennen geben. So kann auch die Lebenskraft, wenn keine großen Hindernisse im Weg stehen, eine offenbar gut geölte Maschinerie präsentieren, wie ein Auto, das auf gerader Strecke scheinbar perfekt funktioniert. Wenn es dann bergan geht, fängt der Motor an zu rauchen, und unsere Reise findet ein etwas unsanftes Ende. So taucht das Miasma aus seiner Latenz auf, und alle Anomalien, die es im Möglichkeitszustand in sich birgt, werden manifest. Die konstitutionelle Pathologie oder Dyskrasie tritt an die Oberfläche.

3.18 Paragraphen 78 bis 80

Die wahren natürlichen, chronischen Krankheiten sind die, von einem chronischen Miasm entstandenen, welche, sich selbst überlassen und ohne Gebrauch gegen sie specifischer Heilmittel, immerdar zunehmen und selbst bei dem besten, geistig und körperlich diätetischen Verhalten, dennoch steigen und den Menschen mit immerdar erhöhenden Leiden bis ans Ende des Lebens quälen.
Richten wir unser Augenmerk zunächst auf den Begriff der **Chronizität,** wie ihn Hahnemann versteht.

> Chronisch bezieht sich nicht unbedingt auf die reine Dauer des Leidens. Es begreift vielmehr all das, was in einem Individuum zu gegebener Zeit krankhaft ist, was er an Krankhaftem mitbringt, was sich von der Krankheit bereits manifestiert hat, was sich möglicherweise noch zeigen wird und was zu einem früheren Zeitpunkt krankhaft war. Also alles, was irgendwie mit Pathologie und der ganzen transzendenten Anomalie eines kranken Menschen in Verbindung steht.

Behalten wir im Auge, dass Krankheit ein Zustand des Seins des Individuums ist. Die Wurzeln dieses Seins liegen in ererbten Strukturen, und diese bilden die unterste Schicht für eine Perpetuierung der Krankheit. Das genau meint Chronizität im homöopathischen Sinne. *Die wahren natürlichen, chronischen Krankheiten sind die, von einem chronischen Miasma entstandenen...* Das klingt zuerst einmal reichlich seltsam. Dass die Krankheiten aus einem chronischen Miasma entspringen, heißt, dass sie auf einer **Prädisposition des Organismus** aufbauen, einer spezifischen Anfälligkeit im Rahmen eines anomalen Seinszustandes, der in den meisten Fällen Folge unnatürlicher und kurzsichtiger Unterdrückung akuter Leiden ist. Ein solcher globaler Zustand ist vererb- und übertragbar, wie in der zugehörigen Fußnote erwähnt. Das **ererbte Miasma** ist also eine Art fehlerhafte Konstitution, die durchaus unbemerkt bleiben kann, bis irgendwann Umstände eintreten, die ihre aktive Manifestierung auslösen. Man würde vielleicht heutzutage von abweichenden Immunparametern sprechen, die bei entsprechendem Reiz zu Krankheit führen, allerdings gilt das eher für den Bereich der so genannten Infektionskrankheiten.

▷ Das Miasma lässt sich zunächst in zwei Aspekten darstellen, wie sie auch für das Leben allgemein und Lebewesen gelten: einmal die konkrete Manifestation, der materielle Organismus und dann die Energien, die Kraft, das Lebensprinzip, das uns beseelt.

So ist Miasma zum einen ein Existenzzustand mit allen strukturellen und funktionellen Anomalien, die einen bestimmten Menschen ausmachen, auf der anderen Seite ist das Miasma der Energievektor oder die Dynamik, die im Menschen wirkt, sich ausdrückt in seinen psychischen, Bewussten wie Unbewussten Funktionen wie auch auf der Zell- und Organebene.

▷ In diesem Sinne ist das Miasma eine Dyskrasie oder das, was an der Konstitution anomal und pathologisch ist.

Die besondere Qualität jeder dieser Dyskrasien oder Diathesen moduliert die geistige und organische Aktivität des Menschen, produziert, emitiert gleichsam eine krankhafte Dynamik, die sich sowohl im Erbmaterial überträgt (vertikal) wie horizontal über die Ideen, Gefühle und Aktivitäten des Individuums.
Um eine mehr klinische und logischere Vorstellung vom Miasma zu vermitteln, erwähnt Hahnemann die **Syphilis.** Die nämlich befällt den gesamten Organismus, alle Organe, wenn

es sein muss, ändert den funktionellen und strukturellen Gesamtzusammenhang von Grund auf, und lässt sich von der Natur des Patienten allein nicht besiegen. Vielmehr hält die Syphilis ein ganzes Leben an, überträgt sich, vererbt sich als krankhafte Disposition oder gleich in Gestalt deutlicher Läsionen mit destruktivem Charakter, die zu Missbildungen, Deformationen oder gleich zum Tod des Kindes führen.

Hahnemann nennt allerdings auch Krankheiten, die lange andauern, chronisch, im § 79 allerdings spricht er von *miasmatischer Krankheit*. Die Endung -tisch meint gewöhnlich »gehörig zu...«. Und weiter spricht er von der Sykosis als einer *inneren chronischen miasmatischen Krankheit eigner Art*. Und im § 80 lesen wir: *Unermesslich ausgebreiteter, folglich weit bedeutender, als genannte beide, ist das chronische Miasm der Psora* usw. Die genannten beiden, Syphilis und Sykosis, werden auch als *specifisches inneres Siechtum* bezeichnet. Zu Anfang also heißt es, wahrhafte chronische Krankheiten entsprängen einem chronischen Miasma, und nun unterscheidet er drei solcher Miasmen.

In der Fußnote zu § 78 ist von Ansteckung oder Erbschaft als Übertragungswegen für Miasmen die Rede. Am einfachsten stellt man sich das Ganze wohl als Infektion vor. Wird eine syphilitische Ansteckung nicht sofort ausgeheilt, kommt es zu einer spezifischen chronischen Störung, dem Miasma eben. Das ganze Individuum wird transformiert, sozusagen zu einem syphilitischen Alien. Sein Verstand, sein Denken, seine Seele geraten aus dem Takt, sie nehmen einen deutlich destruktiven Charakter an, Argwohn, Misstrauen machen sich breit, Geschmack am Unnormalen, Perversen, Degenerierten usw. Normalerweise will der Mensch sich selbst und anderen nützlich machen und so dem *höhern Zwecke unsers Daseins* dienen (§ 9). Der Mensch sollte nach seinem inneren Ich suchen, was soviel heißt wie nach seinem Schöpfer suchen, die Augen auf Gott richten. Hat die Syphilis ihn im Griff, fällt er ab von dieser Suche.

Alles, was das normale, altruistische Wirken stört, ist Ergebnis des Miasmas. Jeder Akt trägt des Stempel des *specifischen inneren Siechtums*.

Hahnemann beschreibt die drei konstitutionellen Anomalien mit großer Intuition. Im § 80 spricht er von *Krankheits-Formen*, das heißt der Ausdruck des Miasmas ist vielgestaltig, ebenso vielfältig, wie es Krankheiten gibt, Syndrome, denen aber allen ein besonderer Zug, eben das spezifische Miasma, zu eigen ist.

In der Fußnote erwähnt er, dass er 12 Jahre verbracht habe, dem Ursprung der großen Zahl *langwieriger Leiden* auf die Spur zu kommen. Hier heißt es nun wieder Leiden, und nicht Miasma noch Krankheit...

und zugleich die vorzüglichsten (antipsorischen) Heilmittel zu entdecken, welche diesem tausendköpfigen Ungeheuer von Krankheit in seinen so sehr verschiedenen Aeußerungen und Formen zumeist gewachsen wären. Das heißt Heilmittel, deren Prüfungssymptome vorwiegend nicht-sykotischer und nicht-syphilitischer Natur sind, bilden in ihrer Gesamtheit das Symptomenbild der Psora.

Zu Hahnemanns Zeiten war über die Syphilis oder die Sykosis nicht sehr viel bekannt. Wesentlich ist in den diesbezüglichen Paragraphen folgendes:

❶ Hahnemann bezeichnet mit dem Wort Krankheit eine nosologische Entität.

❷ Eine wahrhafte chronische Krankheit führt zu einer Dyskrasie, einer morbiden Konstitution und hat ihren Ursprung in einer Art Ansteckung, entweder durch Vererbung oder im horizontalen Sinne durch (auch nicht-materielle) Übertragung.

❸ Es gibt nur drei chronische Krankheiten oder Miasmen: die Psora, die Syphilis und die Sykosis.

Die **Psora** ist fraglos die verbreitetste chronische Krankheit, was nicht heißt, dass sie auch in jedem Kranken am deutlichsten zutage tritt. Ist eine starke syphilitische oder sykotische Anlage vom Vater vererbt, oder die Syphilis vom Vater und die Sykosis von der Mutter, wird im Patienten eine der beiden Anlagen oder eine Mischung aus ihnen dominant sein.

In der Realität besitzen wir alle etwas von allen drei Anlagen, und die Anzeichen derselben lassen sich in nahezu allen Patienten beobachten.

Zu einer syphilitischen Ansteckung bedarf es eines intimen Kontakts, einer innigen »Reibung« des befallenen Organs mit einem gesunden. Ein unsichtbares Agens geht von einem Organismus in den anderen über.

Die Psora dagegen wird schon durch Handschlag übertragen oder durch Berührung irgendeines kontaminierten Gegenstandes. Die Kontagiosität ist also weitaus höher.

Wenn aber alle diese drei Miasmen in sich tragen, was ist da die Vorstellung einer physischen oder psychischen Normalität noch wert? Wie sollen wir, wenn alle krank sind, überhaupt noch von Gesundheit sprechen?

Und was hat nicht die **Syphilis** für Zerstörung und Unglück über die Welt gebracht!

Die **Sykosis** unterscheidet Hahnemann von anderen Urethral- und Genitalinfektionen dadurch, dass diese keine Feigwarzen, Kondylome verursachen. Die Sykosis ist die Folge gonorrhoischer Primärinfektion mit zunächst lokaler Symptomatik, die bei Nichtbehandlung sich auf den ganzen Organismus ausbreitet, das Wesen des Kranken zu verändern beginnt und zahllose Symptome produziert, die wie bei der Syphilis, die Charakteristika der Anfangssymptomatik in sich tragen.

▷ Alle Leiden, die nicht direkt von Syphilis und Sykosis abstammen, sind psorischen Ursprungs.

Hahnemann sagt wörtlich: *die Psora, jene wahre Grund-Ursache und Erzeugerin fast aller übrigen, häufigen, ja unzähligen Krankheits-Formen, die sich in einem aus einigen wenigen Blüthchen bestehenden Haut-Ausschlag mit unerträglich kitzelnd wohllüstigem Jücken und specifischem Geruche beurkundet.* Auch sie breitet sich im Organismus aus und begründet einen anomalen konstitutionellen Zustand, der im Laufe der Zeit immer komplexer und umfassender wird.

Psora hat man als »Makel«, Kerbe, Aussparung oder Mangel übersetzt. Hahnemann neigt dazu, die Worte psorisch und miasmatisch fast synonym zu benutzen, einfach aus dieser Negativdefinition heraus, dass alles, was nicht syphilitisch oder sykotisch ist, eben psorisch sei. Das soll uns aber nicht hinwegtäuschen über die grundsätzliche Dreizahl der Miasmen.

3.19 Paragraphen 81 bis 82

Hahnemann spricht von dem uralten »**Ansteckungszunder**« der Psora, der über Jahrhunderte und in Millionen von Menschen diese *unbeschreibliche Mannigfaltigkeit der Menschen in ihren angebornen Körper-Constitutionen* hervorgebracht habe.

Dann führt er diesen Gedanken weiter und spricht von den vielen *vom psorischen Miasm durchdrungene Organismen*, und dass, auf diese *so viele verschiedene, oft dauernd, von innen und außen einwirkende Schädlichkeiten, auch unzählbar verschiedene Mängel, Verderbnisse, Verstimmungen und Leiden hervorbringen, welche unter einer Menge eigner Namen fälschlich als für sich bestehende Krankheiten bisher in der alten Pathologie aufgeführt wurden.*

Die pathologische Grundsituation, das **Ur-Übel** sozusagen, hat sich also in den Millionen Organismen, durch die es gewandert ist, diversifiziert, je nach der individuellen physischen Beschaffenheit des Einzelnen. Die Realität des Miasmatischen lässt sich in jedem Individuum in allen seinen Äußerungen, Leiden und Mängeln studieren. Hier steht nicht allein der ansteckende Charakter der morbiden Dynamik in Rede, sondern das greifbare, vererbbare, von Generation zu Generation weitergegebene Resultat, wie es in jedem anderen Individuum eine andere Gestalt annimmt und diese beobachtbare, klinisch reale

Dyskrasie produziert mit all ihren Läsionen und funktionellen Defiziten. Mit einem Wort, es handelt sich um eine anomale Struktur, die die angeborene physische Konstitution prägt und damit die Fortdauer der Pathologie über die Generationen hin sicherstellt.

Dieses gewaltige Miasma bringt also so viele verschiedene Leiden vor, dass man als psorisch so gut wie alle chronischen Krankheiten, ja fast alles Krankhafte überhaupt bezeichnen kann. Hahnemann hat allerdings in seine Aufstellung psorischer Syndrome und Symptome Dinge eingeschlossen, die wir heute eher einem anderen Miasma zuordnen würden, den venerischen, wie er sie nannte. Dies einerseits, weil ihm die Erkenntnisse der modernen Medizin natürlich nicht zur Verfügung standen, andererseits, weil ja so viele Krankheiten und Symptome einer Miasmenmischung entspringen, das heißt mit Modalitäten oder Konkomitanzien einhergehen, die durch ein anderes Miasma geprägt sind.

Hahnemann stand zur Auffindung **psorischer Symptome** im wesentlichen nur seine geniale Intuition zur Verfügung, die ihm allerdings eine erstaunliche Sicht auf die nutritiven Prozesse als Grundlage jeder Krankheit ermöglichte. In seiner Euphorie nach der Aufdeckung der Psora mag er allerdings in den klinischen Erscheinungsformen die Möglichkeit einer Manifestierung der venerischen Miasmen allzuhäufig unterschätzt zu haben. Besonders syphilitische Symptome mit deutlich destruktivem Charakter scheint Hahnemann gern der Psora anhängen zu wollen. Dass in diesen syphilitischen Symptome auch eine psorische Schattierung stecken mag, heißt aber nicht, dass es deswegen gleich psorische Symptome wären. Für die Sykosis gilt das Gleiche. Kent fügt später den wenigen von Hahnemann angegebenen sykotischen Symptomen eine große Zahl wichtiger Symptome hinzu, natürlich aufbauend auf dem gewachsenen Kenntnisstand der Medizin seiner Zeit. Das soll Hahnemanns Verdienst um Gottes Willen nicht verkleinern, es soll nur das offensichtliche Mißverhältnis zwischen der Riesenmenge psorischer Symptome und der relativ stiefmütterlichen Behandlung der venerischen Miasmen bei Hahnemann etwas ins rechte historische Licht rücken. Auch heute ist es nicht immer einfach, klar zu entscheiden, ob ein Symptom nun psorisch, sykotisch oder syphilitisch ist. Allerdings ist mit den Worten Mangel, Überschuß und Perversion ein wissenschaftlicher und physiopathologisch eindeutiger Rahmen beschrieben, der eine Zuordnung in den meisten Fällen erlauben sollte.

Im § 82 meint Hahnemann, dass trotz der Entdeckung der Psora und des damit verbundenen Fortschritts in der Heilkunst die sorgfältige Beachtung aller Symptome nicht überflüssig wird, schließlich ist die Homöopathie eine individualisierende Behandlungsform, ob nun mit Miasmenlehre oder ohne. Die Symptome sind die Basis der Verschreibung, *die Pflicht sorgfältiger Auffassung der erforschbaren Symptome und Eigenheiten derselben* bleibt bestehen! Besonders die *Eigenheiten derselben* lassen das dominante Miasma erkennen, wie wir sehen werden, dasjenige, auf das wir unsere Verschreibung konzentrieren. Es sei ein Unterschied, *ob das Leiden eine acute und schnell entstandene Krankheit oder eine chronische sei, da bei den acuten die Haupt-Symptome schneller auffallen und den Sinnen erkennbar werden... als bei den weit mühsamer aufzufindenden Symptomen einer schon mehrere Jahre allmälig vorgeschrittenen, chronischen Krankheit.* (§ 82)

Die Hauptaufgabe des Klinikers ist also bei den akuten Krankheiten genau zu beobachten, was der Organismus an auffallenden und ungewöhnlichen Symptomen bietet, die meistens sofort in die Augen springen. Bei chronischen Krankheiten, die also *schon mehrere Jahre allmälig vorgeschritten* sind, sind die Symptome mühsamer zu finden. Die Wechselwirkung zwischen Wissen und Beobachten ist hier wesentlich entscheidender, also die Tatsache, dass wir nur am Kranken bemerken, was wir aufgrund der Erfahrung und der Kenntnis der Arzneien für pathologisch halten. Die Symptome müssen nicht nur wahrgenommen werden, sondern auch genau bestimmt, übersetzt in die Sprache der Materia Medica, damit wir in unserem Hirn, in den Büchern oder im Computer auch das finden, was wir suchen.

3.20 Paragraphen 83 bis 99

Unbefangen und vorurteilslos sollen wir sein, wenn wir den Fall aufnehmen. Schon gut, ist man versucht zu sagen, wissen wir! Aber was für Vorurteile kann der Arzt dem Kranken gegenüber denn haben? Niemand ist frei davon, gewisse Patienten »nicht riechen« zu können, das aber meint Hahnemann nicht mit Vorurteil.

▷ **Vorurteil** oder Befangenheit in der Homöopathie bezieht sich auf das medizinische Verständnis, das wir vom Kranken haben. Zuallererst auf den **Krankheitsnamen**.

Auch wenn wir die großartigsten Homöopathen sind, es lässt uns der Gedanke nicht los, dass wir da einen Typhusfall vor uns haben, einen Rheumatiker, jemanden mit Pneumonie usw. Es ist ganz schwierig, davon völlig abzusehen und nicht darauf hereinzufallen, dass der Kranke auf seine Krankheit gestoßen ist, als hätte er einen Freund auf der Straße getroffen (oder einen Feind). Wir sollten immer daran denken, dass wir es mit einem Individuum zu tun haben, das sich in einem neuen Existenzzustand befindet, der ihn daran hindert, sich wohl zu fühlen. Es existiert aber nicht irgendwie völlig verschieden von seinem vorigen Zustand. Der neue Zustand ist dem der Gesundheit gar nicht so unähnlich, er ist vielleicht nur heftiger, intensiver. Diese Idee, das jemand eine Krankheit hat wie ein Auto, ist eine der unausrottbarsten überhaupt in der Medizin. Wir müssen ständig aufpassen, dass wir nicht in dieses Fettnäpfchen treten, nicht sofort denken, der Patient hat eine Krankheit, und die muss weg! Manchmal hilft die Krankheit bei der Rückkehr zur Gesundheit. Eine gichtige Gelenkentzündung, die mit Analgetika und Antiphlogistika behandelt und damit unterdrückt wird, muss natürlich in diesem Augenblick der Existenz in ihrer Intensität gedämpft werden, aber nur, indem man auf die organische Ganzheit einwirkt. Der Kranke leidet vielleicht ein bisschen mehr, aber die Gelenkentzündung ist eine positive Reaktion und bringt ihn langfristig der Heilung näher, und so ist es mit vielen anderen Dingen auch.

Was haben wir noch für Vorurteile? Das zweitgrößte ist sicher, dass alles schrecklich **schnell** passieren muss. Das haben wir sicher von den Allopathen geerbt, dass wir es am liebsten sehen, wenn der Kranke schon geheilt ist, bevor er unsere Praxis verlässt. Hat er Durchfall, soll der Durchfall sofort verschwinden. Hat er Fieber, muss das Fieber herunter! Verstopfung soll am gleichen Abend schon behoben sein usw., so geht das bei allen Beschwerden, von den einfachen bis zu den kompliziertesten, Albuminurie, Wassersucht, Psychose, Neurose... Sofort den Kranken ruhig stellen, alles zudecken, was irgendwie nach Beschwerde riecht, und so den Kräften der Natur den Weg verbauen, wo es nur geht. Damit aber machen wir den Kranken nur kränker. Denken wir an Hippokrates und seine »abwartende Medizin« (oder Samuel Shems klassischen Satz: Do as much nothing as possible...) Beobachten wir, was passiert und greifen wir nur minimal ein, damit sich der pathologische Prozess entfalten kann! Dem entgegen steht natürlich der Wunsch des Patienten: Hören Sie, Doktor, ich will, dass das verschwindet! Und dann haben wir gut reden von Abwarten! Die junge Dame will ihre Varizen weghaben, und es ist ihr relativ egal, wie. Was gehen uns ihre unregelmäßigen Zyklen an! Oder der Herr mit dem entzündeten Fuß oder mit dem juckenden Ausschlag usw., alle wollen, dass das, was sie stört, so schnell wie möglich verschwindet, und so unverständlich ist das ja nicht. Aber es beeinflusst uns ungemein in unserer Entscheidung! Die Mutter, die sagt, Herrje, Doktor, jetzt hat das Kind schon einen ganzen Tag hohes Fieber, sicher bekommt er jetzt Krämpfe usw. All das mindert unsere Unbefangenheit, was die Behandlung angeht.

Ein anderes Vorurteil hat mit der Prävention und der Hygiene zu tun, der **Prophylaxe**. Zweimal täglich Zähne putzen, dies tun, dies lassen, Deodorantien benutzen, all solche Sachen, die erst einmal ziemlich banal wirken, können der Heilung im Wege stehen. Und was machen wir erst mit Vorurteilen wie dem des Kranken, der uns erzählt: Wissen Sie, Doktor, dass das hier so weh tut, ich glaube, es ist meine Nachbarin, die mich verhext. Wenn eine genügend große Zahl von Patienten der Meinung ist, in der Stadt wimmle es nur so von Zauberern, kann man das nicht einmal mehr als Symptom benutzen.

Übrigens, Zauberei! Solche Dinge sind durchaus nicht grundsätzlich irreal, können ihre Wirkung aber nur entfalten, wenn man fest von ihnen überzeugt ist. Telepathie oder Schadenszauber usw. werden erst dann real, wenn wir in unserem Geiste die Möglichkeit einräumen, sie seien real. Hier ist also in diesem Sinne auf den Kranken einzuwirken, dass zumindest diese Vorurteile beseitigt sind.

Was die Ursachen der Krankheit angeht, gibt es zahllose Vorurteile: Nahrungsmittel, das Klima, die Gesellschaft, die Seelenlage, auch Tradition und Normen deformieren nicht selten den Ausdruck der Persönlichkeit derart, dass der Arzt aufgesucht wird.

Und dann: **gesunde Sinne**!

Wir brauchen unseren Verstand und das gesamte Sensorium, um dem Kranken gerecht zu werden. Wir müssen ihn beobachten, ihm zuhören, ihn untersuchen, ihn erfühlen! Unsere Sinne müssen aufs Äußerste gespannt sein, damit uns nichts entgeht, was uns bei der Arzneifindung eine Hilfe sein kann. Im folgenden Paragraphen sagt Hahnemann, wir sollten nicht nur den Kranken befragen, sondern auch seine Angehörigen. Meistens sehen wir aber nur den Patienten allein. Vielleicht gibt er uns ständig falsche Informationen über seine Art, zu leben. Audiatur et altera pars! Hören wir, was seine Frau zu sagen hat, was die Kinder über die Eltern sagen und die Eltern über die Kinder. Meistens geben sich Eltern als Musterbeispiele schlechthin aus, und wenn man dann die Kinder befragt, kommen schreckliche Sachen ans Tageslicht. Wie oft sagen uns nicht Mädchen, dass ihr Vater sie versucht habe, zu vergewaltigen, und wie sehr sie darunter litten. Wie oft sieht nicht eine besitzergreifende Mutter ihren Sohn oder ihre Tochter als ihr Eigentum an, wie häufig sind nicht Grausamkeiten gegenüber Kindern! Was für verdrehte Ideen werden den Kindern nicht über das Leben vermittelt! Aber wir haben auch den Fall, wo uns die Mutter über die kriminelle Vergangenheit ihres Sohnes aufklärt, oder der Vater Einzelheiten aus dem Leben der Tochter preisgibt, die man von ihr nie erfahren hätte. Wenn wir die Familienangehörigen um ihre Version der Ereignisse bitten, haben wir einfach ein vollständigeres Bild vom Patienten. Vor der Analyse der Symptome müssen wir erst einmal welche haben, wir müssen zusehen, dass wir sie bekommen, die Auskunftsfreudigkeit des Patienten und seiner Familie anregen.

In der Anamnese machen wir so viele Fehler, übersehen so viel, hören nicht hin, und so viele Symptome nehmen wir überhaupt nicht wahr. Unsere gespannte Aufmerksamkeit muss den Patienten dazu bringen, uns alles, was wichtig ist, zu sagen. Wichtig heißt die Wahrheit, und die Leute sagen selten die Wahrheit, auch dem Arzt nicht immer und selbst beim besten Willen. Deshalb begnüge man sich nicht mit einer Meinung allein.

Hahnemann erwähnt auch die vorgetäuschten Krankheiten. Wir können uns viel Kopfzerbrechen sparen, wenn wir rechtzeitig solche Simulanten erkennen!

Eine andere wichtige Sache ist, dem Patienten nichts in den Mund zu legen. Das unterläuft uns immer wieder. Der Kranke drückt sich irgendwie ungeschickt aus, und schon springen wir ihm bei und fragen: wo tut es denn weh? Ach, hier, Doktor! Und wir weiter: und hier auch, und hier? Und der Kranke sagt immer ja, und schon haben wir unseren Wolkenkuckucks-Symptomenrahmen beisammen. Da sei Gott vor! Wir sollten eher wie ein unbelichteter Film sein, der noch den kleinsten Lichtblitz vom Patienten auffängt und festhält.

3.21 Zusammenfassung der Anamnese-Paragraphen

In diesen Paragraphen gibt Hahnemann ganz allgemeine Hinweise für den klinischen Alltag, obwohl er in Wahrheit durchaus ins Detail geht. In den »Chronischen Krankheiten« finden sich aber noch weit genauere Hinweise zu diesen Fragen. Der Arzt ist in jedem Fall zu individualisierter Fallaufnahme verpflichtet, zur Unbefangenheit und Vorurteilslosigkeit, er braucht gesunde Sinne und eine gespannte Aufmerksamkeit, um die Gesamtheit der Symptome zu erfassen.

Wir werden uns im letzten Teil dieses Buches der Klinik der Homöopathie noch genauer zuwenden, die entsprechenden Paragraphen des »Organon« sollen hier nur einen »Vorgeschmack« geben.

- *Der Kranke klagt den Vorgang seiner Beschwerden; die Angehörigen erzählen seine Klagen, sein Benehmen, und was sie an ihm wahrgenommen; der Arzt sieht, hört und bemerkt durch die übrigen Sinne, was verändert und ungewöhnlich an demselben ist.*
- *Wo möglich lässt er sie stillschweigend ausreden. Der Arzt schreibt genau die Wendungen auf, die der Kranke auch gebraucht hat.*
- *Mit jeder Angabe des Kranken oder des Angehörigen bricht er die Zeile ab, damit die Symptome alle einzeln unter einander zu stehen kommen.*
- *Sind die Erzählenden fertig mit dem, was sie von selbst sagen wollten, so trägt der Arzt bei jedem einzelnen Symptome die nähere Bestimmung nach.* Wenn also bestimmte Körperfunktionen nicht erwähnt wurden oder die Seelenlage nicht zur Sprache kam usw., hakt der Arzt hier nach.
- Schließlich notiert er noch, was ihm selbst an dem Kranken aufgefallen ist. Steht der Patient in allopathischer Behandlung, ist herauszufinden, wie es ihm vor dieser Behandlung gegangen ist, wenn man ein halbwegs verlässliches Bild von der Krankheit haben will. Besser noch, man stoppt die allopathische Medikation, und wartet ab, bis die natürliche Krankheit wieder erscheint.
- Ist das Leiden akut und schwer wiegend, wird man sich auf das aktuelle Problem beschränken und versuchen, es zu lösen. Hernach kann die zugrundeliegende Problematik angegangen werden.
- Bei chronischen Fällen ist mit viel Behutsamkeit und Takt in die Tiefe zu fragen, auch nach Dingen, die dem Patienten vielleicht peinlich sind, nach sexuellen Dingen und Perversionen beispielsweise.
- *Die Erforschung der obgedachten und aller übrigen Krankheitszeichen, muss deßhalb bei chronischen Krankheiten so sorgfältig und umständlich als möglich geschehen und bis in die kleinsten Einzelheiten gehen, theils weil sie bei diesen Krankheiten am sonderlichsten sind, denen in den schnell vorübergehenden Krankheiten am wenigsten gleichen, und bei der Heilung, wenn sie gelingen soll, nicht genau genug genommen werden können; theils weil die Kranken der langen Leiden so gewohnt werden, dass sie auf die kleinern, oft sehr bezeichnungsvollen (charakteristischen), bei Aufsuchung des Heilmittels viel entscheidenden Nebenzufälle wenig oder gar nicht mehr achten und sie fast für einen Theil ihres natürlichen Zustandes, fast für Gesundheit ansehen.* (§ 95)
- Einige Patienten schildern ihre Beschwerden in den buntesten Farben, andere bekommen entweder den Mund nicht auf oder beschreiben ihre Empfindungen nur sehr ungefähr.
- *Bei allen Krankheiten, vorzüglich aber bei den langwierigen,* [erfordert] *die Erforschung des wahren, vollständigen Bildes derselben und seiner Einzelheiten besondere Umsicht, Bedenklichkeit, Menschenkennt-*

niß, Behutsamkeit im Erkundigen und Geduld, in hohem Grade.
- Bei den Akutkrankheiten ist die Aufnahme der Symptome weitaus leichter, sind doch die Symptome für den Patienten deutlicher, auch frischer im Gedächtnis, und vom Arzt leichter zu objektivieren.

3.22 Paragraphen 100 bis 104

In den Paragraphen 100 und 101 ist die Rede von **epidemischen Krankheiten**. Hier ist genauso wie bei allen andern Krankheiten zu verfahren. In der Schulmedizin sind hier standardisierte Therapien vorgesehen, die von Zeit zu Zeit, je nach der herrschenden Mode, ausgetauscht werden.

In der Homöopathie wird der Grundsatz der Individualisierung des Krankheitsfalles auch hier nicht verlassen. Auch wenn es berechtigt ist, ein Mittel zur Prophylaxe oder zur Deckung der jeweils typischen Symptomatik der Epidemie zu suchen, bleibt doch der Einzelfall, die individuelle Ausprägung der epidemischen Krankheit, Verschreibungsgrundlage.

Wir wissen, dass die Epidemien *von sich gleich bleibendem Ansteckungszunder, die Menschenpocken, die Masern u.s.w.* herrühren, dennoch kann der genau beobachtende Arzt schon bei den ersten Patienten, die ihm unterkommen, eine Vorstellung vom genius epidemicus gewinnen, bzw. von der charakteristischen Wirkung eines infektiösen Agens, Virus usw., auf den Organismus, und mit der Niederschrift der einzelnen Symptome mehrerer Patienten zeichnet sich das Bild der Krankheit ab, das auch bei verschiedenen Kranken recht gleichförmig bleibt. Das ganze Ausmaß des epidemischen Bildes wird aber erst nach genauer Untersuchung mehrerer Patienten unterschiedlicher Konstitution deutlich.

▷ Die epidemischen Krankheiten sind wahrhaft kollektive Krankheiten mit zahllosen gemeinsamen Symptomen, die desungeachtet immer sehr präzise bleiben und mit sich selbst identisch. Auf der anderen Seite finden sich meist typische, eigenheitliche Symptome, die der Epidemie ihren Stempel aufdrücken.

▷ Bei **chronischen miasmatischen Leiden** gilt im Prinzip das Gleiche. Alle Symptome werden genauestens unter die Lupe genommen, wobei gilt, dass ein Patient nur einen Teil der Symptome der chronischen miasmatischen zeigt, ein anderer Patient andere, wieder andere werden ein fast vollständiges Bild des Leidens bieten usw. Die Natur des Miasmas freilich wird immer zu erkennen sein.

Wie bereits erwähnt, hat Hahnemann die Symptome der jeweiligen Miasmen nur unterscheiden können durch das Vorhandenseins der jeweiligen Ansteckungsform in der Vorgeschichte des Patienten. Wenn also ein Schanker vorlag in der Vergangenheit, konnte er die bestehenden Symptome als syphilitisch erkennen, bei Feigwarzen in der Anamnese waren die aktuellen Symptome wahrscheinlich sykotisch, bei der Krätzekrankheit psorisch.

Gar nicht genug kann auf die Ausführlichkeit und Genauigkeit hingewiesen werden, die Hahnemann uns abverlangt bei der Betrachtung krankhafter Zeichen und Symptome auf körperlicher wie auch besonders auf seelischer und geistiger Ebene. Eine solche umfassende Präzision war nicht nur zu Hahnemanns Zeiten sensationell, sie findet sich auch heute noch allenfalls in homöopathischen Praxen.

Mit allem Grund schreibt Hahnemann: *Ist nun die Gesammtheit der, den Krankheitsfall vorzüglich bestimmenden und auszeichnenden Symptome, oder mit andern Worten, das Bild der Krankheit irgend einer Art einmal genau aufgezeichnet, so ist auch die schwerste Arbeit geschehen.*

3.23 Paragraphen 105 bis 111

In diesen Paragraphen erläutert Hahnemann, warum die **Arzneiprüfung am Gesunden** zu

geschehen habe, nämlich aus dem einfachen Grunde, dass der Kranke keine vergleichbaren Reaktion hervorbringen wird, sondern die Arzneiwirkung immer entlang seiner Krankheit deformiert. Im Kranken haben wir also eine unvorhersehbare Mischung aus Arzneiwirkung und Verzerrung durch die Krankheit, die keine Aufschlüsse über die spezifische Natur des Mittels erwarten lässt.
Deshalb prüfe man die Arzneien an den gesundesten Leuten, die man nur finden kann, in der Absicht, die Arzneiwirkungen auf den normalen und gesunden Organismus zu studieren. Nur so kann man halbwegs sicher sein, die Wirkungen des Mittels zu studieren ohne den verzerrenden Einfluss einer akuten oder chronischen Krankheit.

> *Es ist also kein Weg weiter möglich, auf welchem man die eigenthümlichen Wirkungen der Arzneien auf das Befinden des Menschen untrüglich erfahren könnte – es giebt keine einzige sichere, keine natürlichere Veranstaltung zu dieser Absicht, als dass man die einzelnen Arzneien versuchsweise gesunden Menschen in mäßiger Menge eingibt, um zu erfahren, welche Veränderungen, Symptome und Zeichen ihrer Einwirkung jede besonders im Befinden Leibes und der Seele hervorbringe.* (§ 108)

Dem lässt sich kaum etwas hinzufügen. Es geht um die Form, die Art, in der ein gesundes Individuum auf den Einfluss einer Substanz reagiert, die auf seine organische Funktionalität einwirkt und Einfluss hat. Eine solche Reaktion ist natürlich individuell, wie auch die Arzneiwirkung individuell ist, nämlich abhängig von der spezifischen Konfiguration der Arznei. Ein Mittel, das in der Lage ist, krankhafte Zustände zu heilen, ruft in der Prüfung funktionelle oder sogar strukturelle Veränderungen hervor, die denen der Krankheit entsprechen, ähnlich sind. Hahnemann erwähnt mit einem verständlichen Anflug von Unbescheidenheit, dass in den 2500 Jahren vor ihm offensichtlich niemand auf die-

sen so einfachen Gedanken gekommen sei. Nur Haller wird lobend erwähnt, der zwar keine Versuche damit gemacht hat, aber bereits ganz ähnlich dachte wie Hahnemann. Einmal in Schwung verneint Hahnemann auch nur die Möglichkeit einer besseren Methode, dynamische Krankheiten zu heilen. Falls jemand denke, es gebe da etwas Besseres, so habe er einfach nicht lange genug nachgedacht, und sei noch zu sehr geblendet von den allopathischen Scheinheilungen, die sich in der Folge als Desaster herausstellten.
In den **Paragraphen 110** und **111** ist die Rede von den toxikologischen Wirkungen der Arzneidrogen, also den **Vergiftungserscheinungen,** die Pflanzen oder Chemikalien bei gesunden Menschen hervorrufen. Hahnemann merkt an, dass viele dieser toxischen Wirkungen Parallelen aufweisen zu den dynamischen Wirkungen der entsprechenden Arznei in der Prüfung.
Nach den historischen Quellen hat Hahnemann an 101 Arzneiprüfungen teilgenommen. Etwa nach dem Vorbild einer Überempfindlichkeit nach massiver Einnahme eines Medikaments kann man sich vorstellen, dass Hahnemanns Empfindlichkeit im Laufe der Zeit enorm zugenommen hat, ebenso wie seine »Fähigkeit«, Symptome zu produzieren. An seiner Selbstbeobachtung lassen sich kaum Zweifel anmelden, schließlich hat er nicht nur selber seine Symptome genauestens verzeichnet, sondern Prüfungen wurden meist zu mehreren durchgeführt. In den Originalprotokollen sind jeweils die Initialen dieser Pioniere der Materia Medica verzeichnet, die unsere Bewunderung umso mehr verdienen, als sie zumindest in der Anfangszeit noch erhebliche Dosen der Arzneien einnahmen mit entsprechend drastischen Folgen.
Keiner von diesen Beobachtern ahnete, dass diese, von ihnen bloß als Beweise der Schädlichkeit und Giftigkeit dieser Substanzen erzählten Symptome, sichere Hinweisung enthielten auf die Kraft dieser Drogen, ähnliche Beschwerden in natürlichen Krankheiten heilkräftig auslöschen zu können, dass diese ihre

Krankheits-Erregungen, Andeutungen ihrer homöopathischen Heilwirkungen seyen, und dass bloß auf Beobachtung solcher Befindensveränderungen, welche die Arzneien in gesunden Körpern hervorbringen, die einzig mögliche Erforschung ihrer Arzneikräfte beruhe, indem weder durch vernünftelnde Klügelei a priori, noch durch Geruch, Geschmack oder Ansehen der Arzneien, noch durch chemische Bearbeitung, noch auch durch Gebrauch einer, oder mehrer derselben in einer Mischung (Recepte) bei Krankheiten, die reinen, eigenthümlichen Kräfte der Arzneien zum Heilbehufe zu erkennen sind.

Und er fährt fort: *die Arzneistoffe bei ihrer krankhaften Veränderung des gesunden menschlichen Körpers, [wirken] nach bestimmten, ewigen Naturgesetzen, und [sind], vermöge dieser, gewisse, zuverlässige Krankheitssymptome zu erzeugen fähig, jeder Stoff nach seiner Eigenthümlichkeit, besondere.*

Diese Worte lassen uns über das oder die Naturgesetze nachdenken, so weit sie der Mensch erkennt und entdeckt. Hier ist eine deutliche Ursache-Wirkung-Beziehung am Werke: eine Arznei ist zwangsläufig und notwendig Auslöser bestimmter Wirkungen im menschlichen Organismus, die mit der Essenz der Arznei zu tun haben und gleichzeitig die Beziehung widerspiegeln, die diese mit der Essenz des Organismus eingeht. Die Ähnlichkeitsbeziehung besteht zwischen der Produktivität einer Wirkung und der Empfänglichkeit des Organismus für diese Wirkung. Das Gesetzmäßige daran ist ähnlich wie bei chemischen Reaktionen zu verstehen, die zwischen zwei Elementen aufgrund ihrer Ähnlichkeit stattfinden. Hier findet die Reaktion zwischen zwei dynamischen Prinzipien statt, Produktivität, Arzneikraft und Rezeptivität, Lebenskraft. Deshalb sind die pharmakodynamischen Wirkungen, wie sie in einer Prüfung des Mittels am Gesunden zutage treten, in ihrer Qualität unübertroffen und zeitlos gültig. So lange zumindest, wie die menschliche Natur sich nicht verändert.

3.24 Paragraphen 112 bis 118

▷ **Idiosynkrasie** ist hier das Thema. Bei der Durchführung einer Arzneiprüfung fallen zwei wichtige Dinge auf: viele Prüfer reagieren sehr heftig, andere zeigen Symptome nur an bestimmten Körperstellen, wieder andere scheinen überhaupt nicht zu reagieren. Dann gibt es auch solche, die lange und intensiv unter den Folgen der Arznei leiden. Die Mehrheit der Prüfer zeigt im allgemeinen die charakteristischen Symptome der Arznei.

Nehmen wir *Sepia* als Beispiel: es wird Zustände von Müdigkeit, Mattigkeit produzieren, weil das ein Schlüsselsymptom der Arznei ist, darüber hinaus werden sich viele andere eigenheitliche Symptome finden, die nur in ein paar wenigen Prüfern auftauchen. Diese Prüfer sind für die Arznei eben am empfänglichsten. Hierhin, in diese Kategorie, gehören die Idiosynkrasien, was im Prinzip eine besondere physische Konstitution meint, die nicht eigentlich krankhaft ist, aber eine Prädisposition besitzt, auf bestimmte Reize mit Krankheit zu reagieren, für die andere Konstitutionen scheinbar völlig unempfindlich sind. Solche Unempfindlichkeit ist in Wahrheit nur scheinbar. Zwei Dinge sind nötig, damit Veränderungen überhaupt in Erscheinung treten: die spezifische Kraft der Arznei und die Aktivität der Lebenskraft, die sich von der Arznei beeinflussen lassen muss. So sind die idiosynkratischen Reaktionen nicht allein der Konstitution geschuldet, sondern eben auch der spezifischen Wirkung der Arznei, und eben deshalb darf man von der Wirkung der Arznei bei besonders empfänglichen Personen durchaus Rückschlüsse auf die Eigenschaften der Arznei selbst ziehen. Solche Personen, die heftig und intensiv oder mit langer Nachwirkung auf eine Arznei reagieren, sind eher selten.

Dass diese Potenzen wirklich auf jeden Körper diesen Eindruck machen, sieht man daraus, dass sie bei allen kranken Personen für ähnliche Krankheitssymptome, als die welche sie selbst (obgleich anscheinend nur bei den so genannten idiosyncratischen Personen) erregen können, als Heilmittel homöopathische Hülfe leisten. (§ 117)

▷ **Idiosynkrasie** ist also eine Empfänglichkeit für bestimmte Substanzen bzw. eine bestimmte Reaktionsform angesichts von Reizen. Idiosynkrasie ist vollkommen physiologisch und sagt im wesentlichen, dass jedes Individuum anders reagiert.

Wir alle aber sind mehr oder weniger empfindlich oder empfänglich für die Wirkung der Arzneien. Das ist ein wichtiger Punkt, denn hier liegt auch der Grund für die Empfänglichkeit gegenüber Krankheitsursachen. Die Idiosynkrasie beeinflusst die unterschiedliche Empfänglichkeit gegenüber jeder Art von krankmachender Dynamik, sie ist folglich Geneigtheit, Disposition auch.

Die Wirkungen einer definierten Dosis sind folglich bei verschiedenen Individuen unterschiedlich intensiv, lassen sich aber mit Variationen der Dosis im Prinzip bei allen Individuen hervorrufen.

Das hat wichtige Konsequenzen: erstens, ebenso wie die Reaktionen des Organismus dynamischer Natur sind und der Idiosynkrasie unterliegen, müssen wir jetzt unterscheiden zwischen der Empfänglichkeit für die Wirkung einer Substanz und der Wirkung der Substanz selber, die die idiosynkratische Reaktion stimuliert. Beides zusammen erst macht den **Arzneieffekt** aus, und hier kommt in der Homöopathie die Frage der Reizgröße, das heißt der Dosis ins Spiel.

Hahnemann lehrt, dass jeder menschliche (und tierische) Organismus auf die Arzneien reagiert auf die eine oder andere Weise, und dass die Effizienz der Reaktion von der Dosis abhängt. Die Empfänglichkeit oder Suszeptibilität des Kranken zeigt sich eben in den Symptomen, die er aufweist. Sind die Symptome sehr heftig, sehr ungewöhnlich, wird die Empfindlichkeit für den passenden Arzneireiz sehr hoch sein.

Ist die Symptomatik dagegen relativ unspezifisch und allgemein, dürfen wir eine solche hohe Empfindlichkeit nicht voraussetzen.

3.25 Paragraphen 118 bis 120

Jede Arznei zeigt besondere Wirkungen im menschlichen Körper, welche sich von keinem andern Arzneistoffe verschiedner Art genau so ereignen. (§ 118) Hahnemann erwähnt in der Fußnote, dass nur Haller einen ähnlichen Gedanken gehabt habe.

So gewiss jede Pflanzenart in ihrer äußern Gestalt in der eignen Weise ihres Lebens und Wuchses, in ihrem Geschmacke und Geruche von jeder andern Pflanzen-Art und Gattung, so gewiss jedes Mineral und jedes Salz in seinen äußern sowohl, als innern physischen uod chemischen Eigenschaften (welche allein schon alle Verwechselung hätten verhüten sollen) von dem andern verschieden ist, so gewiss sind sie alle unter sich in ihren krankmachenden – also auch heilenden – Wirkungen verschieden und von einander abweichend. Jede dieser Substanzen wirkt auf eine eigne, verschiedene, doch bestimmte Weise, die alle Verwechselung verbietet, und erzeugt Abänderungen des Gesundheitszustandes und des Befindens der Menschen.

Mit diesen einfachen und kostbaren Sätzen verpflichtet uns der Meister, in jedem Krankheitsfall die Arznei zu suchen, die mit der größten Genauigkeit die Gesamtheit der Symptome deckt, die der Krankheit des Individuums in der aktuellen Etappe oder Phase seiner Existenz entspricht.

▷ Dies wird die Arznei sein, die diesem Patienten in dieser Lebensphase analog ist.

Verwechselung der Arzneien, das heißt der gleichberechtigte Einsatz mehrerer Medikamente für das gleiche Problem, wie es in der Schulmedizin gang und gäbe ist, verbietet sich also von selbst. Es hieße nämlich, die spezifische Wirkung der einzelnen Substanzen verkennen und die Bedeutung einer exakten Kenntnis jeder dieser verschiedenen Arzneien zu leugnen. So wie Kinder die unterschiedlichsten Dinge miteinander verwechseln, weil sie ein bisschen ähnlich aussehen vielleicht, und dabei die grundverschiedenen Eigenschaften dieser Dinge übersehen. In der Schulmedizin wird meist schon bei den gröbsten physikalisch-chemischen Wirkungen Halt gemacht, und keiner interessiert sich mehr für die feineren dynamischen Wirkungen derselben Substanz.

Kein ächter Arzt kann sich fortan von solchen Versuchen, vorzüglich an sich selbst, ausschließen, um diese Kenntniß der Arzneien, die am nothwendigsten zum Heilbehulfe gehört, zu erlangen, diese von den Aerzten aller Jahrhunderte bisher so schnöde versäumte Kenntniß. (...) Ist dieß reine Wahrheit, wie sie es ist, so kann fortan kein Arzt, der nicht für verstandlos angesehen sein, und der sein gutes Gewissen, das einzige Zeugniß ächter Menschenwürde, nicht verletzen will, unmöglich eine andre Arzneisubstanz zur Cur der Krankheiten anwenden als solche, die er genau und vollständig in ihrer wahren Bedeutung kennt, d. i., deren virtuelle Wirkung auf das Befinden gesunder Menschen er genugsam erprobt hat. (...) Alle vergangenen Jahrhunderte – die Nachwelt wird es kaum glauben – begnügten sich bisher, die in ihrer Bedeutung unbekannten und in Absicht ihrer höchst wichtigen, höchst abweichenden, reinen, dynamischen Wirkung auf Menschenbefinden nie geprüften Arzneien so blindhin in Krankheiten, und zwar meist mehrere dieser unbekannten, so sehr verschiedenen Kräfte in Recepte zusammengemischt zu verordnen und dem Zufalle zu überlassen, wie es dem Kranken danach ergehen möge. (Anm. zu § 119)

Also genau, sorgfältig genau, müssen die Arzneien, von denen Leben und Tod, Krankheit und Gesundheit der Menschen abhängen, von einander unterschieden und deßhalb durch sorgfältige, reine Versuche auf ihre Kräfte und wahren Wirkungen im gesunden Körper geprüft werden, um sie genau kennen zu lernen ... (§ 120)

> Arzneiprüfungen sind also so sorgfältig, methodisch und wissenschaftlich wie möglich durchzuführen, damit alle möglichen Wirkungen der Arznei im menschlichen Organismus erkannt werden können. Nur so können Irrtümer und Versager im therapeutischen Einsatz vermieden werden.

Eine homöopathische Arznei, die nach solchen Grundsätzen ausgewählt wurde, wird die Krankheiten auf die eleganteste und sanfteste Weise zum Verschwinden bringen und uns das höchste Gut hier auf Erden bescheren: die Gesundheit des Körpers und der Seele.

3.26 Paragraphen 121 bis 147

In diesen Paragraphen gibt der Meister minutiöse Anweisungen dafür, **wie eine Arzneimittelprüfung durchzuführen ist.**

Also genau, sorgfältig genau, müssen die Arzneien, von denen Leben und Tod, Krankheit und Gesundheit der Menschen abhängen, von einander unterschieden und deßhalb durch sorgfältige, reine Versuche auf ihre Kräfte und wahren Wirkungen im gesunden Körper geprüft werden, um sie genau kennen zu lernen und bei ihrem Gebrauche in Krankheiten jeden Fehlgriff vermeiden zu können...(§ 120)

Bei Prüfung der Arzneien, in Absicht auf ihre Wirkungen im gesunden Körper, muss man bedenken, dass die starken, so genannten heroischen Substanzen schon in geringer Gabe Befindensveränderungen selbst bei starken Personen zu erregen pflegen. Die von milderer Kraft müssen zu diesen Versuchen in ansehnlicher Gabe gereicht werden; die schwächsten aber können, damit man ihre Wirkung wahrnehme, bloß bei solchen von Krankheit freien Personen versucht werden, welche zärtlich, reizbar und empfindlich sind. (§ 121)

Es dürfen zu solchen Versuchen – denn von ihnen hängt die Gewissheit der ganzen Heilkunst und das Wohl aller folgenden Men-

schen-Generationen ab – es dürfen, sage ich, zu solchen Versuchen keine andern Arzneien, als solche genommen werden, die man genau kennt, und von deren Reinheit, Aechtheit und Vollkräftigkeit man völlig überzeugt ist. (§ 122)

- Deshalb gibt Hahnemann an, dass jede Substanz, die zur Prüfung vorgesehen ist, in ihrer **reinsten** und **natürlichsten** Form zu verwenden sei.
- **Exotische Pflanzen,** die man nicht frisch verarbeiten kann, werden getrocknet, pulverisiert oder in alkoholischer Lösung ausgezogen.
- **Salze** werden zuvor in Wasser gelöst.
- Arzneipflanzen, die nur **gering toxisch** sind und nur in **getrockneter Form** erhältlich sind, werden als Infusion zubereitet, indem man die Pflanze in kleine Stückchen schneidet und in kochendes Wasser gibt, um die arzneilichen Substanzen auszuziehen. Die Einnahme der Infusion muss schnell geschehen, um Fermentation und Fäulnis zu vermeiden, die die Arzneikräfte schwächen würden. Das war die erste Etappe bei der reinen Arzneiprüfung, historisch gesehen, später ging man dazu über, die Prüfungen mit bereits dynamisierten Arzneien durchzuführen, die nach den von Hahnemann festgelegten Regeln zubereitet worden waren. Diese Regeln sind bis auf den heutigen Tag mit nur leichten Abwandlungen dieselben geblieben.
- Während der Dauer der Prüfung wird **nur eine einzige medizinische Substanz** verwendet, die vollkommen rein sein muss. Nichts anderes darf eingenommen werden, weder am Tag der Arzneigabe selbst noch an den darauf folgenden Tagen.
- Weiterhin muss in der Prüfungszeit eine **strenge Diät** gehalten werden, die frei von Gewürzen sein sollte, einfach und nahrhaft, frei auch von allen Pflanzen oder Stoffen, die im Verdacht stehen könnten, irgendwelche medizinischen Wirkungen zu haben. Getränke sollten so einfach wie möglich sein, am besten Wasser, anregende Getränke sind zu vermeiden. Ist der Prüfer gewöhnt, Kaffee, Tee, Wein, Bier etc. zu trinken, so hat er damit schon einige Zeit vor der Prüfung aufzuhören.
- Man sollte alle **Aufregungen vermeiden,** alles, was die Aufmerksamkeit zu sehr in Anspruch nehmen würde.
- Der Prüfer sollte intellektuell in der Lage sein, seine **Empfindungen korrekt wiederzugeben** und aufzuschreiben.
- Wird die Substanz in der rohen Form eingenommen, kommen die verborgenen Kräfte lange nicht so gut zum Tragen, als wenn sie in **verdünnter** und **verschüttelter** oder **verriebener Form** gegeben wird. Diese einfachen Manipulationen erhöhen die Wirkung ungeheuer, und es reicht völlig, dem Prüfer auf nüchternen Magen etwa 4-6 Kügelchen beispielsweise der **C30** zu verabreichen, mit ein bisschen Wasser befeuchtet oder in Wasser gelöst, und dies über einige Tage zu wiederholen.
- Sind die Wirkungen nur leicht, werden **ein paar Kügelchen mehr pro Tag** genommen, bis die Wirkungen deutlicher und klarer werden.
- Man beobachtet, dass ein eher **schwächliches Individuum** von einer **mittleren Dosis** einer sehr aktiven Substanz kaum in Mitleidenschaft gezogen wird, während schwächer wirkende Arzneien im selben Individuum ausreichende Wirkung entfalten.
- **Recht kräftige Individuen** können eindrucksvolle Symptome zeigen schon bei eher milden Arzneien und reagieren kaum auf stark wirkende Arzneien.
- Da man dies im vorhinein schlecht einschätzen kann, empfiehlt es sich, jede Prüfung **mit einer kleinen Dosis zu beginnen,** und zu steigern, wenn kein unmittelbarer Effekt beobachtet wird.
- Die **Art und Reihenfolge** der auftretenden Symptome ist genauestens zu notieren, um das Symptomenbild der Arznei festzuhalten.
- Wenn die erste Gabe eine kleine Anzahl Symptome hervorgerufen hat, die so-

gleich wieder verschwinden, und man die Gabe wiederholen muss, weil das Individuum nicht sehr empfindlich ist für die Arznei, bedenke man, dass die darauf folgende Gabe Symptome der ersten Gabe wieder auslöschen kann oder gar die Lebenskraft zu einem entgegengesetzten Zustand anregen kann. In einem solchen Fall werden die Symptome in Klammern geschrieben, um die **Doppeldeutigkeit** anzuzeigen. Später kann dann mit den anderen Prüfern verglichen werden, um herauszufinden, ob diese Symptome Folge der zweiten Gabe sind, einer Sekundärreaktion also, oder ein alternierender Effekt der Arznei selbst.
- Ist die Arznei nicht toxisch, empfiehlt es sich, diese, um Zweifel zu vermeiden, an **mehreren aufeinander folgenden Tagen** einzunehmen **mit jeweiliger Erhöhung der Gabe.**
- Jede **besondere Sensation,** die der Prüfer verspürt, sollte daraufhin untersucht werden, ob sie sich durch irgendetwas verändern lässt, durch eine andere Haltung, durch Spazieren gehen, durch Bewegung, Aufstehen oder Hinsetzen, Hinlegen etc. durch frische Luft oder in einem geschlossenen Raum, ob sie unter veränderten Umständen wieder auftritt oder durch Trinken oder Essen ausgelöst werden kann, sich bessert oder verschlimmert durch Sprechen, Husten oder irgend etwas anderes. Dann achte man noch auf die Tageszeiten, zu denen die Empfindungen auftreten oder verschwinden oder sich besonders bemerkbar machen. In dieser Weise wird jede Empfindung, jedes Symptom so genau wie möglich charakterisiert.
- **Nicht** alle eigenheitliche Symptome einer Arznei zeigen sich **in einer Person allein,** noch nicht einmal in einer Prüfung allein. Bei einigen Arzneien tritt ein Schlüsselsymptom vielleicht erst bei der dritten oder vierten Prüfung auf, bei den einen zu der Zeit und bei den anderen zu einer anderen. Die einen Prüfer haben solche Symptome, die anderen andere usw.;

- Deshalb ist die **Gesamtheit der Phänomene** das Ergebnis ungezählter Beobachtungen einzelner Prüfer unterschiedlicher Konstitution und beiderlei Geschlechts an sich selbst.
- Wir können einer geprüften Arznei erst dann sicher sein, wenn **Wiederholungsprüfungen** nichts wesentlich Neues mehr zutage fördern und nur die Hauptsymptome der früheren Beobachtungen bestätigen.
- In einer einzigen Person können alle Prüfsymptome **nicht auf einmal auftreten,** schließlich kann der Prüfer nicht die gesamte Menschheit repräsentieren, die Arznei aber wirkt vermöge ihrer Beziehung auf den Menschen an sich.
- Deshalb macht oder stimuliert die Arznei **auch im Kranken Reaktionen,** die bei Prüfern selten aufgetreten sind oder gar nur bei einem einzigen.
- Ist die Arzneigabe, innerhalb gewisser Grenzen, eher schwach, zeigt sich die Entwicklung der primären Reaktionen meist recht deutlich. **Je stärker die Gabe** wird, desto schneller folgen primäre und sekundäre Reaktionen aufeinander, dass man sie nicht mehr recht auseinander halten kann.

Eine Bemerkung Hahnemanns verdient es besonders unterstrichen zu werden (eigentlich verdienen es alle, aber diese hat bedeutende theoretische Implikationen):

- *Alle Beschwerden, Zufälle und Veränderungen des Befindens der Versuchs-Person während der Wirkungsdauer einer Arznei (...) rühren bloß von dieser her und müssen, als deren eigenthümlich zugehörig, als ihre Symptome angesehen und aufgezeichnet werden; gesetzt auch die Person hätte ähnliche Zufälle vor längerer Zeit bei sich von selbst wahrgenommen. (§ 138)*

Das zeigt nur, dass das Individuum vermöge seiner besonderen Verfassung befähigt war, diese Symptome zu erzeugen. Die Symptome zeigen sich nicht spontan, sondern erst, wenn die Arznei den Organismus dazu auffordert, und entsprechen folglich der Arznei (ebenso wie sie dem Reiz entsprachen, der sie schon einmal, »vor längerer Zeit« aufgefordert hat).

- Der **Prüfungsleiter** hat die Prüfer eingehendst darüber zu unterrichten, **wie die Symptome aufgezeichnet werden sollen. Er wird die Notizen jede**n Tag in Gegenwart des Prüfers durchgehen, wenn besondere Symptome aufgetreten sind, oder bei Symptomen, die einige Tage dauern, nach ihrem Abklingen. So kann er mit dem Prüfer bestimmte Umstände, die vielleicht unklar sind, noch durchsprechen. Die authentische Information, so wie sie vom Prüfer kommt, wird als Symptom der Arznei verwendet, nichts wird hinzugedichtet oder »zusammengefasst«.
- Die besten Prüfungen sind solche, die von **vorurteilslosen** und **aufmerksamen Ärzten** vorgenommen werden. Für die prüfenden Ärzte hat das den Vorteil, dass sie nicht nur die Wirkung der Arznei am eigenen Leib erfahren, sondern es hat sich auch gezeigt, dass der Organismus des Prüfers nach wiederholten Prüfungen allgemein resistenter wird gegenüber krankmachenden Einflüssen.
- Dem Arzt mit ausreichender Erfahrung ist es vorbehalten, die in der Prüfung gefundenen Symptome zu therapeutischen Zwecken bei **alten chronischen Leiden anzuwenden** (§ 142).
- Haben wir so mehrere einfache Arzneisubstanzen geprüft, haben wir eine echte **Materia medica** beisammen, eine reine und vertrauenswürdige Sammlung von Symptomen, die die Form ausdrücken, in der die Arzneien auf den Organismus einwirken. Das können wir dann weiß Gott ein »Buch der Natur« nennen!
- Ist dann eine ausreichende Anzahl an Mitteln beisammen, können wir mit hinreichender Genauigkeit für jeden Krankheitszustand das **passende Mittel** finden, das heißt für alle Krankheiten, und sanft, sicher und dauerhaft heilen.

- Der kunstgerechte Anwendung dieser künstlichen »Krankheitspotenzen« ist das, was wir uns aneignen müssen, was wir brauchen zur homöopathischen Heilung der natürlichen Krankheiten. Alles, was dazu nötig ist, ist die **größtmögliche Ähnlichkeit** zwischen den in der Prüfung beobachteten Symptomen mit denen der natürlichen Krankheit.

3.27 Paragraphen 148 bis 155

Hahnemann weist mit Nachdruck darauf hin, dass man einer natürlichen Krankheit nie eine »materia peccans« als Ursache zuschieben dürfe, die irgendwo von draußen käme, oder die im Innern des Organismus säße und ihr finsteres Werk triebe.

▷ Vielmehr ist die **Krankheit Ergebnis eines dynamischen Agens,** das nach Art einer Infektion, die instinktartig waltende Lebenskraft durcheinander bringt. Wenn man damit vorsichtig umgeht, kann man sich dieses dynamische Agens wie eine Art bösen Geist vorstellen.

Der Arzt hat mit seinen Arzneien eine Kraft in der Hand, die hauptsächlich darin besteht, dass diese Arzneien die Lebenskraft genauso stören können. Die Gabe der Arzneien nach dem Ähnlichkeitsprinzip führt dazu, wir haben es oft genug gesagt, dass die Arzneikrankheit vermöge ihrer stärkeren dynamischen Wirkung die natürliche Krankheit auslöscht. Sie ersetzt zwar eine Krankheit durch eine andere ähnliche, ist aber selbst von so kurzer Dauer, dass der Arzneieffekt bald verschwindet und die Lebenskraft befreit zurücklässt, die dann wieder Ordnung schaffen kann im Hause, sprich die Gesundheit wiederherstellen kann.

- Eine chronische Krankheit kann mehr Zeit in Anspruch nehmen und mehrere Gaben der Arznei in höheren Potenzen erfordern, damit Heilung erzielt werden kann.
- Angesichts allopathischer Entstellungen der natürlichen chronischen Krankheit

braucht es noch mehr Zeit, und häufig wird die ganze Sache dadurch unheilbar.

Wenn aber die Krankheit nur leicht ist, mehr eine Indisposition, so reicht *eine kleine Abänderung in der Diät und Lebensordnung gewöhnlich hin, diese Unpäßlichkeit zu verwischen (§ 150).*
Sind es aber ein paar heftige Beschwerden, über die der Kranke klagt, so findet der forschende Arzt gewöhnlich noch nebenbei mehrere, obschon kleinere Zufälle, welche ein vollständiges Bild von der Krankheit geben. (§ 151)
Je schlimmer die acute Krankheit ist, aus desto mehren, aus desto auffallendern Symptomen ist sie gewöhnlich zusammengesetzt, um desto gewisser lässt sich aber auch ein passendes Heilmittel für sie auffinden...(§ 152)
Bei dieser Aufsuchung eines homöopathisch specifischen Heilmittels, das ist, bei dieser Gegeneinanderhaltung des Zeichen-Inbegriffs der natürlichen Krankheit gegen die Symptomenreihen der vorhandenen Arnzneien um unter diesen eine, dem zu heilenden Uebel in Aehnlichkeit entsprechende Kunstkrankheits-Potenz zufinden, sind die auffallendern, sonderlichen, ungewöhnlichen und eigenheitlichen (charakteristischen) Zeichen und Symptome[3] des Krankheitsfalles, besonders und fast einzig fest in͘s Auge zu fassen; denn vorzüglich diesen, müssen sehr ähnliche, in der Symptomenreihe der gesuchten Arznei entsprechen, wenn sie die passendste zur Heilung sein soll. Die allgemeinern und unbestimmtern: Eßlust-Mangel, Kopfweh, Mattigkeit, unruhiger Schlaf, Unbehaglichkeit u.s.w., verdienen in dieser Allgemeinheit und wenn sie nicht näher bezeichnet sind, wenig Aufmerksamkeit, da man so etwas Allgemeines fast bei jeder Krankheit und jeder Arznei sieht. (§ 153)
Eine Krankheit von nicht zu langer Dauer wird demnach gewöhnlich durch die erste Gabe desselben ohne bedeutende Beschwerde aufgehoben und ausgelöscht. (§ 154)

Allerdings:

...beim Gebrauche dieser passendsten, homöopathischen Arznei sind bloß die, den Krankheits-Symptomen entsprechenden Arznei-Symptome des Heilmittels in Wirksamkeit, indem letztere die Stelle der erstern (schwächern) im Organism, d.i. im Gefühle des Lebensprincips einnehmen und letztere so durch Ueberstimmung vernichten; die oft sehr vielen übrigen Symptome der homöopathischen Arznei aber, welche in dem vorliegenden Krankheitsfalle keine Anwendung finden, schweigen dabei gänzlich. (§ 154)

Der Inhalt dieser Paragraphen ist für jeden, der das Gesetz der Ähnlichkeit begriffen hat, ohne weiteres verständlich. Zwei ähnliche Dinge können eben nicht den gleichen Ort einnehmen. Phänomene, die der Verstimmung von Energien entsprungen sind, die normalerweise die Harmonie im Organismus aufrechterhalten, können nicht weiter existieren, wenn ganz ähnliche, aber weitaus stärkere Phänomene produziert werden. Sie werden verschwinden, und die Kunstkrankheit hat nun die Stelle der natürlichen Krankheit eingenommen. In der Folge verschwindet die Wirkung der Kunstkrankheit, eben weil sie eine künstliche ist, weil die Dosis so klein ist, und weil der Organismus die Energien der Kunstkrankheit nicht absorbiert, nicht in sein Schwingungsgefüge einbauen kann. Ihre Gegenwart ist also naturgemäß beschränkt und flüchtig. Das ist eine charakteristische Eigenschaft der homöopathischen dynamisierten Arzneien.

Man versteht auch leicht, warum die charakteristischen Symptome der Arznei den Hauptsymptomen des Kranken entsprechen müssen. Auffallend und ungewöhnlich sind demzufolge alle Symptome, die das Individuum in seiner Totalität betreffen, und auffallen durch die Ungewöhnlichkeit des existenziel-

---

[3] Um Aufstellung der charakteristischen Symptome der homöopathischen Arzneien hat sich der Herr Regierungsrath Freiherr von Bönninghausen durch sein Repertorium verdient gemacht, sowie auch Hr. G. H. G. Jahr, in seinem Handbuche der Haupt-Anzeigen, jetzt zum drittenmal herausgegeben unter dem Titel: »Grand manuel.«

len Zustandes, in den sie das Individuum zwingen. Das Individuum teilt im Ausdruck der Krankheit die Eigenheit seines Seins mit, produziert dadurch diese eigenheitlichen Symptome, die durch bestimmte Arzneien ebenfalls produziert werden können. Je sonderlicher und eigenheitlicher die Symptome sind, desto genauer übersetzen sie die Sonderheit und Eigenheit des Individuums.

▷ Je auffallender sie sind, desto mehr weisen sie auf die Hauptzüge der Krankheit hin, je ungewöhnlicher sie sind, desto weniger entsprechen sie dem, was man innerhalb des Symptomenbildes, das der Kranke bietet, erwarten würde. Deswegen vermitteln diese vier Gruppen von Symptomen die wichtigsten und nützlichsten Informationen zur Erkenntnis dessen, was geheilt werden muss.

Die **Hauptbeschwerde** ist diejenige, die den Patienten am meisten beunruhigt oder stört. Die ungewöhnlichen Beschwerden sind diejenigen, die aus dem Rahmen dessen fallen, was der Patient an sich kennt. Die eigenheitlichen Beschwerden oder Symptome übersetzen die spezielle Reaktionsform des Individuums mit all ihren persönlichen Idiosynkrasien. Die sonderlichen Symptome beziehen hingegen ihre Besonderheit mehr aus dem Charakter einer Arznei, sie entsprechen einem bekannten und höchst charakteristischen Schlüsselsymptom einer Arznei.

Ein paar Beispiele sollen das verdeutlichen:

- Ein starkes Fieber mit Krämpfen ist demzufolge ein **auffallendes** Symptom.
- Eine Metrorrhagie, die außerhalb des Zyklus auftritt, ist ein **ungewöhnliches** Symptom.
- Dass ein Patient alles vergisst, mit Ausnahme dessen, was er träumt, ist ein **sonderliches** Symptom (→ Ignatia).
- Verschlimmerung durch Anstrengung des Gedächtnisses ist ein **eigenheitliches** Symptom.

3.27.1 Der § 153 in der Praxis

A. Mit seinen Anweisungen haben wir alles in der Hand, was wir für eine fruchtbare Arbeit brauchen.

B. Alles, was die Beobachtung und Befragung des Kranken erbringt, kann nach diesen Kriterien eingeteilt werden, ob in akuten oder chronischen Fällen.

C. Wir können die zur Verschreibung notwendigen Symptome auf wenige reduzieren.

D. Wir können in wenigen Begriffen die gesamte Pathologie des Patienten darstellen.

E. Der § 153 ermöglicht die Anwendung des synthetischen Konzepts in der Therapie, wie wir es schon bei der Besprechung der Grundlagen für den Menschen eingesetzt haben.

F. Die wesentliche Pathologie ist das, was Paschero »minimales Syndrom mit maximalem Wert« nannte.

G. Die Hauptbeschwerden des Patienten werden die auffallendsten Symptome sein, und leicht zu finden.

H. Die ungewöhnlichen Symptome sind die, die für den Patienten ungewöhnlich sind, die die pathologische Etappe charakterisieren, in die er eintritt und die es zu behandeln gilt.

I. Die sonderlichen Symptome sind die, die uns seltsam oder selten vorkommen, sie haben für unser Verständnis immer etwas Unlogisches an sich, weisen aber mit hoher Sicherheit auf eine Arznei hin.

J. Die eigenheitlichen Symptome verraten die besondere Natur des Kranken, seine individuelle Art, Leiden auszudrücken und eine Pathologie »herzustellen«.

K. Diese charakteristischen Symptome meinte Hering, als er von seinem dreibeinigen Stuhl sprach, der die Minimalanforderung zur Auffindung der Arznei darstellt.

L. Sind die Symptome wirklich charakteristisch, »passen« sie zu den anderen Symptomen oder wenigstens zu denen, die die gleiche miasmatische Färbung aufweisen.

M. Die charakteristischen Symptome entsprechen also einem Miasma, welches das gegenwärtig dominierende im Kranken ist.

N. Sind die Symptome innerhalb derselben miasmatischen Ebene oder mit anderen, ebenfalls bemerkenswerten oder akut verschlimmerten Symptomen nicht kongruent, ist das Wahrscheinlichste, dass man verkehrte Symptome für die Symptomentotalität ausgewählt hat.

O. Es sei denn, es handele sich um einen Fall, der in der einen oder anderen Form unheilbar ist.

P. Solcher charakteristischen Symptome kann es viele geben oder nur 3 oder 4, sie sollten aber die Synthese darstellen all dessen, was wir von der Pathologie des Kranken wahrnehmen können, dessen, was im Heute des Kranken zu behandeln ist.

3.28 Paragraphen 156 bis 170

In den Paragraphen 156, 157 und 158 spricht Hahnemann von der **Erstverschlimmerung**. Diese kann aussehen wie eine leichtere Verschlimmerung der ursprünglichen Krankheitssymptome oder bestehen im Auftreten von Symptomen, die nichts mit der Krankheit zu tun haben, dafür aber Symptomen entsprechen, die die Arznei in der Prüfung hervorgebracht hat. Diese letztere Reaktion findet man nur bei sehr empfindlichen Patienten, bei den meisten Kranken sieht man in einem solchen Falle höchstens ein Symptom der Arznei neu auftreten, das vorher beim Kranken nicht vorhanden war. Nach Abklingen der Wirkung der Arznei verschwindet auch dieses Symptom wieder.

Der Meister erklärt dieses Phänomen mit dem Hinweis, dass es so etwas wie das perfekte Simillimum eben nicht gebe, einfach aufgrund der Tatsache, dass dem therapeutischen Prinzip **Ähnlichkeit und nicht Gleichheit** zugrundeliege. Gleichheit, Identität, besteht, wie wir wissen, nur zwischen einer Sache und sich selbst. Deshalb werde die Arznei die Krankheit nie so vollständig decken wie ein Dreieck ein anderes decken kann, und das sei noch nicht einmal wünschenswert, da die Heilung lange nicht so gut vonstatten ginge. Schließlich ist die Beziehung zwischen den Lebewesen und den Dingen ja auf dem Ähnlichkeitsprinzip gegründet und nicht auf dem Identitätsprinzip. Identität ist nur möglich, wenn man das Ganze mit dem Ganzen in Beziehung setzt.

Hahnemann sagt, dass der Kranke diese Arzneireaktion immer wie eine Verschlimmerung seines ursprünglichen Übels empfinde, während der Arzt eine solche Reaktion mehr als alles andere als Hinweis nimmt auf die gute Wirkung des Mittels. Die Verschlimmerung der Symptome nämlich beweist die Ähnlichkeit des Mittels mit der Krankheit und das Einsetzen der Heilung. Im § 156 schreibt Hahnemann, dass die Arznei ein leichtes Unwohlsein wohl hervorrufen könne, aus der Unmöglichkeit heraus, dass die Wirkung der Arznei der Krankheit vollkommen gleich sei. Deshalb könne es auch bei passend gewählter Gabe für einige Stunden zu einer Verschlimmerung kommen, für längere Zeit auch, wenn die Gabe sehr stark war und die Arzneikrankheit demzufolge sehr fühlbar ist. In den Paragraphen 158 bis 160 finden wir weitere Hinweise darauf, dass die Verschlimmerung der Symptome in den ersten Stunden nach Gabe der Arznei die gute Prognose anzeigt und Hoffnung auf baldige Heilung macht. Je kleiner die Gabe, desto geringer diese Erstverschlimmerung. Die genau passende Gabe zu finden ist nahezu aussichtslos, auch wenn die Essenz des Falles genau bekannt ist. Im Paragraphen 161 ff. geht es um die Frage der Erstverschlimmerung bei chronischen Fällen. Hier sollte es dazu nicht kommen, wenn die Gabe passend gewählt war, als Einzelgabe einer Zentesimalpotenz oder in ansteigenden Potenzen. In solchen chronischen Fällen ist eine Verschlimmerung der Symptome erst gegen Ende der Behandlung zu beobachten (die eine vorübergehende Rückkehr zum ursprünglichen Übel anzuzeigen scheint).

- Treten zusätzliche Symptome auf, war die Arznei nicht hinreichend genau gewählt, auch wenn sie den Fall teilweise zum Wohl des Patienten zu ändern in der Lage sein mag.
- Auf der anderen Seite sieht man häufig, dass man mit wenigen, aber charakteristischen Symptomen Heilung erreicht, wie bereits erwähnt. Finden solche Symptome in der Arznei keine Entsprechung, ist auf Heilung nicht zu rechnen. Der Fall ist neu aufzunehmen, in akuten Fällen schleunigst, um die angezeigte Arznei zu erkennen, manchmal wird dies mehrere Male nötig sein, je nach Änderung der Symptomatik.

Weder in akuten noch in chronischen Fällen lässt sich automatisch eine Reihe von Arzneien geben, die bei der ursprünglichen Fallaufnahme vielleicht zur Wahl gestanden haben.

Nach jedem Wechsel der Symptome ist der Fall neu zu studieren und die passende Arznei für die noch bestehenden Symptome auszuwählen. Meistens sieht man hier auch einen Wechsel der miasmatischen Ebene. Verschlimmerungsreaktionen sind in akuten Fällen fast immer nur vorübergehend, dauern Minuten oder Stunden, bei chronischen Fällen über 2 bis 3 Tage, so jedenfalls lehrt es die Erfahrung. Bei chronischen Fällen sieht man auch für gewöhnlich keine Symptome der Arznei, wenn diese das Simillimum war.

▶ Es ist ganz wichtig, hier darauf hinzuweisen, dass in der 6. Auflage des »Organon« der Begriff Lebenskraft durch »Lebensprincip« ersetzt wird, speziell in den Paragraphen 148 und 155.

Ich hatte Gelegenheit, einen Blick in das Originalmanuskript zu werfen, in dem Hahnemann das eine Wort durchgestrichen und durch das andere ersetzt hat. Es hatte also eine bedeutende Weiterentwicklung der philosophischen Ideen des Meisters stattgefunden. Es ist nicht mehr die einfache Vorstellung eines dynamischen Etwas, oder eines Energievektors, der die Qualitäten des Vitalen trägt, so etwa, wie es sich der homöopathische Neophyt vorstellt, sondern wird nun definiert als Prinzip, und Hahnemann unterstreicht damit noch einmal die absolute Dominanz des Dynamischen. Ein Prinzip ist einer Kraft übergeordnet, es ist das, was dem Lebewesen die Qualitäten des Lebendigen, Seienden und Handelnden aufprägt.

Das **Lebensprinzip** wird also verstanden als ein substanzielles Etwas (ein aristotelisches Konzept) eher als ein konzeptueller Begriff (was eher dem kartesischen Denken entspräche). Es bestimmt unsere Existenz als Individuen, und konstituiert unser Sein. Dieses Wort hat eine deutlich transzendentere Färbung als »Lebenskraft« und stellt die homöopathische Lehre auf eine vitalistische Grundlage. Diesen Wechsel im Denken sehen wir nicht nur in diesen beiden Paragraphen, sondern auch in anderen finden wir diese Entwicklung des Meisters weg vom Materialismus der Allopathie hin zu intellektueller und menschlicher Reife. Für uns ist es die Bestätigung, dass der Mensch, wie es H.G. Perez ausdrückte, vor allem zweierlei ist: Wille und Verstand.

Im **Paragraphen 161** insistiert Hahnemann auf der **Idee der Überlagerung**, die sogar von Homöopathen bekämpft worden ist, von den anderen sowieso: in den meisten Fällen, in denen man von Erstverschlimmerung spreche, sehe man nur scheinbar die Krankheit sich verschlimmern, in Wahrheit sehe man aber den Ausbruch der Arzneikrankheit mit ihren ganz ähnlichen Symptomen. In chronischen Leiden zeige sich dagegen die Wirkung der Arznei nicht in der Exazerbation der Hauptsymptome des Kranken.

Im **Paragraphen 162** schreibt er, dass eine **unvollkommene Kenntnis von der Arznei**, dessen Arzneibild wir also noch nicht vollständig kennen, uns ihren Einsatz eben nur innerhalb des engen Rahmens unseres begrenzten Wissens erlaube, und in solchen Fällen (**§ 163**) sähen wir häufig Symptome der Arznei nach ihrer Gabe auftauchen, Nebensymptome, wie er sagt, die allerdings wie in einer Prüfung bald wieder verschwänden. Das heißt nicht, dass Heilung nicht möglich sei, bei solchen nur bruchstückhaft gekannten Arzneien reiche es aus, dass die Hauptsymptome des Falles von den charakteristischen Symptomen der Arznei gedeckt seien.

• Sind dagegen nur sehr allgemeine Symptome der Arznei bekannt, darf der Arzt nicht auf ein gutes Resultat hoffen.

Hahnemann erwähnt diesen Punkt, weil zu seiner Zeit die Anzahl der Arzneien noch relativ klein war, und viele nur unzureichend geprüft waren. Heutzutage bestehen solche Probleme eigentlich kaum noch nach den Wiederholungsprüfungen der meisten Polychreste, nach der Aufnahme weiterer Polychreste in die Arzneimittellehre und der Kenntnis Tausender anderer Arzneien, die ja nun wirklich alles abdecken sollten, was sich im Menschen so an Symptomen findet.

Im Paragraphen 167 sagt uns der Meister, was wir tun sollen, wenn wir eine Arzneiwirkung vor uns haben, die den **Krankheitszustand verändert**, nicht aber im Sinne schneller und sanfter Heilung, sondern der Krankheit sozusagen noch einen draufpackt. In diesem Falle hüten wir uns, die Arznei zu wiederholen, sondern studieren sorgfältig das neue Symptomenbild, das wir da mit der falschen Arznei angerichtet haben, und versuchen, eine Arznei zu finden, die die neu aufgetretenen Symptome mit deckt. So etwas kann man mehrere Male hintereinander machen und so der Natur des Kranken bei der Heilung helfen, indem man nacheinander nicht vollständig homöopathisch passende Arzneien gibt. Das passiert auch dem viel beschäftigten Homöopathen, weil er im Geschwindigkeitrausch immer nur teilweise passende Arzneien dem Kranken gibt.

Diese Praxis ist freilich nur in akuten Fällen ohne große Probleme möglich, in chronischen Fällen birgt diese nur teilweise Wirkung auf die Krankheit die Gefahr, den Rahmen der Ausgangssymptome bis zur Unkenntlichkeit zu verbiegen und zukünftige Verschreibungen zu außerordentlich komplizierten Veranstaltungen werden zu lassen.

Im **Paragraphen 169** schließlich behandelt Hahnemann den Fall, **dass wir uns zwischen zwei Arzneien nicht entscheiden können**. Die eine Arznei deckt die eine Hälfte des Falles, das heißt eine Gruppe charakteristischer Symptome, die andere die andere. Jetzt könnte man ja auf den Gedanken verfallen, zuerst die eine Arznei zu geben, die vielleicht ein Fitzelchen mehr angezeigt ist, und dann später irgendwann die andere. Das ist eine Möglichkeit, korrekter aber ist nach Gabe der ersten Arznei sich den Fall noch einmal anzuschauen, wie er sich entwickelt hat, und nach dem nun enstandenen Symptomenbild neu zu verschreiben. Das kann, muss aber nicht, die ursprüngliche Alternativarznei sein. Ist nämlich die Heilung mit der ersten Arznei nur teilweise gelungen, wird der Kranke die dominante miasmatische Ebene nicht verlassen haben, und eine andere Arznei wird angezeigt sein, die auf der gleichen miasmatischen Ebene wirkt wie die erste. Die ursprüngliche Alternativarznei kann erst dann deutlich angezeigt sein, wenn die erste Arznei in der Tiefe gewirkt hat und die nächste miasmatische Schicht, die sich in der Alternativarznei angedeutet hatte, an die Oberfläche befördert. Das ist nun freilich nicht so ganz die Erklärung Hahnemanns im **§ 170**, wir ziehen sie gewissermaßen aus späteren Paragraphen vor.

3.29 Paragraphen 171 bis 184

Nicht-venerische chronische Krankheiten sind Manifestationen der **Psora**, zu ihrer Behandlung braucht es folglich antipsorische Mittel. Meistens werden mehrere zur Heilung benötigt, eines nach dem anderen, gemäß dem aktuellen Symptomenbild. Ein neues Mittel darf erst dann verschrieben werden, wenn wir sicher sind, dass das alte ausgewirkt hat.

▷ Im Paragraphen 172 ff. spricht er von den »einseitigen« Krankheiten. Das ist eine Klasse von Krankheiten, bei denen der krankhafte Zustand sich nur in einigen wenigen Symptomen zeigt, einer so kleinen Zahl von Symptomen, dass keine genügende Sicherheit bei der Auswahl der homöopathischen Arznei besteht.

Vielleicht findet man nur ein oder zwei erwähnenswerte Symptome, zu wenig, um von einem Simillimum träumen zu können. Meist sind das chronische Leiden, manchmal chronisch persistierende Schmerzen, ein hartnäckiger Durchfall, manchmal auch ganz äußerliche Leiden, die Hahnemann als »Local-Uebel« anspricht. Aber auch, wenn das Leiden sich nur in einem Symptom manifestiert, wissen wir doch, dass es keine lokale Krankheit ist, sondern dass die Krankheit sich nur lokal oder an einem Ort konzentriert.

Es kann natürlich sein, dass die anscheinende Einseitigkeit der Krankheit in Wahrheit nur Einseitigkeit des Arztes ist, der die anderen

Symptome einfach nicht sieht, die der Patient vielleicht auch nicht immer klar auszudrücken weiß. Wer suchet, der findet! Trotz alledem scheint es tatsächlich eine kleine Zahl von Fällen zu geben, in denen tatsächlich nur ein Symptom vorliegt, zwei vielleicht oder drei, die man gebrauchen kann, alles andere ist nur vage und relativ verschwommen.

▷ In solchen Fällen macht man folgendes: man versucht, das, was man an Symptomen finden kann, mit einer Arznei zu decken. Trotz der Armut der Symptomatik gelingt es zuweilen, den Fall vollständig zu heilen, wenn nämlich das Symptom wirklich charakteristisch war, vollständig und klar definiert. Die Heilung kann mit dieser Arznei erfolgen, die vielleicht noch einige Arzneisymptome hervorbringen wird, aber wenn diese verschwinden, ist auch die natürliche Krankheit verschwunden.

Meistens aber wird aufgrund der Symptomenarmut die ausgewählte Arznei nicht hundertprozentig passen. In diesem Falle wird die Arznei womöglich zu neuen Symptomen führen, die zusätzlich zu den bereits bestehenden auftreten. Wir können hier **vier Klassen von Symptomen** unterscheiden, die bei solchen **einseitigen Krankheiten** auftreten können.

- Die erste Klasse ist die der **latenten** Symptome, die der Kranke zwar hat, aber nicht gespürt hat in letzter Zeit.
- Die zweite Klasse ist die der **selten auftretenden** Symptome.
- Drittens gibt es die **sehr vagen** Symptome, die sich unter der Arznei gewissermaßen präzisieren (*Es werden Zufälle sich entdecken oder sich in höhern Grade entwickeln, die der Kranke kurz vorher gar nicht oder nicht deutlich wahrgenommen hatte. § 180*).
- Viertens schließlich treten **neue** Symptome auf, die der Patient noch nie hatte, und die der Wirkung der Arznei entspringen.

Diese Arzneiwirkungen spielen sich auf einem konstitutionellen Terrain ab, zu dem folglich Ähnlichkeit besteht. Der Meister sagt, dass die Gesamtmenge der Symptome, die im Patienten gegenwärtig anzutreffen sind, als der Krankheit zugehörig zu betrachten sind, als Repräsentanten ihres wahren Seins, und dass sich die Therapie auf diese Manifestationen des Dynamischen gründen müsse. Ausnahmen dafür sind bestimmte Begleitumstände, die die Störungen erklären können, die Auswirkungen der Pubertät oder der Menopause beispielsweise, von Empfängnis und Geburt, oder Auswirkungen eines bestimmten Verhaltens, eine bestimmten Diät etc. In diesem Falle wird die Auswahl der Arznei unvollkommen sein, allerdings werden nach Gabe der Arznei andere Symptome auftreten, die eine bessere Mittelwahl ermöglichen.

> Das heißt nun, dass die Symptome der vierten Klasse, die offensichtlich von der nur teilweise indizierten Arznei hervorgerufen worden sind, betrachtet werden müssen als zur dynamischen Krankheit des Individuums gehörig. Die Arznei hat sie nur gewissermaßen hervorgekitzelt. Sie waren im Organismus bereits angelegt und das Mittel hat sie sich manifestieren lassen. So kann die Arznei, auch wenn sie nicht gänzlich homöopathisch ist, latente Symptome manifest machen. Das freilich erleichtert die Verschreibung eines Folgemittels ganz ungemein, das sich nun auf eine größere Symptomenvielfalt stützen kann. Wenn die Heftigkeit der neu aufgetretenen Symptome nicht eine sofortige Verschreibung erforderlich macht, sollte man lieber ein wenig zuwarten, bis diese neuen Phänomene wieder verschwinden. So erhält man ein vollständigeres Bild der zugrundeliegenden Krankheit, findet die Symptomentotalität leichter und damit auch das Simillimum. Eine solche Wahl ist umso leichter, je zahlreicher und vollständiger die aufgereizten Symptome sind, derart, dass die einseitige Krankheit gewissermaßen aufblüht zu einer »anständi-

gen«, manifesten Krankheit, die vorher latent vorhanden war und nur wenig Beschwerden machte. Die Wirkung der Arznei lässt das Individuum endlich auf diesen Zustand reagieren, die Krankheit tritt an die Oberfläche durch den Reiz der nur teilweise indizierten Arznei. Heilung ist nun möglich mit den Folgearzneien, die auf der Grundlage der Symptomentotalität ausgewählt werden können.

3.30 Paragraphen 185 bis 203

Die Paragraphen 185 ff. behandeln die so genannten **Lokalübel**, die in der Allopathie für die Krankheit selbst angesehen werden, eine ziemlich absurde Ansicht, wenn man bedenkt, dass diese lokalen Erscheinungen auf einer Reaktion des gesamten Organismus beruhen, es sei denn, ein oberflächliches Trauma wäre die Ursache. Das wäre dann keine Krankheit im eigentlichen Sinne, sondern eine läsionelle Veränderung, die uns nicht umständlich nach einem konstitutionellen Mittel fahnden lassen würde. Hat das Trauma allerdings Auswirkungen auf den Gesamtorganismus, zeigen sich Allgemeinreaktionen, liegt der Fall schon wieder anders. Frakturen, offene Wunden, Fremdkörper usw. sind ein Fall für den Chirurgen. In diesen Fällen ist die Wirkursache fast immer bekannt und vollkommen äußerlich. Ist das jedoch nicht der Fall, ist es absurd, ja gefährlich, lokale Symptomatiken als rein lokales Problem zu behandeln. Das geringste Nachdenken reicht aus, um zu sehen, dass ein Hautveränderung, eine sichtbare Veränderung oberflächlicher Gewebe, so weit sie nicht durch äußere Einwirkung verursacht wurde, doch gar nicht bestehen bleiben würde, wenn es dafür nicht einen Grund gäbe, der in der Gesamtheit des Organismus zu suchen ist. Und es ist der ganze Organismus, der aus dem Tritt gekommen ist, dessen Lebenskraft »affiziert« ist. Alle Teile des Organismus hängen untereinander zusammen, nicht einmal ein Lippenherpes ist vorstellbar, sagt Hahnemann, nicht einmal ein Panaritium, ohne Beteiligung des Terrains, ohne Mitwirkung des gesamten dynamischen Zustandes des Individuums.

Paragraph 190 und die folgenden beziehen sich auf die Behandlung dieser scheinbaren Lokalübel. Therapieziel ist wie immer die Wiederherstellung der inneren Ordnung, des inneren Gleichgewichts vermittels interner Medikation. Bestätigt wird das durch die Tatsache, dass jede energetische Arznei Befindensveränderungen im Allgemeinzustand des Kranken bewirkt, ganz genauso wie Veränderungen in den äußeren Teilen. Also brauchen wir Arzneien, die dynamisch diese äußeren Symptome neutralisieren können. Wenn wir den Gesamtorganismus behandeln, dürfen wir nicht nur auf die äußerlich sichtbaren Störungen und Ungereimtheiten blicken, sondern müssen auch die Veränderungen des Allgemeinbefindens, Veränderungen an ganz anderen Körperregionen, die ruhig weit entfernt vom Lokalübel sein können. Die solcherart gewählte Arznei wird die Störungen des Allgemeinbefindens hinwegnehmen und damit auch der lokalen Manifestation den Boden entziehen.

▷ Hahnemann weist auch darauf hin, dass wir ja die Finger von den lokalen Symptomen lassen sollen, nichts draufschmieren, nichts abschneiden, sondern stattdessen die innerlich wirkende Arznei geben.

Eine akute lokale Störung wird schnell verschwinden, eine hartnäckige wird erst nach der Behandlung des dominanten Miasmas weichen, zumal häufig, auch wenn scheinbar ein Trauma oder ein äußerer Einfluss das Leiden hervorgerufen hat, in Wirklichkeit dieser Einfluss nur das schlafende Miasma geweckt hat, das in Wahrheit für die Persistenz der oberflächlichen Symptomatik verantwortlich ist. Nicht der Hausstaub, das Miasma ist das Problem!
Bei chronischen Local-Uebeln, die nicht offenbar venerisch sind, ist ohnehin die antipsorische, innere Heilung vorzugsweise erforderlich. (§ 195)

In den folgenden Paragraphen schafft Hahnemann die nötige Klarheit bezüglich **äußerer Anwendungen**. Man könne vermuten, sagt er, dass bei schwer wiegenden äußerlichen Symptomen die Anwendung lindernder Mittel, erst recht, wenn sie homöopathisch seien, gerechtfertigt wäre. Ein solches Vorgehen berge aber erhebliche Nachteile:

- Wenn die äußerlich angewandte Arznei ihr Ziel erreicht und die lokalen Symptome schnell zum Verschwinden bringt, erliegen wir allzuleicht der Versuchung, anzunehmen, damit sei die Krankheit nun erledigt. Und wenn gleichzeitig eine homöopathische Arznei innerlich eingenommen wurde, wissen wir nicht, ob das Verschwinden der Lokalsymptomatik nun ihr zu verdanken ist oder der Unterdrückung von außen.
- Eine ausschließlich lokale Behandlung ist noch unsinniger und der homöopathischen Auffassung völlig entgegengesetzt, wonach das äußerlich sichtbare Übel nur die Manifestierung an der Oberfläche ist dessen, was sich im Innern abspielt, und wonach jede Therapie eine Therapie der Lebenskraft ist.
- Auf der anderen Seite beseitigt die Zerstörung und Beseitigung des Lokalsymptoms, wie es die Allopathie mit Ekzemen zu halten pflegt, mit dem Schanker, mit Kondylomen, Warzen, Hämorrhoiden etc., nur die sichtbare Schicht des Leidens, die doch so wesentlich ist zur Beurteilung, ob eine innerliche Therapie angeschlagen hat oder nicht. Bei einer rein innerlichen Therapie wissen wir wenigstens, dass der Kranke solange nicht geheilt ist, wie die äußeren Symptome bestehen bleiben.

Im **§ 201** sagt Hahnemann, dass die Lebenskraft, die von einer chronischen Krankheit niedergehalten wird, ein **Lokalsymptom** entwickelt, um die innere Krankheit abzuschwächen, die Krankheit sozusagen von innen an die Oberfläche treibt. Das **sichtbare Krankheitssymptom** ist Teil der Grundkrankheit. Es ist ganz ohne Frage ein Versuch der Lebenskraft, das innere Ungleichgewicht auszugleichen. Das ist natürlich nicht hinreichend, damit das Individuum gesund werden kann, vor allem dann, wenn das Lokalübel anhält und an Stärke zunimmt, je stärker auch die innere Krankheit wird. Es erinnert uns aber daran, dass wir zuerst innen aufräumen müssen, damit die äußere Konsequenz verschwinden kann.

▷ Wenn der Arzt das Lokalsymptom vernichtet, verstärkt er das Kranksein im Innern, also das Kranksein seines Patienten. Er treibt die Krankheit nur in die Tiefe.

Ausschläge unterdrücken, Geschwüre kauterisieren, Schanker, Kondylome abschneiden usw. ist die erste und häufigste Ursache chronischer Leiden und eines der übelsten Verbrechen, dessen sich der Arzt schuldig machen kann, der nur bis morgen denken kann, wenn nicht nur bis heute nachmittag. Er betrügt sich und den Patienten mit dieser Praxis, er lässt den Patienten im Glauben, er sei geheilt, damit hat er ihn aber nur kränker gemacht, nur noch weiter destabilisiert, nur noch endgültiger aus dem Gleichgewicht gebracht.

3.31 Paragraphen 204 bis 209

Hier spricht der Meister vom Wichtigsten seiner ganzen Lehre: von den **chronischen Krankheiten** oder **Miasmen**.

Der größte Theil der übrigen chronischen Leiden, rührt von der Entwickelung genannter drei chronischen Miasmen her: der innern Syphilis, der innern Sykosis, vorzüglich aber und in ungleich größerm Verhältnisse, von der innern Psora her.

Ausnahmen sind, wie in den vorigen Paragraphen beschrieben, Leiden, die aus falschem Verhalten oder schlechten Lebensbedingungen entstehen, oder chronische, nichtmiasmatische Krankheiten, auch die iatrogenen, durch Unterdrückung verschlimmerten und chronifizierten natürlichen Krankheiten.

> Alle hartnäckigen Leiden der Menschheit, all diese Verkehrtheiten, die aus seinem unangemessenen Verhalten erwachsen, all dieses fürchterliche menschliche Unglück hat seinen Ursprung in diesen drei großen chronischen diathetischen Krankheiten, die man glücklich mit dem Ausdruck Miasma bezeichnet: Psora, Sykosis und Syphilis.

Die erste begriffliche Fassung, die der Meister von den Miasmen gibt, lautet:
Jedes dieser Miasmen war schon im Besitze des ganzen Organisms, und hatte ihn schon in allen seinen Theilen durchdrungen, ehe dessen primäres, stellvertretendes und den Ausbruch verhütendes Local-Symptom (bei der Psora der Krätz-Ausschlag, bei der Syphilis der Schanker oder die Schooßbeule und bei der Sykosis die Feigwarze) zum Vorschein kam.

Dieses Konzept der Präexistenz des konstitutionellen Zustandes, bevor noch etwas davon zu merken ist, ist unerlässlich zum Verständnis der Natur der Miasmen.

Im **Paragraphen 204** heißt es, dass, wenn man die primäre Manifestation unterdrücke, die Entwicklung dennoch weitergehe und eine Reihe von Störungen und Symptomen hervorbringe, die schließlich als chronische Krankheiten imponieren, und das seit Anbeginn der Menschheit, seit Tausenden von Jahren. Hätten die Ärzte früher verstanden, welches in Wahrheit die einzig vernünftige Art zu heilen ist, wäre es zu dieser Entwicklung, zu dieser ungeheuren Zunahme chronischer Leiden in unserer Zeit nicht gekommen!

> Deshalb: Nichts unterdrücken, weder die Erstmanifestation der **Psora** oder der **Sykosis** oder der **Syphilis**! Keine lokalen Verschreibungen! Der wahre Arzt muss zuerst einmal begreifen, wie das konstitutionelle Terrain beschaffen ist, er soll sich nicht mit einem Lokalsymptom zufrieden geben, sondern muss erst einmal die Krankheit in ihrer Vollständigkeit aufsuchen.

Leider bekommt der Homöopath den Patienten meist erst dann zu Gesicht, wenn die Primärmanifestationen entweder von allein oder durch hausärztliche Eilfertigkeit verschwunden sind, und sich ein sekundäres Folgestadium entwickelt hat.

▶ Deshalb weist Hahnemann so nachdrücklich und mit lutherischer Sprachgewalt immer wieder auf diesen Umstand hin: **keine Behandlung am Lokalsymptom!**

In seiner Epoche ging es um Arsen- und Quecksilbersalben und solche Dinge, heute ist es die Kortisonbehandlung von Ekzemen, die Kobaltbestrahlung von Tumoren usw., die all diese miasmatischen Verwicklungen hervorrufen, einfach, weil die Medizin nicht bis drei zählen kann, und ständig vergisst, dass das, was sie da unter den Teppich kehren will, doch nicht zufällig entstanden ist, sondern nur Ausdruck einer dynamischen Störung ist, die mit der Wegnahme des Hauptsymptoms nur noch schlimmer wird.

Deshalb muss der Arzt zu Beginn der Behandlung den gesamten Status des Patienten aufnehmen, seine Gemütslage ausforschen, seine Geistessymptome aufsuchen, seine gesamte Vorgeschichte so detailfreudig wie möglich festhalten, die Frage einer Gonorrhoe oder einer Lues in derselben klären, die als pathologisches Terrain vermutlich noch fortwirken würden. Er muss versuchen herauszufinden, ob die Psora sich irgendwann einmal mit Primärmanifestationen, also krätzeartigen Ausschlägen, geäußert hat, denn die Mehrzahl der Patienten, die wir heute sehen, weist eine Mischung aus Psora und einem anderen Miasma auf, der Sykosis oder der Syphilis, mit dem Erfolg schwerer degenerativer und tumuröser Zustände. Die psorisch-syphilitische Mischung hält Hahnemann für den Hauptgrund von Krebs. Wir glauben, dass auch die Sykosis hier ihren Anteil hat. Wenn alle drei Miasmen aktiv sind, oder wenigstens zwei zur selben Zeit, wird die Krebserkrankung manifest. Miasmatische Heredität ist der Hauptgrund für jede Krankheit, vergessen wir das nicht!

Der Meister weist mit Nachdruck darauf hin, dass zur Aufnahme dieser **Biopathographie** (um einen Ausdruck Pascheros zu verwenden) nicht nur die Krankheiten gehören, von denen der Patient selbst berichtet. Ein Kranker wird uns immer erzählen von Erkältungen, Verdauungsbeschwerden, die er »mal gehabt hat« usw., relativ banale Dinge also, die ohnehin wahrscheinlich nur den Tropfen darstellen, der das Fass zum Überlaufen brachte. Wir müssen uns bei der Familie erkundigen, bei Personen aus der nächsten Umgebung, was der Patient denn alles so gehabt habe im Laufe seines Lebens, um auf die Gegenwart oder Latenz eines Miasmas schließen zu können, das die wirkliche Ursache echter Krankheit ist. Zur Zeit, als Hahnemann das »Organon« schrieb, konnte man wie er offenbar noch der begründeten Auffassung sein, die Psora allein sei gelegentlich Ursache ernsthafterer Krankheit.

Nach der Klärung der Krankheitsvorgeschichte wendet man sich den Behandlungen zu, die der Kranke so im Laufe der Zeit durchgemacht hat, um ihren unseligen Einfluss abschätzen zu können. Mineralische Bäder, Krankenhausbehandlungen, Medikamente usw., die alle ihr Scherflein beigetragen haben, um die Krankheit von ihrem ursprünglichen Zustand in den aktuellen zu verwandeln.

Anschließend versuchen wir, ein genaues Bild zu erhalten von dem, was die chronische Krankheit vielleicht begünstigt oder unterhält, Alter, Lebensweise, Ernährung, Beschäftigung, Arbeit, soziale oder amouröse Beziehungen, alles, was einer erfolgreichen Therapie vielleicht hinderlich sein kann. Hahnemann unterstreicht die Bedeutung dessen, was im Kopf des Patienten vor sich geht, wir kommen in späteren Paragraphen noch darauf zurück.

Das Denken ist nach kartesischer Ansicht das, was die Existenz bestimmt und bis zu einem gewissen Punkt erst schafft. Der Homöopath findet hier die Kommandozentrale der Krankheit gewissermaßen, und muss hier eine Inventur vornehmen, die so gründlich wie nur irgend möglich auszufallen hat.

Danach *sucht der Arzt in mehren Unterredungen, das Krankheits-Bild des Leidenden so vollständig als möglich zu entwerfen, nach obiger Anleitung, um die auffallendsten und sonderbarsten (charakteristischen) Symptome auszeichnen zu können, nach denen er das erste (antipsorische u.s.w.) Arzneimittel nach möglichster Zeichen-Aehnlichkeit, für den Anfang der Cur, u.s.f. auswählt.* (§ 209)

3.32 Paragraphen 210 bis 216

Hahnemann geht in diesen Paragraphen noch einmal auf das **Phänomen der einseitigen Krankheiten** ein. Nehmen wir als Beispiel eine *Migräne*, die den Patienten sehr stark mitnimmt, über die er des langen und breiten klagt mit großer Detailfreudigkeit usw., darüber hinaus aber hat er gar nichts;

▶ Genauso ist es, sagt Hahnemann, mit den Geistes- und Gemütskrankheiten. Sie stellen keine Klasse für sich dar, sondern sind genauso zu behandeln wie alle anderen Krankheiten und Syndrome auch, nämlich, egal, ob akut oder chronisch, auf die Art und Weise, die in den vorigen Paragraphen besprochen wurde.

In allen diesen Fällen, kann, wie gesagt, *bei homöopathischer Wahl eines Heilmittels, der Gemüthszustand des Kranken oft am meisten den Ausschlag geben, als Zeichen von bestimmter Eigenheit...* Solche mentalen Symptome sind auch oft sehr augenfällig, genauso wie die Geistes- und Gemütssymptome, die in der Prüfung aufgetreten sind, umso tiefer und deutlicher, je wirkkräftiger die Arznei ist.

Man wird daher nie naturgemäß, das ist nie homöopathisch heilen, wenn man nicht bei jedem, selbst acutem Krankheitsfalle, zugleich mit auf das Symptom der Geistes- und Gemüths-Veränderungen siehet...

In der Fußnote 121 macht Hahnemann auf die manchmal bemerkenswerten Änderungen auf der Geistes- und Gemütsebene gerade bei chronischen Krankheiten aufmerksam, sowohl zu Beginn der Krankheit wie als Vorbote einer Heilung. Es ist auch vollkommen nachvollziehbar, dass Gemüt und Stimmung in Mitleidenschaft gezogen werden, wenn man krank wird. Und ebenso klar, dass die Morgenröte der Heilung sich auch auf dieser Ebene ankündigt.

Dies bedeutet, dass unser Geist, der durch die Krankheit in seinem Ausdruck eingeschränkt wird, eine solche Einschränkung hauptsächlich auf der Gemütsebene widerspiegelt, weil es die Ebene ist, die direkt aus dem Geist entspringt. Hier finden sich die Energien, die direkt der Substanz entstammen, der wir die Manifestation unserer Existenz verdanken, eben dem Geiste. Die Energien, die unmittelbar von ihm ausgehen, schaffen die Beseeltheit unserer Materie, und innerhalb der Beseeltheit nun wieder die charakteristischen Ecksteine unserer Individualität, die sich auf der mentalen Ebene befinden. Deshalb sind die psychischen Symptome so bedeutend innerhalb der Hierarchie der Symptome, vorausgesetzt, sie sind klar definiert und eindeutig. Jedes mentale Symptom bildet die die Ganzheit des Individuums ab, es ist demzufolge ein Allgemeinsymptom mit entsprechender Bedeutung.

Hahnemann erwähnt die Veränderungen, die im Patienten während der Heilung stattfinden, unter der Wirkung der Arznei. So könne der Gemütszustand im gesunden Zustand ganz entgegengesetzt sein dem, den der Kranke während seiner Krankheit gezeigt habe. Und genauso könne sich eine Krankheit auch durch eine solche Drehung um 180 Grad des seelischen Zustandes des Betreffenden äußern.

Dann meint er: *Fast alle so genannten Geistes- und Gemüths-Krankheiten sind nichts anderes als Körper-Krankheiten, bei denen das, jeder eigenthümliche Symptom der Geistes- und Gemüths-Verstimmung, sich unter Verminderung der Körper-Symptome (schneller oder langsamer) erhöhet...*

Die Fälle sind nicht selten, wo eine den Tod drohende, so genannte Körper-Krankheit – eine Lungenvereiterung, oder die Verderbniß irgend eines andern, edeln Eingeweides, oder eine andere hitzige (acute) Krankheit, z. B. im Kindbette u.s.w., durch schnelles Steigen des bisherigen Gemüths-Symptoms, in einen Wahnsinn, in eine Art Melancholie, oder in eine Raserei ausartet und dadurch alle Todesgefahr der Körper-Symptome verschwinden macht; letztere bessern sich indeß fast bis zur Gesundheit, oder verringern sich vielmehr bis zu dem Grade, dass ihre dunkel-fortwährende Gegenwart nur von dem beharrlich und fein beobachtenden Arzte noch erkannt werden kann. Sie arten auf diese Weise zur einseitigen Krankheit, gleichsam zu einer Local-Krankheit aus, in welcher das vordem nur gelinde Symptom der Gemüths-Verstimmung zum Haupt-Symptome sich vergrößert, welches dann größtentheils die übrigen (Körper-) Symptome vertritt, und ihre Heftigkeit palliativ beschwichtiget, so dass, mit einem Worte, die Uebel der gröbern Körper-Organe auf die fast geistigen, von keinem Zergliederungs-Messer je erreichten oder erreichbaren Geistes- und Gemüths-Organe gleichsam übergetragen und auf sie abgeleitet werden. (§ 216)

Übertragen wir diese Ideen des Meisters auf die heutige Situation, können wir seine Beobachtungen nur bestätigen. Diese Verschiebungen körperlicher Krankheiten auf die psychische Ebene ist so allgegenwärtig, dass man von einem **kollektiven Miasma** sprechen könnte. Das soll jetzt kein neues Miasmenkonzept vorstellen, aber die zahllosen und außerordentlich mächtigen Unterdrückungen der Allopathie schlagen sich in einer kollektiven Pathologie nieder, die viele Ähnlichkeiten mit einer epidemischen Krankheit haben. Mit Impfstoffen und Medikamenten, der Unterdrückung von Lokalsymptomen durch Stahl und Strahl wird die Körperpathologie in die geistige und Verhaltensebene der Menschheit verlagert. Solche Unterdrückungen, die in jedem Falle gegen die Natur sind, führen zu verstärkter miasmatischer Aktivität, insbesondere der Sykosis und der Syphilis, und die Manifestationen dieser miasmatischen Aktivität bilden dann dieses »kollektive« Miasma. In den verschiedenen Etappen der Menschheitsgeschichte finden wir jeweils die Vorherrschaft eines Miasmas, das durch homöomiasmatische Stimuli auf den Plan gerufen wurde, vor dem Hintergrund der sinnlosen allopathischen und enantiopathischen Behandlungen, all der wahllos und unbedacht durchgeführten Impfungen, die die Menschheit so langsam zu Grunde richten.

Wir alle wissen um den »Stress« des Großstadtmenschen, der gegen seine diversen Ängste vom Hausarzt, für eine gewisse Zeit, nicht selten für Jahre, Beruhigungsmittel bekommt, die ihn langsam, aber sicher in eine echte Neurose treiben, in die Psychose vielleicht sogar, die dann unübersehbar als psychiatrische Entität imponiert und dem Psychiater anheim fällt. Je nach Fall ist das Resultat dann günstig oder weniger günstig, Beruhigungsmittel machen die Neurose nur noch schlimmer, sie wird geradezu ansteckend, immer mehr Menschen stecken in der gleichen Sackgasse fest und bilden schließlich dieses miasmatische Gewebe, das ich als »kollektiv« bezeichnet habe. Das kann vornehmlich psorisch geprägt sein im Sinne einer Depression, oder sykotisch, wenn Erregung und Unruhe vorherrschend sind, oder syphilitisch, wenn zerstörerische Tendenzen, Selbstmord, Kriminalität usw. erkennbar sind.

Erinnern wir uns an die Worte des Meisters:

> *Fast alle so genannten Geistes- und Gemüths-Krankheiten sind nichts anderes als Körper-Krankheiten, bei denen das, jeder eigenthümliche Symptom der Geistes- und Gemüths-Verstimmung, sich unter Verminderung der Körper-Symptome (schneller oder langsamer) erhöht und sich endlich bis zur auffallendsten Einseitigkeit, fast wie ein Local-Uebel in die unsichtbar feinen Geistes- oder Gemüths-Organe versetzt.* (§ 215)

Der allopathische Arzt weiß von alledem nichts, weiß nichts von der Vorgeschichte, und wie er das alles heilen soll, weiß er erst recht nicht!

3.33 Paragraphen 217 bis 230

Der Meister lässt deutlich werden, dass dies das Wichtigste, das am meisten Transzendente der homöopathischen Medizin und damit jeder wahrhaftigen Medizin sei. Das müssen wir fest im Blick behalten, wenn wir an der Weggabelung stehen: entweder den Weg des wahren Verständnisses einschlagen, unseren Nächsten helfen, ihnen dienen, ihnen bei der Rückkehr zu Normalität und Gesundheit beizustehen, oder den anderen, den der Verschreiber von Beruhigungsmittelchen, von Drogen, die den Schmerz auf der Stelle abschalten, das Individuum aber in seinem Irrtum, in seiner Krankheit belassen, ja ihn nur noch tiefer in sein Elend stoßen. Psychischer, moralischer und körperlicher Untergang sind hier unausweichlich.

Wenn wir uns der Existenz dieser Diathesen, dieser konstitutionellen Grundfärbungen, die uns prädisponieren zur Krankheit, bewusst sind, wird klar und einsichtig, dass hier der Grund aufzufinden ist für Krankheit schlechthin. Auch die Krankheiten, von denen schon die Rede war und die scheinbar etwas Besonderes darstellen, sind hier keine Ausnahme:

▶ *die so genannten Gemüths- und Geistes-Krankheiten !*

Hahnemann schreibt von ihnen:

Sie machen jedoch keine von den übrigen scharf getrennte Classe von Krankheiten aus, indem auch in jeder der übrigen so genannten Körperkrankheiten, die Gemüths- und Geistes-Verfassung allemal geändert ist. (§ 210).

Wie oft trifft man nicht, z. B. in den schmerzhaftesten, mehrjährigen Krankheiten, ein mildes, sanftes Gemüth an, so dass der Heilkünstler Achtung und Mitleid gegen den Kranken zu hegen sich gedrungen fühlt. Besiegt er aber die Krankheit und stellt den Kranken wieder her – wie nach homöopathischer Art nicht selten möglich ist – da erstaunt und erschrickt der Arzt oft über die schauderhafte Veränderung des Gemüths, da sieht er oft Undankbarkeit, Hartherzigkeit, ausgesuchte Bosheit und die,

die Menschheit entehrendsten und empörendsten Launen hervortreten, welche gerade diesem Kranken in seinen ehemaligen gesunden Tagen eigen gewesen waren. Die in gesunden Zeiten Geduldigen, findet man oft in Krankheiten störrisch, heftig, hastig, auch wohl unleidlich, eigensinnig und wiederum auch wohl ungeduldig oder verzweifelt; die ehedem Züchtigen und Schamhaften findet man nun geil und schamlos. Den hellen Kopf trifft man nicht selten stumpfsinnig, den gewöhnlich Schwachsinnigen hinwiederum gleichsam klüger, sinniger und den von langsamer Besinnung zuweilen voll Geistesgegenwart und schnellem Entschlusse u.s.w. (Anm. zu § 210).

Deshalb nehme man alles auf, was irgendwie mit der Psyche des Patienten zu tun hat, denn sein Seelenzustand ist das, was die Wahl des Mittels bestimmt, schließlich ist alles, was sich hier abspielt, außerordentlich charakteristisch für den Patienten. Hahnemann fügt hinzu, und darin drückt sich sein ganzes Gottvertrauen aus:

Auf ... den veränderten Gemüths- und Geisteszustand, hat auch der Schöpfer der Heilpotenzen vorzüglich Rücksicht genommen, indem es keinen kräftigen Arzneistoff auf der Welt giebt, welcher nicht den Gemüths- und Geisteszustand des ihn versuchenden, gesunden Menschen, sehr merkbar veränderte. (...) (§ 212).

Man wird daher nie naturgemäß, das ist nie homöopathisch heilen, wenn man nicht bei jedem, selbst acutem Krankheitsfalle, zugleich mit auf das Symptom der Geistes- und Gemüths-Veränderungen siehet und nicht zur Hülfe eine solche Krankheits-Potenz unter den Heilmitteln auswählt, welche nächst der Aehnlichkeit ihrer andern Symptome mit denen der Krankheit, auch einen ähnlichen Gemüths- oder Geistes-Zustand für sich zu erzeugen fähig ist (§ 213).

3.33.1 Behandlung der Geistes- und Gemütskrankheiten

Für die Heilung von Geisteskrankheiten gilt, was im Prinzip für alle anderen Krankheiten auch gilt, dass sie nämlich zu heilen sind *durch ein Heilmittel was eine, dem Krankheitsfalle möglichst ähnliche Krankheitspotenz in ihren, an Leib und Seele des gesunden Menschen zu Tage gelegten Symptomen darbietet.* (§ 214).

Man muss schließlich im Auge behalten, dass *fast alle so genannten Geistes- und Gemüths-Krankheiten nichts anderes als Körper-Krankheiten [sind], bei denen das, jeder eigenthümliche Symptom der Geistes- und Gemüths-Verstimmung, sich unter Verminderung der Körper-Symptome (schneller oder langsamer) erhöht und sich endlich bis zur auffallendsten Einseitigkeit, fast wie ein Local-Uebel in die unsichtbar feinen Geistes- oder Gemüths-Organe versetzt. (§ 215)*

Im § 219 berichtet Hahnemann von der **Symptomenverschiebung,** die er in der Praxis beobachtete. Symptomenverschiebung bedeutet, dass ernsthafte, lebensgefährliche Symptome und Schäden an Organen schwächer werden, während die mentale Symptomatik zunimmt. Aus diesem Grund führt eine Arznei, die nach der Gesamtheit der Symptome ausgewählt wurde, Symptome, die wesentlich auf der psychischen Ebene anzutreffen waren, zeitgleich mit einer Besserung dieser psychischen Ebene zu temporärer Verschlechterung körperlicher Symptome. Umgekehrt ist es ebenso möglich, dass charakteriche Anomalien, die von der Lebenskraft somatisiert wurden und nun sich weitgehend in körperliche Beschwerden verwandelt haben, nach Gabe der nach den Körpersymptomen ausgesuchten Arznei wieder zurückkehren im Sinne einer Erstverschlimmerung. Bei solchen Leiden ist scharf auf alle Einzelheiten zu achten, aus denen die Symptome zusammengesetzt sind. Die Natur jedes einzelnen Symptoms muss verstanden worden sein, bevor wir die entscheidenden Symptome zur Mittelwahl auswählen können. Das Mittel muss in erster Linie auf die emotionale und mentale Ebene passen. Deswegen muss auch in der Vergangenheit des Kranken geforscht werden, nach früheren Episoden, nach der ursprünglichen Lokalisation des Übels, die üblicherweise auf der Körperebene zu finden ist. Daran anschließend werden wir eine Episode finden, in der das Leiden auf die Psyche übertritt, und bei der Anamnese fällt uns auf, dass die ursprünglichen körperlichen Symptome nun wohl schwächer geworden, aber nie ganz verschwunden sind, und wir das gesamte Bild der Krankheit immer noch erkennen können. Dieses Gesamtbild wird einer konstitutionellen Arznei entsprechen, das heißt einem Homöopsorikum unter den mehreren, vielleicht angezeigten Arzneien. Dennoch weist Hahnemann im § 221 darauf hin, dass wir mit der Gabe eines tief wirkenden Mittels **Vorsicht** walten lassen müssen, wenn wir es mit einer gefährlichen psychischen Exazerbation zu tun haben, einem Anfall von Wahnsinn, einem Suizidwunsch usw. Hier beginnen wir besser mit Simile-Arzneien, die wie Picadores erst einmal den akuten gefährlichen Zustand müde machen. Hier geht es vorweg nicht um Heilung, sondern um das Warten auf den günstigen Moment für die Gabe der konstitutionellen Arznei.

Die Unterdrückung der Akutsymptome von Manien, Wahnzuständen, Raserei, Psychosen oder schwerer Neurosen, das leistet »meisterhaft die alte Schule mit ihren schwächenden und betäubenden Mitteln« und behauptet dann, die Kranken geheilt zu haben. Dabei kommen die Patienten binnen kurzem im selben Zustand zurück, mit denselben Symptomen, die sie vor der Gabe der Palliativmittelchen hatten. Wenn also der Homöopath es unterlässt, eine konstitutionelle Behandlung mit antimiasmatischen Arzneien an die Akutphase anzuschließen, darf er sich darauf gefasst machen, dass das Leiden in noch schwererer, folglich noch schwieriger zu beherrschender Form wiederkehrt.

3.33.2 § 224 und folgende

Geistes- und Gemütskrankheiten können also auf Körperkrankheiten aufbauen oder eine Folge von Erziehungsfehlern sein, von schlechter Angewohnheit, moralischer Laxheit, Überanstrengung des Geistes, Aberglauben oder Ignoranz. Im ersten Falle suche man die Körperkrankheit zurückzubringen durch die Behandlung, im zweiten Falle ist eher eine Psychotherapie angebracht. Hahnemann sagt, zur Unterscheidung dieser beiden Möglichkeiten: *da dient als Merkmal, dass durch verständigendes, gutmeinendes Zureden, durch Trostgründe oder durch ernsthafte und vernünftige Vorstellungen dieselbe nachlassen und sich bessern, dagegen aber wahre, auf Körper-Krankheit beruhende Gemüths- oder Geistes-Krankheit schnell dadurch verschlimmert, Melancholie noch niedergeschlagener, klagender, untröstlicher und zurückgezogener, so auch boshafter Wahnsinn dadurch noch mehr erbittert und thörichtes Gewäsch offenbar noch unsinniger wird.*

Es gibt Leiden, die das Gemüt betreffen und auch dort entstanden sind: eine dauernde Angst, die durchaus begründet ist, ständige Sorgen usw., Beleidigungen, Kränkungen, eine ständige Furcht vor etwas ganz Realem. Das untergräbt die Gesundheit ohne Frage. Hier kann schnell geholfen werden mit Verhaltens- und Psychotherapie, wenn die Störung nicht zu lange schon andauert, und sich nicht schon im Körperlichen niedergeschlagen hat, im Gewebe, in Organen, wo auch immer. Allerdings sollten wir darüber nicht vergessen, dass die Grundursache auch in diesen Fällen, wo emotionale und psychische Faktoren das Individuum schnell aus dem Gleichgewicht werfen, im **dominanten Miasma** zu suchen ist. Auch wenn die Psychotherapie rasche Fortschritte macht, ist immer noch eine Arznei zu geben, die die miasmatische Symptomatik abdeckt. Eine psychotherapeutische Herangehensweise an den Kranken, seine Familie, seine Umgebung usw. versteht sich dabei von selbst. Der Raserei, sagt der Meister, begegne man mit unerschrockener und kalter Ruhe und fester Entschlossenheit, dem jämmerlichen Gegreine mit gezügelter Anteilnahme, der uferlosen Geschwätzigkeit mit aufmerksamer Schweigsamkeit. Einem abstoßendem und widerlichen Verhalten oder Gerede schenke man keine Beachtung. Tadel und Vorwürfe sind aber in keinem Falle angebracht. Das hilft auch bei der Gabe der Arznei, wo Gewalt immer fehl am Platze ist. Es wird immer möglich sein, dem Kranken ein paar Kügelchen zu verabreichen, auch ohne, dass er es merkt. Widerspruch, heftige Wortwechsel, ausführliche Erklärungen, oder gar schwächliches Nachgeben dem Kranken gegenüber bringen gar nichts und können die ganze Therapie durcheinander bringen. Solche Leiden werden nur schlimmer durch Widerworte. Arzt und Pfleger sollten dem Kranken immer das Gefühl geben, dass er recht hat. Äußerliche störende Einflüsse sind fernzuhalten. Es ist ein bisschen mühsam, etwas zu finden, was dem Kranken so etwas wie wohltuende Zerstreuung verschaffen könnte, Lektüre, ein einfühlsames Gespräch, Musik, schließlich rüttelt die Seele sozusagen an den Ketten der Krankheit, und sie wird sich kaum durch irgendetwas ablenken lassen, solange die Krankheit nicht geheilt ist. Nur die Heilung kann den Geist wieder beruhigen und befrieden.

▷ Bei **Geisteskrankheiten** ist keine Therapie so sinnvoll und erfolgreich wie die Homöopathie. Andernfalls sind die Kranken dazu verdammt, ihr ganzes Leben lang sich mit den Miasmen herumzuschlagen, weil die Schulmedizin einfach keine Ahnung davon hat.

Allerdings, die Schulmedizin macht Fortschritte. Aber sie greift immer noch zu häufig auf Beruhigungsmittel oder auf aggressive Maßnahmen wie Elektroschocks, Lobotomien usw. zurück in dem Bestreben, vorübergehend oder endgültig bestimmte geistige Funktionen auszuschalten, um die Erregbarkeit des Patienten zu dämpfen.
Die Homöopathie bietet wie bei allen ursprünglich dynamischen Leiden die adäquatesten Arzneien, vorausgesetzt, die Arznei ist auch wirklich homöopathisch. Der homöopathische Arzt darf sich nicht vom Namen der Krankheit in die Irre leiten lassen. Es reicht nicht, für jede »Indikation« ein paar Mittelchen im Kopf zu haben, die allenfalls die hervorstechenden Symptome decken können.

Das Besondere und Eigenheitliche in jedem Einzelfall entscheidet.

▷ Die Hauptzüge des Leidens ergeben allenfalls die nosologische Diagnose, das sind die sogenannten **pathognomonischen Symptome.** In der Homöopathie sind das die Symptome, die in der Hierarchisierung an unterster Stelle stehen, wie anderenorts ausführlich beschrieben.

Einfach deshalb, weil sie notwendige Folgen der läsionellen Störung sind und einem pathologischen Prozess entspringen, nicht einem dynamischen, der dem pathologischen vorgeschaltet ist, und auf den wir unsere Aufmerksamkeit zu richten haben. Die Therapie zielt auf den dynamischen Hintergrund der pathologischen Resultate, nicht auf diese selbst. Eine Verschreibung nach den pathognomonischen Symptome behalten wir für palliative Zwecke vor, in jedem Fall bleibt sie suboptimal und ist weitestgehend zu vermeiden. Die Symptome, die die Individualität des Patienten zeigen, sein inneres Ich ausdrücken, sind die, die wir zur Verschreibung heranziehen. Andernfalls ist der Msserfolg ausgemacht, und wir schießen dann Pfeile auf die Homöopathie ab, dabei ist es nur unsere eigene Unfähigkeit, den Grund des Konflikts zu erkennen, der in den Geistes- und Gemütskrankheiten mit aller Klugheit und Beharrlichkeit aufgesucht werden muss. Das ist die »Blaue Blume« der Homöopathie!

● Die **Wiederholung der Gabe** bei solchen Patienten ist folgendermaßen geregelt: bei Exazerbationen, im akuten Anfall kann man häufig wiederholen, man kann wohlgemerkt, man muss nicht. Es richtet sich nach dem Einzelfall. Ist der Fall sehr kompliziert und die Arznei nach konstitutionellen Gesichtspunkten gewählt worden, nach miasmatischen, warte man ab, solange es geht. Sie braucht Zeit, um ihre Wirkung zu entfalten. Dabei spielt die Natur der Arznei selbst eine Rolle. Je tieferwirkend die Arznei gewöhnlich ist, desto mehr Zeit lasse man ihr.

- Im **Akutfall** lässt sich auch mit oberflächlich gewählten und oberflächlich wirkenden Mitteln bald Erleichterung erzielen und ein Wechsel der Symptome bewirken. Natürlich können wir uns damit nicht zufrieden geben. Wir beobachten den Fall weiter und versuchen, die Indikation für das antimiasmatische Mittel zu finden, das den Fall in der Tiefe lösen kann. Nur ein bisschen Palliation, das kann die Schulmedizin auch.

Versenken wir uns in die Materia medica, in die Werke Hahnemanns, Jahrs, Gallavardins usw. Der Reichtum der Geistes- und Gemütssymptome ist erstaunlich.

- Die **Komplexität** der meisten Geisteskrankheiten erinnert an schwere und degenerative körperliche Störungen. Immer sind **zwei oder alle drei Miasmen** an ihrer Entstehung beteiligt.

Der Geist ist das eine Extrem unseres Wesens, die Materie das andere. Die Lebenskraft lässt sich als Energievektor vorstellen, dessen Wirken nur in seinen Resultaten ersichtlich wird. Das Leben in seinen vielfältigen Formen und Erscheinungen spielt sich innerhalb der Grenzen unseres Organismus ab. Es ist der Prozess der Gestaltwerdung dieser Energien, ihrer Projektion in die Zeitlichkeit und damit auch in die Auflösung und den Zerfall. Jenes dynamische Extrem, das wir Geist nennen, spiritus, ist dabei sich selbst immer gleich und konstant, in der Fülle und frei im Zustand der Gesundheit, verborgen, gehindert an seiner Manifestation im Zustand der Krankheit.

> Deswegen ist Hahnemann der Ansicht, dass die so genannten Geistes- und Gemütskrankheiten eigentlich Körperkrankheiten seien, nur sind die Veränderungen auf moralischer, intellektueller, emotionaler Ebene, wie wir sie bei allen Körperkrankheiten finden, so in den Vordergrund gerückt, haben sich so sehr der *von keinem Zergliederungs-Messer je erreichten oder erreichbaren Geistes- und Gemüths-Organe* bemächtigt, dass sie wie einseitige Krankheiten wirken.

3.34 Paragraphen 231 bis 239

Hier geht es um die so genannten **Wechselkrankheiten,** also einander abwechselnde krankhafte Zustände, die manchmal fast ausschließlich auf der Körperebene, mit nur wenigen mentalen Symptomen, zu finden sind, und periodisch oder einander abwechselnd im Kranken erscheinen. Die Paragraphen behandeln auch das Phänomen des **Alternierens** von **psychischen** und **organischen Symptombildern.**

▷ In all diesen Fällen ist der Grund in der miasmatischen Situation des Kranken zu suchen. Je nach der aktuellen miasmatischen Dominanz erscheint dann bald die Symptomatik des einen, bald des anderen Miasmas. Solche Zustände lassen sich folglich nur mit konstitutionellen Arzneien angehen, die das jeweils vorherrschende Miasma abdecken.

Hahnemann weist auf die Notwendigkeit hin, psorische mit syphilitischen oder sykotischen Arzneien zu ergänzen, je nach Symptomlage des Kranken. Rezidivierende fieberhafte Zustände sind nach Hahnemann im wesentlichen der Psora zuzuordnen, häufig sei hier, so sagt er im **§ 234** eine Gabe *China* angebracht. *China* ist ein mächtiges Anti-Psorikum, manchmal unter den Polychresten das bedeutendste nach *Calcium carbonicum* etwa. Einige intermittierende Fieberformen zeigen sich in zwei oder drei einander abwechselnden und entgegengesetzten Zuständen: Hitze und Frost, Frost und Hitze, Frost, Hitze und Schweißausbruch. Hier ist eine Arznei zu finden, die genau diese Art Fieber imitieren kann, wobei aber die Symptome, die der Kranke im Intervall zeigt, die wichtigsten und wahlanzeigenden seien. Der beste Moment, die Arznei zu geben, ist gleich nach der Fieberattacke. Vorher gegeben, verschlimmert sie nur den Fieberanfall. Während des Anfalls verabreicht, führt sie nur zu unnötigem Vitalitätsverlust und erschöpften Energiereserven.

▷ Daher gebe man eine konstitutionelle Arznei, die ja »Arbeit« bedeutet für den Organismus, erst in der Erholungsphase nach dem Fieberanfall. Hahnemann spricht sogar davon, dass die Gabe der Arznei während des Anfalls das Leben des Patienten in Gefahr bringe!

In der Fußnote zu § 235 beschimpft Hahnemann die »in unverständiger Kindheit liegende Pathologie« in gewohnter Manier, dass sie »nur von einem einzigen Wechselfieber wisse«, wo es doch in Wahrheit sehr viele gibt. Und aus heutiger Sicht können wir dazu setzen, dass infolge des Antibiotikamißbrauchs persistierende, kontinuierliche oder intermittierende **Fieberzustände** bei Kindern sehr häufig geworden sind. Oberflächliche Infektionen werden unterdrückt und lokalisieren sich in der Tiefe, häufig an den Nieren. Hier haben wir dann manchmal jahrelang andauernde Fieberzustände, denen die Schulmedizin machtlos gegenübersteht. Nur ein wahrhaft homöopathisches Mittel kann hier helfen, und es sei mir der Hinweis erlaubt, dass Pulsatilla in niedriger Verdünnung hier außerordentlich hilfreich ist, bei diesen Folgen von Antibiotikamißbrauch. Und in der Tat bringen Antibiotika häufig ein *Pulsatilla*-Bild hervor, wenn natürlich nicht in allen Fällen.

- Ist die fieberfreie Zeit sehr kurz, bei einigen schweren Zuständen, oder wenn sie abwechselt mit Beschwerden, die in immer heftigerer Form auftreten, gebe man die Arznei, wenn die ersten Anzeichen für ein Nachlassen der Attacke erscheinen. In solchen Fällen muss man auch häufig die Gabe wiederholen.
- Hahnemann rät zur Verdünnung der Arznei in Wasser, das vor jeder neuen Gabe zu verkleppern ist, um eine etwas höhere Dynamisation zu erzielen. Wir haben uns in solchen Fällen angewöhnt, einfach das Glas, aus dem die Gabe erfolgte, mit Wasser wieder aufzufüllen, um so weiter zu verdünnen.

Treten trotz guter Indikation der Arznei die Fieberzustände erneut auf, muss nach krankmachenden Einflüssen aus der Umgebung gesucht werden. Im Extremfall kann es notwendig werden, dass der Kranke seinen Wohnort wechselt.

In jedem Fall aber wird in der Masse der homöopathischen Arzneien für jeden Fieberkranken »etwas dabei sein«.

3.35 Paragraphen 240 bis 244

Alle Paragraphen des »Organon« stecken zum Bersten voll mit Weisheit und Erfahrung, und einfaches Lesen des Buches reicht in keinem Falle. Wieder- und wiederlesen, studieren und nachdenken sind unerlässlich. Jedes Mal, wenn wir uns einen Paragraphen wieder vornehmen, wir können ihn noch so oft bereits gelesen haben, entdecken wir etwas Neues, etwas, das wir gerade jetzt gebrauchen können.

So sagt Hahnemann z. B. im § 239: *Da fast jede Arznei in ihrer reinen Wirkung ein eignes, besonderes Fieber und selbst eine Art Wechselfieber mit seinen Wechselzuständen erregt, was von allen den Fiebern, die von andern Arzneien hervorgebracht werden, abweicht, so findet man für die zahlreichen natürlichen Wechselfieber homöopathische Hülfe in dem großen Reiche der Arzneien und schon, für viele solche Fieber, in der mäßigen Zahl der bis jetzt an gesunden Körpern geprüften Arzneien.*

Zu den **intermittierenden febrilen Zuständen** sagt der Meister noch einmal, dass, wenn die anscheinend angezeigte Arznei nicht wirkt, die konstitutionelle oder miasmatische Arznei zu geben ist, um die Heilung herbeizuführen. Bei den epidemischen Wechselfiebern, wenn sie in Gegenden auftreten, in denen sie nicht endemisch sind, ist die Ähnlichkeit zu den chronischen Krankheiten, die gelegentlich »auflodern«, unverkennbar. Jede isolierte Epidemie hat ihren besonderen und typischen Charakter, der den traditionellen *genius epidemicus* repräsentiert, und die Wahl der Arznei ist hier durch die Charakteristika der Epidemie vorgegeben. Führt allerdings die Gabe des epidemischen Mittels nicht zur Heilung, steht wahrscheinlich die Psora oder ein andres Miasma im Wege, oder aber die schädliche Wirkung vorheriger allopathischer Behandlungen, die eine Art Pseudo-Miasma entstehen lassen, das die Heilung der Krankheit behindert. Heilt das Wechselfieber nicht aus, vor diesem Hintergrund latenter Psora, wird diese oder ein anderes Miasma sich weiterentwickeln und der Krankheit Schützenhilfe geben. Das Miasma legt sich sozusagen den Schafspelz der epidemischen Krankheit um, die dann solange persistiert, bis die antimiasmatische oder konstitutionelle Therapie eingeleitet wird.

> Hier können wir erkennen, was das **Miasma** ist: eine krankhafte unterschwellige Disposition, die uns zu einer Gesundheit verhilft, die nur eine scheinbare ist, unvollständig und geneigt, diese krankhafte Disposition in höchst reale krankhafte Veränderungen im Sinne von Krankheit umzusetzen.

Bei isolierten Fällen und bei Personen, die nicht in Endemiegebieten leben, gilt folgendes: wirkt die anscheinend indizierte Arznei (die in der Mehrzahl der Fälle kein konstitutionelles Mittel ist) nicht, geben wir das entsprechende und passende Antipsorikum.

Im § 244 sagt Hahnemann noch etwas Bemerkenswertes zum Thema Gesundheit: *Die in Sumpf-Gegenden und solchen, die den Ueberschwemmungen oft ausgesetzt sind, einheimischen Wechselfieber, machten der bisherigen Arztwelt viel zu schaffen und doch kann auch an Sumpf-Gegenden, ein gesunder Mensch in jungen Jahren sich gewöhnen und gesund bleiben, wenn er eine fehlerfreie Lebensordnung führt und nicht von Mangel, Strapazen oder zerstörenden Leidenschaften niedergedrückt wird. Die, dort endemischen Wechselfieber werden ihn höchstens nur als Ankömmling ergreifen, aber eine oder zwei der kleinsten Gaben hoch potenzirter Chinarinden-Auflösung, werden ihn bei einer, wie gesagt geordneten Lebensweise, bald davon befreien. Bei Personen aber, die bei gehöriger Leibes-Bewegung und gesunder Geistes- und Körper-Diät, vom Sumpf-Wechselfieber nicht durch eine oder ein Paar solcher kleinen Gaben China-Arznei befreit werden können – liegt stets eine zur Entwickelung aufstrebende Psora zum Grunde und ihr Wechselfieber kann in der Sumpf-Gegend ohne antipsorische Behandlung nicht geheilt werden. Zuweilen erfolgt bei diesen Kranken, wenn sie ohne Verzug die Sumpf-Gegend mit einer trocknen, bergigen vertauschen, anscheinend wieder Genesung, das Fieber verlässt sie, wenn sie noch nicht tief in Krankheit versunken sind, d.i. wenn die Psora noch nicht völlig bei ihnen entwickelt war und daher wieder in ihren latenten Zustand zurückkehren kennte; aber gesund werden sie ohne antipsorische Hülfe doch nie.*

In der Fußnote dieses Paragraphen heißt es: *Größere, oft wiederholte Gaben Chinarinde, auch wohl concentrirte China-Mittel, wie das Chininum sulphuricum, können solche Kranke allerdings von dem Typischen des Sumpf-Wechselfiebers befreien, aber die so Getäuschten bleiben wie schon oben bemerkt, andersartig leidend, an einem, zuweilen unheilbaren, China-Siechthume*. Für unsere Zeit lassen sich Antibiotika und andere Chemotherapeutika problemlos anfügen...

Das ist nicht nur Theorie, das sehen wir in der Praxis! Deshalb ist es so wichtig, alle früheren Behandlungen des Patienten zu durchforsten, alle Symptome seines aktuellen Zustandes aufzunehmen und eben auch alles, was vor dem aktuellen Fieberzustand an Unnormalem aufgetreten ist, genau unter die Lupe zu nehmen.

3.36 Paragraphen 245 bis 252

Nachdem wir nun gesehen haben, welche Rücksicht man bei der homöopathischen Heilung auf die Hauptverschiedenheiten der Krankheiten und auf die besondern Umstände in denselben zu nehmen hat, so gehen wir zu dem über, was von den Heilmitteln und ihrer Gebrauchsart, so wie von der dabei zu beobachtenden Lebensordnung zu sagen ist. (§ 245)

▶ Die erste Regel lautet: Nie wiederhole man eine Arznei, solange die Besserung des akuten oder chronischen Leidens andauert.

Auch wenn die Gabe nicht viel auszurichten scheint und wir den Verdacht haben, dass der Arzneireiz zur Heilung wohl nicht ausreichen werde, auch dann warten wir, bis die Wirkung beendet ist. Im Sinne einer Verbesserung unserer Verschreibungspraxis müssen wir auf die Eigenart der Arznei ebenso Rücksicht nehmen, damit diese so schnell und so wirkungsvoll wie möglich agieren kann: dazu muss

- die Verschreibung vollkommen homöopathisch und
- die Gabe so klein, so dynamisch wie möglich sein.

Jede Verdünnung der Arznei bedeutet verstärkte Wirkung und Dynamisierung durch den Prozess der Verschüttelung, Verreibung usw.

- Die dritte Bedingung für rasche Heilung ist die angemessene Wiederholung der Gabe, ohne die Lebenskraft zu Reaktionen zu zwingen, die dem Heilungsprozess im Wege stehen könnten.

Diese Regeln gelten auch für die **LM-Potenzen,** die eine optimale Dynamisierung der Arznei bringen, und mit denen wir in der Praxis Wirkungen sehen, die außerordentlich tiefreichend sind, und außerordentlich kurz. Wenn also die Lebenskraft des Patienten nicht gleich »in Gang kommt«, kann die Gabe wiederholt werden (vor jedem Einnehmen verschütteln!). Routine ist aber auch hier nicht angebracht, häufig erreicht man sein Ziel schon mit einer einzelnen Gabe. Der Arzt muss lernen, wann er abzuwarten hat und wann er wiederholen muss.

Im **§ 249** erwähnt der Meister die Fälle, in denen wir eine Arznei verschrieben haben, die nun **neue Symptome** hervorgebracht hat und **mit dem alten Symptomenrahmen** des Kranken offenbar **nicht zusammenhängen.** In diesen Fällen müssen wir eingestehen, dass wir einen Bock geschossen haben, dass die Arznei nicht homöopathisch war, dass sie jedenfalls nicht gepasst hat, und dass wir uns nun genötigt sehen, die Wirkung zu antidotieren oder jedenfalls die tatsächlich angezeigte Arznei zu geben, um größeren Schaden abzuwenden.

Jede Verschlimmerung, die sich in neuen Symptomen ausdrückt, zeigt an, dass die gewählte Arznei nicht homöopathisch war. Es heißt wohlgemerkt nicht, dass die Dosis unzureichend war. Die Schulmedizin bringt allzu häufig mit hohen Dosen die ursprünglichen Symptome der Krankheit zum Schweigen, ein Verfahren, dass mit massiven und wiederholten Gaben homöopathischer Arzneien genauso möglich ist. Natürlich ist das zutiefst allopathisch gedacht.

Hat der Arzt den Eindruck, dass es dem Kranken zunehmend schlechter geht, ist die Verschreibung umgehend zu korrigieren.
Im **§ 251** macht Hahnemann auf einige Arzneien wie *Ignatia, Bryonia* oder *Rhus* aufmerksam, die Wirkungen hervorrufen, die miteinander abwechseln oder teilweise auch entgegengesetzt sind. Hat man eine dieser Arzneien lege artis verschrieben, und tritt keine Besserung ein, kann eine zweite Gabe derselben Arznei eben aufgrund dieser Alternanz des Symptomenbildes die Heilung einleiten. Bei anderen Arzneien, die diese spezielle Wirkung nicht haben, macht solch ein Vorgehen allerdings keinen Sinn. Bleibt hier die sorgfältige Verschreibung ohne Ergebnis, ist immer an das unterschwellige Miasma zu denken, dessen Äußerungen dann zur Verschreibung führen müssen.

§ 252 erläutert noch einmal die **Hindernisse**, die sich einer Heilung entgegenstellen können, und die ausgeräumt werden müssen, damit dauerhafte Gesundheit eintritt.

3.37 Paragraphen 253 bis 256

Hier geht es um die Anzeichen einer **Besserung** oder **Verschlechterung** des Patienten nach Gabe der Arznei. Hauptsächlich die mentale Ebene ist zu beachten. Wirkt die Arznei, so macht sich dies zuerst in einem gewissen psychischen Wohlbefinden bemerkbar, größerer Ruhe, größerer innerer Freiheit. Häufig sagt der Patient, er sei ein anderer geworden, dass er sich von Grund auf gewandelt fühle. Und in der Tat hat er sich verändert, projiziert sich nun vollständiger in die Wirklichkeit. Im Falle der Verschlechterung das gerade Gegenteil, eine gewisse Verzweiflung ist zu beobachten, größeres Übelbefinden in *allen Stellungen, Lagen und Verrichtungen*. Bei genauem Hinschauen wird das negative Resultat unserer Verschreibung sofort offenbar.

▷ In der Fußnote zum § 253 erinnert uns Hahnemann daran, dass eine **wirkliche Besserung**, die sich eben in einer Besserung des Gemütszustandes zuerst äußert, sich nur erreichen lässt, wenn die Gabe genügend klein, genügend dynamisiert war, um auf die Totalität der Person wirken zu können. Und eben deshalb zeige sich dann die Wirkung der Arznei zuerst auf der psychischen Ebene, in Übereinstimmung mit dem Gesetz der Heilung.

Bleibt man mit der Arznei auf der materiellen Ebene, ist eine solche Besserung nicht zu beobachten. Man sieht nur Auswirkungen relativ oberflächlicher Natur, die auf lange Sicht eher unheilvoll sind, schließlich werden die Symptome nur im Körper gewissermaßen herumgeschoben, ohne dass wirkliche Heilung erfolgt. So etwas machen die »After-Homöopathen«, die Komplexisten, die Eklektiker, die die Verschiebung von Symptomen oder das Verschwinden einiger von ihnen für Heilung halten, wo doch nur vorübergehende Erleichterung eingetreten ist, die bald wieder verfliegt und anderen Symptomen Platz macht, die dann meist bedeutend schlimmer sind.

Wir Homöopathen, die wir versuchen, unser Vorgehen nach Hahnemann auszurichten, sollten gemeinsam Front machen gegen diese falsche Homöopathie, die da organotrop daherkommt, sich an der Oberfläche bewegt und komplexistisch herumhudelt, die wahre Medizin pervertiert aus Mangel an ausreichendem theoretischem Wissen oder schlicht aus gewissenloser Schlamperei.

Im § 254 ist die Rede davon, dass **neue Symptome** bei gleichzeitiger allgemeiner Besserung oder die Verschlimmerung oder das Verschwinden bereits bestehender Symptome gleichermaßen dem Arzt anzeigt, dass die Arznei wirkt. Aber Hahnemann weist auch darauf hin, dass es Kranke gibt, die in der Selbstbeobachtung keine große Übung haben und für die ganze Begleitsymptomatik kein großes Interesse aufbringen. Sie interessiert einzig und allein die Hauptbeschwerde. Hier muss der Arzt genau nachhaken, wie es denn mit der Psyche bestellt ist usw. Andernfalls wird er einen falschen Eindruck von der Wirkung seiner Arznei bekommen. Am besten geht man die ursprünglichen Aufzeichnungen Punkt für Punkt durch und schaut, was noch vorhanden ist, was schlimmer geworden ist, was neu aufgetreten ist usw. Lässt unserer Ansicht die Heilung zu lange auf sich warten, halten wir nach möglichem Fehlverhalten des Patienten oder irgendeinem Umstand in seiner Umgebung Ausschau, der eine Erklärung liefern könnte.

Sagt uns der Kranke hingegen, es sei ein neues Symptom aufgetreten, das wirklich ernsthafte Beschwerden macht, sollten wir überprüfen, ob die Arznei tatsächlich die richtige war, auch wenn der Kranke versichert, es gehe ihm allgemein besser. Hahnemann sagt: *Dieß ist nicht selten der Fall bei Schwindsüchtigen mit Lungen-Eiterung.* Will sagen, dass wir uns nie mit dem begnügen sollten, was der Kranke von sich behauptet. Vielmehr sollten wir genau seine Symptome unter die Lupe nehmen, wie sie sich verändert haben, welche verschwunden sind und welche Bedeutung, welchen Stellenwert neue Symptome haben, die nach der Gabe der Arznei aufgetreten sind. Darüber hinaus ist die konstitutionelle Grundlage, die miasmatische Bühne zu bedenken, auf der Arznei und Krankheit ihr Schauspiel aufführen. Ebenso die natürliche Krankheitsursache wie bei der erwähnten fortgeschrittenen Tuberkulose, wo die Verschlechterung trotz gegenteiliger Behauptung des Kranken nicht zu übersehen ist. Dem Kranken geht es scheinbar gut, aber auf einmal spuckt er Blut, nimmt rapide an Gewicht ab, hat hohes Fieber usw. Das sagt uns zwei Dinge: 1. dass sich der Kranke über seine Krankheit täuscht, und 2. dass die Arznei, die ihrer Natur nach wirkt, gewissermaßen geneigt ist, den Patienten zu opfern, weil dies eben sein Schicksal ist, in seiner Teleologie beschlossen liegt.

> Bessern sich der Charakter, das Allgemeinbefinden und die geistige Ebene, und lässt die körperliche Heilung auf sich warten, so deutet das auf ein Heilungshindernis im Verhalten, im Leben des Patienten. So etwas ist zuvörderst auszuräumen, damit die Heilung sich auf der körperlichen Ebene fortsetzen kann.

3.38 Paragraphen 257 bis 263

In den **§§ 257** und **258** warnt uns Hahnemann vor **Voreingenommenheiten gegenüber unseren Arzneien**. Wir müssen uns vorsehen, dass wir uns nicht ein paar »Lieblingsmittel« angewöhnen, weil die vielleicht ein paar mal eingeschlagen haben. Das hat sich uns so eingeprägt, dass wir beim kleinsten Verdacht sofort an diese Mittel denken. Das aber bringt uns nur weg vom eigentlichen Simillimum, das vielleicht im aktuellen Fall ein wenig gebrauchtes Mittel ist, dafür aber wesentlich passender als unser »Erfolgsmittel«. Der zweite Punkt betrifft das genaue Gegenteil, dass wir nämlich bestimmte Mittel vermeiden, die in einigen Fällen »nichts gebracht« haben, was sicherlich nicht Schuld der Arzneien, sonder eher unserer Blindheit zuzuschreiben ist.

- Im ersten Falle gilt es den Kranken genau zu analysieren, um das angezeigte Mittel zu finden, und nicht ihn ausschließlich nach den Symptomen des Mittels abzusuchen, das man ohnehin schon im Hinterkopf hat.
- Im zweiten Falle müssen wir die Arznei, die uns häufiger »im Stich gelassen hat«, einfach besser kennen lernen und studieren, um das Bild, das wir von ihr haben, zu korrigieren.

Häufig sind es die ersten Eindrücke beim Studium der Materia Medica, die ersten groben Umrisse eines Mittels, die sich am tiefsten einprägen und am mühsamsten wieder zu korrigieren sind. Häufig liegt hier, in der etwas überzeichneten Vereinfachung eines Mittelbildes aus unseren Anfangstagen der Grund für unsere spätere Voreingenommenheit.

In den folgenden Paragraphen spricht Hahnemann von der **angemessenen Diät** und rät, alles wegzulassen, was irgendwie medikamentös wirken und damit die Wirkung des Mittels stören könne, Gewürze z. B., besonders wenn der Kranke nicht daran gewöhnt ist, oder sie eine zu starke Wirkung haben.

Die feine und doch kräftige Wirkung der Arzneien beschreibt Hahnemann wundervoll poetisch in der Fußnote zum **§ 259**: *Die sanftesten Flötentöne, die aus der Ferne, in stiller Mitternacht, ein weiches Herz zu überirdischen Gefühlen erheben und in religiöse Begeisterung, hinschmelzen würden, werden unhörbar und vergeblich, unter fremdartigem Geschrei und Tags-Getöse.*

Will sagen, die Wirkung der Arznei wird behindert durch sehr geschmacksintensive oder heftig wirkende Substanzen.

Alle, die sich der Heilung entgegenstellen können, sind genauestens auszuforschen.

Fehler in der Diät oder andere ungünstige Umstände, wie wir sie weiter oben schon erwähnten, können Unpäßlichkeiten oder gar Krankheit auslösen oder zumindest unterhalten. In einer umfangreichen Fußnote legt uns Hahnemann sein Werkchen über den Kaffee ans Herz. Aber nicht nur der *Kaffee-Trank, sondern auch feiner chinesischer und anderer Kräuterthee; Biere mit arzneilichen, für den Zustand des Kranken unangemessenen Gewächssubstanzen angemacht, so genannte feine, mit arzneilichen Gewürzen bereitete Liqueure, alle Arten Punsch, gewürzte Schokolade, Riechwasser und Parfümerieen mancher Art, stark duftende Blumen im Zimmer, aus Arzneien zusammengesetzte Zahnpulver und Zahnspiritus. Riechkißchen, hochgewürzte Speisen und Saucen, gewürztes Backwerk und Gefrornes mit arzneilichen Stoffen, z. B. Kaffee, Vanille u.s.w. bereitet, rohe, arzneiliche Kräuter auf Suppen, Gemüße von Kräutern, Wurzeln und Keim-Stengeln (wie Spargel mit langen, grünen Spitzen), Hopfenkeime und alle Vegetabilien, welche Arzneikraft besitzen, Selerie, Petersilie, Sauerampfer, Dragun, alle Zwiebel-Arten, u.s.w.; alter Käse und Thierspeisen, welche faulicht sind, (Fleisch und Fett von Schweinen, Enten und Gänsen, oder allzu junges Kalbfleisch und saure Speisen; Salate aller Art), welche arzneiliche Nebenwirkungen haben, sind eben so sehr von Kranken dieser Art zu entfernen als jedes Uebermaß, selbst das des Zuckers und Kochsalzes, so wie geistige, nicht mit viel Wasser verdünnte Getränke; Stubenhitze, schafwollene Haut-Bekleidung, sitzende Lebensart in eingesperrter Stuben-Luft, oder öftere, bloß negative Bewegung (durch Reiten, Fahren, Schaukeln), übermäßiges Kind-Säugen, langer Mittagsschlaf im Liegen (in Betten), Lesen in wagerechter Lage, Nachtleben, Unreinlichkeit, unnatürliche Wohllust, Entnervung durch Lesen schlüpfriger Schriften, Onanism oder, sei es aus Aberglauben, sei es um Kinder-Erzeugung in der Ehe zu verhüten, unvollkommner, oder ganz unterdrückter Beischlaf; Gegenstände des Zornes, des Grames, des Aergernisses, leidenschaftliches Spiel, übertriebene Anstrengung des Geistes und Körpers, vorzüglich gleich nach der Mahlzeit; sumpfige Wohngegend und dumpfige Zimmer; karges Darben u.s.w. Alle diese Dinge müssen möglichst vermieden oder entfernt werden, wenn die Heilung nicht gehindert oder gar unmöglich gemacht werden soll.* (Anm. zu § 260).

3.39 Paragraphen 264 bis 278

Bis in die kleinsten Einzelheiten wird alles beschrieben. In den **§§ 264 ff.** geht es um die Arzneien, um die **Sicherheit** und das **Vertrauen,** das wir in sie haben müssen. Hahnemann hat seine Arzneien alle selbst zubereitet. Er hat nicht nur seine eigene Medizintheorie entworfen, sondern die dazugehörigen Arzneien auch gleich mitgeliefert. Nicht nur die homöopathische Pharmakologie hat er so begründet, sondern die Pharmakologie überhaupt, die genaue Untersuchung des Ausgangsstoffes, die Zubereitung, Prüfung der Arznei etc., die verschiedenen Formen der Verreibung, Verdünnung, Verschüttelung usw. Das alleine sollte schon reichen, um Hahnemanns Rang in der Medizin für alle Zeiten zu sichern.

In diesen Paragraphen geht es also um unsere Verpflichtung, uns des Reinheitsgrades, der ordnungsgemäßen Zubereitung unserer Arzneien sicher zu sein. Eigentlich sollten wir die Arzneien selbst herstellen, mindestens aber dem Hersteller der Arzneien, die wir verwenden, genauestens auf den Zahn fühlen. Wir sollten uns persönlich davon überzeugen, wie die Arzneien hergestellt werden, und dass alles seine Richtigkeit hat.

▷ Es ist natürlich auch wichtig, dass die Arznei genau die Substanz enthält, die in den Prüfungen beschrieben wird. Auch das ist in der Forderung nach »Arzneikenntniß« enthalten, wie sie im § 3 erhoben wird.

Im **§ 266** geht es um die **arzneilichen Eigenschaften von Substanzen** tierischen oder pflanzlichen Ursprungs. Diese sind nämlich dann am wirksamsten, wenn sich die Substanz im Rohzustand befindet. In der zugehörigen Fußnote sagt Hahnemann, dass einige dieser Substanzen als Nahrungsmittel dienen, wenn nämlich ihre nutritive Qualität im Vordergrund steht und die arzneilichen Anteile beim Verdauungsprozess verloren gehen.

Er schreibt: *Durch völliges Trocknen verlieren alle Wurzeln der Iris-Arten, des Märrettigs, der Aron-Arten und der Päonien, fast alle ihre Arzneikraft. Der Saft der heftigst arzneilich wirkenden Pflanzen wird durch die Hitze der gewöhnlichen Extract-Bereitung oft zur ganz unkräftigen, pechartigen Masse. Schon durch langes Stehen an der Luft wird der ausgepresste Saft der an sich tödtlichsten Pflanzen ganz kraftlos; er geht von selbst bei milder Luftwärme schnell in Weingährung über, wodurch er schon viel Arzneikraft verloren hat und unmittelbar darauf in Essig- und Faul-Gährung, und wird so aller eigenthümlichen Arzneikräfte beraubt; das sich am Boden gesammelte und ausgewaschene Satzmehl, ist dann völlig unschädlich, wie jedes andere Stärkemehl. Selbst beim Schwitzen einer Menge über einander liegender, grüner Kräuter, geht der größte Theil ihrer Arzneikräfte verloren.*

▷ Daher empfiehlt er als sicherste und vollkommenste Methode der Zubereitung das Auspressen und die sofortige Mischung mit niedrigprozentigem Alkohol. Erst dann wird weiterverarbeitet.

In der entsprechenden Fußnote weist Hahnemann darauf hin, dass er diese Mischung aus Alkohol und Pflanzenextrakt als erster vorgeschlagen hat, nicht nur als erster in Deutschland, sondern in der ganzen Welt.

Im **§ 268** ermahnt er uns, bei der **Wahl des Ausgangsstoffs** größte Sorgfalt walten zu lassen, und uns über die **genaue Herkunft** desselben jede mögliche Auskunft zu verschaffen.

Im **§ 269** erwähnt er das Phänomen, dass scheinbar inaktive Substanzen durch die **homöopathische Zubereitung** aufgeschlossen und zu höchst wirkkräftigen Arzneien werden. Im Rohzustand haben diese Substanzen überhaupt keine Wirkung auf den Organismus, im dynamisierten Zustand werden sie zum Heilmittel. Die homöopathische Prozedur *entwickelt die latenten, vorher unmerklich, wie schlafend in ihnen verborgen gewesenen, dynamischen (§. 11.) Kräfte, welche vorzugsweise auf das Lebensprinzip, auf das Befinden des thierischen Lebens Einfluss haben.*

> Das geschieht durch **Verreiben** und **Verschütteln** der pulverisierten oder flüssigen inerten oder indifferenten Substanz, wobei das Pulver, also der Milchzucker oder das Alkohol-Wasser-Gemisch die Teilchen der Substanz zwischen sich verteilt. Dieser Prozess heißt **Dynamisation** oder **Potenzierung**, und das Ergebnis sind die verschiedenen Stufen der Dynamisationen oder besser **Potenzen** unserer Arzneien.

Das Beispiel, das der Meister in der Fußnote angibt, scheint uns geradezu von prophetischer Weisheit angesichts der neueren Erkenntnisse der Physik: *So ist auch in der Eisen-Stange und dem Stahl-Stabe eine im Innern derselben schlummernde Spur von latenter Magnet-Kraft nicht zu verkennen, indem beide, wenn sie nach ihrer Verfertigung durch Schmieden aufrecht gestanden haben, mit dem untern Ende den Nordpol einer Magnet-Nadel abstoßen und den Südpol anziehen, während ihr oberes Ende sich an der Magnet-Nadel als Südpol erweist. Aber dies ist nur eine latente Kraft; nicht einmal die feinsten Eisen-Späne können von einem der beiden Enden eines solchen Stabes magnetisch angezogen oder festgehalten werden. Nur erst wenn wir diesen Stahl-Stab dynamisiren, ihn mit einer stumpfen Feile stark nach Einer Richtung hin reiben, wird er zum wahren, thätigen, kräftigen Magnete, kann Eisen und Stahl an sich ziehen und selbst einem andern Stahl-Stabe, durch bloße Berührung, ja selbst sogar in einiger Entfernung gehalten, magnetische Kraft mittheilen, in desto höherem Grade je mehr man ihn so gerieben hatte, und ebenso entwickelt Reiben der Arznei-Substanz und Schütteln ihrer Auflösung (Dynami-*

sation, Potenzirung) *die medicinischen, in ihr verborgen liegenden Kräfte und enthüllt sie mehr und mehr, oder vergeistiget vielmehr die Materie selbst, wenn man so sagen darf.*
Sie bezieht sich aus diesem Grunde bloß auf die Erhöhung und stärkere Entwickelung ihrer Macht, Veränderungen im Befinden der Thiere und Menschen hervorzubringen, wenn jene Naturkörper in diesem verbesserten Zustande der lebenden, empfindenden Faser ganz nahe gebracht werden, oder dieselbe berühren (beim Einnehmen oder Riechen); so wie ein Magnet-Stab, vorzüglich wenn seine magnetische Kraft verstärkt (dynamisirt) worden, in einer, dessen Pol nahe liegenden oder ihn berührenden Stahlnadel, nur magnetische Kraft erzeugt, den Stahl aber in seinen übrigen chemischen und physischen Eigenschaften nicht ändert, auch keine Veränderung in andern Metallen (z. B. im Messing) hervorbringt; eben so wenig, als die dynamisirten Arzneien auf leblose Dinge irgend eine Wirkung ausüben.

Im **§ 270** geht es in aller Ausführlichkeit um die **Q-Potenzen,** die Hahnemann in seiner Pariser Zeit entwickelt hatte. Ich habe die Zubereitung derselben bereits im Kapitel »Homöopathische Pharmakopoë« erläutert.

§ 271 ermahnt den Arzt noch einmal, die **Arzneien selber herzustellen.** Allerdings steckt hier noch eine interessante Erläuterung zum Thema Verreibung mit drin: Hahnemann sagt, dass man statt des Pflanzensaftes auch die frische Pflanze nehmen kann in diesem Falle einige Gran davon mit dreimal 100 Gran Milchzucker im Mörser mischt und verreibt, das heißt die Dynamisation bis zur millionsten Potenz (**C3**) in Verreibungsform ausführt und dann zu flüssigen Potenzierung übergeht. Dieses Verfahren habe man auch *mit den übrigen, rohen Arzneistoffen trockner und öliger Natur zu beobachten.*

- Was die trockenen Globuli angeht, so heißt es, dass eines davon ausreiche, um eine akute Krankheit zu heilen, man lege es nur trocken auf die Zunge. Will man mehr Kraftentwicklung, so verreibe man das Kügelchen in Milchzucker, löse es in Wasser auf und verschüttele jedes Mal vor dem Einnehmen aufs Neue. So erhält dieselbe Arznei mehr Kraft, mehr »Power«, wie man heute sagt.

- Nie gebe man mehr als eine Arznei zur gleichen Zeit.

Es finden sich genug Beispiele in der Natur, wo zwei Substanzen, die offenbar miteinander gar nichts zu tun haben, eine dritte Substanz ergeben, die von den beiden Ausgangssubstanzen völlig verschieden ist. Man darf annehmen, dass zwei Arzneien, die zur gleichen Zeit im Organismus wirken, einen Effekt haben, der ganz verschieden ist von einer einfachen Addition der Effekte beider Einzelsubstanzen. Die Isolierung »aktiver Substanzen« aus der Pflanze, in Gestalt von Alkaloiden usw. ist auch keine gute Idee, die Zubereitung ist hier nicht einheitlich, und die Prüfungen mit der ganzen Pflanze können nicht einfach auf ihre Alkaloide übertragen werden. Überhaupt: *Es ist nicht einzusehen, wie es nur dem mindesten Zweifel unterworfen sein könne, ob es naturgemäßer und vernünftiger sey, nur einen einzelnen, einfachen, wohl gekannten Arzneistoff auf einmal in einer Krankheit zu verordnen, oder ein Gemisch von mehreren, verschiednen.* Im Grunde ist diese Vielhuberei nur Ausdruck mangelnder Materia-medica-Kenntnis. Die beste Abhilfe ist engagiertes Studium der Arzneimittellehre, da wird man es bald nicht mehr nötig haben, mit Komplexmitteln herumzuquacksalbern.

- Die Gabe einer einzigen Arznei hat darüber hinaus den Vorzug, dass man genau einschätzen kann, welche Arznei die Heilung nun vorangebracht hat und welche nicht.

Folgt man dagegen den Regeln der Homöopathie, wird man bald ausreichend Erfahrungen sammeln können, die auf festem theoretischen Grund aufgebaut sind. Arzeimittelbilder und Indikationen werden durch klinische Erfahrungen erweitert. Vergessen wir nicht, dass neue Symptome, die nach der Gabe des Simillimums auftreten, dem Kranken durchaus zum Vorteil gereichen, schließlich stimulieren sie seine Abwehrreaktionen und bestätigen die Wahl des richtigen Mittels.

§ 275 spricht davon, dass die Homöopathizität der Gabe nicht nur von der Wahl der Arznei abhängt, sondern ebenso von der **richtigen Dosis** derselben. Gibt man eine zu starke Dosis des wahrhaft homöopathischen Mittels, wird die Lebenskraft über Gebühr aufgeregt und kann ernsthafte Läsionen oder funktionelle Symptome an den Sollbruchstellen des Organismus hervorrufen.

- Ist die Gabe zu stark oder wird sie zu oft wiederholt, werden die unangenehmen Folgen für den Patienten umso größer sein, je passender die Arznei insgesamt und je höher ihr Dynamisationsgrad ist.

Vermeiden wir also diese Irrtümer, wenn wir das Leben des Patienten oder seine grundsätzliche Heilbarkeit nicht aufs Spiel setzen wollen. Auch wenn die natürliche Krankheit ausgelöscht ist, kann eine Arzneikrankheit zurückbleiben, die dann weit schwerer anzugehen ist.

So etwas sieht man natürlich dauernd in der Schulmedizin, nach großen Dosen Quecksilber bei der Syphilis kamen früher die »Mercurialkrankheiten« zum Vorschein, die häufig unheilbar waren. Auch heute sieht man das noch bei der Malariabehandlung mit Chinin, wo die Kranken sich oft lange Zeit mit den Wirkungen der Medikamente herumschlagen müssen. Schon Hahnemann sprach vom »Chinismus«, der Leber und Milz schwer angreife, und wie schwer es sei, solche tiefreichenden Läsionen wieder rückgängig zu machen. Oder denken wir an die ganzen chronischen Störungen, die durch Beruhigungsmittel, Antibiotika und am fürchterlichsten durch Cortison hervorgerufen werden, unheilbare Zustände, die man vermeiden sollte.

- Zusatzmaßnahmen, andere Medikamente, »Begleittherapien« usw. sind in den allermeisten Fällen unnötig.

Was früher die Schröpfköpfe und Aderlässe waren, sind heute die Stärkungsmittelchen, Vitamine, Zinktablettchen usw. Die homöopathische Arznei, wenn sie denn gut gewählt und in der Gabe angemessen ist, ist alles, was die Krankheit braucht.

Hahnemann sagt: *Aus gleichem Grunde, und da eine wohl dynamisirte Arznei, bei vorausgesetzter, gehöriger Kleinheit ihrer Gabe, um desto heilsamer und fast bis zum Wunder hülfreich wird, je homöopathischer sie ausgesucht war, muss auch eine Arznei, deren Wahl passend homöopathisch getroffen worden, um desto heilsamer sein, je mehr ihre Gabe zu dem für sanfte Hilfe angemessensten Grade von Kleinheit herabsteigt.* Diese Worte sind so wichtig, dass wir sie in voller Länge wiedergeben. Dieser »Grad von Kleinheit« bezieht sich auf die Potenzierung, die Dynamisation der Arznei, die immer wirkkräftiger wird, je höher die Potenz ist, weil sie sich immer mehr der dynamischen Natur des Lebensprinzips annähert. Theoretische Spekulationen helfen hier nicht weiter, die Erfahrung wird den Arzt lehren, wie er sich in jedem Einzelfall zu verhalten hat. Eben deshalb ist die Medizin zum großen Teil eine Kunst!

3.40 Überlegungen zu den Paragraphen 269 bis 271

A: In diesen Paragraphen führt Hahnemann die **LM-Potenzen** ein, ein weiterer Geniestreich des Meisters.

B: In erster Linie wird so ein technisches Problem bei der Herstellung von Hochpotenzen gelöst, die von Hahnemanns Schülern bereits angewandt wurden. Aber es wird auch die Idee der **Transmutation** berührt, der Erweckung der schlafenden Arzneikräfte durch die Methode der Arzneizubereitung.

C: Die einfachen Prozeduren der **Verreibung** und **Verschüttelung** unter Beachtung eines genauen Verhältnisses von Arzneisubstanz und Lösungsmittel, führen zur Umwandlung materieller Strukturen in Energie.

D: Ein weiterer Trick ist die **Verreibung mit Milchzucker** bis zur C3 und die Weiterverarbeitung im Verhältnis 1:50 000 in flüssiger Form.

E: Dieses Prozedere verhilft jeder Arznei zu einer **ansteigenden Reihe von Dynamisationsgraden,** die aufgrund von Naturgesetzen in der Lage sind, biologisch-pharmakologisch zu wirken und organische Prozesse zu beeinflussen.

F: Das gilt auch, wenn die betreffende Substanz im **Rohzustand inert ist.**

G: Diese **neuen Dynamisationen** erlauben die wiederholte Gabe des Mittels, dies wird vor allem bei akuten Fieberzuständen oder persistierender Symptomatik der Fall sein. In der Mehrzahl der Fälle aber reicht ein Kügelchen der LM-Potenz trocken auf die Zunge gelegt. Ist die Heilung damit nicht vollständig erreicht, gibt man dieselbe Arznei in einem höheren LM-Potenzgrad.

H: Bereits im § 3 ist von den Arzneikräften die Rede, es kann also nicht erstaunen, dass die LM-Potenzen keine materiellen Wirkungen haben sollen, sondern »geistartige«.

I: Hahnemann **warnt vor hohen C-Potenzen bei geschwächten Patienten,** oder solchen, deren Lebenskraft unangemessen reagiert. Hier kann die Reaktion auf das Mittel heftig und gefährlich sein.

J: Es ist ebenfalls erwähnenswert, dass der Gedanke der Verkleinerung der Gabe, der Hahnemanns Frühzeit beherrschte, offenbar kaum noch eine Rolle spielt, sondern dass der **dynamische, geistartige Charakter der potenzierten Arzneien** jetzt ganz im Vordergrund steht.

K: Das Unwahrscheinliche, dass diese **hohen Potenzstufen** umweht, löst sich in Nichts auf, wenn wir die Wirkungen der Arzneien in der Praxis kennen lernen.

Ich benutze LM-Potenzen nunmehr seit über 30 Jahren in einer trockenen Einzelgabe oder in Wasser aufgelöst und wiederholt gegeben, wenn nötig, und die Ergebnisse sind mehr als zufrieden stellend.

3.41 Paragraphen 279 bis 291

§ 279 weist darauf hin, dass bei Krankheiten, bei denen keine großartige Gewebszerstörung vorliegt und kein dominantes Miasma die Ursache ist, eine Gabe der Arznei in relativ **niedriger Potenz** hinreicht, um das Übel zu beheben, auch wenn dieses schon chronischen Charakter angenommen hat. In unserer Zeit sieht man so etwas gerne bei Folgen allopathischer Therapie, nach Antibiotikagabe z. B., wo das Symptomenbild erst nach der allopathischen Therapie entstanden ist und nach niedriger Potenz der passenden Arznei gewöhnlich problemlos verschwindet.

In den folgenden Paragraphen behandelt Hahnemann die Frage der **Dosierung**, der **rechten Gabe** noch einmal. Das ist ja eine Sache, an der sich die Kollegen der alten Schule als erstes stoßen. Die Kranken sind freilich für diese hohen Verdünnungen außerordentlich empfindlich. Das Wunderbare an der Wirkung des Simillimums ist ja, dass es genau auf die Partien zu wirken scheint, die ohnehin schon vom Organismus für die Krankheit ausgesucht worden sind, auf die Teile des Organismus also, die sich bereits in einem veränderten Schwingungszustand befinden. Möglicherweise sind diese Abschnitte deswegen besonders empfänglich für die Wirkungen der Arznei. Aus dieser Sichtweise heraus erklärt sich auch Hahnemanns Annahme, dass *das dynamisch-feindlich auf das Lebens-Princip Ausgeübte, das Wesentliche dieser äußern Zeichen innern, bösartigen Miasms ist,- was bloß durch Einwirkung einer homöopathischen Arznei auf das Lebens-Princip auszulöschen ist, die dasselbe aber auf ähnliche Weise stärker afficiret und ihm so das Gefühl des innern und äußern geistartigen Krankheits-Feindes entzieht, dergestalt, dass dieser dann für das Lebens-Princip (für den Organismus) nicht mehr existirt und so den Kranken frei vom Uebel und geheilt entlässt.*

In diesem Paragraphen erklärt Hahnemann wohl am besten das **Wie der Wirkung des Simillimums.**

Im § 283 fährt er fort: *Um nun ganz naturgemäß zu verfahren, wird der wahre Heilkünstler seine, für alle Rücksichten bestens gewählte, homöopathische Arznei, auch schon deßhalb nur in so kleiner Gabe verordnen, damit, wenn ihn ja einmal menschliche Schwäche verleitet hätte, eine unpassendere Arznei anzuwenden, der Nachtheil von ihrer, der Krankheit unangemessenen Beschaffenheit nur so gering sein könne, dass er durch die eigne Kraft des Lebens und durch alsbaldige Entgegensetzung (§. 249) des nun, nach Wirkungs-Aehnlichkeit passender gewählten Heilmittels (ebenfalls in kleinster Gabe) schnell wieder ausgelöscht und gut gemacht werden könne.*

Im § 284 bezeichnet Hahnemann die Körperregionen, die zur **Aufnahme der Arznei** am besten geeignet seien: der Mund und die Schleimhäute des Verdauungstrakts sowie des Atemtrakts. Bei sehr alten Leiden kann sich der Arzt auch behelfen, indem er dieselbe Arznei, die er innerlich gibt, auch einreiben lässt, um Schmerzen oder Krämpfe zu lindern oder auch Hautausschläge. Das sollte nicht übertrieben werden oder falsch ausgelegt, als könnte man jetzt wer weiß was noch dazu verordnen: die Individualität der Arznei, die Kleinheit der Gabe sind unverzichtbar! In der Anmerkung zu § 284 sagt Hahnemann zudem, die beste Art, einem Säugling die Arznei zu verabreichen, sei, diese der Mutter zu geben. So wie sich mit der Milch auch Krankheiten übertragen lassen, lassen sich eben auch Arzneien übertragen. Eine andere Bemerkung in dieser Fußnote bezieht sich auf die pränatale Prophylaxe, dass nämlich die antimiasmatische Behandlung gerade in der Schwangerschaft von großem Wert sei.

▷ Die Ansprechbarkeit der Mutter, was die Abarbeitung miasmatischer Belastung betrifft, scheint in der Schwangerschaft besonders gut zu sein, und die Auswirkungen auf die Gesundheit des Kindes sind beträchtlich.

In der Stillperiode ist das Kind sozusagen die Fortsetzung der Mutter mit anderen Mitteln. Über die Bedürfnisse des Kindes können wir etwas über die Bedürfnisse der Mutter erfahren. Die Symptome, die das Kind hat, sind sozusagen Symptome der Mutter, die es im Kind ausdrückt, das »Fleisch von ihrem Fleische« ist. Die Arznei wird diese Symptome in der Mutter wieder auftreten lassen, und wenn sie hier auf eine Reaktion der Lebenskraft stoßen und geheilt sind, gelangen diese positiven Signale über die Milch zum Kind. Häufig ist die Befragung der Mutter überflüssig, es reicht, die Geschichte des Kindes aufzunehmen, so wie es vor der Geburt umgekehrt war. Die konstitutionellen Symptome des Kindes stimmen mit denen der Mutter überein, und so wirkt die Arznei in Mutter und Kind gleichermaßen. Die jeweiligen Arzneien für Mutter und Kind sind nie inkompatibel. Ein solches Ergebnis der Fallaufnahme wäre in jedem Fall ein Irrtum. Diese Periode ist überdies die beste Gelegenheit, dem neuen Erdenbürger eine antipsorische Kur mit auf den Weg zu geben, bevor die Psora noch ihr Haupt erheben kann. Hahnemann sagt stolz und mit Recht: *Dies ist so wahr, dass die Kinder so behandelter Schwangeren gemeiniglich weit gesünder und kräftiger auf die Welt kommen, so dass jedermann darüber erstaunt. Eine neue Bestätigung der großen Wahrheit der, von mir aufgefundenen Psora-Theorie.*

Die **§§ 287 ff.** beziehen sich auf andere unwäg- und zumindest zu Hahnemanns Zeiten **unmessbare Kräfte,** die zur Therapie eingesetzt werden können, und denen Hahnemann durchaus aufgeschlossen gegenübersteht. Der Einsatz solcher Kräfte kann durchaus im Einklang mit den Gesetzen der Homöopathie erfolgen. Solche Kräfte sind der Magnetismus, die Elektrizität, Galvanismus, die alle fraglos auf das Lebensprinzip einen Einfluss haben und dieses zu einer Reaktion veranlassen können. Auch hier gilt, dass der Einsatz gegen die homöopathischen Grundregeln für den Patienten gefährlich werden kann, nur palliativ wirkt oder gar isolierte Symptome unterdrückt mit allen negativen Konsequenzen.

Schon zu Hahnemanns Zeiten sind solche Phänomene beobachtet worden, und in der »Reinen Arzneimittellehre« finden sich die Prüfungen der Magnetpole, wobei auch im »Organon« darauf hingewiesen wird, dass der Nord- und Südpol durchaus verschiedene Wirkungen haben. Ist einer von beiden bei einem Kranken angezeigt, können Heilwirkungen erzielt werden, die Dosis entspricht hier der Zeit, der der Kranke der Wirkung des magnetisierten Eisens ausgesetzt ist. Sind die Wirkungen zu stark, empfiehlt Hahnemann das Auflegen einer polierten Zinkplatte.

Schließlich geht es noch um den Mesmerismus oder tierischen Magnetismus, den Hahnemann für ein *wundersames, unschätzbares, dem Menschen verliehenes Geschenk Gottes* hält, *mittels dessen durch den kräftigen Willen eines gutmeinenden Menschen auf einen Kranken durch Berührung und selbst ohne dieselbe, ja selbst in einiger Entfernung die Lebenskraft des gesunden mit dieser Kraft begabten Mesmerirer in einem andern Menschen dynamisch einströmt, (wie einer der Pole eines kräftigen Magnet-Stabes in einen Stab rohen Stahls)* [Diese Lebenskraft]*wirkt auf verschiedene Weise: indem sie in dem Kranken teils die hie und da in seinem Organismus mangelnde Lebenskraft ersetzt, teils die in andern Stellen allzu sehr angehäufte und unnennbare Nervenleiden erregende und unterhaltende Lebenskraft ableitet, mindert und gleicher verteilt.* Der Meister ist der Ansicht, dass solche Kräfte häufig zu Besserung oder gar Heilung führen, und dass es Personen gibt, die eine große Menge dieses Magnetismus wie eine Gabe mitbekommen haben. So lassen sich die vielen Geschichten von der Wiedererweckung Scheintoter oder sonstiger Wunderheilungen erklären. Solche Spektakel sind vom Scharlatinismus oder von der Parapsychologie nur Millimeter entfernt, und können von genauester Beobachtung und experimenteller Überprüfung nur profitieren. Hahnemann sah in solchen Phänomenen nur eine Bestätigung der dynamischen Natur von Arznei und Krankheit.

3.42 Das »Organon« in der homöopathischen Praxis

Nachdem wir nun alle Themen des »Organon«, wie sie in den Paragraphen auftauchen, abgehandelt haben, wenn natürlich nicht erschöpfend, werfen wir einen Blick auf die ganz praktische Bedeutung, die dieses Buch für den Arzt hat. Es sind sozusagen die »Take-home-messages«, die wir noch einmal zusammenfassen wollen.

1. Behandle erst homöopathisch, wenn du die Philosophie, die dahinter steht, begriffen hast. Versuche, erst einmal zu verstehen, was Gesundheit und was Krankheit ist.
2. Verschreibe nur Arzneien, die diesen Namen auch verdienen. Vergewissere dich, dass sie geprüft sind am gesunden Menschen, und dass ihre Arzneiqualitäten bekannt sind.
3. Denke daran, dass du mit dynamischen Entitäten zu tun hast, die auf andere dynamische Entitäten wirken sollen. Beide Arten dynamischer Entitäten, die Arznei und die Krankheit, müssen übereinstimmen.
4. Erwarte ein Ergebnis nach Maßgabe der Möglichkeiten des Individuums, auf das die Arznei wirken soll.
5. Bedenke bei jedem Fall die miasmatische Grundlage bzw. die konstitutionelle Pathologie, die die aktuelle Symptomatik notwendig hervorgebracht hat.
6. Passe die Potenzstufe der Ebene an, auf der sich das Leiden des Patienten abspielt.
7. Unterscheide zwischen dem, was der Medizin anheim fällt, und dem, was eher Chirurgie oder gute Pflege erheischt.
8. Gebrauche Psychotherapie, wo es angebracht ist, sieh nicht allzu sehr auf allopathische Medikamente herab, vergiss andere Hilfsmittel wie z. B. Hygiene und Diät bei deiner Therapie auf keinen Fall.
9. Unterscheide akute Krankheiten oder Miasmen von falschen, iatrogenen chronischen Kranken und wahren chronischen Krankheiten oder Miasmen.
10. Suche und definiere die charakteristischen Symptome, die dem dominanten Miasma entsprechen. Widme deine Aufmerksamkeit dann besonders diesem Miasma.
11. Mache dich auf die Manifestierung eines oder mehrerer anderer latenter Miasmen nach deiner Verschreibung gefasst.
12. Warte die Wirkung deiner Verschreibung ab, Minuten, Stunden, Tage, je nach Fall, bevor du irgendetwas anderes unternimmst.
13. Verwende für die Arzneiwahl keine Parameter, die mit der Homöopathie nichts zu tun haben (Laborwerte etc.).
14. Vergiss nicht, dass bei nahezu jeder echten Krankheit auch Geistes- und Gemütssymptome vorhanden sind. Diese aber sind Folge der Störungen des Gesamtorganismus und haben demzufolge ihre Entsprechungen im eigentlich Organischen.
15. Mach nicht aus jedem Kranken einen Neurotiker. Glaube nicht, dass jedes Leiden nur das Ergebnis psychologischer Verirrungen sei.

⑯ Die Lehre von den Chronischen Krankheiten, den Miasmen, ist der Rahmen, auf dem jede Pathologie aufzuspannen ist, besonders natürlich bei den chronisch Kranken, aber auch bei den Akutfällen.

⑰ Die miasmatische Grundverfassung, die Hahnemann als Psora identifiziert, lässt sich mit einiger Klarheit nur verstehen, wenn man sich das Buch von den »Chronischen Krankheiten« zu Gemüte führt.

⑱ Kenntnis der Materia Medica ist oberstes Gebot. Aber auch Sorgfalt im Umgang mit den Arzneien, Wissen um ihre ordnungsgemäße Herstellung und Vermeidung all dessen, was ihre Qualität beeinträchtigen könnte.

⑲ Vermische nie Therapien verschiedener Provenienz. Wenn du Homöopathie gibst, gib nichts anderes.

⑳ Unizismus, die Gabe einer einzelnen Arznei, ist Pflicht!

㉑ Vergiss nicht, dass nur die Zentesimalskala und die LM-Potenzen vom Meister autorisiert sind.

㉒ Innerhalb der vitalistischen Lehre der Homöopathie gebrauche immer Arzneien im Bereich des nicht mehr Messbaren, des Infinitesimalen. Aber immer nur nach dem Gesetz der Ähnlichkeit!

4. Praktische Anwendung der Miasmenlehre

4.1 Ein neuer Zugang zur Homöopathie

Die Homöopathie ist eine Synthese all dessen, was die großen Meister der Medizin durch die Jahrhunderte hindurch als grundlegende Prämissen hinterlassen haben für diese wissenschaftliche Kunst des Heilens.

Hippokrates, der Vater der Medizin, steht für die Bedeutung genauester Beobachtung der krankhaften Erscheinungen, der Zeichen auch, die den Genesungsprozess anzeigen. Die Natur ist hier der beste Arzt. Hippokrates fordert, »vor allem keinen Schaden zuzufügen (primum nil nocere)« und zeigt schon im 5. vorchristlichen Jahrhundert die beiden Wege auf, der Natur bei ihrem Heilprozeß beizustehen: den der »contraria« bei Leiden, die offensichtlich aus externen Ursachen heraus entstanden sind, und den der »similia«, insbesondere bei Krankheiten, die als Ergebnis einer Verstimmung der Dynamis gelten können und sich von innen nach außen fortentwickeln.

Galen entwickelt im 1. Jh. n. Chr. in seiner analytischen, wagemutigen und brillianten Art besonders die Chirurgie und die palliative Behandlung weiter, auf der Grundlage des Systems der contraria. Auch seine Definition von Therapie hat sich erhalten: »Die offensichtliche Notwendigkeit einer determinierten Wirkung«.

Im selben Jahrhundert kritisiert Dioskorides scharf die mangelnde Kenntnis der Wirkung der Arzneien, und forderte, dass man jedes Medikament genau studieren und kennen müsse, bevor man es einsetze. Es dauerte dann bis zum 19. Jh., bis Claude Bernard die experimentelle wissenschaftliche Medizin mit pathophysiologischer Orientierung begründete.

Hahnemann beobachtete wie viele andere Ärzte seiner (und unserer) Zeit, dass einige Krankheiten durch andere, die ihnen zeitlich nachfolgen, geheilt werden. Er ahnte das Gesetz, das diesen Phänomenen zugrunde liegt, und bestätigte es in der Prüfung der Arzneien am gesunden Menschen. So erfüllte er die Forderungen des Dioskorides und verwirklichte, was Haller nur wenig vor Hahnemann bereits angedacht hatte. Auf diesem experimentellen Weg, der seither tausendfach beschritten worden ist, konnte die heilende Wirkung der ähnlichen Arznei belegt werden, ebenso wie die kurative Tendenz der vis medicatrix naturae.

Jenseits einer individualisierten Kenntnis von der Arznei, bereichert uns die Arzneiprüfung mit dem Wissen um die Krankheitsindividualität, um das also, was J. P. Tessier im 18. Jh. in den Aphorismus fasste: »Jedes Individuum erkrankt seiner Art gemäß, und innerhalb seiner Art seiner eigenen Natur gemäß.«

Ein anderer Zeitgenosse Hahnemanns, Trousseau, prägte die Idee der Diathese als einer »angeborenen oder erworbenen, grundlegenden und unabänderlich chronischen Prädisposition, aufgrund derer der Form nach vielfältige Symptome entstehen, die dem Wesen nach aber alle dasselbe sind.« Hahnemann gab nur drei große krankhafte Prädispositionen an, die er **Miasmen** nannte wegen ihrer pathologischen Dynamik, die an die neuzeitliche Idee des Virus erinnert. Diese drei Diathesen entsprechen den drei ursprünglichen Formen (Hypo-, Hyper- und Dys-) jeder funktionellen oder pathophysiologisch-anatomischen Veränderung.

> Die Prüfung der Arzneien stellt die Reaktion des Organismus, auf körperlicher wie auf psychischer Ebene in den Vordergrund, ebenso wie das Dynamische an der Krankheit, die sich aus den Energien des Menschen entwickelt und durch die Energie der ähnlichen Arzneien (der *quinta essentia* des Paracelsus) geheilt wird.

So stellt sich die Hahnemannsche Methode als gleichermaßen experimentell offen wie paradigmatisch geschlossen dar. Ihre Grundlage widersteht jeder kritischen Analyse, und gleichzeitig wächst und gedeiht sie unter Einbeziehung neuer wissenschaftlicher Erkenntnisse. In ihrer Universalität, ihrer Perfektion hat sie alles Grundlegende, alles an transzendentaler Erkenntnis sowohl der antiken Meister wie der großen Ärzte der Neuzeit geerbt, sich einverleibt und vereint in klarster Dialektik und strengster Empirie.

Die Homöopathie stellt deshalb das Resümee all dessen dar, was in der langen und bunten Geschichte der Medizin immer unzerstörbar war...weil es die Wahrheit ist!

4.2 Einiges zur klinischen Propädeutik

▶ Es ist außerordentlich wichtig, auf die Beziehungen zu achten, die die Krankheit des Patienten zu seiner Umgebung hat, zum Kontext, in dem er lebt.

Die unmittelbarste Umgebung wird in den meisten Fällen die Familie sein. Die Familie, im Idealfall die Verlängerung jedes ihrer Mitglieder, spiegelt sich ebenso in jedem einzelnen Mitglied wider. Die Transzendenz dieser Grundformation der Gesellschaft ist so mächtig, dass sie die **Charakteristika** ganzer Völker prägt, etwa in dem Sinne, wie man zu sagen pflegt: das Individuum ist für die Familie, was die Familie für die Gesellschaft ist. Jedes Volk hat bestimmte Eigenheiten, Idiosynkrasien, die von einem Individuum zum andern, von einer Generation zur nächsten weitergegeben werden in Form von Gewohnheiten, Sitten, Traditionen, die in ihrer Gesamtheit den Volkscharakter schließlich ausmachen. Solche Charakteristika umfassen Eheregeln, Nahrungsgewohnheiten, Riten usw., die der Gesundheit des einzelnen Individuums durchaus nicht immer zuträglich sein müssen. Sie können sogar seine persönliche Freiheit einschränken oder aufheben, oder es Anstrengungen oder Aufregungen unterwerfen, die die physische und moralische Integrität aufs höchste gefährden (Schädel- oder Extremitätendeformationen, besondere Mutproben, Bevorzugung bestimmter Fähigkeiten zum Schaden anderer etc.).

All das figuriert unter »ethnische Merkmale«, und nicht selten finden sich typische Erkrankungen, die damit im Zusammenhang stehen und sich entsprechend schwer bekämpfen oder verhindern lassen. Denken wir nur an die Zwangsernährung, wie man sie bei Bewohnern von Wüstenregionen findet, oder jene bettelarmen Regionen, wo die Menschen von Körnern, Wurzeln und Insekten leben, an die Eskimos, die sich in der Hauptsache von Fett, Fisch und Fleisch ernähren. Bestimmte Moden in Kleidung und Schmuck können Organfunktionen mechanisch behindern, irgendwelche althergebrachten Traditionen können auf das übelste unhygienisch sein etc. Denken wir also an Hippokrates' ausführliche Würdigung der Ernährungsgewohnheiten, die gerade heutzutage wieder von höchster medizinischer Bedeutung sind. Ohne dabei freilich in Extreme zu verfallen oder irgendwelche abstrakten Dogmata aufzustellen, sondern immer im Hinblick auf die besondere Individualität des Patienten.

Aber nicht nur die ökologische Umwelt beeinflusst die Gesundheit, sondern auch die Ausdünstungen der Sümpfe, die Härte der Bergwelt, die Gefahren des Dschungels, die vielen Verunreinigungen von Luft und Wasser, die Konservierung von Nahrungsmitteln, das Einfrieren, der Zusatz künstlicher Aromata usw., die die Nahrung denaturieren und pervertieren. Eine schleichende Verschlechterung der allgemeinen Volksgesundheit ist die Folge solcher Gewöhnung an den Genuss künstlicher Substanzen, die die »Nahrungsmittelindustrie« uns aufzwingt, von der Babymilch bis zu den raffiniertesten Gaumenfreuden. In allen diesen Produkten nehmen diese Substanzen, verschämt »Nahrungsmittelzusätze« genannt, zu, sie setzen sich im Organismus fest und zwingen unsere Lebenskraft zu einer Anpassung, die nicht immer ausreicht. Nicht selten sind ernste chronische Störungen das Resultat. Alle Einzelheiten aufzuzählen, die in diesem Zusammenhang von Wichtigkeit sind, überstiege den Rahmen dieses Buches. Wir weisen einfach darauf hin, dass diese industrialisierte

Nahrung eine der möglichen Ursachen für Krankheit ist.

Unter **Umwelt** ordnen wir auch andere Faktoren ein, die besonders auf der psychologischen Ebene wirksam werden. Wie viele Kinder wachsen in einer stabilen Familie auf? Nicht ohne Grund halten die meisten der heutigen Soziologen und Psychologen Familienprobleme in der Kindheit für die Hauptursache späterer Neurosen oder Verhaltensstörungen. Forscher, die sich mit den verschiedenen Familienstrukturen befassen, weisen immer wieder auf die Häufigkeit eigentlich insuffizienter Strukturen hin. Dabei beginnt jedes Individuum seine Persönlichkeitsentwicklung im Umfeld und unter Einfluss der Familienmitglieder, des Vaters, der Mutter, der Geschwister, der Bekanntschaften der Familie. Jedes dieser vorgelebten Muster wird ein Modell, wie man leben kann, ein Beispiel, dem man folgen kann, das Maß, das die Seinsform des wachsenden Individuum am deutlichsten bestimmt, und das mit seiner Bestimmung im Einklang sein kann oder eben nicht, mit seinem innersten Wunsch, der in seiner fundamentalen Struktur, oder sagen wir schlicht, in seinem Geist, angelegt ist. Je nach Grad der Übereinstimmung wird er sich entweder verloren oder bestärkt fühlen, jedenfalls für eine bestimmte Zeit seines Lebens. Anschließend wird er versuchen, eine Seinsform zu finden, die mit seinem inneren Fühlen und Wollen mehr in Einklang steht, als die, die ihm anerzogen wurde. Ist der Unterschied sehr groß, kommt es zur Revolte, und diese wird geprägt sein vom Temperament des Betreffenden. Sein Leben wird von nun an so etwas wie die Auffaltung, die Erklärung dieses Moments des Bruchs sein. Ist die Bewusstheit der mangelnden Kongruenz der bisherigen Lebensweise mit der eigentlichen Bestimmung nur zaghaft, oder bleibt sie gar im Unterbewussten stecken, wirkt die Spur einer solchen schiefen Anpassung weiter und nagt und produziert schließlich Krankheit. Und die Symptome werden sich ebenso schleichend einstellen, so zögernd, wie der nicht oder mangelhaft vollzogene Bruch der anerzogenen Gussform, und vielleicht erst Monate und Jahre später sichtbar werden, bis es manchmal keine Möglichkeit mehr gibt, sie zu beeinflussen.

Nehmen wir z. B. den Sohn oder die Tochter, der von einem Augenblick zum anderen ein hysterisches, schockierendes Verhalten an den Tag legt und seine Erzeuger vor den Kopf stößt. Er versucht einfach, mit dem heimischen Herd zu brechen, der offensichtlich doch nicht der Garten Eden ist, für den er ihn in der Kindheit gehalten haben mag. Der Bruch ist notwendig, damit das Kind neue Wege gehen kann, er wird erleichtert durch schwärmerische Pläne oder irgendeine farbenprächtig ausgemalte Zukunft, die zwar völlig unklar und unsicher ist, aber in jedem Fall dem bisherigen Leben vorgezogen wird. Im andern Fall wird dieses Auseinander driften der Wege wohl gefühlt vom Kind, es unternimmt aber nichts, und der Frust bahnt sich nun mühsam im Unbewussten seinen Weg über ständige Streitereien oder Dummheiten aller Art, deren Sinn niemand versteht.

Der **Einfluss des Familienklimas** ist erheblich, denken wir nur an den diktatorischen Vater, die gluckende Mutter, den neidischen Bruder, den Konkurrenzkampf zwischen all diesen, auch wenn er nichts unbedingt Pathologisches hat, Intelligenz- oder Temperamentsunterschiede, auf die die Familie entweder missbilligend oder ermunternd reagiert usw. So können Kinder bis ins Erwachsenenalter über eine unreife Infantilität nicht hinausfinden, oder aber schon früher als üblich reif sein und Etappen in der Entwicklung überspringen, die für eine allseitig entwickelte Persönlichkeit eben auch wichtig sind, das Spielalter, eine unbeschwerte Jugend etc. Denken wir in diesem Zusammenhang auch an die Alten, die von ihren siegreichen Söhnen links liegengelassen werden und in der Familie angesehen werden wie leere Hülsen, die zu nichts mehr nutze sind. Dann die ganzen Eheprobleme, die ganz verschieden sein können in verschiedenen Ethnien, und mit diesem ganzen Gemisch aus Frustration, Vorwurf, Neid usw. häufig Ursache sind für eine ganze Reihe von Symptomen.

Zweifellos hat jedes Individuum sein genetisches Kreuz zu tragen, und dieser Aspekt des Menschenlebens ist seit langem erforscht worden, beginnend mit Gregor Mendel im ausgehenden 19. Jahrhundert.

Das Atavistische ist eine der mächtigsten Kräfte im Leben des Menschen. Man könnte es als die Neigung bestimmen, zu einem ursprünglichen Sein zurückzukehren. Es sitzt nicht nur in der Morphe, sondern ebenso gut im Funktionellen und Pathologischen. Im Zusammenspiel der »persona« ist seine Bedeutung manchmal geradezu überwältigend, und schlägt sich besonders in Charakteristika nieder, die für den Betreffenden selbst häufig ziemlich ärgerlich sind, wie z. B. im Symptom des Nicht-Einverstandenseins mit sich selbst.

Zwei Konzepte sind hier unentbehrlich:

❶ Das **Konzept des Miasmas** als eines Existenzzustandes auf der Grundlage eines konstitutionellen Defektes, geistig oder körperlich, ebenso wie des Ausdrucks, der dynamischen Manifestierung, wie sie aus einem solchen konstitutionellen Zustand, aus einem solchen angeschlagenen Sein hervorgehen muss.

❷ Die **erkennbare Ursache** eines umrissenen klinischen Zustandes als Ausdruck einer solchen Anomalie oder eines solchen fehlerhaften Seinszustandes oder einer chronischen Krankheit, nämlich dier **Unterdrückung**. Von diesen beiden Konzepten ausgehend definieren wir den hereditären Anteil an der Pathologie, wie er sich aus Verlauf und Vorgeschichte des aktuellen klinischen Syndroms des Patienten ergibt.

Wir weisen noch einmal auf die Bedeutung des Verhaltens bzw. der bewussten oder unbewussten Motive für jegliche soziale Aktivität hin. Diese Aktivität, die Handlungen eines Individuums in bezug auf seine Mitmenschen sind das Resultat entweder eines bewussten Prozesses, oder Ergebnis einer impulsiven Reaktion, einer instinktiven Antwort, die im Unterbewussten als Folge früherer Erfahrungen, ideologischer Grundsätze usw. entsteht und zu Reflexhandlungen führt, in denen aber immer ein individuell je besonderer Charakter aufscheint.

Unsere Aufgabe als Kliniker bei der Zumessung des Einflusses solcher Faktoren auf Wohl und Wehe eines Patienten, ist es, die Adäquatheit oder Inadäquatheit der sozialen Handlungen zu beurteilen, in der Familie, auf der Arbeit, im jeweiligen Umfeld, innerhalb dessen sich die Aktivität des Individuums entfaltet, und die Auswirkungen, die diese sozialen Akte auf das Individuum selbst haben, auf sein inneres Ich, auf sein Bewusstsein. Danach werden wir unser Vorgehen festlegen.

Tatsache ist, dass wir in jedem Patienten, wenn wir uns nur eingehend genug mit ihm beschäftigen, entweder aktuell oder in der Vorgeschichte einen Konflikt entdecken in den Beziehungen zu den Menschen in seiner Umgebung. Einen Konflikt aber auch mit sich selbst, aufgrund von Frustrationen, die er sich entweder selbst eingebrockt hat oder anderen, die ihm nun die seinerzeit zugefügten Frustration wieder »zurückzahlen«, mit der Folge, dass das Individuum nun unter Gewissensangst, Zweifeln, ungelösten Problemen oder andauerndem Groll zu leiden hat. Die Vielfalt der Symptomatik, die sich aus solchen Ressentiments ergibt, liegt auf der Hand, und erheblich ist der Niederschlag, wenn denn zu Bewusstsein kommt, wie sehr man in puncto Ehrlichkeit, Moral usw. versagt hat, ja, zu welchen unrechten Handlungen man sich hat hinreißen lassen, ob sie nun unbedeutend oder schwer wiegend, unbeachtet oder vor aller Augen begangen sein mögen. Die Bewusstwerdung, das Bedenken solcher Akte schafft ein Ungleichgewicht in unserer Psyche, in unserem Willen und unseren Gefühlen, unserem Intellekt, und wirkt so als Ausgangspunkt körperlichen Leidens.

▶ Das Verhalten ist also für den jeweiligen existenziellen Zustand des Menschen von herausragender Wichtigkeit, es entscheidet über Gesundheit und Krankheit.

Untersuchen wir nun den **Einfluss des Miasmas auf das Verhalten**. Wir nehmen vorweg, dass die Korrektur des Verhaltens im wesentlichen auf die Tendenzen zielt, wie sie sich notgedrungen aus dem konstitutionellen Zustand des Individuums herleiten. So wie der Körperbau die Funktion des Organischen weitgehend bestimmt, so hängen die seelisch-geistigen Funktionen von konstitutionellen Faktoren ab, die in jedem Individuum gegenwärtig und wirksam sind. Dies wird übrigens nicht nur von der Homöopathie so gesehen, auch die Schulmedizin legt erblichen Faktoren große Bedeutung zu.

Vom Standpunkt der Miasmenlehre ist es nun die Art, die Konstellation, die Intensität der miasmatischen Belastung, die das Verhalten des Individuums im wesentlichen bestimmen. Wir sagen »bestimmen« wohlgemerkt, und das ist etwas anderes als »hervorbringen«. Das Miasma ist der bestimmende Faktor, die Wirkursache.

> Als Ärzte sind wir verpflichtet, erstens uns so genau wie möglich über diese Miasmen zu unterrichten, zweitens, in jedem Individuum abzuschätzen, wie weit sie sein Verhalten bedingen, und drittens ein Mittel zur Hand zu haben, das den miasmatischen Einfluss abschwächt und den Menschen im Körperlichen wie im Geistigen und Moralischen so weit davon befreit, wie es Reaktionsfähigkeit und Umstände zulassen.

Der Schluss auf die eigentliche Krankheit des Individuums ist dann das Ergebnis der Berücksichtigung der Individualität des Patienten, so weit wir sie in der aktuell »vorgetragenen« **Persönlichkeit** erkennen können in der gegenwärtig letzten Etappe seiner miasmatischen Krankheit. Ein solche Persönlichkeit kann variieren oder sich geändert haben oder immer dieselbe geblieben sein. Sie kann dem Patienten ermöglichen, sich als Mensch mit einwohnender Finalität darzustellen, oder ihn davon abhalten. Diese Persönlichkeit bietet uns als Ärzten nun eine Facette dar, die auch etwas mit unserer eigenen miasmatischen Belastung zu tun hat, schließlich versucht der Patient instinktiv, sich uns verständlich zu machen. Dann gilt es, die Facetten der Persönlichkeit in ihrer tatsächlichen Bedeutung einzuschätzen, die der Patient gerade besonders hervorhebt, um sich uns ähnlich zu machen, um die Verständigung mit uns zu erleichtern. Es gilt, das ganze Bündel organischer oder psychischer hereditärer Belastung in seinem Verhalten zu erkennen. Schließlich muss man auch wissen, wie ernst er es mit der Heilung eigentlich meint, man muss seinen Kontext kennen, muss wissen, ob dieser der Heilung zu- oder abträglich ist, muss einschätzen, wie weit die Pathologie fortgeschritten ist, und schließlich das Individuum mit größtmöglicher Genauigkeit in die Zeitlichkeit seiner Existenz einordnen, das heißt seinen zu erwartenden Schicksalsbogen abschätzen.

Was einer echten Krankheit eines Individuums die erkennbare Form verleiht, ist all das, was durch seinen Willen entweder zufällig oder von den Umständen bestimmt, es von seiner Bahn abbringt und von seiner existenziellen Bestimmung entfernt. All das ist objektiv sichtbar repräsentiert in den zahllosen Zeichen und Symptomen, die der Arzt in Funktion und Zustand der Organe erkennen kann, vom Gesichtsausdruck hin zu den Ausscheidungen, ebenso wie in der Art, zu fühlen, sich auszudrücken, sich selbst zu erkennen und sich gegenüber seinen Mitmenschen zu verhalten.

▶ Das Aufsuchen, die Erkenntnis, die Definition und die Gewichtung dessen, was wir oben aufgeführt haben und dessen Ausdruck die Symptome des Patienten sind, führt zur eigentlichen Krankheit, dem Objekt also unseres ärztlichen Handelns.

Aus alledem ergibt sich notwendig, dass die Arbeit des Arztes zwischen der klinischen, organischen Betrachtung und dem Blick für die Psychologie des Patienten pendelt, um das Geflecht zu erkennen, das zwischen der

Psyche und ihrer somatischen Manifestierung unzweifelhaft existiert, bzw. dem Konflikt und seiner Darstellung. Die Inadäquatheit einer geistigen, spirituellen Regung projiziert sich auf diese Leinwand des Körpers, auf den Verbund der Organe und Gewebe. Oder wenn man es noch materialistischer und moderner möchte, könnte man sagen, es gelte, die Schwierigkeiten des Organischen zu erkennen bei der Darstellung dieses inneren Ich, bzw. den Widerhall einer physischen Aggression im Seelischen.

Psychosomatik gilt innerhalb der Schulmedizin als der letzte Schrei. Die Homöopathie ist seit Anbeginn durch und durch psychosomatisch, hat sie doch durch die Prüfung der Arznei am Gesunden gelernt, wie sehr organische Störung und seelische Unordnung Hand in Hand gehen. Seelisch, jawohl, es gibt keinen besseren Ausdruck, die Seele eines Individuums spielt immer die erste Geige, und sie ist das erste, was sich unter dem Eindruck einer natürlichen Schädlichkeit verändert. Das Orchester folgt nur.

Das will nun nicht heißen, dass die Homöopathie die Psychosomatik als solche akzeptiert, aus dem einfachen Grunde, weil die Homöopathie ureigentlich psychosomatische Medizin *ist*, und anders gar nicht zu denken ist. Eine Therapie, die nur in der Gabe hochverdünnter Arzneien bestünde, wäre dennoch keine Homöopathie, wenn sie die seelische Verfassung ignorierte. Die homöopathische Arznei gründet sich einzig auf die Veränderungen des Seelischen, die sich allerdings nicht nur in Geistes- und Gemütssymptomen, sondern auch in organischen und Allgemeinsymptomen kundtun. Hier, im Seelischen, ist der Ort des Gleichgewichts oder Ungleichgwichts der Lebenskraft.

Bis zu welchem Punkt kann oder sollte der Arzt nun Psychotherapie einsetzen? Das ist eine ganz wichtige Frage, ein Aspekt unserer Zunft, der für den therapeutischen Erfolg von größter Bedeutung ist. Es gibt da großartige Wunderärzte, sehr beliebt bei ihren Patienten, die bewusst oder unbewusst Vertrauen einflößen, und die mit ein paar Worten, irgendeiner unbedeutenden Handlung oder gar mit schlichtem Wasser den Patienten so beeindrucken können, dass dieser sich tatsächlich deutlich besser fühlt. Charisma ist für jeden Heiler unentbehrlich. In seiner Aura, seinem Auftreten muss etwas sein, dass dem Patienten den nötigen Glauben vermittelt oder ihn zumindest bei der Stange hält. Psychotherapie hat zu allen Zeiten ganz unbestreitbaren Erfolg gehabt, von den großen Wunderheilern der Geschichte bis zu den zahllosen Ärzten, die sie fruchtbar verwenden konnten. Simon Magus, Rasputin, Paracelsus, Charcot, Freud, Jung und natürlich auch Hahnemann, als er die wissenschaftliche und auf der Arzneiprüfung gründende Therapie auch von psychisch Kranken ersann. Jeder Arzt passt sich automatisch an die Art und Weise seines Patienten an, versucht ihn einzuschätzen, abzutasten in seiner Psychologie, und aus dieser Anpassung des Arztes heraus, mit seinen ersten Worten schon, mit der gespannten Aufmerksamkeit, die er dem Kranken schenkt, beginnt die Therapie.

4.3 Die Anamnese

4.3.1 Definition

Die Anamnese ist die Möglichkeit und Vorgehensweise, um vom Patienten und in seinen Worten alles zu erfahren, was sein Leiden und seine Pathologie ausmacht. Dies umfasst die Empfindungen, die der Kranke für unnormal hält, ebenso wie Änderungen der Körperfunktionen, die er als störend oder ungewöhnlich erlebt.

Die Anamnese ist auch all das, was der Arzt vor dem Hintergrund seiner Erfahrung, seines Wissens, erfragt, um Auskunft zu erhalten über frühere Leiden moralischer, physischer oder seelischer Art. Manchmal umfasst ein solcher Bericht nur eine kurze Lebensspanne, manchmal die gesamte Existenz des Kranken oder zumindest große Zeiträume, die sich durch Ereignisse, die den Beginn der Krankheit angeben, oder durch die üblichen biologischen Stadien der menschlichen Entwicklung, wie Kindheit, Jugend etc.

Die Anamnese ist auch die Absicht und die Art, mit der der Patient auf unsere Fragen antwortet, insbesondere wenn es um die ersten Anzeichen der Krankheit geht.

Man achte hier auf
1. die Wahrnehmungsfähigkeit des Patienten im Verhältnis zu seinem Alter,
2. seinen Bildungsgrad,
3. die Entwickeltheit seines Bewusstseins
4. seine Geneigtheit, über entscheidende Dinge zu reden.

Die Anamnese hängt wesentlich von der Gewandtheit des Arztes ab, schließlich ist es mehr eine Kunst als eine Wissenschaft. Der Arzt bemüht sich, von Anfang an, eine empathische Atmosphäre zu schaffen, in der ihm kein Zeichen, kein Symptom des Patienten entgeht, und in der er versucht, das Individuum hinter der Person, die vor ihm sitzt, zu entdecken und freizulegen. Beide Aspekte ermöglichen uns, die Kongruenz oder Inkongruenz zu erfassen, die zwischen Individuum und Person bestehen mögen.

4.3.2 Was für den Patienten wichtig ist

Am wichtigsten ist natürlich die **Klage über die Hauptbeschwerde,** die gewöhnlich das ist, was am meisten weh tut oder den Patienten am meisten einschränkt. Andererseits ist die Hauptbeschwerde nicht unbedingt das Hauptproblem der Gesamtpathologie, noch unbedingt das, was wir am dringendsten behandeln müssen. Auf jeden Fall aber müssen wir den Klagen über die Hauptbeschwerde allergrößte Aufmerksamkeit widmen, damit der Patient sich verstanden fühlt und überzeugt ist, dass wir ihm helfen können. Manchmal sind die Hauptsymptome auch tatsächlich die entscheidenden, und wir versuchen, so viel über sie zu erfahren wie nur möglich, Ort, Art der Schmerzen oder Missempfindungen, Umstände des Erscheinens, der Besserung oder Verschlechterung dieser Missempfindungen, Zeit des Auftretens, Dauer, Zeitpunkt des Verschwindens etc. Darüber hinaus die Begleitsymptome (concomitantes), also begleitende Beschwerden, oder solche, die den Hauptsymptomen vorausgehen oder nachfolgen.

Wenn wir bald merken, dass die Hauptbeschwerde, so, wie sie vom Patienten geäußert wird, nicht wirklich wichtig ist, geht unsere Aufmerksamkeit darauf, was uns der Kranke verschweigt und fürs erste zurückhält, weil er es vielleicht für weniger wichtig hält oder weil es Körperteile oder -funktionen betrifft, über die er sich schämt, zu reden. Manchmal berichtet der Patient sein Symptom verzerrt, entstellt, aus demselben Schamgefühl heraus, und man fragt besser nicht sofort nach, sondern macht sich eine Notiz, dass man später zu einem günstigeren Zeitpunkt noch einmal auf diesen Punkt zu sprechen kommen kann. Meist betrifft das Symptome aus dem Intimleben, sexuelle Deviationen, oder Charaktereigenschaften, für die der Patient bereits reichlich Kritik eingesteckt hat im Laufe der Zeit. Manches hält er sich auch selbst vor und zögert deshalb, es offen einzugestehen.

Aspekte wie diese dürfen dem Arzt nicht entgehen, wenn der Patient seine Leidensgeschichte vorträgt. Man beobachtet, wie er redet, gestikuliert, an welchen Stellen seines Vortrags sich sein Gesichtsausdruck verändert, seine Tonlage, sein Redefluss, wann die Formulierungen sehr umständlich werden usw.

4.4 Der Kranke

Der große Unterschied zwischen der Schulmedizin und der Homöopathie beruht nicht zuletzt auf dem unterschiedlichen Begriff vom Kranken. Leicht lässt sich aus diesem grundlegenden Unterschied das Auseinander driften dieser beiden Spielarten der Medizin entwickeln, die schon nach wenigen Überlegungen so weit voneinander entfernt sind, dass man sich für die eine oder andere entscheiden muss.

Von der Theorie her sollte man meinen, dass sich Allopathie und Homöopathie in diesem ausgehenden 20. Jahrhundert so weit angenähert haben, dass Hoffnung bestehen könnte, sie in der Praxis zu verschmelzen aufgrund der Ähnlichkeit ihrer Grundüberzeugungen, von denen eine eben die Vorstellung vom Kranken ist.

Psychosomatik, Psychiatrie, Psychologie, Biotypologie und Parapsychologie haben die Vorstellung, die die Schulmedizin vom Kranken hegt, sozusagen auf Rufweite an die Homöopathie angenähert.

In der Praxis sieht das alles aber schon ganz anders aus. Da lässt die Allopathie Anthropologie und Psychologie links liegen und steuert unbeirrt den Kurs der Anatomie, der Materialismus steht ungebrochen auf der Brücke und der dynamische, spirituelle Lotse schmort irgendwo im Kesselraum. Dem Arzt präsentiert sich ein menschlicher Roboter, der aus nichts zu bestehen scheint als aus seinen Einzelteilen. So werfen sich die Fachärzte jeder auf »sein« Organ und übergibt an der Organgrenze an den Kollegen vom Nachbarorgan. Die Suche nach Medikamenten beschränkt sich auf die physikalisch-chemisch-biologische Ebene, Labortiere müssen herhalten, um den Menschen zu simulieren, Bakterienkulturen, auch die feinen Verästelungen der Immunologie bleiben im Organischen und Materiellen verhaftet.

Der Kranke ist vor allem ein **Individuum**. Wenn wir ihn als seelisch-geistige Einheit definieren mit der Möglichkeit zur vollständigen Manifestation, das heißt Projektion in die Welt, befriedigt uns eine solche Darstellung weit mehr, auch wenn sie den wilden Zorn unserer allopathischen Kollegen heraufbeschwören wird.

4.4.1 Versuch einer psychosomatischen Definition des Kranken

Der Kranke ist eine Einheit, eine Wesenheit, weil er begrenzt ist. Mit Absicht sagen wir »seelisch-geistig« statt des gebräuchlicheren »psychosomatisch«, denn die Psyche, der antiken Definition und ihrer tatsächlichen Bedeutung gemäß, ist der Geist selbst in Gestalt affektiver und Empfindungsprozesse, die das Ich des Subjektes ausmachen. So, wie man sich die Entwicklung des Körpers vorstellt, ausgehend von jedem seiner Teile und Organe, bis zu seiner Gesamtgestalt, so können wir annehmen, dass unsere Psyche ebenfalls wächst und reift und schließlich Gestalt annimmt unter dem Eindruck der affektiven Erfahrungen und Begegnungen, die über den Körper sinnlich erfahrbar werden. Der Geist vermittelt seine Affektivität dem Körper und konstituiert damit die Psyche. Er »experimentiert« mit den Emotionen, die als Erfahrungen dann die Gestalt des Ich bilden, ebenso, wie die Organe sich um die zahllosen Empfindungen herumformen, die aus der Außenwelt herrühren.

Der Körper mit seinen Organen entwickelt sich, schafft sich als stetige Antwort, und in derselben Weise dehnt sich die Psyche aus, gewinnt an Deutlichkeit und Gestalt.

In der Wechselseitigkeit dieser beiden Entwicklungen liegt das Geheimnis innerer Harmonie.

▷ Der Anteil der Psyche, der die engste Beziehung zum Organischen, Sinnlichen aufweist, scheint dem zu entsprechen, was man das Ego nennt, wohingegen das, was sich mehr dem Wesen zuneigt und sich von der Materie entfernt, das Ich genannt wird. Das Ego möchte sich in die Außenwelt bewegen, das Ich strebt nach größerer Individualisierung.

Wir wollen hier keine neuen philosophischen Konzepte auf den Markt werfen. Wir erklären nur die fundamentalen Aspekte des Seelischen, unter dem Eindruck der klinischen Beobachtung, dass die Psyche Gestalt annimmt nach und nach bis zu einer bestimmten Grenze, ganz wie der Körper auch, entwickelt, ihrem angelegten Potential gemäß. Die Bedeutung der Psyche ist in der modernen Psychologie einigermaßen pervertiert worden, indem man nämlich für Psychologie, also Lehre von der Psyche hält, was eigentlich nur Lehre vom Verhalten ist, indem sich der Psychologe, statt sich über die Frage dieser intimsten Erscheinung zu beugen, die den Menschen sich in seinem Verhalten manifestieren lässt, darauf beschränkt, dieses Verhalten zu beschreiben und zu katalogisieren. Das Ganze geschieht mit dem Anstrich bemühter Wissenschaftlichkeit, die aber sogleich wieder abgeworfen wird mit der Postulierung zahlreicher unterbewusster Prozesse, die allesamt in den Bereich des Subjektiven und des Mythos gehören, und wahrscheinlich eher auf die Elaborate des Psychologen zutreffen als auf das, was sich in der Psyche des Kranken abspielt... Wie auch immer, das Seelische, das, was beseelt, das, was das Seelenleben bestimmt, macht die fundamentale Qualität des Menschenwesens aus. Wir weisen wieder einmal hin auf das Primat des Dynamischen über das Materielle, wenn es um den Menschen geht, den gesunden wie den kranken. Ohne diese herrliche Kathedrale geringzuschätzen, die die menschliche Anatomie darstellt, seine Physiologie, wie sie sich in chemisch-physikalischen Begriffen darstellen lässt, es bleibt die Notwendigkeit bestehen, in diesen Zell-, Gewebs- und Organverbänden ein ebenso komplexes Phänomen walten zu sehen, das diesen ganzen Zellhaufen harmonisch ordnet und ihm Dauer verleiht. Ob Anfang oder Ziel organischer Aktivität, unbestreitbar ist, dass das dynamische Element sich des Ganzen bemächtigt, um seine wichtigsten und transzendentesten Formen in die Welt zu stellen und in die Zeit.

Wille, Intellekt und Gefühl sind die Entitäten, in die sich unser Sein am sinnvollsten einteilen lässt. Jeder Forscher, Psychologe, Philosoph oder was immer, hat allerdings die Neigung, diese antiken Säulen gewissermaßen neu anzustreichen, mit einer Farbe, die ihm gerade am besten gefällt. Mit anderen Worten, er erfindet Neologismen, und unsere Wörterbücher quellen über von Worten, die alle das gleiche meinen. Wie sich in der Musik die Tonskala mit Halb- und Zwischentönen unendlich aufpusten lässt, vermehren sich in der Philosophie solche Zwischenkonzepte quasi von selbst und verbauen sozusagen den dialektischen Horizont. Jeder möchte eben eine Vokabel in der Welt hinterlassen... Schließlich kreist das menschliche Denken ja auch immer um dieselben Dinge, und da nimmt es nicht wunder, dass neue Worte immer einen tieferen, geradezu fortschrittlichen Eindruck machen als alte. So wie man im Gesicht der Geliebten forscht, am liebsten ihre Gedanken lesen möchte, ohne je Aussicht zu haben, sie vollkommen zu verstehen. Die größte Anstrengung, das heißeste Bemühen wird zuschanden an der Unmöglichkeit, dieses so nahe und doch so ferne geliebte Wesen zu begreifen, und ganz so können wir die Bemühungen der Denker aller Zeiten sehen, ins Herz der Dinge zu sehen. Immer wieder werden sie an den Anfang, den Ausgangspunkt ihrer Suche zurückgeworfen, wie Sysiphus an den Fuß des Berges. So wie der Liebende sich schließlich mit der Einsicht tröstet, dass man, um zu lieben, nicht unbedingt alles wissen müsse, so muss sich der Wissenschaftler darauf beschränken, das, was er erkennt, innerhalb eines verallgemeinernden Konzepts zu beschreiben, das er um die grundlegenden immergleichen Prämissen ein ums andere Mal neu formuliert. Der so beeindruckende »Omega-Punkt« von Teilhard de Chardin ist schlicht und einfach Gott. Was ist daran neu? Wo ist der wesentliche Unterschied zwischen den Atomen des Demokrit und den Monaden von Leibniz oder den Zahlen des Pythagoras, zwischen der Gaia-Theorie von Lovelock und der Entelechie des Aristoteles oder des jungianischen Ich? Wo ist der Vorteil gegenüber einem strengen Monismus oder einem Geist-Körper-Dualismus eines Konzepts, in dem das Leben als Entität auf der einen Seite, die Materie auf der andren und dann noch ein zu wählendes Drittes irgendwo in der Mitte steht? Der Mensch als zentraler Gegenstand der Medizin wird in vieler Hinsicht immer ein Rätsel bleiben. Wenn wir vom anderen Geschlecht reden, ist so etwas ja auch gängige Redensart: Die Frau wird ewig undurchschaubar sein, oder Nie werden Frauen Männer verstehen oder etwas in der Art. Und da soll man gleich den Menschen verstehen? Natürlich gibt es Unterschiede zwischen einem Mann und einem anderen, zwischen der und jener Frau, und auch, wenn sie durch starke Bande verbunden sind, durch Familie, Freundschaft, Liebe, werden unerwartete Entscheidungen, unverständliche Meinungen, andere Geschmäcker, andere Ziele im Leben usw. bleiben, weil wir nun einmal Individuen sind. Niemand ist jemand anders außer sich selbst identisch, und das universelle Gesetz der Ähnlichkeit kreist um die Komplementarität von Unterschied und Ähnlichkeit. Das am meisten Unterschiedliche ist das, was von der Gleichheit am meisten entfernt ist, und zwischen diesen beiden Polen ist der Raum angefüllt mit Dingen, die einander bis aufs Haar sozusagen ähnlich sind. So ist es mit der Individualität: alle sind wir gleich und gleichzeitig ganz verschieden. Gleich sind wir unseren Mitmenschen, weil wir eine Unzahl Gemeinsamkeiten haben, die ja erst machen, dass wir der gleichen Rasse angehören, der gleichen Familie usw. Vor Gott sind wir alle gleich, ein Mensch ist so viel wert wie der andere, weder Geschlecht noch sonst etwas spielt eine Rolle. Haben wir es aber mit einem einzelnen Menschen zu tun, breiten ihn sozusagen in Raum und Zeit aus, verwandelt er sich, der eben noch allen anderen gleich war, in jemanden, der ganz anders ist als alle anderen. Nun hat er auf einmal ebenso viele Besonderheiten, wie wir vorher Allgemeines in ihm entdecken wollten, seine Individualität und Einzigartigkeit ist unübersehbar.

▷ **Individualität** ist der nicht weiter reduzierbare Ausdruck des Seins, die substanzielle Form, die alles beherrscht und die allein sich im Leben entfaltet und wieder verschwindet im Sein.

In der **Interaktion mit der Umwelt** formt die Individualität die Persönlichkeit, indem sie mit der Umgebung ein dichtes Netz spinnt, das den Ausdruck des Seins in dauerhafte, manchmal definitive Formen drängt. So kann sich auch die Persönlichkeit in die Welt bilden, an Stärke gewinnen, dauern und das Individuum getreu widerspiegeln, sie kann sich aber auch in etwas ganz anderes entwickeln, sie kann bei einigen Individuen auch von einer Form in die andere wechseln. Es hat den Anschein, als bilde das Individuum seine Persönlichkeit aus Fragmenten, wie die Teile eines Puzzles oder die Glasstücke in einem Kaleidoskop, das mit den gleichen Teilen alle Augenblicke eine andere Figur, einen anderen Eindruck erzeugen kann. Dabei entsteht aber eine essenzielle Unsicherheit darüber, welche dieser verschiedenen Ausdrucksformen denn nun die »eigentliche« sei, wenn es nicht gelingen will, sich in eine einzige Richtung zu projizieren. Andere gibt es, die Stein auf Stein setzen, ihre Persönlichkeit bauen wie ein Haus, und umso rigider, unbeweglicher in ihrer Persönlichkeit werden, je weiter sie sie verwirklichen und vervollkommnen. Immer aber ist Umbildung möglich, Abzug hier, Zubau dort, Wandel, der nur das verschont, was die Essenz bildet, das Wesen.

In der Medizin interessiert uns die Erkenntnis der wesensmäßigen Konstante, die sich in einer Reihe von Faktoren zu erkennen gibt, seelischen, geistigen und auch körperlichen, die sich in einem Individuum auf Dauer finden lassen. Im Willen, in den Gefühlen, in den verschiedenen Erscheinungsformen des Geistes, in den Gewebsprozessen usw. zeigt sich eine bestimmte und besondere Richtung oder Tendenz. So, als entspräche diesem besonderen Individuum einer der unendlich vielen Radien einer Kugel, der jeweils in immer dieselbe Richtung zeigt. Auf der anderen Seite sehen wir natürlich die Wandelbarkeit des Individuums, das »nicht zweimal in denselben Fluss steigt«, das Augenblick auf Augenblick ein anderes ist und seine Bestimmung nur erfüllen kann, wenn es heute ein anderes ist als gestern.

Man begreift leicht, dass die Konstante des Individuums, wenn man sie denn überhaupt beeinflussen kann, nur in Richtung größerer Freiheit verändert werden kann. Die Varianten, das Veränderliche am Individuum hingegen wird sich leicht beeinflussen lassen und allen möglichen Reizen, Umgebungen, Neuigkeiten usw. leicht sich anpassen.

Zusammenfassend können wir, wie alle anderen auch, das ist nämlich überhaupt nichts Neues, sagen:

❶ Der Mensch ist ein **Individuum,** das sich selbst nicht unterscheidbar ist, das aber für andere unterscheidbar ist, aufgrund dauerhafter Charakteristika das eine, aufgrund flüchtiger, leicht wandelbarer Eigenschaften das andere. Er selbst sieht seinen Wechsel, die anderen sehen seine Dauer.

❷ Der Kranke ist **unser Nächster:** das, was die Menschen am deutlichsten trennt, ist ihre unterschiedliche psychische Verfaßtheit. Sie geraten sich in die Haare, weil sie fremde Ideen, Standpunkte nicht vertragen können. Ohne uns überhaupt zuzuhören, übertreiben wir die bestehenden Differenzen bis zum Exzess. Denken wir aber ein wenig nach über das, was uns erst einmal völlig absurd vorkommt, können wir es vielleicht sogar verstehen, billigen oder zumindest tolerieren.

4.4.2 Anwendung

Der Arzt sollte vor allem anderen jemand sein, dem »nichts Menschliches fremd« ist. Seine Aufgabe, menschliches Leid zu lindern, ist unerfüllbar, überflüssig, sinnlos, wenn er den Menschen nicht versteht, wenn er ihm nicht Bruder sein kann. Das bedeutet, dass er jedem einzelnen zuhören muss, um die ganz besonderen Formen, in denen sich Leiden in jedem einzelnen ausdrücken kann, zu verstehen. Jeder hat sein Fieber auf seine Weise, nach seiner Konstitution, seiner Natur, seiner Umwelt, nach seinen Reaktionsmöglichkeiten. Jeder formuliert seinen Schmerz auf seine Weise, schreit, fordert, ist launisch, weint, seufzt, ist verzweifelt oder lacht gar...- Ja, wie viele lachen nicht angesichts ihres Leidens, ihrer Probleme? Jeder Kranke zeigt uns, wie DER MENSCH leidet. Der Arzt sammelt alle diese Bilder in sich, alle diese Ausdrucksformen, die jede für sich eine Art, sich dem Leben zu stellen, darstellen. Was für eine unerhörte Bereicherung ist unser Beruf, der uns erlaubt, alle nur erdenklichen Verhaltensweisen unserer Brüder kennen zu lernen. Die Aufgabe des Arztes ist unvergleichlich. Weil sie uns alles lehrt, was wir sein können, was wir ausdrücken, fühlen und leiden können, weil wir Menschen sind, alle diese wunderbaren Tugenden, die wie die Farben der Morgenröte sind, wenn ein neuer Tag anbricht. Wie eben auch alle Varianten der Dunkelheit des Irrtums, der den Tag in die Nacht verwandelt, die die Wandlung in den Tod symbolisiert. Millionen Morgenröten und Millionen Dämmerungen, und wir als Ärzte dürfen staunen und lernen und helfen.

4.5 Die verschiedenen Patienten

In der Praxis lassen sich die Patienten in folgende Gruppen einteilen:

❶ **Unfallpatienten**: Patienten mit Zustand nach Trauma, mit Verletzungen etc., Fraktur, mehr oder weniger schwere Kontusionen, Eindringen eines Fremdkörpers usw., was alles nicht unbedingt Krankheit im eigentlichen Sinne bedeutet, aber natürlich der Hilfe bedarf. Die Aufgabe des Arztes ist hier die der Wundversorgung oder Chirurgie, was er entweder selbst macht oder dem Spezialisten überlässt. Der homöopathische Arzt wird zusätzlich versuchen, mit nach Gewebsbezug oder Art des Traumas ausgewählten Arzneien zu lindern.

❷ **Banale Krankheiten** und **Indispositionen**: das sind Syndrome mit recht oberflächlichem Charakter und die gewöhnlich von alleine wieder verschwinden, eine Verdauungsstörung, eine leichte Erkältung, Sonnenstich usw.," alles Sachen, von denen man annehmen kann, dass die Lebenskraft sie schon wieder hinbiegen wird. Deswegen überlasse man alles der Natur, verschreibe allenfalls diätetische Maßnahmen im weitesten Sinne, um der Natur entgegen zu kommen, auch mal eine sehr gut angezeigte homöopathische

Arznei. In solchen Fällen geben wir **tiefe Potenzen,** von der **D3** bis zur **C6,** vorzugsweise ein paar Kügelchen aufgelöst in Wasser, und davon ein Teelöffel mehrmals am Tag für kurze Zeit, bis die Beschwerden nachlassen.

❸ **Vergiftungen:** damit sieht sich der Arzt natürlich auch konfrontiert, obwohl es keine eigentlichen Krankheiten sind. Hier ist schnelles Handeln gefragt, solange noch Zeit ist, das Herausbringen des Gifts bzw. seine Antidotierung. Logischerweise werden solche Fälle auf zweierlei Arten behandelt: einmal mit contraria, wenn das Gift noch wirkt, mit Brechmitteln, alkalisierenden Substanzen etc. Oder wenn die Wirkungen spät auftreten und das Gift nicht mehr herausgebracht werden kann, bei Nachwirkungen einer Droge, eines Medikaments oder was immer, kann man dem Organismus bei der Eliminierung helfen mit der Gabe der ähnlichsten Arznei in **Potenzen** von der **C3** bis zur **C12,** ebenfalls in Wasser aufgelöst und wiederholt gegeben. Die Praxis hat gelehrt, dass auch in schweren Fällen mit Ingestion großer Mengen des Giftes mit solchen homöopathisch ausgewählten Arzneien viele Leben gerettet werden konnten.

❹ **Unechte Krankheiten** nennen wir solche Syndrome, die eigentlich nur das Aufflackern, wenn auch unerwartet und manchmal recht heftig, eines latenten miasmatischen Zustandes darstellen, der akut durch irgendeinen Reiz aktiviert wird, einen Reiz, der klimatischer Natur sein kann, emotionaler, wie z. B. eine heftige Überraschung, ein Schreck, ein Übermaß an Arbeit, eine plötzliche Verkühlung usw., mit der Folge, dass ein Syndrom produziert wird, das alles von einer akuten Krankheit hat. Prodromi, Entwicklung von Symptomen, eine Zeit, in der die Symptome anhalten, dann die Genesung. Auch diese unechten Krankheiten verschwinden gewöhnlich allein durch das Wirken der Lebenskraft. Wie in den vorigen Fällen auch, kann ein homöopathisches Mittel angezeigt sein, allerdings sollten wir hier eher zurückhaltend sein, einerseits, um nicht unnötig einzugreifen in einen Prozess, der schon auf dem besten Weg ist, andererseits, um eine vielleicht sinnvolle Aktion des Organismus nicht zu stören. So kann man z. B. ruhig einem Durchfall nach Schreck zuschauen und abwarten. Oder bei nervösen Folgen von Überarbeitung denke man nicht gleich an eine Arznei, sondern verschreibe erst einmal Ruhe und Ablenkung sowie angemessene Diät, die die Kräfte schon wieder zurück bringen werden. Eine Erkältung, wenn auch mit deutlichem Krankheitscharakter, reagiert am besten auf optimale Bedingungen für eine Genesung, eine Arznei, wenn sie nicht hundertprozentig angezeigt ist, stört oder verzögert nur notwendige Reaktionen, die dann auch wieder den miasmatischen Zustand des Patienten viel deutlicher an die Oberfläche bringen und damit einer Heilung näher. Unecht sind diese Krankheiten deshalb, weil sie ein Syndrom hervortreten und einige Zeit andauern, dann abflauen lassen und, wenn die Lebenskraft stark genug ist, wieder in die Latenzphase zurücksinken lassen, ohne dass ein Eingriff von außen notwendig würde.

Solche Zustände von scheinbarer Krankheit, unechter oder partieller Krankheit können entweder Manifestationen miasmatischer Zustände sein oder Exazerbationen chronischen Krankheiten.

Der Meister weist auf die **Lokalübel** genannten Krankheiten hin, die nur aus einem oder wenigen Symptomen zu bestehen scheinen. Wir kommen darauf noch zurück, sagen hier nur soviel, dass dann eben nach diesen wenigen Symptomen verschrieben wird und ihren Modalitäten, in der Hoffnung, die darunter liegende Schicht werde sich dann schon zeigen.

❺ **Epidemische Krankheiten oder akute Miasmen** zeigen die miasmatischen Charakteristika meistens sehr deutlich und weisen ebenso deutlich auf die ähnliche Arznei hin. Die Indikation ist also recht einfach zu stellen. Bei solchen Affektionen braucht es wiederholte Gaben niederer oder mittlerer Verdünnungen. Sie entstehen, laut Hahnemann »auf Veranlassung meteorischer oder tellurischer Einflüsse und Schädlichkeiten«, heute würde man sagen, durch Viren oder Mikroben.

In diese Gruppe von Krankheiten gehören die ansteckenden, endemischen und epidemischen. Bei Epidemien lassen sich die Arznei oder Arzneien verwenden, die dem genius epidemicus homöopathisch sind (also den hervorstechenden Charakteristika eben dieser Epidemie). Wir werden darüber noch genauer berichten.

❻ Wir treffen auch auf pathologische Zustände, die man als **miasmatische Verschlimmerungen** bezeichnen könnte, entweder nach Gabe des korrekten Mittels, oder als Folge einer zufälligen pseudo-homöopathischen Verschreibung seitens unserer allopathischen Kollegen. Oder die akute Verschlimmerung lässt sich auf irgendeinen zufälligen Umstand im Kontext des Kranken zurückführen.

Vermutet man eine korrekte homöopathische Verschreibung als Ursache des miasmatischen »Auflodern«, so heißt es warten, so lange es geht und beobachten. Der einfachste Wegweiser in solchen Fällen ist, dass der Patient, ungeachtet des Aufflammens seiner Lokalsymptomatik, äußert, es gehe ihm allgemein besser. Das ist ein Zeichen, dass die Lebenskraft positiv auf die Arznei reagiert hat.

▷ Wenn allerdings der Patient deutlich leidet, sich auch allgemein nicht besser fühlt, muss der akute Zustand als Grundlage für ein neue Verschreibung genommen werden.

❼ Der **chronisch Kranke** kann sich uns zeigen
a) mit dem Bild seiner latenten Miasmen, die von der Lebenskraft ganz gut unter der Decke gehalten werden, so dass nur wenige Beschwerden geäußert werden, die aber, wenn wir sie nur genauer unter die Lupe nehmen, uns unweigerlich zum wahren Krankheitsbild führen.
b) mit dem Bild des Aufloderns des dominanten Miasmas aufgrund äußerer Einflüsse, die »schlafende Hunde« geweckt haben.
c) mit dem Bild einer vielschichtigen mehrmiasmatischen Pathologie und höchst komplizierten Beschwerden, nicht selten Gewebsläsionen.

▷ In allen diesen Fällen behandeln wir die Erscheinungen des dominanten Miasmas.

❽ Dann haben wir die Patienten, die wir als unheilbar ansehen müssen, entweder, weil die Pathologie zu weit fortgeschritten ist, oder weil nicht mehr genügend Reaktionsfähigkeit vorhanden ist.

▷ In solchen Fällen versuchen wir, palliativ mit oberflächlich wirkenden Arzneien in niedrigen Verdünnungen und nach einer nicht allzu strengen Ähnlichkeitsregel zu arbeiten.

❾ Aber wir haben auch unheilbare Patienten, die zwar eine reiche, aber unbrauchbare Symptomatik bieten, da sie meist das Ergebnis allopathischer Unterdrückung sind, die nur darauf aus war, die schmerzhaftesten und störendsten Symptome verschwinden zu machen. In solchen Fällen kann auch die passende Arznei keine Wirkung mehr zeigen. Hier können wir nur hoffen, dass die Effekte der allopathischen Medikamente einmal nachlassen, bzw. toxische Abbauprodukte ausgeschieden werden können. Wir verschreiben dann nach den wenigen Symptomen, die der ursprünglichen, eigentlichen Pathologie entsprechen, und hangeln uns von Sprosse zu Sprosse sozusagen.

▷ Wir nehmen niedrige oder mittlere Potenzen nicht allzu tief wirkender Arzneien, die wir nicht zu häufig wiederholen.

Es ließen sich noch weitere Gruppen von Kranken definieren, die **psychisch Kranken** beispielsweise, oder solche, die **alternierende Krankheiten** haben, **periodisch auftretende** usw. Oder man könnte noch die Beschwerden erwähnen, die physiologischen Etappen in der Entwicklung geschuldet sind, der Zahnung, der Pubertät, dem Klimakterium usw. Wir werden darauf in den Abschnitten über die klinisch-therapeutische Arbeit zu sprechen kommen.

4.6 Über die Miasmen: Die Psora

▷ Die **Psora** ist in der Miasmenlehre der grundlegende pathologische Zustand, der sich im Menschen über ungezählte Generationen hin hat entwickeln können, als Folge der Unterdrückung von Krankheiten, die den Menschen ursprünglich heimgesucht hatten.

Diese ursprünglichen Krankheiten, wenn man sie überhaupt so nennen will, waren nichts weiter als die Konsequenz einer Überschreitung der Grenzen, die seine Natur dem Menschen auferlegt, und bestanden aus einer Reihe von Phänomenen, mit denen der Organismus versuchte, seinen Lebensrhythmus wiederzufinden. Wird nun dieser natürliche Gang der Dinge behindert, unterdrückt, sieht sich der Organismus gezwungen, diese Restrukturierungsarbeit auf andere Weise fortzusetzen. Seine Fähigkeiten, die Gesundheit wiederherzustellen, sind aber jetzt deutlich angeschlagen, bleiben unvollständig, da die Lebenskraft geschwächt worden ist. Da die intensive, heftige, aber flüchtige und einfache Restrukturierung und Selbstheilung durch Unterdrückung verhindert worden ist, gerät sie ins Stocken, verkompliziert sich, die Reaktionen verlangsamen sich, beziehen immer mehr »Hilfstruppen« mit ein in Gestalt anderer Gewebe und Organsysteme, bis sich schließlich herausstellt, dass der Kampf nicht gewonnen werden kann und allenfalls ein Patt möglich ist, ein Grabenkrieg zwischen den Anstrengungen der Lebenskraft, Harmonie und Gesundheit wiederherzustellen, und dem nie endgültig besiegten Krankheitsreiz. Chronizität ist die Folge oder allenfalls eine Scheinharmonie, Scheingesundheit, die sich in bestimmten, immer mehr oder weniger pathologischen Zeichen zu erkennen gibt. Einem Individuum, das mit diesen Beschränkungen schon auf die Welt kommt, mag so ein Zustand ganz normal vorkommen, es bemerkt allerdings bald an den Reaktionen seiner Umgebung, dass etwas nicht stimmt, und wird darauf reagieren mit dem Versuch, sich anzupassen bis an die Grenze seiner seelischen Ausgeglichenheit. Jeder Begriff von Gesundheit muss also dieses Konzept der Ausgeglichenheit der »aequanimitas« mit einschließen: Charakterstabilität und seelische Ausgeglichenheit, Unbefangenheit des Urteils, Fähigkeit zu sozialer Anpassung, Verständnis für andere und Angleichung an jede Umgebung, Verbreitung daselbst von Freude und Herzlichkeit. Gesundheit bedeutet physisches und psychisches Wohlergehen, Gleichgewicht des Verstandes, des Willens und des Gefühls.

▷ Das Miasma, in diesem Falle die **Psora,** lässt sich als Bremse begreifen, als Hindernis für den vollkommenen Ausdruck des Wesens.

Die Psora hemmt den körperlichen Ausdruck, verhindert die vollständige »Inbetriebnahme« der Organe, macht den Geist zähflüssig, jeder Gedanke über das eigene Leben, Beziehungen zu anderen, die ganze Kommunikation wird schwerfällig und langsam. Die Reflexion über das eigene Innenleben nimmt überhand, die Exteriorisation des Ich wird vernachlässigt. Die Beziehungsfähigkeit wird deformiert und begrenzt, die Projektionen auf die Umwelt sind blockiert, die vollständige Entfaltung des eigenen Wesens ist behindert. Dem Individuum bleibt nur der Rückzug auf sich selbst, die Projektion seiner selbst in die Welt der Gedanken.

- Deshalb wird der Psoriker charakteristischerweise gehemmt sein, ein reiches Innenleben besitzen, eine Neigung zum Grübeln, zur philosophischen Spekulation, zur Versteifung auf seine Gedankengebäude, zur Unterminierung alles Konkreten, zur Sublimierung alles Prosaischen.
- Die Frustration, die er verspürt im Hinblick auf die Erfüllung seiner Wünsche, machen aus ihm einen ewigen Nörgler, Quengler, um auch ja alles zu bekommen, von dem er glaubt, dass es ihm zusteht.
- Der Psoriker neigt am ehesten zu einer aristotelischen Frömmigkeit und erhofft noch vom Tod alles, was er vom Leben

vergeblich gewünscht hat. Er stirbt in der Hoffnung auf ein besseres Leben, das wahrscheinlich nie so gut sein kann, wie er es sich vorstellt. Er hat die sokratische Überzeugung der Fortdauer der Existenz, und im letzten Augenblick wird er getröstet sein von seinen religiösen Überzeugungen, die im Psoriker tief verwurzelt sind. Zweifeln wird er freilich immer bis zu einem gewissen Grad, seine theistische Grundeinstellung aber verliert er nie.

- Für die anderen ist der Psoriker jemand, der ständig Hilfe braucht, entweder ganz offensichtlich oder versteckt eingefordert. Die Geisteshaltung, die er in anderen auslöst, ist unweigerlich die, ihm zu geben, ihn zu unterstützen, sich um ihn zu kümmern. Eine solche Attitüde ruft er einfach durch sein Verhalten auf, zu dem ihn sein Miasma treibt.
- An den Psoriker wendet man sich, wenn man einen Rat braucht, denn man weiß, dass er nachdenkt und sogar ziemlich gut, wenn er die intellektuellen Fähigkeiten dazu hat.
- Dinge, Traditionen, Pläne, Geheimnisse bewahrt und beschützt er, von seinem Innenleben gibt er nicht allzu viel preis, wünscht aber immer, verstanden zu werden und vor allem, gelobt zu werden.
- Der Psoriker ist ängstlich, ist schüchtern bis zur Feigheit. Er wirkt vielleicht etwas kalt, verzehrt sich aber in seinen Wünschen und Träumen, und verliert die Hoffnung nie.
- Während sein Körper nicht sehr widerstandsfähig ist, bricht sein Geist zu immer neuen Ufern auf, trotz Konzentrationsschwierigkeiten, auf der Suche nach dem Licht, dem Absoluten, weil er hier zu finden hofft, in den geistigen Höhen, was er auf den niederen Ebenen nicht erreicht.
- Er versucht, die körperliche Schwäche mit geistiger Gymnastik auszugleichen, setzt seine brodelnden Gedanken, die Intensität seiner Überlegungen gegen die Kälte und Unvollkommenheit seines Körpers.
- Die körperliche Schwäche kann seinen intellektuellen Ansprüchen natürlich einen Strich durch die Rechnung machen, nicht aus mangelnder Anlage und Neigung, die sind immer außerordentlich hoch, sondern zufolge des »schlechten Materials«: die Kräfte fehlen, der hinreichende Wille, um das erträumte Resultat zu erreichen. Im Gespräch können ihm zwar die Worte fehlen oder der richtige Ausdruck für seine Gedanken fällt ihm nicht ein, sein Denken hingegen schläft nie und lässt keinen Anlass aus, seine Ideen an den Mann zu bringen.

> So sehen wir den **Psoriker** vor uns: langsam, milde, mit dem Ausdruck der Sanftheit, wenig extrovertiert, aber ganz offensichtlich mit einem reichen Innenleben ausgestattet, ob das nun nützlich ist oder nicht. Er redet nicht viel und macht den Eindruck einer Pyramide, deren Basis man nicht vom Fleck bekommt, deren Spitze aber höchst spitz ist und bereit, mit dem Unendlichen in Beziehung zu treten und sich in ihm zu verlieren.

Nehmen wir als wesentliche Funktionen die Ernährung, die Fortpflanzung und die Beziehung zu anderen an, ist beim Psoriker der Hauptschwachpunkt die Ernährung. Sein Körper ist schlecht gezimmert und schwach, seine Verdauungsfunktionen sind immer unzureichend und fehlerhaft. Seine Blässe fällt auf, sein Mangel an Enthusiasmus für körperliche Anstrengungen, sein geringer Appetit und seine generelle Indolenz gegenüber Gaumenfreuden. In allem ist er der Langsamste, der Letzte, auch, weil er immer will, dass die anderen ihn rufen, ihm helfen, ihn unterstützen. Er ist unfähig, jemanden anzugreifen, ungeeignet für Wettbewerb aller Art, und unlustig, um seinen Platz in der Gesellschaft zu erkämpfen. Er leuchtet lieber geistig, und seine Ängste überwindet er irgendwann dank seiner intellektuellen Hartnäckigkeit. Seine Taschen sind sicher nicht gefüllt mit den Dingen dieser Welt, sondern mit Ideen, Überlegungen, Hoffnungen.

Viele Autoren sind der Versuchung erlegen, über den Ursprung der Psora nachzugrübeln. Verschiedene Hypothesen sind aufgestellt worden, die allerdings alle abhängen von verschiedenen Grundannahmen. Viele Ursachen sind für den psorischen Zustand vorgeschlagen worden: das Trauma der Geburt mit der plötzlichen gewaltsamen Trennung eines Organismus vom anderen mit daraus erwachsender Lebensangst ist häufig angeschuldigt worden, besonders seit entsprechenden Erkenntnissen der Psychologie über die langanhaltende Wirkung perinataler Traumata. Kent nennt als mögliche Ursache im Rahmen seiner persönlichen Philosophie die Erbsünde, und wir, die wir von biologistischen Theorien beeinflusst sind, Zelltheorien usw. murmeln etwas von Mangelzustand als Beginn der Psora. Liebhaber der Esoterik würden etwa sagen, der Ursprung der Psora liege in falschem Denken, während die Ursache von Sykosis und Syphilis so etwas wie »sündhafte Handlungen« seien. Wer spekulatives Denken nicht so mag, greift vielleicht zu Hahnemanns Theorie der Krätze als Ursache, oder man wühlt im Kramladen der Allergien oder einer »vererbten Organschwäche«. Man hat Psora, Syphilis und Sykosis auch den Begriffen der Skrofeln, des »Arthritismus« und des »Herpetismus« angenähert (was immer das bedeuten soll), als die Idee der Diathesen noch die medizinischen Köpfe beherrschte.

Die Einfachheit der Begriffe der Hypofunktion, der Hyperfunktion und der Dysfunktion scheint dagegen mehr physiologische Substanz zu besitzen. Die Biotypologie hat zur Unterscheidung einer carbonischen, einer phosphorischen und einer fluorischen Konstitution geführt, man hat vom **Tuberkulinismus** als der **Pseudo-Psora** gesprochen, vom **Cancerinismus**, oder auch von der »chronischen Intoxikation«, damit die Kollegen Allopathen in der Miasmenlehre so etwas wie »positive Wissenschaft« zu fassen kriegen. Auch das »Karma« blieb nicht verschont, man hat behauptet, die Psora sei dem Menschen immanent, seinem Leben, und dass er, »als Schutz gegen seine Schutzlosigkeit« sykotische oder syphilitische Reaktion entwickelte, dass »die Evolution der positive Pol der menschlichen Existenz sei, das Miasma der negative und die Gesundheit der neutrale.« Von der Psora hat man auch behauptet, sie sei der Beweis der »Trennung Gottes vom Menschen, weil wesensmäßig von der Angst beherrscht, von der Suche nach dem, was verloren worden ist« usw. usw. Brauchen wir so etwas?

Hahnemann sagt einfach, und vermeidet damit jede Verhedderung in dialektischen und philosophischen Fallstricken, dass der Ursprung der Psora sich in der Zeit verliere. Als Kliniker freilich sieht er den Ursprung in der Unterdrückung.

Versuchen wir, diese Konzepte etwas genauer zu beleuchten:

Für die Psychologie ist **Lebensangst** oder **primäre Angst** jene, die aus der Trennung von der Mutter unter der Geburt erwächst. Im Spätwerk Freuds wird diese primäre oder Ur-Angst als verdrängt betrachtet, die manifeste Angst ist das Resultat solcher Verdrängung. Als *manifeste Angst* wird die bewusste oder symptomatische Angst bezeichnet.

Diese Ansicht entspringt der Freudschen Psychoanalyse, den Theorien über den Ursprung der Neurose. Die Termini, die dort gebräuchlich sind, sind »prime anxiety« für Urangst, »manifest anxiety« für die manifeste Angst oder »separation anxiety« für die Trennungsangst. Der im Spanischen (und in anderen romanischen Sprachen sowie im Englischen) mögliche Unterschied zwischen anxiety (ansiedad) und anguish (angustia) geht hier im Deutschen leider verloren, für beide Spielarten steht lediglich das Wort Angst zur Verfügung, wenn man nicht, wie das Repertorium, für die deutlich stärkere und die Physis einbeziehende Angst (anguish) den Zusatz »qualvoll« verwenden will. Angst im Sinne von anxiety geht mehr in Richtung Furcht und ist ein Zustand relativ niedriger Intensität, ausschließlich intrapsychisch, ein sekundärer Impuls, der auf eine

Antwort im Sinne eines konditionierten Reflexes abzielt.

Logischerweise kennt jedes Lebewesen als eines der ersten Ergebnisse einer Auseinandersetzung mit der Umwelt die **Furchtsamkeit,** manchmal einfach aus Ignoranz und Unkenntnis heraus. Das alles ist aber ganz relativ zu sehen, auch den Begriff des Pavlow'schen Reflexes oder des Bechterew'schen Assoziationsreflexes verwenden wir nur höchst relativ. Nehmen wir das Beispiel eines gerade auf die Welt gekommenen Tieres: ein Küken, das von einem Windhauch gestreift wird, wird unter den Flügeln der Henne Schutz suchen. Von diesem Moment an wird es eine Furchtsamkeit kennen, die relativ ist zum Wind, zur Kälte usw., die es erfahren hat. Die Furchtsamkeit wird dazu führen, Schutz zu suchen, und so bildet die Vielzahl von reflexhaften Antworten auf die ebenso große Vielzahl von Stimuli als Endergebnis das, was wir *Anpassung* nennen. Und Anpassung ist nicht unbedingt das, was normalerweise Angst erzeugt oder gar tödliche Angst. Allenfalls springt dabei eine konditionierte Angst heraus (zur Freude der homöopathischen Psychiater...), die aber keineswegs von Dauer ist, sondern im Gegenteil als lebendiges Erleben Teil dieses Humus ist, den wir *Erfahrung* nennen.

»Wenn einzig die Exposition oder die Kommunikation mit der Umwelt zur Krankheit führte, gäbe es keinen Gesunden mehr.« (A.S.Caballero)

Was nun die Kent'sche Hypothese der **Erbsünde als Ursache der Psora** angeht, so dürfen wir dies weniger als eigentliche Ursache als vielmehr als Prädisposition zur Psora begreifen.

Im weitesten Sinne könnte man Sünde eher als Qualität von Krankheit an sich ansehen. Auch die Übertretung von Naturgesetzen ist eine Sünde, das Überschreiten von Grenzen, die uns durch unsere organische Existenz gesetzt sind.

Man wird sich leicht darin finden, dass eine solche Übertretung der uns gezogenen Grenzen zu Leiden und Krankheit führt. Die Krankheit ist in dem Maße flüchtig oder hartnäckig, wie es der Akt der Übertretung selbst ist. In diesem Sinne lässt sich eine chronische Krankheit als Ergebnis wiederholter Übertretungen interpretieren. Die Natur als ein Geflecht von Gesetzen, die ihrer eigenen Existenz Dauer verleihen, begrenzt den Wirkungsbereich jedes ihrer Geschöpfe, korrigiert in der Regel das Überschreiten dieser natürlichen Grenzen sofort, greift fördernd bei Defiziten ein und dämpft jedes Überschießen organischer Aktivität.

Durchaus in Übereinstimmung mit dem Vorigen ist die Auffassung, Psora liege begründet in einem **Mangelzustand.** Die Hauptaufgabe einer Zelle ist die Ernährung, die Bereitstellung von genügend »Brennmaterial«. Die Zellatmung spielt dabei eine herausragende Rolle. In den Anaerobiern sind Fäulnis- und Fermentationsprozesse wie bei den aeroben Zellen die Oxydation von Bedeutung, oder aber man findet eine Reihe von Reduktionsprozessen, die im wesentlichen von Elektronenakzeptoren abhängen. In allen Lebewesen sind es nutritive Prozesse, die die Aufrechterhaltung des gesunden Gleichgewichts sicherstellen oder das Abgleiten in die Krankheit prägen, entweder unter dem Bild des Mangels, des Überflusses oder der Enthemmung und Perversion. Die Möglichkeit autonomer Zellaktion wird gern unter dem Bild eines »Programms« versinnbildlicht, eines mehr reflexhaften als bewussten Prozesses, der aber doch innerhalb der von der DNA vorgegeben Grenzen gewisse Variationsmöglichkeiten vorsieht.

Alle Zellen eines Organs haben den gleichen »Programmtyp«. Die Nerven übernehmen die Rolle eines »Betriebssystems«. Wir ersetzen einmal vorübergehend das philosophisch gefasste Lebensprinzip mit dem Konzept eines biologischen Organisationsprinzips und verwenden die Idee des Programms zur Erklärung miasmatischer Phänomene. Ein Programm kann Fehler machen, abstürzen im Sinne fehlerhafter Eiweißreplikation, kann so irrtümlich den Tod der Zelle verursachen, der aus drei Richtungen droht: der der Hyperergie, der Hypoergie und der Dysergie.

Es gibt Schulen in der Homöopathie, die ein wenig zu deutlich den Schwerpunkt auf das organische Geschehen legen, und ohne die Begrifflichkeit der Homöopathie zu verlassen, einem hin und wider ganz nützlichen und erfrischenden Positivismus frönen. Andere wiederum sind völlig in abstrakten und spirituellen Höhen entschwunden. So behaupten denn auch einige Kollegen, die Psora sei eigentlich eine Deformation des Denkens, während Sykosis und Syphilis sich aus verkehrtem Handeln ergäben. Wir erlauben uns die Bemerkung, dass einer der wichtigsten Punkte der Homöopathie die **Depersonalisierung von Krankheit** ist, die Ablehnung der Krankheit als einer selbstständigen Einheit. Ohne Kranke keine Krankheiten! Krankheit wie Gesundheit sind existenzielle Zustände, man kann ebenso gut in Gesundheit leben wie in Krankheit. Das darf man nicht vergessen. Nicht einmal als Arbeitshypothese dürfen wir demnach annehmen, die Psora sei irgendetwas Reales im Menschen. Sie existiert gewissermaßen nur in adjektivischer Form, im psorischen Menschen eben. Ein Mensch in einem psorischen Zustand ist in einem anomalen Zustand, mit Tendenz zu zunehmender Degeneration, je nach Ausmaß der Anomalie. Die Psora konstituiert aus sich heraus keine Verteidigung. Das einzige, was die Existenz »verteidigt«, ist innerhalb unserer homöopathischen Philosophie das Lebensprinzip, bzw. in der Medizin allgemein die vis medicatrix, der man bisher völlig erfolglos alle möglichen argumentative Knüppel zwischen die Beine geworfen hat. Einfach gesagt, dasselbe, was eine Wunde heilen lässt, ist es auch, was eine in die Schieflage geratene Funktion wieder geraderückt. »Wie dieß zugehe«, die Mechanismen dieser restrukturierenden Funktion sind weitgehend unbekannt, wenn auch am Horizont und mit starken intellektuellen Fernrohren zu erkennen.

▷ Hahnemann sagt wiederholt, dass die Natur nicht in der Lage sei, aus sich heraus mit dem miasmatischen Zustand fertig zu werden, ganz gleich ob Psora, Sykose und Syphilis.

Wir können das aus der Klinik nur bestätigen. Die natürlichen Mechanismen sind unzureichend zur Bekämpfung des Miasmas, es braucht die homöopathische Arznei, um ihnen beizustehen. Allerdings verteidigt sich der Organismus bis zum letzten Augenblick, wenn eine solche Verteidigung auch manchmal ineffektiv ist und Tag für Tag, Stunde um Stunde an Boden verliert. Hahnemann hat in seiner Genialität, in seiner Freiheit, überholte Vorstellungen über den Haufen zu werfen, erkannt, dass die »allöopathische Schule« nur eine miasmatische Krankheit erkannt habe, die Syphilis, und fügte die beiden anderen konstitutionellen krankhaften Zustände hinzu, die Psora und die Sykosis. Er sagt: »Wie die Syphilis ist auch die Psora eine chronische Krankheit« und zeigt damit, dass er mit chronischer Krankheit das meint, was andere unter konstitutioneller Pathologie verstehen. Das ist ein prädisponierender Zustand, ererbt von den vorangegangenen Generationen in Form sämtlicher Mängel der Vorfahren, die sich nun verdichten und in einer Hauptrichtung, einem Summenvektor, auf zellulärer, geweblicher, organischer oder allgemeiner Ebene wirksam werden. Diese Idee einer transzendenten Anomalie lässt sich verstehen, wenn man sich die Definition der Diathese vergegenwärtigt, wie sie der große Pariser Kliniker Armand Trousseau nur wenig nach Hahnemann gegeben hat: »angeborene oder erworbene, grundlegende und unabänderlich chronische Prädisposition, aufgrund derer die Form nach vielfältige Symptome entstehen, die dem Wesen nach aber alle dasselbe sind.« Das entspricht in etwa auch der Idee des Terrains, wie sie Pasteur so am Herzen lag. Pierre Schmidt hat in seinen Übersetzungen der beiden Hahnemannschen Hauptwerke das Miasma mit den Begriffen der **Diathese** erklärt: »Der Großteil der chronischen Krankheiten sind Ergebnis der Entwicklung der drei Diathesen (chronischen Miasmen), der inneren Syphilis, der inneren Sykosis und vor allem der inneren Psora.« Nach vertiefter Einsicht in das Hahnemannsche Denken und einer Neu-

Übersetzung der »Chronischen Krankheiten« (Traité des Maladies Chroniques, 3me ed., v. Schmidt und Künzli) weist Schmidt auf die Transzendenz einer solchen konstitutionellen Pathologie hin und bestätigt die ganze Sequenz, alle Phasen dieses Zustandes menschlicher Existenz, als welche diese drei miasmatischen transzendenten Zustände figurieren. P. Schmidt unterstreicht auch die Bedeutung der Unterdrückung, der Erblichkeit und den grundlegend konstitutionellen Aspekt der Miasmen, und überschreibt in seiner »Organon«-Ausgabe den § 111, wo mit der Beschreibung der Psora begonnen wird, mit »Die konstitutionelle Psora«.

Der Versuch, zu entscheiden, ob nun der entscheidende Schritt bei der Übertretung des Gesetzes oder der Gesetze im Denken oder im Handeln geschieht, bleibt im Hypothetischen stecken, ebenso wie der Versuch, den Ursprung der menschlichen Tugenden, Möglichkeiten, Leidenschaften, Lebensäußerungen etc. irgendwie konzeptuell festzuschreiben. Jede solche Hypothese hängt vom philosophischen Standpunkt ab, den man gerade einnimmt. Einige Denker gehen vom Denken als dem Ursprung der Existenz aus (Descartes), andere sehen das Empfinden als den Ursprung (Augustinus, Sartre etc.), andere den Intellekt (Platon, Leibniz). Man könnte auch vermuten, dass die Psora mehr dem Willen entspricht (die Sphäre des Willens als erste angreift), aber auch das ist reine Spekulation, auf die wir getrost verzichten können, schließlich, und das kann man gar nicht oft genug sagen, sind wir als Ärzte allein an dem klinisch Relevanten interessiert.

Hahnemann vermutete wie gesagt die Krätzekrankheit am Anfang der Psora, zusammen mit ihrer Unterdrückung. In der Tat sehen wir tagtäglich die üblen Folgen von Unterdrückung, manchmal sichtbar erst nach Jahren und lange nach der widernatürlichen und unterdrückenden Krätzebehandlung.

▷ Die Ansicht, die Psora sei ein Stadium multipler Allergien, bestätigt eigentlich diese Auffassung der Psora als Folge von Unterdrückung. Ist doch die Allergie eine überschießende Reaktion auf einen bestimmten Reiz oder mehrere mit Auswirkungen auf verschiedene Organe und Gewebe.

Mit H. Allen dürfen wir annehmen, dass die Psora wohl auf der funktionellen Ebene allerhand Unheil anrichtet, allerdings keine direkten Läsionen verursacht. Allerdings ist eine fortschreitende Mangelsituation durchaus mit Gewebszerstörung zu vereinbaren, über nutritive Defizite, Anämie, Anoxie etc. Vielleicht fließen hier die Idee einer Non-Degeneration und die einer Unmöglichkeit zur Läsion etwas ineinander.

H. Allen erkannte die Bedeutung der Miasmenlehre und des konstitutionellen Faktors und philosophierte über das Problem des **Miasmen-Mix**, also einer im Patienten vorliegenden Mischform verschiedener Miasmen. Er schlug die *Pseudo-Psora* und die *Tuberkulose* als sekundäre Miasmen vor. Hier setzt das Konzept Vanniers an, konstitutionelle pathologische Zustände nach dem Ausmaß von Toxinansammlungen zu katalogisieren und die *carbonische, phosphorische* und *fluorische Konstitution* als Äquivalente zu Psora, Sykosis und Syphilis zu setzen. Vannier führt auch den Begriff des »tuberkulinischen Stadiums« ein sowie des »Carcinomismus« oder »Cancerinismus«.

Natürlich hat man die Psora auch als persönliches Karma zu interpretieren versucht, dessen also, was durch Handlungen in einem früheren Leben verursacht worden ist. Solch eine Konzeption bekommt durch die Erkenntnisse der Genetik eine gewisse empirische Legitimation, andererseits ist die Idee der Seelenwanderung zutiefst mystisch und spirituell, die Idee, die Zukunft eines Individuums sei durch gute oder böse Handlungen in einem früheren Leben bedingt. Der Begriff Karma, der aus der hinduistischen Philosophie stammt, hat eigentlich keine immanent negative Bedeutung, kann auch eine gute und positive Angelegenheit sein, wenn nämlich das Individuum in seinem vorigen Leben im Einklang mit dem Karma gelebt hat, im Einklang mit dem, was ihm vorgezeichnet war. Die Psora ist demnach negatives Karma, das sich durch die Generationen fortzeugt.

Zu den ethisch-religiösen oder philosophischen Konzepten um die Psora gehört auch die Auffassung, sie sei die Konsequenz eines Abfalls von Gott. Diese Aufhebung der Bindung zu Gott erzeuge eine fundamentale Angst, und der Mensch sei nun, sobald er seiner selbst bewusst wird, bestrebt, dieses Band zu seinem Schöpfer wieder zu knüpfen, sich eins zu fühlen mit Allem. Man wird sofort einwenden, dass ein Individuum mit begrenzten dialektischen Fähigkeiten oder ein Kind demnach gar keine Chance hat, seine Psora loszuwerden.

Ähnliche Überlegungen haben andere zu der Meinung gebracht, der Mensch sei schicksalhaft psorisch, und dass bereits das erste Lebewesen, das das Licht der Welt erblickt habe, die Psora in sich trug, dass dies eine Art conditio humana sei, übrigens nicht nur humana, sondern in den Tieren, allen Wesen, allen Erscheinungen des Lebens. Die Psora erscheint hier als der negative Aspekt des Lebens, das Yang, der Dämon, der Tod usw. Gibt man aber der Psora eine Existenz innerhalb der menschlichen Existenz, als stecke da in einem Sein ein anderes, ist man wieder bei der Personalisierung der Krankheit, die doch, wie gesagt, nichts anderes im Grunde ist als der Name für einen jeweiligen Existenzzustand, ein »Adjektiv des Substantives Mensch.«

Hahnemann legt in seiner genialen Vorausschau wenig Wert auf solche Erklärungen, Hypothesen und »übersinnliche Ergrübelungen«, im »Organon« ist davon öfter die Rede, auch in den »Chronischen Krankheiten».

Es wäre freilich unverzichtbar, die Ursache der Psora zu kennen, wenn es bei einer gegebenen Pathologie nicht hinreiche, sie nur als Phase der Existenz zu beschreiben. Wird sie hingegen als existenzieller Zustand akzeptiert, ist dessen erste Ursache zu kennen, eigentlich unnötig. Aus der Natur der Psora geht bereits hervor, dass sie sich von Generation zu Generation fortpflanzt, dass sie sich manifestiert wie jedes Leiden auf dem Wege funktioneller und struktureller Analogien, die dann das bilden, was wir Symptome nennen. Darüber hinaus kann man eben aus ihr kein Substantiv machen, man kann sie nicht als selbstständiges Ding sehen mit einem unabhängigen Sein, wie eben andere Krankheiten auch nicht. Ob nun Masern, Tuberkulose oder Psora: wir reden über Dinge, die nicht existieren. Was wir meinen, sind bestimmte Seinszustände, die interindividuelle Gemeinsamkeiten aufweisen. Es gibt die Masernkranken, die Tuberkulösen und die Psoriker. Mit anderen Worten, es gibt Menschen, die in einer Weise leiden, dass wir sie als masernkrank bezeichnen, tuberkulös oder psorisch, im selben Verständnis, wie wir andere als zornig, unbeherrscht, melancholisch, eifersüchtig usw. bezeichnen, oder wie Menschen dick, schlitzäugig oder athletisch sind etc. Das sind Formen der Existenz, jede kann Leiden bedingen, einige tun dies unbedingt und sofort, andere mit Verspätung. Wir wissen wohl, dass Dicksein, eine athletische Kondition, Eifersucht, Melancholie, Jähzorn usw., wenn sie bestimmte Grenzen überschreiten, für das Individuum zur Krankheit werden, weil sie Leiden verursachen, ebenso wie die Masern, die Tuberkulose oder die Psora. In dieser Relativität ist es durchaus möglich, mit Masern, Tuberkulose oder Psora in einer gewissen Erträglichkeit zu leben wie mit den anderen genannten Seinsformen auch. All das soll nur noch einmal unterstreichen, was wir schon anderer Stelle gesagt haben: **Keine Krankheit ohne Kranke!**

Zurück zur Psora: Hahnemann legt Wert auf den Einfluss der Unterdrückung als ätiologischen und aggravierenden Faktor. Er vermeidet listigerweise, die Unterdrückung zur Wirkursache zu machen, sondern sagt nur, sie sei ein Verschlimmerungsfaktor und in manchen Fällen eben der ausschlaggebende. Hahnemann lässt auch das nicht unbewiesen, sondern führt alle möglichen klinischen Beispiele an, wie sie ihm zu seiner Zeit zugänglich waren: Hautausschläge, die lokal behandelt werden, ohne dass man die begleitenden und vermutlich ursächlichen Organdysfunktionen mitbedächte, führen über kurz oder lang zu einer Toxinüberladung des Organismus, und wenn man das Innenleben nicht mitbehandelt, entstehen eben Beschwerden mit weit üblerem Charakter als nur die Urtikaria. In der Dermatologie ist wohlbekannt, dass die wichtigsten Syndrome eine endogene Ursache haben, die es zu behandeln gilt, Lupus z. B. oder Pemphigus, Pithyriasis etc. Hahnemanns Schlussfolgerung ist, dass man niemals nur Lokalsymptome zu behandeln habe, dass man vor allem niemals ein peripheres Symptom einfach nur zum Verschwinden bringen sollte, sondern immer die Totalität der Symptome, die dem krankhaften Zustand entspricht. Wenn wir hier von Krankheit reden, meinen wir wie immer symptomatische Entitäten, die die aktuelle Seinsform des Individuums spiegeln, und keinesfalls eigenständige Wesen, die von außen auf den Kranken zufliegen. Eine wirkliche Krankheit ist immer ein Zustand der Existenz.

▶ Die Psora als **existenzieller** und **pathologischer** Zustand, als bedeutende, fundamentale Diathese kann nur erkannt, eingeschätzt, behandelt werden über die Manifestationen des psorischen Individuums.

Jeder Psoriker wird uns ein etwas anderes Bild vermitteln, das aber denen anderer Psoriker auch wieder ähnlich ist, und so erkennen wir ihn in und an der Gesamtheit seiner Expressivität. Das ist der Weg des Meisters, das ist der Weg, den auch wir gehen wollen. Nur er führt uns zum initialen Akt der Unterdrückung, der aber, wie gesagt, nicht die causa efficiens ist, sondern nur ein begleitender, wenn auch bestimmender Faktor. Wir werden uns jetzt den psychischen und pathophysiologischen Veränderungen zuwenden, die einen psorischen Existenzzustand charakterisieren können.

Wir profitieren hier von den Werken zahlreicher Autoren, die darüber bereits gearbeitet haben. Mangelzustand und Unterfunktion scheinen für eine Beschreibung des psorischen Zustandes auf körperlicher wie auf psychischer Ebene am besten geeignet und mit der größten Evidenz ausgestattet.

Man kann nun nicht sagen, jemand habe die Psora, nur weil er einmal die Krätze gehabt habe. Wir müssen weiterdenken, und uns dabei auf den Meister verlassen: Hahnemann sagt, dass in einem Individuum nur einander unähnliche Krankheiten nebeneinander bestehen könnten, denn wären sie ähnlich, würde die stärkere die schwächere auslöschen. Besteht in einem Individuum ein syphilitischer Zustand als Diathese oder miasmatische Krankheit (**§§ 191-206**), kann sich die Psora ebenfalls breitmachen, und beide Zustände koexistieren fortan im Individuum. Ebenso kann sich zur Sykosis die Psora, die Syphilis oder beide gesellen.

Vorerst wollen wir erstmal mit Dr. Riveros aus Kolumbien klarstellen, was der Unterschied zwischen **Miasma** und **miasmatischem Zustand** ist. Hahnemann gebraucht beides, ohne die Unterschiede zu definieren.

Gleichzeitig mit den Angaben zur Symptomatik der Psora erwähnt er die hohe Ansteckungsgefahr und beschreibt viele geistige Symptome, die als Syndrom auf eine tiefe konstitutionelle Pathologie schließen lassen. Dieser Umstand hat lange Zeit die Adepten der Miasmenlehre nicht wenig verwirrt und zu vielen verschiedenen Auslegungen und therapeutischen Umsetzungen geführt.

Ohne uns so weit versteigen zu wollen, zu behaupten, Hahnemann hätte sich geirrt, was bekanntermaßen menschlich wäre, wollen wir versuchen, die scheinbaren Widersprüche aufzuklären und das Konsistente, wie es aus den Aufzeichnungen des Meisters hervorgeht, deutlich zu machen.

Erst einmal müssen wir, da stimme ich mit Riveros überein, klarstellen, was einen miasmatischen Zustand überhaupt ausmacht und ihn unterscheidet vom eigentlichen Miasma.

▶ Der psorische miasmatische Zustand ist die Existenz in der Psora, der Ausdruck eines Menschen, abgewandelt, moduliert durch die psorische Befindlichkeit.

Dem entspricht dann seine Morphe, Physiognomie, seine durchgängige Aktivität, statische und dynamische Konfiguration, dominante Aktivität, seine gewöhnliche Ausdrucksform, seine Erregbarkeit, sowie die Grenzen seines Willens, seiner Gefühle, seines Intellekts, seine Fähigkeit oder Gelegenheit zur Reaktion, zu Reflexen, die organischen Sollbruchstellen usw. Der miasmatische Zustand ist also sozusagen die Seinskonstante (Vannier).

Jetzt aufgepasst: Alles, was von einem Individuum im psorischen Zustand, der grundsätzlich übertragbar ist, »ausgeht«, ist unzweifelhaft eine krankhafte oder »ansteckende« Dynamik. Das Miasma ist nun diese Dynamik selbst, die den miasmatischen Zustand hervorruft.

> Kurz gesagt heißt das: der psorische Zustand ist das, was im Individuum ist, und das Miasma ist das pathogene Element, das das Individuum in diesen Zustand versetzt. Das kann ein Virus sein, ein Bakterium, oder auch ein Gedanke, ein Befehl, eine Verführung... Wir können ebenso gut einen Schnupfen übertragen wie ein Lachen, einen Akt des Mitleids, eine Lust auf Zitronen usw. Das psorische Miasma ist alles Krankhafte, das vom psorischen Zustand eines Individuums auf ein anderes Individuum übertragen werden kann, wie disponiert dieses letztere dazu immer sein mag. Wir wiederholen an dieser Stelle, dass wir für die Anfälligkeit gegenüber psorischer Kontamination zwar genügend Evidenz haben, aber weder ihre Ursache noch ihren Mechanismus kennen.

So wie ein psorischer Zustand latent vorhanden sein kann – die latente Psora Hahnemanns –, mit nur spärlichen sichtbaren Zeichen oder so geläufigen Ausdrucksformen von »statischer« Anomalie oder Pathologie, dass sie normal erscheinen, so kann sich die psorische Modulation der Existenz auch ganz intensiv dartun, etwa infolge maximaler Stimulation durch verschiedene Außenreize. Ebenso intensivieren sich dann die übertragbaren Elemente des psorischen Zustandes, ihre Materialisierung wird vorangetrieben, und ihre Kontagiosität wird deutlich sichtbar. Die Natur samt ihrer vis medicatrix wird immer dagegenhalten und, wenn sie ihn schon nicht beseitigen kann, den psorischen Zustand doch so weit wie möglich unter Kontrolle halten. Wir wissen wohl, auf welchem hypothetischen Eis wir uns da bewegen, wir halten uns aber gewissermaßen an der Klinik fest, und können gar nicht fallen.

Es folgt nun eine kleine Liste mit Symptomen, die unter der Überschrift **Mangel und Hemmung der Psora** entsprechen:

> Im Psychischen ist vor allem Angst charakteristisch für die Psora, auch Schüchternheit, Kleinmütigkeit, Verzagtheit mit allen ihren Schattierungen. Auch das Gefühl der Unfähigkeit, ein mangelndes Selbstvertrauen entsprechen im Grunde einem psorischen Zustand. Verzagtheit allerdings ist doch ein bisschen verschieden von diesen beiden letztgenannten, denn ein Gefühl der Unfähigkeit muss nicht unbedingt zusammengehen mit Schüchternheit. Im einen Fall meint der Schüchterne, er sei zu gar nichts im Stande, obwohl er es doch ist, und diese Haltung kann ihn daran hindern, das zu tun, was er möchte, sie kann die Basis sein für andere, konkretere Probleme, wie Unentschlossenheit oder das Beginnen vieler Dinge, ohne eins zu Ende zu führen. Hier sieht man, wie ein Symptom verschwinden kann, um einem anderen Platz zu machen. Der Realitätsgehalt eines solchen Symptoms ist der Ausdruck eines Gefühls der Unfähigkeit. Verzagtheit, Schüchternheit als psorische Symptome blockieren das Handeln, die Aktion. Mangel an Vertrauen bedeutet beständiges Gefühl von Unsicherheit. Der Schüchterne, Verzagte wagt nichts, auch wenn er eigentlich weiß und kann, weil er beherrscht ist von seiner Blockierung. So versammelt sich un-

ter dem Symptom »Gefühl der Unfähigkeit« eine kleine Sammlung von (psorischen) Blautönen, haben wir doch gesehen, dass das eigentlich Psorische an diesem Symptom die Tatsache ist, dass die Unfähigkeit tatsächlich gar nicht besteht. Das Symptom »mangelndes Selbstvertrauen« hat diese Voraussetzung nicht unbedingt, denn hier kann es sein, dass tatsächlich Unfähigkeit vorliegt. Also bekommt es einen (sykotischen) Gelbschimmer. Dieser kleine Exkurs dient dazu, klarzumachen, wie sehr wir differenzieren müssen bei Symptomen, die nicht von sich aus eindeutig auf Hemmung und damit ihren psorischen Charakter hinweisen. Zuneigung, Weichheit, Zärtlichkeit, Liebenswürdigkeit haben fraglos eine psorische Färbung. Wohlwollen, Milde, Friedfertigkeit, Bedachtsamkeit, Vorsicht, Sorgfalt, einfache Fröhlichkeit, gute Laune usw. sind dagegen nur Symptome, wenn sie das normale Maß überschreiten. Das Bedürfnis nach Gesellschaft ist psorisch, denn der Psoriker bittet immer, dass man ihm gebe. Er selber gibt, damit man ihm etwas gebe, nicht aus Berechnung, sondern weil es seinem psorischen Zustand entspricht. Klagsamkeit, Verschlimmerung durch geistige Anstrengung, Angst um sich selbst, Wankelmut, Gefühl der Einsamkeit, Verlangen, sich zu verbergen, hoffnungsvoll, Frauen, die ihre Aufgaben nicht mehr erledigen können, Bequemlichkeit, Faulheit, Indolenz, Initiativverlust, geistige Unsicherheit, Introversion, Reizbarkeit, Laszivität, der kontemplative Aspekt in der Erotik, Voyeurismus, Gedächtnisschwäche, Unlust zu seinen Geschäften, Vernünftelei, Objektivität, Starrsinnigkeit, Hartnäckigkeit, Besserung durch Beschäftigung, durch geistige Ablenkung, Selbstmitleid, verschiebt alles auf den nächsten Tag, traditionsbewusst, Vorurteile, Verlangen nach Ruhe, nachdenklich, Gewissensbisse, Reserviertheit, Resignation, will pensioniert werden, Traurigkeit, kurz angebunden, Mangel an Selbstbestätigung, Enttäuschung über sich selbst, Selbstkontrolle, Ernsthaftigkeit, Dienstfertigkeit, Seufzen, Verlangen zu sitzen, Langsamkeit, Lächeln, Nüchternheit, Mäßigung, Charakterschwäche, wiederkehrende Gedanken, Schweigsamkeit, Mangel an Verständnis für das, was man ihm erklärt, Würde, Gefühl der Glücklosigkeit, Langweiler und Gelangweilter, Lebensmüdigkeit, Weinerlichkeit, übertriebene Spiritualität, Herablassung, etc.

An Allgemeinsymptomen hat der Psoriker eine Verschlimmerung am Morgen und in der frischen Luft, eine Neigung zur Anämie und zur Schmerzunempfindlichkeit. Angst wird körperlich empfunden, Verschlimmerung beim (Treppen-) Steigen, von einem Bad, durch wolkiges Wetter, durch Kälte oder nach Kälteeinfluss, Frostigkeit, Verschlimmerung vor Einsetzen physiologischer Funktionen wie Essen, Regelblutung, Ausscheidung, Verschlimmerung durch körperliche Anstrengung, durch Fasten, Schlaffheit, innere und äußere Schwere, Stauungszeichen, Reizbarkeit der Organe, Phlegma, Neigung, sich hinzulegen, sich aufzustützen, Verschlimmerung durch Bewegung, Taubheitsgefühl und Schmerzen entwickeln sich langsam und schrittweise, Schmerzen wie zerschlagen, mit Taubheitsgefühl, wie zerquetscht, drückend, pressend, wie von einem Gewicht, wie eine Verstauchung etc. , Trockenheit der Schleimhäute, der Haut etc.; Parasitosen und jedes andere Symptom, das von Impotenz und Mangel kündet.

Es ist möglich, ja, unabdingbar und logisch, die Abweichung vom Normalen sowohl für das Individuum anzugeben wie auch für die Zellen und Zellverbände, die davon betroffen sind. Solche Charakteristika sollten hinsichtlich funktioneller oder läsioneller Veränderungen vergleichbar sein, schließlich manifestiert sich jeder Krankheitszustand durch eine krankhafte Eigentümlichkeit, durch die erst er sich charakterisieren und identifizieren lässt. Andernfalls wäre die Klinik ein Herumgestochere im Nebel.

In den folgenden Kapiteln werden wir aufzeigen, dass es unter den Symptomen, die der Meister als psorische angibt, einige gibt, über die man zumindest geteilter Meinung sein könnte. Das heißt nicht, dass Hahnemann Symptome aufgelistet hätte, die da gar nicht hingehören. Er wird seine Gründe gehabt haben. Diese Gründe kann man diskutieren und damit für mehr Klarheit sorgen in der Frage, welches Symptom denn nun welchem Miasma eigentlich zuzuordnen ist.

▶ Allen Symptomen, von denen als den **Hauptsymptomen der Psora** die Rede sein wird, ist gemein, dass sie mit einem Mangelzustand im Organischen und einer Hemmungssituation im Psychischen zu tun haben.

Auf dieser Basis können wir zahllose Symptome den von Hahnemann genannten hinzufügen, weiter Modalitäten und Krankheitsformen, die dem miasmatischen Zustand der Psora entsprechen. Zum Beispiel lässt sich bezüglich der Schmerzen des Psorikers schließen, dass sie den Patienten zur Ruhe zwingen, zum Rückzug, zur weitestmöglichen Reduktion seiner Expressivität. Die Modalität »schlechter durch Kälte« lässt sich aus der Tatsache ableiten, dass der Psoriker durch Hemmung und Mangel zur Frostigkeit neigt, die Kälte unterstreicht diesen Mangel nur und verschlimmert sein Leiden. Die Nahrungsmittel, die der Psoriker bevorzugt, werden leicht verdaulich sein, weil ihm die Unterfunktion seiner Organe die Verdauung schwerer Nahrung sauer werden lässt. Anstrengung wird ihn naturgemäß weiter schwächen. Wir werden auch von Symptomen sprechen, die von ihrer Grundcharakteristik eigentlich einem anderen Miasma angehören, aber zu psorischen werden können, z. B. eine sykotische Angst, die psorisch wird, wenn sie sich auf die persönliche Sicherheit des Patienten bezieht, als Furcht vor dem Alleinsein, oder Furcht vor Krankheit. Oder umgekehrt kann ein psorisches Symptom natürlich auch eine sykotische oder syphilitische Färbung annehmen unter besonderen Umständen, Schüchternheit z. B., wenn sie zu einem Mangel an Selbstvertrauen oder Gefühl der Unfähigkeit wird. Das ist das, was für den »Einsteiger« die miasmatische Klassifizierung der Symptome so schwierig macht.

Was die **Lokalsymptome der Psora** angeht, zählen wir nur einige wenige als Beispiele auf:

Augen: Zufallen und Schwere der Lider, Entzündung, Empfindungslosigkeit, Reizung, Jucken der Augen, Schwierigkeit, die Augen zu öffnen, andauernde, ziehende Schmerzen, Kontraktion der Pupillen, Verengung des Tränengangs, Akkomodationsschwäche, verschwommene Sicht, wie Nebel;
Ohren: Zugempfindlichkeit, Ausschläge, Entzündungen; Gefühl wie von einem Propfen, Paraesthesien, Taubheit, Jucken und Schmerzen wie oben beschrieben;
Nase: Trockenheit der Schleimhäute, Schweregefühl, Entzündung, Juckreiz, Paraesthesien, Taubheit, Spannungsgefühl, Verstopfung; Kältegefühl.
Andere Symptome wie Minderung des Appetits, Untätigkeit des Magens und des Darms, Übelkeit, Leeregefühl, Ptosis der Bauch- und Beckenorgane, allgemeines Übelbefinden in dieser Region, erweiterte Venen im Abdominalbereich, Druckgefühl nach unten im Rektum, trockene Stühle, hart, weißlich, spärlich, schwierig, große Stühle. Inaktivität der Blase, Veränderungen der Miktion wie Urin nur in Tropfen oder in schwachem Strahl, nach Kälteeinfluss, oder unvollständige Entleerung, Urinverlust durch Husten, Pressen, Bewegung, Harnverhaltung, Empfindungslosigkeit bei der Miktion; Verminderung der Libido, Potenzverlust, Empfindungslosigkeit der Vagina, Regel stärker durch Bewegung, oder verzögert, hell, spärlich fließend, kurz; Erschlaffung der Sphinkteren; weitere Symptome sind Heiserkeit, Propf-

engefühl im Hals, Rauheit, Räuspern, Stimmverlust, Beengungsgefühl beim Atmen, eingeschränkte Atmung, Atmung kaum merklich, rau, hauchend, langsam, seufzend; Husten durch kalte Luft, oder bei Bewegung, beim Treppensteigen, nach einem Bad, durch Aufstützen, durch Fasten, durch Atemanhalten oder beim Einatmen; Husten bei Schüttelfrost, andauernd, Husten während der Zahnung, durch Trinken, trockener Husten, durch Trockenheit, durch Essen, Husten, als wenn das Zäpfchen zu lang wäre und am Gaumen kitzelte, durch Aufstoßen, durch Anstrengung, wie von einer Feder gekitzelt, schneidend, hart, durch Reizung, mit Juckreiz in der Brust, gedämpft, schlechter durch Bewegung, andauernd, pressend, dumpf, kurz, beim Sprechen, beim Entkleiden, beim Gehen, im Wind, im Winter, beim Gähnen...

Gefühl der Enge in der Brust, mit Ängstlichkeit, Kältegefühl, Milchmangel bei stillenden Frauen; Skoliose, brüchige Nägel mit Rillen, Tüpfelnägel, Brüchigkeit der Knochen...ängstliche Träume, vom Fallen, von Unglück, unangenehme Träume, Schläfrigkeit morgens, Schlaflosigkeit aus innerer Unruhe, stark juckende Ausschläge. Sowie alle möglichen anderen Symptome mit der Charakteristik von Mangel, Versagen, Fehlen, Hemmung, Impotenz, Verinnerlichung.

▷ Es ist ungerechtfertigt, der Psora oder den anderen Miasmen irgendwelche Syndrome oder nosologische Entitäten zuordnen zu wollen.

4.7 Die Sykosis

▷ Die **Sykosis** ist nach dem Verständnis Hahnemanns die Feigwarzenkrankheit, die im Anschluss an eine unterdrückte Gonorrhoe auftrete.

Diese nämlich verwandele sich darauf hin, auf die Unterdrückung, in einen Zustand des Ungleichgewichts, der den gesamten Organismus, das gesamte Sein des Menschen durchdringe, und so die konstitutionelle Sykosis schafft (Pierre Schmidt nennt sie die »konstitutionelle kondylomatöse Blenorrhagie«).

> Die **Sykosis** ist als Miasma der Psora sozusagen entgegengesetzt. Während dieser die Vorsilbe Hypo- entspricht in allen ihren Äußerungen, setzt die Sykosis allem ein Hyper- voran. Das reicht von der Hyperplasie kleiner Feigwarzen bis zu jeder Art von Wucherung, Neubildung, Hypertrophie, Exzess und Ausdehnung.

Hahnemann sah ihren Ursprung in der Gonorrhoe und beschreibt die Symptome, die diesem ursprünglichen Übel entsprechen, das bei entsprechender Disposition oder falscher, also allopathisch unterdrückender Behandlung in die Tiefe geht und das lebendige Gleichgewicht des Organismus empfindlich stört. So entstehen dann die typischen Symptome: charakteristisch sind vor allem die multiplen kondylomatösen Auswüchse, die Hahnemann als »selten trocken«. Kent fügte später folgende Bemerkungen hinzu: »Die Mehrzahl der Fälle von Sykosis, wie sie der Arzt heute zu Gesicht bekommt, sind solche, die unterdrückt wurden, und diese sind Dutzende von Malen schlimmer als der ursprüngliche Zustand.« Und weiter: »Die sykotische Krankheit setzt sich nun auf den Schleimhäuten fort, der Nase oder der Augen... es ist keineswegs ungewöhnlich, auf sykotische chronische Nasenkatarrhe zu stoßen, die erst seit einer Tripperbehandlung bestehen usw.(...) Ein solcher Patient hat ein wächsernes Gesicht, blasse Lippen, durchscheinende Ohren, Infiltration der Haut; (...) Eine Bright'sche Krankheit kann auftreten, mit Mitbeteiligung der Lungen, Leberstörungen und rheumatische Affektionen können die Folge sein.(...) Frauen haben fibröse Zustände, Entzündungen des Uterus und der Weichteile, intensive Schmerzen, die die

Kranke zu ständiger Bewegung anhalten; (...) Furcht und Zittern, Ausschläge von warzenartigem Charakter sowie tief gehende Störungen bis zum Epitheliom, gar zur akuten Phtise.«

Leon Simon schreibt in seiner Abhandlung zu den venerischen Krankheiten (die alle Homöopathen gelesen haben sollten), dass allopathische Fachärzte diesem Gedanken der Sykosis gegenüber durchaus aufgeschlossen sind, schließlich sei ihnen die große Ähnlichkeit der verschiedenen Auswüchse, die ein Individuum aufweisen kann, nicht entgangen. Der Schluss liegt einfach nahe, dass es sich dabei um eine virulente und spezifische Erkrankung handele, der Hahnemann eben den Namen Sykosis gegeben hat. Simon führt drei Gründe an, die den Meister zu dieser Einschätzung bewogen haben mögen:

❶ Ein Großteil dieser Exkreszenzen ist ansteckend, übertrage seine Charakteristika und erscheine im so angesteckten Individuum nach einer Inkubationszeit;
❷ Wird die Krankheit nicht behandelt und sich selbst überlassen, heilt sie nicht, sondern setzt ihr Zerstörungswerk fort;
❸ Ist der sykotische Zustand erblich bzw. ererbt, kann er nicht mehr durch Kontakt übertragen werden.

Der Autor schreibt weiter: »Auch wenn der Aktionsbereich des sykotischen Virus begrenzt ist, ist die Vielzahl der Affektionen, die er verursacht, auffallend. Am häufigsten sieht man die Oberfläche betroffen in Gestalt von Wucherungen. Das Problem sind die Wucherungen, die sich im Innern, an den Organen abspielen, in den Eingeweiden, am Larynx, den Herzklappen usw.«

Wie man sieht, stimmen alle Autoren, die sich ernsthaft mit den Miasmen auseinander gesetzt haben, grundsätzlich darin überein, dass sie existieren.

Bezüglich der **Sykosis** herrscht Einmütigkeit, dass sie ein Zustand einer diathetischen Krankheit sei, einer tief gehenden Pathologie mit Neigung zur Produktivität, zur Proliferation, zu katarralischen Ausflüssen, Wucherungen, Tumoren, ebenso wie zu geistiger Instabilität und Unruhe mit Tendenz zur Exteriorisierung, wie man sie in der Klinik so häufig bei Kranken mit starker gonorrhoischer Belastung antrifft.

▶ Als **charakteristische Symptome** eines sykotischen Zustandes können wir folglich die Hypertrophie, die Hyperplasie, die Hyperkinesie und die Tendenz zur Expansion erkennen. Das gilt genauso für den mentalen Bereich.

Paschero hat von der **Hypertrophie des Ich** gesprochen, vielleicht sollte man lieber sagen, des Ego, und die offensichtliche Neigung zur Expansion, zur Instabilität, Nonkonformität, Übereilung, zum Stolz, zur Eitelkeit erwähnt. Der Geist des Sykotikers arbeitet überstürzt, nie ist er zufrieden, immer ist da eine Unruhe, die nicht auf die Psyche beschränkt bleibt wie bei der Psora, sondern sich dem ganzen Organismus mitteilt und diesen, statt wie der Psora ihn zu hemmen, einzuschränken, zu verlangsamen, im Gegenteil antreibt, zu ständiger Bewegung anhält, ihn in keiner Position Ruhe finden lässt. Kent beschreibt den Sykotiker, wie er »sich windet und herumwälzt im Bett, sich krümmt, sich streckt vor Schmerzen und einzig Erleichterung findet in fortgesetzter Bewegung.« Seine Stimmung wechselt, seine Launenhaftigkeit ist typisch. Er ist zerstreut, überschäumend, gefühlvoll bis affektiert, auffallend verschlimmert durch Zurückweisung. Sein Geist ist regsam, der Sykotiker ist sehr sinnlich, schnell verliebt, leicht in Wut, und widerspricht heftig, ein Clown, wenn es ihm gutgeht, vergnügt und witzig, wagemutig und ehrgeizig, er ist von galligem Temperament, ein Fant, eitel bis zum geht nicht mehr, er findet schnell etwas, worüber er sich grämen kann, ist ungestüm und ungeduldig, immer in Eile, er hat Halluzinationen, erschrockenes Auffahren, er ist kapriziös, diktatorisch, egoistisch, neidisch, erregbar und phantasievoll, er gestikuliert wild und will tanzen und singen. Er kann hellsichtig sein, Kleptomane, das Selbstvertrauen kann ihm abgehen, auch geistige Verwirrung kommt vor. Er erträgt keinen Widerspruch, ist unzufrieden, unangepasst, möchte fort, ist überempfindlich bis zur Hysterie, leidet unter Gedankenflut- und flucht, große Unbeständigkeit, im Sexuellen neigt er zur Schamlosigkeit, zur Unverschämtheit, er ist fleißig bis zum Exzess, er ist unruhig. Hat er Schmerzen, quengelt er herum, fürchtet sich vor allem, was von außen auf ihn einstürmt, er ist pingelig in Kleinigkeiten, höchst empfindlich an seinem »point d'honneur«, misstrauisch, neigt zur Ausschmückung der Wirklichkeit, macht Vorwürfe, lacht unmäßig, lacht im Schlaf, möchte springen. Verschlechterung im allgemeinen gegen Abend und bei Klimawechsel, Wetterwechsel, er bevorzugt frische Luft, ihm ist eher warm, er möchte stark gewürzte, saure, anregende Speisen, besser geht es ihm allgemein durch Bewegung, beim Spaziergang, bei körperlicher Anstrengung. Alle natürlichen körperlichen Aktivitäten im weitesten Sinne liebt er, Essen, Urinieren, Stuhlentleerung... Seine Beschwerden haben eine deutliche Periodizität, Erbrechen und Durchfall bessern. Kleidung beengt ihn, besser fühlt er sich ohne. Sehr empfindlich auf Geräusche, Gerüche. Verschlimmerung durch Berührung, aus seiner extremen Empfindlichkeit heraus, Schweiß erleichtert, kann jedoch auch übermäßig schwitzen; fühlt sich müde. Schmerzen sind im allgemeinen wandernd, oder stechend, zwickend, ziehend wie nach einem Schlag; Schmerzen nur eines Teils oder Schmerzen überall; außergewöhnliche physische Erregbarkeit, Neigung zu Ausflüssen aller Art, Muskelhüpfen und -zucken, Sensibilitätsstörungen gleich welchen Organs, gesteigerte körperliche Empfindlichkeit; Zittern, Rotwerden, stechende oder pulsierende Schmerzen in Teilen oder allgemein; gesteigerte Körperfunktionen, Wolfshunger, großer Durst, übermäßige Träume, oder unruhiger Schlaf, Schlaflosigkeit durch innere Unruhe, nach Schreck, Schlafwandeln, Schlaflosigkeit durch emotionale Erregung; etc.

Schwindel ist sykotisch, wenn er gegen Abend auftritt, Schwankschwindel, mit dem Gefühl, als würde man nach oben gehoben, besser durch Bewegung, Schwindel im Sitzen, beim Anhalten einer Bewegung, plötzlicher Drehschwindel; seltsame Empfindungen im Kopf, als ginge ein Windzug hindurch, als pendele das Hirn hin und her, als steckte ein Fremdkörper im Kopf etc.; Kongestionen, Gefühl der Vergrößerung oder des Zusammenziehens, nässende, krustige, juckende Hautausschläge. Hitzewallungen und Erstickungsgefühl, Kopfschmerzen wie von Hämmern, anfallsartig, Verkleben der Lider, glänzende Augen, Kondylome, Absonderungen aller Art, Hyperästhesie der Retina, Tränenlaufe, ständige Bewegung der Augäpfel, Photophobie, Protrusio bulbi, Klopfen in den Augen, Erweiterung der Pupillen und Nystagmus, Bläschen auf der Hornhaut etc. Sehstörungen: Farben, Blitze, Sterne, mouches volantes, Doppeltsehen, Besserung durch körperliche Anstrengung, Feuersehen, Flammen, Flashs, Dinge sind von einer farbigen Aura umgeben, Halluzinationen, erweitertes Gesichtsfeld, Dinge scheinen mehrfach vorhanden zu sein, sich zu bewegen, zu funkeln, zu zittern, in Wellenbewegungen oder Zick-Zacks sich zu bewegen etc., Gefühl von Zug, Wind in den Ohren, angeblasen zu werden, als atme man mit den Ohren, Ausflüsse aus den Ohren, Geräusche, Feuchtigkeit der Ohren, Knötchen, Papeln, Minderung des Gehörs etc.;

Schnupfen mit oder ohne Ausfluss, Nasenfluss, Gefühl der Ausdehnung in der Nase; Juckreiz, Völlegefühl, Hitze, Geruchseinbildungen, Schweiße, Polypen etc.;

Bewegung der Kiefer, Kongestion des Gesichts, Hypertrophie der Parotis, des Zahnfleischs, Gefühl, als sei die Zunge zu groß, schmerzhafte Auswüchse, Exsudationen, Bläschen auf der Zunge etc.; Knirschen oder Pressen der Zähne (quenching), große Empfindlichkeit der Zähne; Hypertrophie der

Mandeln, Gefühl eines Fremdkörpers, Bildung von Membranen auf den Mandeln, Schwellung, Kropf, vermehrter Appetit; Gefühl, als bewege sich etwas im Magen, Verlangen nach stimulierenden Dingen, Auftreibung des Magens und Aufstoßen, Völlegefühl, Durst, Borborygmen, laute Darmgeräusche, Gasbildung, Überempfindlichkeit auf enge Kleidung in der Bauchgegend, Gefühl, als habe man Durchfall, Auftreibung etc.; rektale Kondylome, Durchfall, nässender Anus, gallige, helle, dunkle, reichliche, häufige, schleimige, wässerige Stühle; Nierensteine, Blasensteine, gonorrhoische Ausflüsse, häufiges, dringendes Wasserlassen, trüber, albuminöser, dichter, flockiger Urin, Gefühl von Blasen im Penis, venerische Kondylome, heftige Erektionen, starkes Klopfen und Ziehen im Penis, reichlicher Samenerguss; erhöhte Libido; Varikozele; Lüsternheit, Kondylome, uterine Kongestionen, Entzündungen der Vagina, Weißfluss, verfrühte Regelblutung, reichlich, zu lang, häufig, unregelmäßig; Katarrhe des Larynx, Schleimbildung, große Empfindlichkeit, Kitzeln im Larynx; reichliche Expektorationen, zäh, schaumig, dicklich, grünlich bis grün etc.; beschleunigte, unregelmäßige, tiefe Atmung, Schnarchen, stertoröse, giemende Atmung.

> Das gemeinsame Charakteristikum dieser Symptomenflut ist die Expansion, der Exzess, das Mehr, das Hyper, und das eben macht das sykotische Miasma aus.

Es liegt auf der Hand, dass das sykotische Miasma im Laufe der Zeit durch die zahllosen unterdückenden Behandlungen infektiöser katarrhalischer Leiden immer intensiver, immer komplizierter geworden ist. Was auf die Schnelle wie Heilung aussieht, treibt in Wahrheit die Kranken nur in die konstitutionelle Pathologie.

Die Neigung zur Fibrosierung, die Kent für die Gelenke angibt, finden wir heute in ähnlicher Form auch in anderen Geweben, insbesondere als Neigung zur Stein- und Konkrementbildung, was der Sykosis in hohem Maße entspricht, aber auch allgemein in den Beckenorganen, im Urogenitalbereich und im Bereich der Gelenke, der Haut. Im Grunde ist kein Gewebe vor solcher Tendenz sicher. Einige Autoren haben den Versuch gemacht, miasmatische Veränderungen bestimmten Keimblättern zuzuordnen, die Sykosis entspräche hier dem Ektoderm. Ohne hier großartig das Für und Wider erörtern zu wollen, soviel steht fest, es ist ein interessanter Forschungsansatz.

Hahnemann hat mit seiner Charakterisierung der Sykosis als Feigwarzenkrankheit, die besonders kondylomatöse Wucherungen im Genitalbereich, aber auch in anderen Bereichen des Körpers hervorbringe, den Schwerpunkt im wesentlichen auf die pathologische Anatomie gelegt.

Ich möchte noch einmal Leon Simon zu zitieren: »Im ersten Stadium ist dieses Syndrom vor allem gefährlich, weil es ansteckend ist. Es entwickelt sicher aber weiter, transformiert sich, wechselt den Ort, befällt lebenswichtige Organe, wird schließlich vererbbar und macht die Prognose endlich weitaus ernster als es zu Beginn bei den paar Kondylomen den Anschein hatte.«

4.8 Die Syphilis

Sprechen wir nun vom dritten Miasma oder konstitutionellen pathologischen Zustand, das sich wie die vorigen, Psora und Sykosis, im Menschen festsetzen kann als Konsequenz von Unterdrückung einer Primärinfektion durch unangemessene Behandlung. Die **Syphilis** als miasmatischer Zustand, als **Luesis**, kann auch die Fortsetzung der Syphilis als Krankheit, also der Lues, sein, wenn erblicherseits eine gewisse Prädisposition besteht, ein günstiges Terrain, auf dem die syphilitischen Erscheinungen angehen können. In solchen Fällen wirkt die Syphilis außerordentlich destruktiv. Eben wegen dieser offensichtlichen Schwere des Zustands, wegen der bedeutenden Destruktivkräfte der Syphilis, des Befalls des gesamten Organismus wurde diese schon von der konventionellen Medizin bald als konstitutionelle, hereditäre und übertragbare Krankheit erkannt und anerkannt.

Viele Ärzte vieler Epochen mussten antreten, beobachten, Thesen und Antithesen aufstellen, abwägen, gegensätzliche Ansichten vertreten, Hypothesen auf das Beobachtbare bauen, die eigentliche Syphilis in der Diagnostik trennen von anderen begleitenden Leiden, die das Bild verwirren, bis halbwegs Klarheit über die Natur dieser Krankheit herrschte. Das Rätsel wurde erst in der Ära Pasteurs mit der Erfindung der Dunkelfeldmikroskopie und der Entdeckung der Spirochäten ganz gelöst. Aber bis in unsere Tage reicht der Streit um die »eigentliche« Ursache. Die modernen Erkenntnisse zur spezifischen Pathologie der Syphilis haben einige der alten Theorien bestätigt, zu neuen Hypothesen den Anstoß gegeben, zur Entdeckung zahlreicher Beziehungen der Syphilis auch zu anderen pathologischen Entitäten. Da gibt es Krankheiten, von denen Syphilitiker bevorzugt befallen zu werden scheinen, die aber auf der Ebene der Zellpathologie keinen direkten Zusammenhang mit der Spirochäten-Infektion zeigen, so dass man davon ausgehen kann, dass sie mehr zum konstitutionellen luetischen Terrain gehören.

Hahnemann war bekanntlich der Ansicht, dass die Syphilis die einzige konstitutionelle miasmatische Krankheit sei, die die alte Schule entdeckt habe. Er übernimmt auch im wesentlichen die allopathischen Angaben zu Inkubationszeit und Krankheitsentwicklung. Dr. Demarque weist hier völlig zu Recht auf den ansteckenden Charakter hin den Hahnemann ganz offensichtlich den Miasmen beilegt. Freilich können wir bei der alleinigen Betrachtung der Ursache dieses Miasmas nicht stehen bleiben. Der Meister weist auf die Bedeutung der Primärinfektion hin, die zur Entstehung der Schankerkrankheit nötig sei, und nimmt in seiner Genialität die Erkenntnisse der Mikrobiologie vorweg, dass über die Prädisposition hinaus ein Schleimhautkontakt insbesondere der Genitalorgane nötig sei, damit das syphilitische »Virus« übertragen werden könne. Er sagt auch, dass wenn erstmal der Schanker sich zeige, der Organismus bereits gänzlich von der Krankheit durchdrungen ist, und jede lokale Behandlung völlig sinnlos sei. Er weist darüber hinaus auf den konstitutionellen Aspekt der Krankheit hin, auf die Destruktivität ihrer Zeichen, auf ihre Vererbbarkeit, und auf die Ansteckungsgefahr, die in allen ihren Stadien gegeben ist. Dieses Ergebnis klinischer, spekulativer und intuitiver Einsichten Hahnemanns übersteigt nun freilich bis in unsere Zeit, das, was die Schulmedizin uns lehrt. Kent sagt diesbezüglich, »wenn die Infektion vom Primärstadium ausgeht, ist sie deutlich sichtbar, erfolgt aber Ansteckung vom zweiten oder dritten Stadium, ist es ungleich schwieriger, die Infektion zu erkennen, da sie kaum akut, sondern schleichend verläuft.«

In den »Chronischen Krankheiten« sagt der Meister zur Symptomatik der Syphilis so gut wie nichts. Alle seine Angaben wiederholen im Prinzip nur das, was die alte Schule lehrte. Was wir aus der »Syphilographie« Hahnemanns herauslesen können, ist im wesentlichen zweierlei:

❶ dass die Syphilis die einzige miasmatische (das heißt konstitutionell pathologische) Krankheit sei, die als solche von der Allopathie anerkannt werde; und

❷ dass ihr Spezifikum das Quecksilber sei.

Diese Auffassung ist auch von vielen Homöopathen in Frage gestellt worden. Und wenn der Meister auch zu mehreren Gelegenheiten eine solche Spezifizität des Merkurs betont, hat er im »Organon« doch immer wieder darauf hingewiesen, dass Spezifizität immer nur in äußerster Individualisierung zu erreichen sei, das heißt dass es eine spezifische Arznei nur für einen gegebenen Krankheitszustand gebe. Dieser anscheinende Widerspruch des Meisters ist in Wirklichkeit keiner. In der Tat ist die Ähnlichkeit des Merkurbildes bzw. der verschiedenen Merkurverbindungen mit den Manifestationen der Syphilis augenfällig. Hahnemann erwähnt in seinen Bemerkungen zu den Miasmen darüber hinaus noch zwei

Dinge, die den Widerspruch erklären mögen: einmal nämlich, dass die Syphilis problemlos zu heilen sei, wenn man ihre Lokalsymptome nicht unterdrückt habe, und wenn sie nicht mit anderen Miasmen verkompliziert sei, der Psora zumal (§ 199). Das Arzneimittelbild von Mercurius solubilis ist in der Tat derart komplex und weitläufig, dass der Meister es als Spezifikum betrachtet haben mag für die verschiedenen Phasen der Syphilis als der Schankerkrankheit. Mercurius produziert ja daneben noch zahllose psorische Symptome, und in etwas geringerem Umfang auch sykotische, wie jedes Polychrest.

Leon Simon widmet der Syphilis immerhin 278 Seiten mit der Aufzählung der Symptome aller Stadien des syphilitischen Miasmas. Wir weisen noch einmal darauf hin, dass dieser Text ein Muss für Homöopathen ist. Andere Autoren begnügen sich damit, sich in philosophischen Spaziergängen zu ergehen. Bei Ghatak finden wir z. B. die Bemerkung: »Die Syphilis lässt kein inneres Organ ungeschoren, nicht Kopf, nicht Niere, nicht Leber, nicht Lungen. Immer findet sich irgendeine strukturelle Anomalie. Alle strukturellen Anomalien sind unweigerlich der Syphilis oder der Sykosis geschuldet. Die Psora allein kann keine organischen Veränderungen erzeugen, sie kann nur in die Funktionalität eingreifen. Es ist eine Tatsache, dass die Syphilis die Zellstruktur einschneidend verändern kann.« Ghatak erkennt ganz richtig dass alle lebenswichtigen Organe von der Syphilis alteriert werden, ebenso wie Blut und Knochen, und eine Reihe zerstörerischer Wirkungen hat, Geschwüre, Knochenfraß, auch lepröse Veränderungen.

> **Charakteristisch** also für die Syphilis ist alles Zerstörerische, alles Degenerative. Destruktivität äußert sich klar in den Symptomen. Degeneration, weil das Miasma Geist und Körper des Betroffenen in eine Richtung treibt, die ihn immer weiter von der Natur wegführt.

Charakteristische Symptome der Syphilis

Zustand von Gedankenverlorenheit: Abneigung gegen Ordnung, gegen das Leben; qualvolle Angst (anguish), Unangepasstheit, Ehebruch, Unzufriedenheit mit allem, leidenschaftliche Erregung; Aggressivität, Abneigungen aller Art, gegen den Ehemann, die Ehefrau, gegen jeden, der ihm zu nahe kommt, gegen die Kinder; der Patient ist außer sich vor Wut; Neigung zur Blasphemie, Verlangen, zu beißen, zu bellen, bei Tollwut oder Wahnsinn; Verlangen, allein zu sein, Misanthropie, Anthropophobie, Menschen, denen alles lächerlich erscheint; verächtlich, destruktiv; Verschlimmerung durch Zureden, Verleumder; Neigung, das Gegenteil von dem zu tun, was man von ihm verlangt; schlechte Laune; Delirium; grenzenlose Lustigkeit, mentale Dumpfheit; schneidet Grimassen; Ekstase; vergesslich; panisch; Hass;, Idiotie; Neigung, immer etwas zu tun; untröstlich; Verlangen, zu schlagen; Suizidneigung; Klagen; Lüsternheit; Lebensekel; bestimmte Formen von Misstrauen, Grausamkeit, Widerwille; Neigung, andere lächerlich zu machen; Widerwille, sich zu unterhalten, gegen Unterhaltung anderer, Abneigung, zu denken, zu geistiger Arbeit, Abneigung gegen Arbeit; Verlust des Bewusstseins, Anarchie; Drogensucht; übersteigertes Pathos; Blasphemie; Absonderung von der Umgebung etc.;

Verschlimmerung nachts, durch Wärme; durch Schlaf, konsumptive Zustände; Apoplex; Drüsenatrophien; Bildung von Abszessen; Verschlimmerung durch Essen oder nach normalen körperlichen Vorgängen; Knochenkaries; spasmodische Zustände, Konvulsionen, Epilepsie, Zyanose, Fehlbildungen; hämorrhagische Zustände; geschwürige, destruktive, phagedänische, gangränöse Zustände; reißende, bohrende, brennende, fressende Schmerzen; Lähmung, degenerative Zustände der Organe, große Erschöpfbarkeit, etc.;

Hämorrhagien, zerebral oder aller Organe, schnelle Kachexie, Blindheit, Fisteln, Taubheit; Epistaxis, Exkoriationen; Verzerrung des Gesichts, stinkender Atem, stinkende Ausflüsse, Aphthen, Zahnkaries, Zahnfleischbluten, Pyrosis, saures Aufstoßen, Erbrechen, hämorrhagische, knotige, ungeformte Stühle; Tenesmen, Abneigung gegen Koitus; schmerzhafte Erektionen, blutiger Samen, genitale Ulzera, Neigung zum Abort, Metrorrhagien, Sterilität; Aphonie; paroxysmale Atmung. Homosexualität, Sodomie, und alle Perversionen in Gedanken und Taten. Verschlimmerung nachts, erschwertes Einschlafen, kruppöser, rauer, erschöpfender, anfallsartiger Husten, komatöser, soporöser Schlaf, der nicht erfrischt, Brenngefühl der Haut, fissurierte, blutende Haut, gangränöse, eitrige, hämorrhagische Ausschläge, Exkoriationen, Geschwüre aller Art sowie alle anderen Symptome, deren Charakteristikum die Destruktion, die Degeneration, das Widernatürliche, Unphysiologische ist.

Dr. Guillermo Sanchez Caballero schließt seine umfangreiche Abhandlung über die Syphilis mit den Worten: »Zusammenfassend können wir sagen, dass alle Ärzte, die sich eingehend mit dem Problem befasst haben, zur Auffassung neigen, diese sei eine chronische diathetische Krankheit. Hahnemann reiht sie unter die chronischen Krankheiten oder Miasmen ein. Dies sind die ersten und größten Hindernisse, die es bei der Heilung von Krankheit zu überwinden gilt. Sie stigmatisieren und prägen die Menschheit und sind der Schlüssel zum Verständnis aller Pathologie. Alle modernen Konzepte der Syphilis stehen der homöopathischen Auffassung in nichts entgegen.
Das Wissen um die Miasmenlehre erst macht den Homöopathen vollständig!«

4.9 Die deformierende Wirkung der Miasmen

An allen charakteristischen miasmatischen Symptomen lässt sich ablesen, dass sie als Zustände vom Normalen abweichender Existenz als Pathologie imponieren und in keinem Falle positiv sind oder für das Individuum irgendwie von Vorteil; Die Miasmen verändern, modulieren den Ausdruck des Selbst in diese drei Richtungen, die die Miasmen charakterisieren: sie hemmen ihn, übertreiben oder pervertieren ihn.

▶ Es muss klar sein, dass das Miasma niemals zu wünschenswerten, positiven oder auch nur tolerablen Resultaten führt!

Nehmen wir z. B. ein paar Symptome, die sich eigentlich ganz nett anhören, wie nachdenklich, friedfertig, milde, zärtlich, vorsichtig usw. Erst einmal werden solche Eigenschaften nur dann zu Symptomen, wenn sie auffallend sind bei einem Individuum und vor allem, wenn sie normalerweise bei ihm nicht zu beobachten sind. Aber auch in diesem Falle gelten sie nur als Symptome, wenn sie mit Leiden verbunden sind: entweder für das Individuum selbst oder seine Umgebung, oder wenn sie seine gewöhnliche Aktivität einschränken, seine Zufriedenheit und Ausgeglichenheit. Wenn z. B. die Reflexion über das Maß hinausgeht, das es braucht, eine Aufgabe zu lösen, wird sie zum Symptom, wie auch eine gewisse Überstürztheit beim Lösen der Aufgabe ein Symptom wäre oder gar eine Weigerung, überhaupt etwas zu tun. Wenn wir sagen, dass eine Eigenschaft, um Symptom zu werden, nicht üblicherweise vorhanden sein sollte, so will das heißen, dass ein Individuum, das von Natur aus dazu neigt, über alles und jedes nachzudenken, damit keine krankhafte und behandlungswürdige Eigenschaft an den Tag legt.
Zumindest gilt dies für das Heute des Patienten, das wir im Blick haben sollten, um die oberste miasmatische Schicht entfernen zu können. Eine gewohnheitsmäßige Neigung

zur Reflexion könnte in den letzten Phasen einer Behandlung zum Symptom werden, wenn sich der Blick auf die gesamte Vorgeschichte weitet.

- **Friedfertigkeit, Milde, Sanftheit** sind ohne Zweifel ziemlich wünschenswerte Dinge, Tugenden, wie man das früher nannte... Aber immer nur dann, wenn sie nicht übertrieben sind und die Grenzen der Vernünftigkeit und der Ausgeglichenheit nicht überschreiten. Eine Friedfertigkeit, die mehr an Laissez-faire erinnert, und von Indifferenz nicht mehr zu unterscheiden ist, entfernt sich vom Gleichgewicht einer idealen Gesundheit.
- **Zärtlichkeit** wird unnormal und zum Symptom, wenn sie entweder übertrieben oder unangebracht ist, und wenn sie Teil des existenziellen Zustandes ist, den wir ändern wollen. Jemand, der vor lauter Vorsicht gar nicht mehr »zu Potte kommt«, vor lauter Abwägen möglicher Nachteile und Gefahren, leidet unter einer solchen psorischen Einschränkung, und ist in seiner persönlichen Freiheit (durch die Hemmung seines Aktionsradius) eingeschränkt.

Und so ist kein Symptom denkbar, das als Ausdruck einer Krankheit, mehr noch einer chronischen Krankheit wie des Miasmas, irgendetwas Positives und Wünschenswertes an sich hätte. Und dass ja keiner auf die Idee kommt, syphilitische »Bissigkeit« oder sykotische Geschwindigkeit seien dem Individuum beim Fortkommen in der Gesellschaft vielleicht sogar behilflich, und damit wünschenswert, vielleicht sogar »Tugenden«! Das wäre ein ganz fataler Irrtum!

- **Überstürztes Urteilen** ist immer von Übel, deshalb ist Hast, Eile immer ein Symptom. Der Eilige will sich nicht die Zeit nehmen, um etwas auf sich wirken zu lassen, und eine solche Eile, solche Überstürztheit wird der Sache, der sie gilt, nicht gerecht. Hastigkeit, unangemessene Schnelligkeit ist nie eine gute Sache, und eine Tugend schon gar nicht! Übertriebenes Nachdenken, übertriebene Sanftheit ebenso wenig!
- **Gedankenandrang, Ideenflut** usw., ein eminent sykotisches Symptom, könnte gleichfalls als intellektueller Reichtum durchgehen, nur führt ein solcher Gedankenandrang zur Inkonsistenz, zur Fahrigkeit, zur Zusammenhanglosigkeit dieser zahllos im Kopf herumwirbelnden Gedanken, ohne dass man noch zum Nachdenken käme über sie, ohne dass sie noch einen Nutzen für das Individuum hätten, dessen Psyche sie nur ermüden, das sie womöglich am Schlaf hindern usw.
- Die **Existenz im Falschen, im Unnormalen** kann uns subjektiv durchaus angenehm vorkommen, während es in Wirklichkeit höchst ärgerlich ist für die Umgebung, deren Toleranz auf eine harte Probe gestellt wird. Der Stolze beispielsweise gewöhnt sich daran, dass seine Lieben ihn ertragen, ihn gelegentlich mit Beifall bedenken sogar, und im Laufe der Jahre hält er sein Verhalten für so etwas wie eine natürliche Würde, bildet sich ein, es gebe eine natürliche Hierarchie, in der er eben ganz oben stehe, was Besonderes sei etc. Er ist wie ein schlecht erzogenes Kind, er ist gewohnt, dass man seine Launen hinnimmt und wird allmählich unerträglich. Das heißt Leben im Irrtum!
- Ein anderes sykotisches Symptom ist **Frivolität**. Ist es relativ schwach ausgeprägt und findet sich beispielsweise bei einer jungen Frau, würde man eher von Koketterie sprechen. Eine junge Frau ist ja von ihrer Rolle her schon fast verpflichtet zur Koketterie. Aus diesem Grunde hat Barthel den Mangel an Koketterie ebenso als Symptom in sein Synthetisches Repertorium aufgenommen wie die Übertreibung. Das ist so wie mit dem Zorn, der bei gewissen Anlässen durchaus gerechtfertigt und alles andere als pathologisch ist.
- Das **Symptom arbeitsam, fleißig** (industrious) ist auch so eine sykotische Überaktivität, die als positiv gelten könnte. Zum Symptom wird Fleiß erst, wenn er

Grenzen überschreitet, die mit dem allgemeinen Wohlergehen des Individuums nicht mehr vereinbar sind, schließlich können wir nicht davon absehen, dass Körper und Geist eine Einheit sind. Mit seinen Familienangehörigen bildet der Mensch eine organische Einheit, und weiter mit allen Menschen, mit denen er in Beziehung tritt. Ist das Gleichgewicht in diesen »Systemen« durch übermäßigen Fleiß, übermäßige Betriebsamkeit gestört, entfernt sich der Mensch vom Zustand der Gesundheit. Ein Manager, der seine Familie vernachlässigt, ist, auch wenn er höchst erfolgreich ist, nicht gesund.

Ist der Mensch seinen Mitmenschen kein Bruder, kann er nicht in Gesundheit leben!
Von syphilitischen Symptomen lässt sich noch weit weniger annehmen, sie bürgen irgendwelche Vorteile für das Individuum in sich. Dennoch hört man nicht selten, Aggressivität oder eine gewisse Zerstörungslust seien »unter gewissen Umständen« begrüßenswert, schließlich hülfen sie dem Individuum, sein Territorium zu verteidigen, seine Ziele zu verwirklichen usw. usw.
Leidenschaft, auch das ist so ein Ding! Wie viele Heldentaten sind nicht aus Leidenschaft geschehen! Also muss das doch etwas Positives sein! Und wieviele Dinge sind auf dieser Welt nicht erst erreicht worden, weil Leidenschaft dahintersteckte? Die Geschichte allerdings überliefert uns auch alle »Risiken und Nebenwirkungen« der Leidenschaft, und wenn sie manchmal auch wie eine passende Reaktion wirkt, ist sie immer nur die Konsequenz eines anderen miasmatisch geprägten Aktes. Der Soldat im Krieg tötet in erster Linie nicht deshalb, weil er das für eine tolle Sache hält, sondern aus Furcht, selber zu sterben oder gefangen genommen zu werden.
Die Syphilis stellt immer eine Aktion gegen das Leben dar. Niemals, wie auch keines der anderen Miasmen, führt sie zu etwas Gutem. Kein psorischer, kein sykotischer, kein syphilitischer Zustand ist gut, wünschenswert, hilfreich, gesund usw. Bei der Syphilis mit

ihrer destruktiven, degenerativen Tendenz ist das nur offensichtlicher als bei den anderen Miasmen. Leidenschaft ist in der Psychologie als destruktive Eigenschaft gesehen. Auch die Liebe kann das Geliebte zerstören! Beschäftigen wir uns ein wenig mit der **Kunst**, denn hier lassen sich die miasmatischen Veränderungen und Modulationen besonders hübsch beobachten.

Ein Kunstwerk darf sich, um in den Rang eines Meisterwerks aufzusteigen, nicht erschöpfen in Ausdrucksformen, die mehr oder weniger den gerade herrschenden Zeitgeschmack widerspiegeln. Die Miasmenlehre, die uns für das Individuum Maßstäbe für normal und unnormal an die Hand gibt, mag uns auch in ästhetischen Belangen als Richtschnur dienen.

Unsere Individualität wird immer nach vollständigem Ausdruck, nach ganzheitlicher Darstellung drängen. Alles, was an Anomalem im Sein ist, behindert diesen Ausdruck, der nach Universalität strebt, nach diesem Gemisch aus seelischen, intellektuellen, sinnlichen, emotionalen und spekulativen Projektionen, mit denen wir uns dem Ganzen versuchen zu nähern, mit dem wir versuchen, die Existenz in ihrem ganzem Umfang zu erfassen, alle Dinge, die uns umgeben, alle Erscheinungen, Essenzen, Substanzen und Formen.

Das Genie ebenso wie der Mittelmäßige oder der Blödian fühlen, auf verschiedenen Niveaus natürlich, wie unmöglich es ist, dieses von der tiefsten Innerlichkeit gesteckte Ziel zu erreichen. Das Genie hat allerdings die Möglichkeit, die Hindernisse, die dem entgegenstehen, sich bewusst zu machen bis zu einem gewissen Grad, zumindest zu fühlen, Hindernisse, die im wesentlichen in ihm selbst stecken als partielle Insuffizienzen, und es kann versuchen, diese zu erhellen, ans Licht zu bringen, um sie so zu überwinden. In der Kunst scheint eben dieses Licht, es lässt sich geradezu fühlen. Der Bildhauer träumt von der perfekten Linie, von der vollständigen Harmonie, von der genauen Proportion, vom erlesenen Detail, das seinem

Werk Leben einhaucht. Und zwar sein Leben! Dieser Bestimmung lebt er: den höchstmöglichen Ausdruck seines inneren Seins so deutlich wie möglich in seinem Werk widergespiegelt zu sehen. Deswegen heißt es in der *Genesis,* dass Gott den Menschen nach seinem Bilde schuf. Der Mensch versucht, wenn er etwas schafft, genau dies, nämlich etwas nach seinem Bilde in die Welt zu stellen, was genauso gültig sei, wie er selbst.

Der Maler weiß, dass die Perfektion seiner Kunst darin liegt, die Farben, die er von der Natur empfängt, zu übersetzen, zu »transskribieren«. Das gleiche gilt für die Formen. Drängt ihn sein sykotischer Impuls in dem Wunsch, die ganze Vielschichtigkeit der Natur auf einmal auszudrücken, viele Dinge, Linien, Formen, Horizonte auf einmal, gerät seine Malerei abstrakt, unverständlich für den gemeinen Mann. Nur eine im Miasmatischen analoge Sicht und Denkweise wird die Schöpferkraft, die synthetische Begabung nachempfinden und erkennen können. Das Bild, das bleibt, ist dasjenige, das die Mehrheit berührt, berührt wohlgemerkt und nicht nur gefällt. Ein Kunstwerk kann sehr gefällig sein, nett und prächtig, aber erst große Kunst berührt die Menschen im Innersten, zumindest diejenigen, an die es sich bewusst wendet, hat doch der Maler eigentlich sein Ego gemalt und einen Wunsch, ein kollektives Traumbild zugänglich gemacht, das von allen erkannt wird, die im weitesten Sinne zur Gemeinschaft des Malers gehören.

Der Maler eines Meisterwerks hält unbewusst seine miasmatische Belastung zurück, vermeidet sie bis zum Maximum seiner Möglichkeiten. Diejenigen, die diesen höchsten Grad an miasmatischer Beherrschung erlangt haben, haben uns Werke von klarster Geometrie, unmittelbar verständlichem zeichnerischen Ausdruck und einem Gleichgewicht der Farbenmischungen hinterlassen, die dem Geist, der das Werk inspiriert hat, in allem ebenbürtig sind.

Ein Genie mit **psorischer Dominanz,** wird in der Malerei die kontemplative Gestimmtheit des Geistes ausdrücken in der Sanftheit und Einfachheit der Thematik oder von Blautönen, die das Gesamtbild dominieren, wie bei Fra Angelico, Giotto, Ruysdael (Landschaften), Murillo (Madonnen und Kinder), Zurbaran (Stillleben). Ist der Maler sykotisch geprägt, überwiegt in seiner Malerei die Hymne an das Leben, das Grelle, Lustvolle, die Übertreibung, Eleganz, Verschwendung. Vorherrschend sind Gelbtöne wie in den meisten Bildern von Rubens, A. de Messina (Anunziata), Tiepolo (Begegnung des Mark Anton mit Kleopatra), Raffael (Fornarina), Picasso. Und ist das Genie endlich wesentlich syphilitisch gefärbt, finden sich in seinen Bildern Darstellungen von Tragödien, Leidenschaften, Schlachten etc. Rottöne, deformierende Linienführung mit großer »magischer« Anziehungskraft sind charakteristisch. Wie bei Gauguin, el Greco, Goya (durchaus mit psorischer Beimischung), Rembrandt, Doré, Durero (Mühlen), van Gogh und die Modernen wie Duffy, Kokoschka, Rouault, Braque etc.

Auch in der Musik finden wir die miasmatische Modulation, umso leichter erkennbar natürlich, je deutlicher sie ausgeprägt ist. »La mer« von Debussy lässt uns gleich an die **Psora** denken, wenn auch mit einer violetten Unterströmung. Die Brandenburgischen Konzerte von Bach, die Vier Jahreszeiten Vivaldis sind in Töne gesetzte Psora. In diesen Werken äußert sich das Gefühl ganz unangestrengt, in einer subtilen meditativen Stimmung, die nach Klarheit strebt und eine Heiterkeit an den Tag legt, die jede Leidenschaftlichkeit oder sinnliche Erregung vermissen lässt. Sie sind inspiriert von einer tiefen inneren Freude, die nach Tiefe strebt. Die sykotische Färbung äußerte sich im Wechsel der Stimmungen, in Tanzrhythmen, im Sinnlichen, der Lust am Leben, am Lachen, am Spiel, der Bewunderung von Formen, von Farben, die uns umgeben, von Gerüchen, in der Befriedigung der Sinne, im Sprengen der Grenzen usw. Genies mit sykotischer Prägung schaffen Werke, die diese spirituelle Expansion, diesen Ausbruch ins Leben in das allerbeste Licht stellen, die Gefühle des Hörers in Wallung bringen in diesen berückenden Versuchen, die ganze

Schönheit des Irdischen und der Phantasie zu besingen.

Das haben wir in einem Wiener Walzer, einer Serenade, einem ungarischen Tanz von Brahms, oder dem Blumentanz von Tschaikowsky, oder der Ouvertüre zum Barbier von Sevilla von Rossini. Märsche, Tänze, festliche Musik im allgemeinen spiegeln die **Sykose**.

Die **syphilitische Modulation** führt zu Kompositionen, die, wenn sie mittelmäßig sind, die eine ruhige Seele einigermaßen irritieren können, die von den meisten als sentimental und pathetisch empfunden werden, angemessen höchstens bei bestimmten seelischen Zuständen der Niederlage, des Zusammenbruchs, der Verzweiflung etc., wie ein Großteil unserer Volks- und Popmusik. Ist der Komponist sehr begabt, wird das syphilitische Miasma sein Werk deutlich leidenschaftlich färben, so leidenschaftlich, wie man Gefühlsqualen nur irgend in Noten setzen kann, Melancholie, Enttäuschung, Ekstase, Niederlage, schmerzliche Entsagung. Werke mit diesem syphilitischen Unterton regen die Leidenschaften an, lassen die Gefühle erzittern bis zur Ekstase, zur Entrückung, zu schmerzvoller Lust...

Das finden wir im Tango der Vorstädte wie im revolutionären Aufschrei der Musik, in einem Prélude von Rachmaninoff, in Beethovens Pathétique und so vielen seiner anderen Werke. Wie bei den Patienten finden wir bei allen anderen Menschen, also auch bei den Musikern kaum klare und eindeutige miasmatische Prägungen. Fast immer sind alle drei Miasmen vermischt vorhanden. Es dürfte aber leichter sein, diese Miasmenknäuel zu entwirren, wenn wir erst einmal gelernt haben, die Miasmen in den Werken zu identifizieren, in denen sie relativ rein vorkommen. Falls die Frage auftauchen sollte, ob denn alles, was uns Komponisten, Maler, Dichter an Wunderbarem hinterlassen haben, nun das Ergebnis von miasmatischen Belastungen sein soll, so ist die Antwort ein klares Nein. Ohne die miasmatische Modulation würde das Genie eines Künstlers, eines Musikers, Mozarts z. B., Werke hervorbringen, die wir gar nicht schätzen würden, weil sie in Ausdruck und Sinn gar keine Analogie mit dem hätten, was wir in unserem durch die Miasmen veränderten Inneren spüren. Um ein Musikstück genießen zu können, muss unser Sein auf einer ähnlichen emotionalen Ebene schwingen wie der des Komponisten. Der Verliebte findet sich in der romantischen Musik Chopins wieder, solange er noch Illusionen hat...Ist er sich seiner oder der Gefühle seiner Angebeteten nicht mehr ganz so sicher, werden Tschaikowsky oder Weber erste Wahl sein. Stürzt er endlich in die Tragödie einer verlorenen oder »unmöglichen« Liebe, breitet Beethoven seine Arme aus und spielt ihm seine Sonaten vor, oder Chatschaturian zieht ihn in den Strudel seiner Symphonien.

So wie zwei Menschen sich suchen mit dem Wunsch, einander zu ergänzen, und diese Ergänzung umso bruchloser ist, je mehr die Qualitäten des einen die des anderen ausgleichen, so wird auch ein Musikstück umso populärer werden, je mehr es den in der Mehrheit der Menschen in den jeweiligen Momenten ihrer Existenz vorherrschenden Seelenzuständen entspricht. Es gibt Märsche, die eignen sich für Militärparaden, und andere, die eher im Zirkus aufgehoben sind. Man sagt, dass das Lied Gefühle am differenziertesten auszudrücken vermag. Das gilt natürlich nur, wenn der Hörer auch genügend musikalische Kultur besitzt, um die Feinheiten auch wahrzunehmen.

Es gibt Lieder, Werke, Partituren, die Nostalgie inspirieren, andere, die eine meditative Stimmung schaffen, sehr viele, die Freude verbreiten, Vergnügen, leidenschaftliche Erotik, Liebesraserei usw., wie es andere gibt, die tiefsten Schmerz ausdrücken, festliche Stimmung, Lächerlichkeit, Albernheit, Frivolität, das Schöne, das Wahre, das Düstere usw. Alle Arten, zu fühlen, zu denken, in der Wirklichkeit wie in der Phantasie sind in den Noten ausgedrückt, und die Möglichkeiten, diese Noten zusammenzustellen, sind ebenso unendlich vielfältig wie unsere Wahrnehmungen, unsere Gefühle. So, wie wir akzeptieren müssen, dass alle Manifestationen unseres Affekts leiden unter unserer menschlichen Unvollkommenheit, so spiegeln auch die Kunstwerke, eine Symphonie ebenso wie ein Lied, zwar mehr oder weniger diese Strömungen menschlichen Sentiments wieder, sind aber immer mit dem Makel der Unvollkommenheit behaftet.

In der Literatur ist die miasmatische Modulation weitaus leichter zu erkennen, in den Worten, den Ausdrücken, in der Thematik. Auch in Texten finden sich miasmatische Prägungen. Nehmen wir als Beispiel für eine **psorische** Grundstimmung die Werke Rabindranath Tagores, seine reine, erlesene Poesie, die den Weg in die Tiefe eröffnet. Als Beispiel für die **Sykose** mag »Tausendundeine Nacht« gelten mit ihren bildreichen abenteuerlichen Geschichten. Dantes Werk dagegen scheint vom **syphilitischen Miasma** geprägt, es lässt unser Herz sich zusammenziehen, und unsere Hoffnung verdüstert sich.

Es reichen zwei oder drei Zeilen dieser unsterblichen Autoren, um beim ersten die unendliche Zärtlichkeit, die kindliche Reinheit des Liebesgefühls zu spüren. Im zweiten Werk genießen wir die raffinierte Erotik, die Phantasie, die dem Geist Flügel verleiht. Und das dritte beschreibt den Schrecken, die Qual eines Geistes, der schuldbeladen vor dem zittert, was ihn in der Hölle erwartet.

In der Philosophie entspricht die **Psora** dem dialektischen Denken, beispielsweise dieser unausschöpfbaren und hochkomplexen Tiefe im Werk von Thomas v. Aquin. Der eitle Ehrgeiz, der egoistische Geltungsdrang der Sykosis findet sich z. B. bei Auguste Comte, der die ganze Menschheit aus seinem Ego erklärt, und die syphilitische Destruktivität äußert sich nirgendwo reiner und auf höherem Niveau als bei dem im Wahnsinn endenden Nietzsche.

Im gesamten Werk eines Künstlers, eines Kunsthandwerkers, wie in jedem Werk, jeder Arbeit eines Menschen, jedem erkennbaren Geflecht seiner Manifestationen lässt sich die miasmatische Strömung dingfest machen, die es moduliert und verzerrt hat. Und genauso erkennen wir im Geflecht der Symptome den diatethischen Acker, auf dem die Pflanze gewachsen ist, die wir Krankheit nennen.

Die widerlichste Fratze des Miasmas zeigt sich immer im Geiste, im Gemüt, als Resultat der Unterdrückungen im Körperlichen. So entstehen unbewusste Strömungen, die irgendwann in der Kriminalität an den Tag kommen, in heroischen Irrtümern, in den absurdesten Übertreibungen und Exzessen. Ein solches Zerstörungswerk konnte und kann nur geschehen aus Unkenntnis der Miasmen. Die Miasmen unterwandern die Gedanken und Gefühle der Individuen und schließlich ganzer Völker: Feigheit, Servilität, Diktaturen, Greuel unvorstellbaren Ausmaßes sind die Folge.

> Die Miasmen sollten im Mittelpunkt der Aufmerksamkeit jedes wahren Arztes stehen. Erspüren, erkennen und ausrotten soll er sie, so weit das möglich ist!

4.10 Die Beziehung der Farben zu den Miasmen

Anlässlich eines Kongresses 1972 in Celaya Guanajuato haben wir unsere Meinung dargelegt über die Verbindungen der Farben zu den einzelnen miasmatischen Zuständen. Diese Ideen beruhen auf einem Studium der Materia medica, bei dem wir versucht haben, die Angaben verschiedener Autoren zu den einzelnen Mitteln zu vergleichen und eine Art Synthese zu versuchen, die die entscheidenden Charakteristika der Arzneien enthielte, daneben auch genauere Angaben zu klinischen Einsatzmöglichkeiten und schließlich exakteste Quellenangaben böte.

Nach vielen Monaten des Studiums in dieser Richtung war nicht zu übersehen, dass die meisten Autoren einfach voneinander abgeschrieben und ihre jeweilige Kopie ergänzt hatten durch Fallberichte, die zwar recht nützlich sind, aber mit reiner Arzneiprüfung wenig zu tun haben.

Wir entschlossen uns also, wenigstens die Allgemeinsymptome der Arzneien so erschöpfend wie möglich zu studieren, die mentalen ebenso wie die körperlichen, und zwar direkt aus der »Reinen Arzneimittellehre« Hahnemanns, der Enzyklopädie Allens und den klinischen Zusammenfassungen besonders von Kent und Farrington.

Wir gaben jedem Miasma eine Nummer. Nr. 1 entsprach der Psora, weil Hahnemann es als das erste und ursprüngliche bezeichnet hat. Robert und Allen sehen es als das Miasma des Mangels, wir stimmten darin völlig überein angesichts der charakteristischen Symptome der homöopsorisch (früher antispsorisch) genannten Arzneien, die alle mehr oder weniger in nutritiven Defiziten ihren Ursprung haben. Außerdem hängt jegliche Änderung des Zellzustandes, und damit des Zustandes von Geweben und Organen, des Organismus' im ganzen, von einer Störung im nutritiven Gleichgewicht ab. Und andersherum führt eine solche Pathologie auch wieder zu einer Störung dieser Harmonie. Die initiale Problematik liegt also im Ernährungsaspekt und dieser erscheint in den meisten Fällen unter der Form des Mangels, der Karenz.

Die zweite Form, unter der der Ernährungsstoffwechsel gestört sein kann, ist der Überfluss, der Exzess, und deshalb ist dies der zweite Aspekt, der sich in pathologischen Prozessen beobachten lässt. Dieser sykotische Aspekt bekommt die Nr. 2! Auch der Meister sah in diesem Miasma das Miasma der pathologischen Überproduktion und ordnete ihm entsprechende Symptome zu.

Die dritte bedeutende Diathese entspricht einer nutritiven Perversion, bzw. der Assimilierung oder dem Versuch, etwas zu assimilieren, was der Natur des betreffenden Individuums zuwiderläuft. Die Syphilis bekommt die Nr. 3!

Das Verblüffende ist, dass alle Symptome, die ja, wie wir wissen, funktionelle oder strukturelle Veränderungen darstellen, Symptome nicht etwa aus sich selbst sind, sondern nur im Sinne eines Mangels, Überflusses oder einer Perversion der Normalfunktion, der Konstitution oder der Integrität einer Zelle oder eines Organs. Alle Zeichen und Symptome sind also in Begriffen des Zu wenig, des Zu viel oder der Perversion und Destruktivität zu beschreiben.

So weit, so gut! Jetzt können wir jedes Symptom mit einer Nummer versehen:
- 1 für die Psora,
- 2 für die Sykosis und
- 3 für die Syphilis.

Da wir jedoch nie einem Patienten begegnen oder einem pathologischen Zustand, der ausschließlich durch Mangel, Überfluss oder Destruktion gekennzeichnet wäre, auch wenn eine dieser Bedingungen vorherrschen mag, sondern immer nur Mischformen sehen, können wir zumindest nun den Anteil der einzelnen Miasmen an diesen gemischten, dreimiasmatischen Zuständen quantifizieren.

> Die Grundfarben gemäß der Newtonschen Farbenlehre sind **Blau, Gelb** und **Rot**. Diese **drei Grundfarben** entsprechen **drei Miasmen** von welchen jegliche Pathologie und alle Krankheitsdispositionen abgeleitet werden können.

Jeder Kranke, wie jedes menschliche Wesen überhaupt, weist, entweder ganz offensichtlich oder bei genauerem Hinsehen, Veränderungen auf, entweder im Organischen oder im Psychischen, im Sinne eines Mangels, eines Exzesses oder einer Perversion. Im Funktionszustand seiner Organe, in seinem Verhalten, in seiner Produktivität, in seinen Werken, in seiner spezifischen Seinsform oder in seinem Denken. Sind solche Veränderungen augenfällig, ist der Grund der, dass das Miasma oder die Miasmen vollständig aktiv sind oder relativ, je nach Ordnungszahl und Intensität solcher augenfälliger Veränderungen (aktive Miasmen). Sind die Veränderungen eher zu ahnen und keineswegs offensichtlich, weisen sie auf das oder die zugrundeliegenden (latenten) Miasmen hin. Manchmal stehen Mangelzustände im Vordergrund, manchmal solche des Exzesses und manchmal der Destruktion, Degeneration, Perversion. Steht die Psora im Vordergrund, wird die miasmatische Färbung des Individuums ins Bläuliche spielen. Bei der Sykosis, der Expansion, der Flucht, der Extraversion, der Hastigkeit usw. wird die symbolische miasmatische Färbung einen deutlichen Gelbton aufweisen. Steht die Destruktivität im Vordergrund, die Degeneration, verleiht das syphilitische Miasma der Person einen rötlichen Schimmer. Das ist bitte nur symbolisch zu verstehen! **Blau** gilt als kalte Farbe, als Farbe geringer Aktivität und großer Ruhe. **Gelb** ist die am meisten leuchtende Farbe, die, die am meisten die Sinne erregt, am anziehendsten wirkt, und **Rot** ist die Farbe der Leidenschaft, der Zerstörung und des Feuers. Die Kombinationen dieser Farben sind unendlich, ebenso unendlich wie die miasmatischen Mischungen! Wir können nun unterstellen, dass jeder Kranke, jeder Mensch, seinen eigenen miasmatischen Farbton aufweist als Mischungsergebnis unterschiedlicher Anteile der drei Grundfarben und -miasmen!

In der klinischen Anwendung gibt uns diese Methode der Vergabe von Nummern und Farben die Möglichkeit regelrechte Gleichungen, Listen organischer und psychischer Fehlfunktionen aufzustellen, die eben das erlauben, was Ghatak vorschwebte: Listen aufzustellen psorischer, sykotischer und syphilitischer Symptome. Ordnen wir nun jedem Symptom eine Nummer zu oder eine Farbe (Rot, Blau, Gelb), können wir auf einem Blick die Verteilung der Miasmen im Patienten erkennen. Die Dominanz eines Miasmas wird sofort deutlich und kann zielsicher mit dem Simillimum angegangen werden.

Auf der anderen Seite stellt die vorrangige miasmatische Belastung jedes Kranken in erster Linie die pathologische Erblast seiner Väter und Vorväter dar. Bei der Empfängnis, während des intrauterinen Lebens, während des ganzen späteren Lebens sind Einflüsse wirksam, die bei der Formung der Person, unseres hauptsächlichen therapeutischen Objekts, mitspielen. Deren gesamte klinische Vorgeschichte, sein Gestern oder vielmehr seine »Gesterns«, ist wie eine Aufschichtung der jeweils dominanten miasmatischen Färbungen, und ganz zuoberst liegt nun die Färbung, die das Heute des Patienten repräsentiert, die Farbe, die er uns zeigt. Er kann diese Farbe auch im Rückblick in den meisten Etappen seines Lebens aufweisen, oder aber seinen miasmatischen Vektor öfters gedreht haben unter dem Einfluss entsprechender Außenreize.

Diese Betrachtungsweise ist durch und durch hahnemannisch, kentianisch und klassisch (um alle Gralshüter gleich zu beruhigen), sie erleichtert die Auswahl der wahlanzeigenden Symptome erheblich und erhöht die Sicherheit der Mittelwahl ungemein. Wahlanzeigende Symptome sind hierbei solche, die das Heute des Patienten am besten beschreiben und die ins Visier genommen werden müssen, um das Heringsche Gesetz zu erfüllen, das lautet: vom Letzten zum Ersten.

Auch wenn sich einige an der vielleicht etwas schematisch wirkenden Methode, an der Farbzuteilung, Nummerngebung etc. stoßen mögen, die Tatsache, dass jede pathologische Veränderung, die im Organismus persistiert, entweder Mangel, Überfluss oder Perversion eines Normalzustandes darstellt, ist unbestreitbar.

Wenn einem die Hahnemannsche Terminologie spanisch vorkommt, Psora, Sykosis und Syphilis, kann man sie problemlos ersetzen durch die Begriffe **Hypo-, Hyper- und Dysfunktion**. Auf die Dreiheit dieser Klassifizierung kann man freilich nicht verzichten und auf das Konzept ihrer Mischungen sowohl bei den diversen funktionellen wie bei den läsionellen Störungen. Auch nicht auf die Tatsache, dass in jedem Einzelfalle ein Miasma als das dominante gefunden werden kann.

▶ Heilbarkeit ist umso eher gegeben, je unkomplizierter, monomiasmatischer die Symptomatik ist. Je intensiver die Symptomatik und je komplizierter die Mischung der Miasmen, desto schwieriger wird die Heilung.

Die Miasmenmischung entspricht jeweils einer individuellen Zustandsfarbe, die sich in den Symptomen natürlich äußert, aber auch in der Konstitution, in den Schöpfungen des Individuums, seinen Gefühlen, Gedanken, im Zustand scheinbarer Gesundheit wie in der Krankheit.

4.11 Von den Symptomen

Wenn die Befragung des Patienten beendet ist, scheint der größte Teil der Fallaufnahme abgeschlossen. Das ist in den meisten Fällen auch richtig. In vielen anderen Fällen allerdings, besonders wenn Geistes- und Gemütssymptome im Vordergrund stehen, gilt es, einen Schritt weiter zu gehen:

❶ Das Symptom aufnehmen
❷ Das Symptom definieren
❸ Die Symptome hierarchisieren.

Was heißt *Symptom definieren*? Nun, wir müssen die Klagen des Patienten oder auch die Auslassung bestimmter Beschwerden zuerst einmal interpretieren, um genau herauszubekommen, was sich da im Patienten abspielt. Es ist für den Erfolg der Therapie von entscheidender Bedeutung, dass man die Symptome genau auseinanderhält und nicht eins mit dem anderen verwechselt. Es gibt eine Menge sehr ähnlicher Empfindungen, die aber deshalb noch lange nicht etwas Ähnliches oder gar dasselbe bedeuten, und das Resultat der Verschreibung wird zu wünschen übrig lassen, wenn man alle in einen Topf wirft. Also gilt es, die Symptome des Patienten von ähnlichen abzugrenzen, und das ist es, was wir mit »definieren« meinen. Wenn wir jemanden nach dem Charakter eines Dritten fragen, antwortet der uns vielleicht, Soundso habe einen schlechten Charakter und glaubt, damit nun alles gesagt zu haben. Aber schlechter Charakter kann so gut wie alles bedeuten, raubeinig, ungesellig, boshaft, schlecht gelaunt, reizbar, oder dass er alles lächerlich macht, leicht in Wut kommt, dass er sich nicht unterhalten mag usw. Man muss also zusehen, dass man die genaue Befindlichkeit des Patienten so deutlich und präzise wie möglich herausarbeitet.

Zu diesem Behufe müssen wir insistieren, wie denn nun genau dieser Ärger, dieser Zorn beim Patienten sich äußert, um sie dann entsprechenden Kategorien zuordnen zu können. »Schlecht gelaunt« ist eben kein Symptom, solange wir nicht wissen, ob der Patient nun ständig verärgert ist, leicht in die Luft geht, oder nur gelegentlich der Verdrießlichkeit frönt etc. »Er geht leicht in die Luft« kann heißen, er wird bei jeder Gelegenheit wütend, ist geneigt, Dampf abzulassen, sich über Gebühr über alles aufzuregen, in Worten und Gesten seine Wut kundzutun, aber sich relativ schnell auch wieder abzuregen. So etwas wäre dann Jähzorn (irrascibility). Reizbarkeit (irritability) wäre es, wenn der Patient seinen Ärger nur zurückhaltend herauslässt, schon deutlich merkbar, aber nicht in dieser dampfenden Form wie beim Jähzorn. »Reizbarkeit in Gesellschaft Fremder« beispielsweise heißt, dass sich die Person nur in Gesellschaft Fremder unwohl befindet, nicht in der von Menschen, die er liebt und die gewöhnlich um ihn sind. So wird er die meiste Zeit nicht verärgert sein, nicht reizbar, sondern vielmehr gelassen, und sich dem Leben unschwer anpassen können. Ganz anders wäre die Situation, würden wir eine Tendenz zu gewalttätigen Wutausbrüchen erkennen: dies würde bedeuten, dass das Individuum, ohne sich groß zu scheren, wo es sich gerade befindet, mit wem es gerade zusammen ist usw., aus der Haut fährt, sich in seine Wut hineinsteigert, und womöglich in Wort und Tat destruktiv wird, schlägt, Sachen und Personen angreift usw. Das wäre dann das Symptom Wut (fury), in welchem sich diese Disposition zu unbeherrschten gefährlichen und zerstörerischen Wutausbrüchen ausdrückt.

Solche verschiedenen Ausdrucksformen des Zornes, der Wut müssen gekannt sein, damit sich das vom Patienten Geäußerte entsprechend definieren, und einordnen lässt. Was wir hier für den Zorn durchexerziert haben gilt natürlich für jeden anderen Seelenzustand genauso.

4.11.1 Hierarchisierung

Die **Hierarchisierung der Symptome** wird anschließend genauso und mit den gleichen Kriterien durchgeführt wie in der Arzneiprüfung.
Sobald die Symptome in ungeordneter Aufzählung vorliegen, so wie sie der Patient spontan vorgetragen hat, können wir sie in eine hierarchische Ordnung bringen, sie also der Wichtigkeit nach ordnen, wie sie sich aus der homöopathischen Anschauung ergibt.

▶ An erster Stelle stehen alle **Allgemeinsymptome,** weil sie die Totalität des Individuums ausdrücken. Unter diesen nehmen die mentalen Symptome den ersten Rang ein, und zwar in der Reihenfolge **Willen → Verstand → Gefühl.**

▷ Dann erst kommen die körperlichen Allgemeinsymptome und **Modalitäten.** Modalitäten sind alle Umstände, Zeiten usw. der Verschlechterung oder Besserung des Allgemeinzustandes des Individuums, durch Kälte, Hitze, Nacht, Sonne etc.

Wenn Kälte oder Wärme oder irgendein anderer Umstand nur ein Symptom beeinflusst, eine einzige Beschwerde, und alle anderen davon unbeeinflusst bleiben, gilt diese Modalität nur für das Lokalsymptom, und zählt nicht unter die Allgemeinsymptome. Ist der ganze Patient morgens schlechter gestellt oder im Laufe des Vormittags oder am Nachmittag oder sonstwann, dann ist das ein echtes **Allgemeinsymptom** oder eine **Allgemeinmodalität,** die entsprechend ihres Bezuges auf die Gesamtheit des Patienten große Bedeutung besitzt. Ist allerdings ein Geistes- und Gemütssymptom durch irgendeinen Umstand beeinflusst, ist das eine wichtige Modalität und ein erstrangiges Symptom, z. B. traurig, bei Alleinsein. Das ist eine besondere Form, auf der Gemütsebene zu reagieren, die für das Individuum kennzeichnend ist, auch wenn die Modalität nur für ein Symptom gilt, nämlich für den mentalen Zustand. Das ist nicht der Fall, wenn es um ein banales körperliches Symptom geht, z. B. Durchfall um 4 Uhr in der Früh. Die Modalität »4 Uhr früh« individualisiert zwar das Symptom, nicht aber unbedingt das Individuum, und wird deshalb nur unter die Lokalsymptome eingeordnet.
Aus den Allgemeinmodalitäten und Allgemeinsymptomen (Fieber, Puls, Frost, Schweiß, Schlaf etc.) wählen wir nun die eigenheitlichen oder besonderen aus, die für das Individuum höchst charakteristisch sind und für die sich Entsprechungen in der Materia Medica finden lassen. Die ungewöhnlichen Symptome zeigen die Idiosynkrasie des Individuums am ehesten und müssen ihre Entsprechung in der jeweiligen Besonderheit der Arznei finden.
Allerdings sind solche Symptome manchmal noch unzureichend für eine sichere Arzneiwahl.

▷ Die **Lokalsymptome** sind solche, die sich nur auf einen Teil des Körpers beziehen, allerdings mit einer Modalität, die sie individualisiert, z. B. Schmerzen im rechten Eierstock vor der Regel. Schmerzen im Eierstock allein wäre ein unvollständiges Symptom und unbrauchbar, auch mit dem Zusatz rechter Eierstock. Erst die Modalität »vor der Regel« macht es zu einem vollständigen und brauchbaren, wenn auch nicht hochrangigen Symptom.

Diese Lokalsymptome stehen bei der Wahl der Arznei **an letzter Stelle.**
Unbestimmte, unvollständige und gewöhnliche Symptome haben den geringsten Wert, wenn überhaupt einen. Es sind die so genannten »pathognomonischen Symptome«, die dazu dienen, die »Krankheit« nach den Regeln der Schulmedizin zu diagnostizieren.
In der Homöopathie haben sie wenig Wert, aus dem einfachen Grunde, da sie physiologische, mechanische Empfindungen und Reaktionen des Organismus auf den krankhaften Zustand darstellen. Z. B. schneidende Schmerzen auf einer Brustseite bei Pneumonie sind

für die Wahl der homöopathischen Arznei von untergeordneter Bedeutung. Das gilt genauso für die Laborwerte. Für den allopathischen Arzt sind Laborwerte sein Ein und Alles, häufig reichen sie für die Diagnose völlig aus. Für uns haben sie den Wert pathognomonischer Symptome, nämlich keinen.

Es interessiert nicht, ob jemand Salmonellen »hat«, Amöben, Shigellen oder was sonst. Das, was uns interessiert, ist die Art des betroffenen Organs, krank zu sein, ob nun der oder jene Parasit daran schuld sein soll, den wir im übrigen immer als Ergebnis der Krankheit betrachten und nicht als Ursache. Und wichtiger als das Kranksein des Organs ist das Kranksein des Organismus. Und wichtiger noch als das ist die Veränderung der Geistes- und Gemütsebene des Patienten. Deswegen reicht es eben nicht, dass der Arzt eine Menge Bücher liest, alles auswendig lernt und dann loslegt. Das ist genau das, was die Schulmedizin macht. Die Homöopathie sieht sich den Kranken genau an, bevor sie »loslegt«. Und es ist völlig egal, ob im Kranken nun Parasiten, Spirochäten, Tuberkelbazillen oder andere böse Dinge ihr Unwesen treiben, die dem Anfänger immer solchen Schrecken einjagen. Bakterien und Viren sind als fremde Lebewesen immer nur Gäste in unserem Organismus, und zwar auf Einladung einer gewissen Prädisposition. Ändert sich diese Prädisposition, wird uns der Gast verlassen, und bereits bevor er uns verlässt, wird die Ordnung, wird das Gleichgewicht wieder hergestellt sein, und der »Gastfreund sieht es mit Entsetzen«, um Schiller für die Bakterienfrage zu bemühen. Auch wenn er noch eine Weile bleibt, ist ihm sein pathogenes Handwerk gelegt, weil wir uns verändert haben und das geeignete Terrain für eine solche Pathogenität fehlt. Der »Erreger« (der eher der »Erregte« ist) wird auswandern, sterben oder völlig ungefährlich werden.

4.11.2 Symptomentotalität

Diese Wort wird häufig falsch verstanden, nämlich meist in einem ganz wörtlichen Sinne. Es ist bekannt, dass da Kranke sind, die uns einen Haufen Symptome liefern, mit denen wir Seite um Seite füllen können. Die Totalität der Symptome könnte nun so verstanden werden, als sei sie die Gesamtheit aller pathologischen Erscheinungen des Kranken. Und die ist häufig derartig gewaltig, gerade bei komplizierteren Fällen, chronischen Krankheiten usw., dass es ganz ausgeschlossen ist, eine Arznei zu finden, die die ganze Masse der Symptome deckte. Wir könnte nun den Mut sinken lassen angesichts der Aussichtslosigkeit, das Simillimum zu finden in diesem Heuhaufen.

Die klinische Erfahrung der meisten Homöopathen zeigt aber einen Unterschied zwischen der zahlenmäßigen Totalität und einer sinnvollen Symptomentotalität. Das bedeutet, dass aus allen Symptomen diejenigen auszuwählen sind, die auch die größte Aufmerksamkeit verdienen und sich auszeichnen entweder durch die Schwere der Pathologie oder dadurch, dass sie die spezielle Pathologie des Individuums am besten charakterisieren. Auf diese Symptome hin wird gewöhnlich verschrieben. Manchmal freilich sind diese Symptome, auf die hin man verschreiben könnte, so heterogen, oder vielleicht in kleinen Symptomengruppen zusammengefasst, die sich irgendwie nicht unter einen Hut bringen lassen, dass der Praktiker, wenn er denn der klassischen Richtung sich verpflichtet fühlt, daraus schließt, dass er vermutlich mehrere Mittel zur Heilung brauchen wird. Er verschreibt eines, wartet die Wirkung ab, verschreibt das nächste, um so die ganze Symptomatologie abzuarbeiten. Das ist korrekt! Entfernt sich der Arzt von diesem unizistischen Gedanken, verfällt er angesichts solcher scheinbarer Multi-Indikationen in Pluralismus. Auch er sieht, wie der Unizist, die Indikation nicht für eine, sondern für mehrere Arzneien, schließt nun freilich, dass es sich dabei um jeweils verschiedene pathologische Entitäten handele, die er wie das tapfere Schneiderlein auf einen Streich mit einem Komplexmittelchen erledigen will. Das heißt natürlich, die Miasmenlehre auf das übelste zu verkennen.

Die korrekte, orthodoxe und hahnemannische Methode ist dagegen, zu versuchen, die **wahre Symptomentotalität** zu versuchen zu ermitteln, wie sie von der dominanten Pathologie geliefert wird, die hinreichend das Heute des Patienten definiert und auf die allein wir im Augenblick einwirken können. Schließlich sollten wir nicht vergessen, dass wir als Ärzte unserem Patienten in seinem aktuellen Zustand helfen sollen. So wird also die Symptomentotalität danach auszuwählen sein, was den pathologischen Zustand des Patienten in seinem gegenwärtigen Sein am besten und vollständigsten definiert. Unter Gegenwart verstehen wir nicht unbedingt nur die Zeit, die der Patient vor unserem Schreibtisch sitzt, sondern die Zeitlichkeit, die Episode oder Etappe, aus der das Heute des Patienten erwächst. Das kann sich um Tage handeln, Jahre oder gar sein ganzes Leben. In der einen Etappe kann eine, in der anderen eine andere Pathologie dominieren. So finden wir z. B. einen syphilitischen Zustand, der die Gegenwart des Patienten prägt, alle Symptome, die wir nach allen Regeln der Kunst aufgespürt haben, ohne einen Aspekt seines Lebens außer acht zu lassen. Wir finden weiterhin sykotische und psorische Einsprengsel. Ist aber die Dominanz der Syphilis eindeutig, werden wir versuchen, eine Arznei zu finden, die besonders diese syphilitischen Symptome abdeckt. Dieser syphilitische Symptomenverbund stellt in diesem Falle die Symptomentotalität dar. Es liegt auf der Hand, dass unter dem Einfluss des Simillimums, das diese Totalität am besten beschreibt, später der darunter liegende miasmatische Einfluss sich bemerkbar machen wird, der entweder dem gleichen Miasma angehört oder einem anderen. So hat es der Meister gehalten!

Hahnemann gibt in den **§§ 153-155** die Anweisungen, wie die Symptomentotalität zu erlangen sei. Oder, wie man auch sagen kann, die Totalität der bedeutenden und eigenheitlichen Veränderungen in der aktuellen Lebensetappe des Kranken. Erinnern wir uns daran, was der Meister in den ersten Sätzen des § 3 des »Organon« sagt: »Sieht der Arzt deutlich ein, was an Krankheiten, das ist, was an jedem einzelnen Krankheitsfalle insbesondere zu heilen ist (Krankheits-Erkenntniß, Indication), usw.«... Eben das, was »an jedem einzelnen Krankheitsfalle insbesondere zu heilen ist«, ist die Symptomentotalität, die sich darstellt als das, was im aktuellen Erleben des Kranken nach Richtigstellung verlangt, nach Korrektur. Häufig reichen dem erfahrenen Kliniker drei oder vier Symptome aus, um den Patienten damit zu charakterisieren, um seine aktuelle Pathologie zu definieren, das, was innerhalb des gegenwärtigen miasmatisch dominanten Zustandes nach Korrektur verlangt. Hering hatte ganz recht mit seinem Stuhl, der bereits auf drei Beinen stehen könne, drei oder vier gute Allgemeinsymptome können einen Kranken vollkommen beschreiben und zur richtigen Verschreibung führen. Natürlich müssen die Beine dieses Stuhles aus Allgemeinsymptomen und § 153er-Symptomen bestehen, um die Person des Kranken tatsächlich zu erfassen.

4.11.3 Beziehung zwischen Pathologie und Verhalten

Darauf weisen wir noch einmal gesondert hin, dass nämlich die **Symptomenreihe** immer mit dem Verhalten des Patienten in Beziehung steht bzw. notwendig einer gleichen Linie folgt. Seine inadäquate Einstellung dem Leben gegenüber, seine verzerrte Wahrnehmung von Handlungen, der Erscheinungen und Dinge insgesamt, werden zu Irrtümern in seinem Verhalten führen, und dieses irrige Verhalten wiederum wird zur Pathologie beitragen. Die Symptome spiegeln diese Einstellung dem Leben gegenüber wieder, sie sind notwendige Folge seiner Frustration bzw. pathologische Anpassung an das Leben in der Gemeinschaft. So erklären sich die unterschiedlichen, ja diametral entgegengesetzten Aktivitäten bei unterschiedlichen Lebenseinstellungen: ein Denker, der das Leben immer nur aus der Vogelperspektive betrachtet, und den täglichen Kleinkrieg nicht anders als mit Verachtung, wenn überhaupt betrachten kann, sich ausschließlich nährt von der Transzendenz der Welt usw., und am anderen Ende der Skala das Kind, der Mann, die Frau, die in gruseligster Trivialität dahinleben, sich nur um die allerbanalsten Dinge Gedanken machen und ihr Leben abseits jeglicher transzendenter Turnübungen verbringen, bis sich eines Tages das Leben entschließt, ihnen seine Transzendenz mit gewisser Grausamkeit unter die Nase zu reiben.

Trifft nun der erste Typ auf den zweiten, wird er vielleicht sagen »Armes Kind, armer Tropf«, und der arme Tropf wird gar nicht verstehen, was so arm und tropfig an ihm sein soll. Zwischen diesen beiden Extremen des Seins finden sich unendlich viele Abstufungen. Normal und sinnvoll ist, dass wir Schritt um Schritt vom infantilen Autismus, von dieser geradezu pflanzlichen Nicht-Transzendenz, aufsteigen zu dieser letzten Stufe der Überlegenheit, der Ausgeglichenheit, des Seelenfriedens, der Lösung eigener und fremder Probleme, der Liebe im vollen und ganzen Verständnis des Wortes. Das Verhalten, das sich aus einer solchen Vision ergibt, die einzelnen Abstufungen auf diesem idealen Wege, muss nun der Arzt mit Deutlichkeit erkennen in jedem seiner Patienten, und bevor er noch zum Rezeptblock greift, muss er die Ebene, die Stufe begriffen haben, auf der der Patient sich gerade befindet. Daraus nämlich ergeben sich die Lücken, die sofort zu stopfen sind, ebenso wie die allgemeine Neigung, die es vielleicht auf den »rechten Weg« zurückzuführen gilt, damit das Individuum seine Erfüllung finden kann.

Einige Anmerkungen seien noch gestattet. Heutzutage, wo wir so gebannt auf die Laborergebnisse schauen, vergessen wir nur allzu oft, auch mal den Bauch abzutasten. Wie viele Erkenntnisse können da nicht gewonnen werden, die uns kein Labor der Welt und keine noch so scharfsinnigen Überlegungen liefern können. Alles, was wir über den Kranken erfahren können, ist wichtig, allerdings, wie gesagt, je mehr es die Allgemeinheit des Kranken betrifft, oder je schwerer die körperliche Störung ist, desto wichtiger wird es. Alles, was sich an der Peripherie abspielt, ist zweitrangig.

Haben wir nun alles gehört, was zu hören war, alles gesehen, was zu sehen war, haben wir den Gesichtsausdruck des Kranken in uns aufgenommen, seinen Blick, der dem, was der Mund sagt, zustimmt oder widerspricht, der das ausdrückt, was mit Worten nicht auszudrücken ist, haben wir nun unseren Kranken ganz verstanden, seine Biopathographie vor uns ausgebreitet wie ein Buch, werden wir versuchen, zu einem Schluss zu kommen. Wer ist dieser Mensch? Auf welche Weise, in welcher Beziehung leidet er? Was ist die Vorgeschichte dieses Leidens, nicht nur in seinem Leben, auch in dem seiner Vorfahren? Welche Strömungen, Gedanken, Umstände beherrschen sein Leben, und sind diese im Einklang mit seiner Bestimmung, wie sie sich aus der Konstitution ergeben mag? Das erst macht gute Diagnostik aus!

Die klinisch-homöopathische Arbeit besteht im Bedenken all dieser Dinge und soll uns zur Arznei führen, die den Patienten in allen seinen Aspekten erfasst, spiegelt, abbildet, oder wenigstens doch in denen, die nach unserem Dafürhalten die größte Aufmerksamkeit zu einem gegebenen Zeitpunkt verdienen.

In der schematischen Einteilung des Menschen in Wille, Verstand und Gefühl ordnen wir dem Verstand alles zu, was in Richtung Begreifen geht, des Einfachsten und des Schwierigsten, der Substanz und der Form, alles Vermutete, Intuierte, alles, was die Seele in ihrem kontemplativen, beeindruckbaren, aufnehmenden Aspekt berührt und Material für Denken und Erkenntnis abgibt.

Der Wille entspricht der Seinsebene, die als Antwort auf das Gelernte, Aufgenommene, Wahrgenommene besteht, als Antwort des Individuums auf alles, was es von außen erreicht, seine Fähigkeit und Qualität, dies zu verstehen. Diese Antwort stünde im Falle völliger Normalität ganz im Einklang mit dem

Verstand und käme demnach einer erlaubten Wahrheit des Individuums im Sinne seines vorgesehenen Wirkungsbereichs theoretisch am nächsten.

Das Gefühl nun ist die Reflexion über das eigene Sein, über die beiden anderen Funktionen, die wiederum die Aktualität des Gefühls bestimmen. Sie schaffen es, es wächst und füllt sich mit Bildern und treibt deren Umsetzung in die Wirklichkeit voran. Dann entdeckt es das Plaisir, die Lust, in seinem Verströmen in das Ganze, und in der Beziehung des Ganzen zu sich selbst, in der Analogie des eigenen Seins in seinen zahllosen Facetten mit allen anderen Wesen, seiner Energie mit allen Energien, seines Geistes mit dem Weltgeist und dem ursprünglichen Geist. Im Normalfalle äußert sich dies in der Lust zu leben, dem Glück, auf der Welt zu sein, im Vertrauen auf das Morgen.

Wenn in diesen, zugegebenermaßen etwas komplizierten, Ausführungen Wahrheit ist, liegt es nur nahe, wenn wir versuchen, diese drei Aspekte menschlichen Daseins mit der Klinik in Verbindung zu bringen, herauszufinden, auf welcher Ebene die ursprüngliche Störung zu finden ist und auf welcher sie sich am deutlichsten ausprägen konnte.

- Die **Psora** scheint sich am ehesten auf der Ebene des Willens zu manifestieren, wobei wir sie natürlich im Verstand und im Gefühl genauso ausmachen können. Die hemmende Wirkung dieses Miasmas ist aber unbedingt am ausgeprägtesten im Wollen.
- Der **sykotische Zustand** der Instabilität und Überstürzung verhindert die angemessene Einschätzung der Dinge und Ereignisse und ihrer Beziehungen. Deshalb ist der Verstand für die Sykosis am empfänglichsten, er hypertrophiert, und das Ego schiebt sich vor das Ich.
- Das **syphilitische Miasma** schließlich verhindert die höchste Lust, das reine und vollständige Empfinden der Liebe für sich selbst und für die Nächsten, für Alles und für das All, und hält den Menschen im Unglück fest, obwohl Unglück natürlich ebenso gut aus der psorischen Hemmung wie aus sykotischem Überschwang entsteht. Die Syphilis aber malt das Unglück am schwärzesten, am unentrinnbarsten in ihrer Perversion, ihrer Destruktivität.

4.12 Klassifizierung und Definition miasmatischer Symptome: Psorische Symptome

Angst (anxiety):	Beklemmung. Fehlen völliger Seelenruhe, Vorstufe der Furcht (fear), Erste Stufe des Terrors (dread), panische Furcht (Terror);
Ausdauer (persistence):	der Psoriker bezieht seine einzige Stärke aus seiner Ausdauer;
Ausruhen (rest, desire for):	Verlangen, die Arbeit zu unterbrechen oder aufzuschieben;
Behutsam (careful):	gibt nicht dem ersten Impuls nach, mäßigt und mildert seine Ausdrücke, beugt vor;
Beschwerden von:	Angst (anxiety), zukünftige Ereignisse (anticipation), schlechte Neuigkeiten (bad news), Gram (grief), Eifersucht (jealousy);
Besorgt (preoccupied):	auf eine bestimmte Sache gerichtete, andauernde und absorbierende Ängstlichkeit;
Enttäuschung (deception):	Verlust von Illusionen, Konfrontation mit einer Wirklichkeit, die als unangenehm und unerfreulich erlebt wird;
Ernst (serious):	scheinbar unbeeindruckt, verliert selten seinen Gleichmut, lächelt wenig, sehr formell;
Furcht, Beschwerden von (fear, ailments from):	der Psoriker leidet tatsächlich erst nach dem entsprechenden Ereignis, schleichende Beschwerden seitdem;
Gedächtnisschwäche (memory, weakness of):	geringe Merkfähigkeit;
Geduldig (patient):	leidet oder wartet, ohne zu klagen oder sich aufzuregen;
Geistige Anstrengung, schlimmer durch (mental exertion):	deutliches Symptom psorischer Schwäche;
Gelassenheit (tranquility):	Das Erlangen völliger Selbstbeherrschung und Unbeeindrucktheit durch die Umstände;
Gewissensbisse (remorse):	Gram über Dinge, die man getan hat, gesagt oder hingenommen hat, und die als falsch und irrtümlich eingeschätzt werden;
Heimweh, Nostalgie (homesickness):	Sehnsucht nach dem Vergangenen und Fernen, schmerzliche Erinnerung an Dinge, die nicht mehr gegenwärtig sind;
Herzlich (affectionate):	warmherzig, geneigt zu herzlichem Miteinander;
Faulheit, Indolenz (indolence):	Abneigung gegen Arbeit. Unaufgelegt, seinen Verpflichtungen nachzukommen;
Mangel an Initiative (initiative, lack of):	Unfähigkeit, etwas in Angriff zu nehmen, kann nichts beginnen, keine Aktivität einleiten;
Selbstbetrachtung (introspection):	Nabelschau, analysiert sich bis ins kleinste, Reflexion über sich selbst;
Kränkung, Beschwerden von (mortification, ailments from):	der Psoriker ist sehr empfänglich für jede Form von Strafe und leidet sehr darunter;

Langeweile (ennui):	fehlendes Interesse, fehlende Motivation, Abgestumpftheit gegenüber einer bestimmten Situation, einem bestimmten Tun; Innere Öde;
Langsamkeit (slowness):	eines der Hauptmerkmale der Psora. Verlangsamter Rhythmus;
Leichtgläubig (credulous):	Neigung, alles, was man ihm erzählt, für wahr zu halten;
Liebe, Beschwerden durch unglückliche (love, ailments from disappointed):	Dies äußert sich am ehesten im Psoriker, wenn hier auch weniger deutlich sichtbar als im Sykotiker und weniger tragisch als im Syphilitiker;
Liebenswürdig (gentle):	Aufnahmebereit, herzlich, zuvorkommend;
Meditation (meditation):	Zustand andauernden oder wiederholten Nachdenkens über ein Thema oder ein Ereignis;
Milde (mildness):	Sanftheit in allen Äußerungen, weit entfernt von jeder Heftigkeit oder Hast, exquisite Manieren;
Monomanie (monomania):	Neigung zur Bestätigung durch repetitive Akte, die alle in dieselbe Richtung weisen (3);
Müßiggang (idleness):	Neigung, sich mit gar nichts zu beschäftigen;
Nachdenklich (reflecting):	über ein Thema oder ein Phänomen und seine möglichen Folgerungen;
Nachgiebig (yielding):	gibt den Ansinnen anderer leicht nach;
Nachlässig (neglects):	arbeitet lässig, ohne Einsatz und Interesse;
Naiv (naive):	unschuldig, offen, spontane Einfachheit, handelt und akzeptiert ohne Hintergedanken;
Nüchtern (soberness):	hütet sich vor Exzessen, bleibt dem Maß verpflichtet und der Ausgeglichenheit;
Phantasien, versunken in (fancies, absorbed in):	isoliert, lebt in seiner Traumwelt;
Reizbarkeit (irritability):	der erste Grad des Zornes, der im Subjekt stecken bleibt und sich wenig äußert, dafür aber andauert. Oberflächlicher Ärger;
Respekt (reverence, veneration):	Ehrerbietung für die Umgebung, Überbewertung der anderen aus mangelnder Selbstachtung;
Ruhe (serene, quiet disposition, calmness, tranquility):	das Erlangen der oder die scheinbar vollständige Selbstbeherrschung oder das Unberührtsein durch äußere Umstände;
Schüchtern (timidity):	große Mühe, seine Meinung zu äußern, sich bemerkbar zu machen, sich gegen andere zu behaupten;
Sitzen, möchte (sit, inclination to):	scheint ein körperliches Symptom zu sein, hat aber nichts mit Müdigkeit zu tun, sondern mit dem Bedürfnis, eine angenehmere Stellung einzunehmen, die weniger Kraft kostet;

Sprachen, unfähig für (language, unable for):	eine typisch psorischer Ausdruck des Mangels;
Stumpfheit (ideas; deficiency of; brain fag, in):	Schwierigkeiten, zu verstehen oder sich auszudrücken, Dumpfheit, Blockierung des Verstandes, Benebelung;
Sturköpfig (obstinate):	hartnäckig, dickschädelig;
Tatenlosigkeit (inactivity):	fehlende Aktivität;
Tod eines geliebten Wesens (death of a person, ailments from):	im Psoriker ist die Trauer um jemanden auffällig durch ihre Beständigkeit;
Traurigkeit, Depression (sadness, mental depression):	Verlust von Fröhlichkeit und Lust, Reduzierung von Kontaktverhalten und Gefühlsausdruck. Der Geist tritt in den Schatten (oder besser in den Halbschatten, der Schatten wäre schon syphilitisch!);
Unsicherheit, geistige (insecurity, mental):	zweifelt an seinen Geistesfunktionen; kein Vertrauen in seine intellektuellen Fähigkeiten;
Verlassenheit, Gefühl von (forsaken feeling):	Gefühl der Einsamkeit, Schutzlosigkeit, Hilflosigkeit. Fühlt sich unverbunden mit der Welt;
Verstecken, will sich (hide, desire to):	sein Minderwertigkeitsgefühl treibt ihn dazu, die Blicke der anderen zu fliehen, will nicht entdeckt werden;
Vertrauensvoll (confiding):	handelt im Vertrauen auf sich und andere;
Vorsichtig (cautious):	beugt Gefahren vor und vermeidet sie. Passt sich an.
Weinen (weeping):	im einfachsten Falle ist es der Ausdruck verletzter, zurückgewiesener Zärtlichkeit. Bei eher ostentativem Charakter ist es (2), bei aggressivem Unterton (3);
Wohlwollen (benevolence):	natürliche Hinnahme der Schwächen anderer. Väterlicher Gerechtigkeitssinn;
Zaghaft (bashful):	Mangel an Charakter; kann seine Meinung nicht vertreten und gibt ständig nach;
Zähigkeit (perseverance):	Durchhalten einer Anstrengung über lange Zeit, hartnäckiges Verfolgen eines Plans;
Zurückhaltend (reserved):	mag nicht kommunizieren; Abneigung, seine Meinungen oder Probleme andern mitzuteilen;

4.13 Sykotische Symptome

Abwechslung, Verlangen nach (change, desire for):	charakteristisch für den sykotischen Zustand der Instabilität. Braucht die Veränderung;
Aktivität (activity):	Dynamik. Symptom nur, wenn übertrieben;

Anmaßend (presumptious):	zeigt sich mit viel Prahlerei, Prunk, Luxus oder Machtgehabe, stolziert;
Anstrengung, körperliche bessert (exertion, physical amel.):	Besserung geistiger Symptome durch körperliche Bewegung;
Aufdringlich (meddlesome):	mischt sich in alles ein;
Diktatorisch (dictatorial):	will seine Meinung durch Wort und Tat durchsetzen;
Egoismus (egotism):	will alles für sich. Drängelt sich vor. Teilt nicht. Denkt nicht an andere;
Ehrgeiz (ambition):	Neigung, zu viel zu wollen; mehr und mehr zu bekommen, obwohl er es nicht verdient;
Eile (hurry):	Schnell in Bewegungen, Handlungen, Tätigkeiten;
Eitelkeit (vanity):	Zurschaustellung oder Sich-Bemühen um falsche Werte und Qualitäten und Genugtuung dabei;
Empfindlich (offended easily):	eigen, zimperlich, kleinlich, fühlt sich angegriffen durch das, was man sagt oder tut;
Enthusiasmus (enthusiasm):	übertriebene, aber ehrliche Begeisterung;
Erregung (excitement):	Aufregung der Sinne mit starker seelischer Beteiligung;
Erschreckt, leicht (frightened easily):	plötzliche Empfindung von Furcht oder Überraschung;
Euphorie (euphoria):	fröhlicher, optimistischer Enthusiasmus;
Exzentrizität (eccentricity):	übertriebenes und aneckendes Benehmen;
Fleißig (industrious):	Arbeitswut, unangebrachte;
Frivolität (frivolity):	Oberflächlichkeit von Gefühlen und Empfindungen wechselhaften und unsicheren Charakters;
Gedächtnis, gesteigert (memory, active):	enorme Merkfähigkeit für Gedanken, Ereignisse und Ideen;
Geistige Fähigkeit, gesteigerte (mental activity):	gesteigerte Möglichkeit des Denkens, des Urteilens;
Geiz (avarice):	erwirbt und behält alles für sich, was er für wertvoll hält, ohne zu teilen. Ansammeln von Reichtümern;
Geschwätzigkeit (loquacity):	spricht zu viel, Redefluss;
Gourmandise (gluttony):	übertriebene Lust am Essen und sonstigen Gaumenfreuden;
Greift nach eingebildeten Dingen (chases imaginary objects):	monomanische Halluzination;
Halluzinationen (hallucinations):	Falsche geistige Vorstellung von den Dingen. Visuelle, akustische oder sensorische Illusionen;

Hochmut (haughty), **Arroganz** (arrogance), **Stolz** (pride):	gibt sich den Anschein von Überlegenheit. Selbstüberschätzung;
Hoffnungsvoll (hope):	Vertrauen auf das, was er ersehnt;
Ideen, Reichtum an (ideas, abundant):	Klarheit des Geistes, Ansturm von Ideen, aktiveres Denken;
Impulsiv (impulsive):	gibt seinen Impulsen ohne weiteres nach, ohne nachzudenken;
Jähzorn (irascibility):	explosiver Hass, heftig, aber gewöhnlich von kurzer Dauer;
Klatschhaft (gossiping):	Neigung, Sachen aus dem Privatleben zu erzählen, dem eigenen, oder dem anderer, in tendenziöser Form;
Koketterie (coquettish):	stellt seine (oder ihre) Formen, Qualitäten und Verhaltensweisen aus, will attraktiv sein;
Konzentration, gesteigert (concentration, active):	ungewöhnliche Zunahme der Vorstellungskraft, schöpferische Gedankenkraft;
Kummer (grief):	Traurigkeit, Melancholie, aber deutlich ausgedrückt;
Launenhaft (capriciousness):	versucht auf unvernünftige Weise, seine Launen durchzusetzen;
Lebhaftigkeit, Munterkeit (gaiety, vivacious):	offener und rascher Geist;
Mitteilsam:	Expansiv. Verlangen, seine Ideen mit anderen zu teilen;
Optimistisch (optimistic):	glaubt an gutes Gelingen;
Prahlerei (boaster, braggart):	gibt mit seinen Qualitäten an;
Ruhig, kann nicht r. sein (quieted, cannot be; carried, only when):	Verlangen nach ständiger und fortgesetzter Bewegung, Ruhe macht ihm zu schaffen;
Schamlos (shameless):	exhibitionistisch, lasziv;
Scharlatan (charlatan, liar):	Neigung, andere in überströmender, übertriebener Weise zu täuschen und betrügen;
Schnelligkeit im Handeln (quick to act, hurry in work):	verliert keine Zeit;
Traum, wie in einem (dream, as if in a):	als lebte er in einer Halluzination, vorübergehender Zustand, entspricht auch einer einfachen psorischen Illusion;
Überaktivität (hyperactivity):	Hyperkinetisch, exzessiv in seinen Handlungen und Bewegungen;
Überempfindlichkeit (sensitive, oversensitive):	leicht erregbar durch das, was ihn umgibt, was er sieht oder hört;
Ungeduldig (impatient):	kann nicht warten;
Ungestüm (impetuous):	drückt sich mit Heftigkeit aus, spontan, abrupt;
Unruhig, nervös (restlessness, nervousness):	besorgt, unausgeglichen, will etwas tun, oder hofft auf irgendetwas;

Unzufrieden (dissatisfied):	charakteristisch für die Sykosis, will immer mehr oder etwas anderes;
Wendigkeit, geistige (mental agility):	ausgeprägt. Nicht im gewöhnlichen Zustand. Leichtigkeit und Schnelligkeit von Wahrnehmung und Auffassungsgabe;
Widerspruch, erträgt keinen (contradiction, intolerant of):	Überbewertung der eigenen Ansichten;
Wollüstig (lascivious):	ständige Beschäftigung mit Sexuellem;
Zerstreut (abstraction of mind):	verliert leicht die Konzentration. Kann nicht lange seine Aufmerksamkeit einer Sache widmen. »Taucht ab«;

4.14 Syphilitische Symptome

Abneigung (aversion):	Gefühl der Feindseligkeit, Zurückweisung mit Neigung zur Selbstisolierung;
Abneigung gegen Berührung (touched, caressed, aversion to being):	Ablehnung der menschlichen Geste der Zärtlichkeit;
Abneigung gegen häusliche Arbeit (aversion to household duties):	Abneigung gegen Haushaltsarbeit, gegen familiäre Pflichten;
Anarchist (anarchist):	lehnt Gesetz, Zwang und Regierungen ab;
Angreifen (attack, desire to):	Angreifen, schaden, bekämpfen, attackieren, eine klar destruktive Tendenz;
Angst, qualvolle (anguish):	bereits destruktives Extrem von Furcht oder Seelenqual;
Perversität (perverse):	perverse Neigungen, Verlangen, Böses zu tun, destruktive oder degenerierte Handlungen zu begehen;
Belästigt die Umstehenden (torments those around him):	kann in vielerlei Form geschehen, Resultat ist aber immer erhebliches Leiden der Umgebung;
Blasphemie (blasphemy):	Verwünschung und Beleidigung Gottes oder heiliger Dinge;
Treuelosigkeit, perfide (perfidious):	vorsätzliche Täuschung, enttäuscht das in ihn gesetzte Vertrauen, Treuebruch, Ausnutzung von Vertrauen, Illoyalität;
Brutal (brutality):	grobes, irrationales und allzu rohes Vorgehen;
Delir (delirium):	größtmögliche passagere Umnachtung, fieberhaft oder nicht, irrige Wahrnehmung von Bildern, Stimmungen oder Ereignissen, ist außerhalb der realen Welt;
Ehebrecherisch (adulterous):	Geringschätzung der ehelichen Treue in Wort und Tat;
Feuer, will F. anlegen (fire, wants to set things on fire):	Pyromane;

Gedächtnislücken (memory, weakness of, sudden and periodical):	mentale Löcher als Folge kleinerer oder größerer Ausfälle des Gedächtnisses aus organischen oder psychologischen Gründen;
Gottlos (atheism, godless):	Verwerfen der Idee eines Gottes;
Grausam, unmenschlich (cruelty):	sucht anderen Schmerz zuzufügen;
Hass (hate):	extreme Abneigung gegen jemanden mit Verlangen, ihn zu töten, mundtot zu machen oder wenigstens ihm zu schaden;
Heuchelei (hypocrisy):	Vorgeben dessen, was nicht existiert, aus Bösartigkeit, oder um Vorteile zu erlangen;
Homosexualität (homosexuality):	ist in gewisser Form degenerativ. Liebe ohne Zukunft. Desinteresse für die menschliche Gattung an und für sich;
Idiotie (idiocy):	obwohl jede Form von Schwachsinn einen psorischen Hintergrund hat, handelt es sich hier um eine irreversible destruktive und degenerative Form, deshalb syphilitisch;
Jammern (lamenting):	lästiges und ermüdendes Wehklagen;
kämpfen, will (fight, wants to):	will jemanden als Gegner haben, denkt über Möglichkeiten nach, anzugreifen, zu schaden;
Korrupt (corrupt):	moralisch herabgesunken, schmierig, opportunistisch;
Leidenschaft (passionate):	unmäßig übersteigertes Gefühl;
Mangel an moralischem Empfinden (want of moral feeling):	Ablehnung gemeinsamen Lebens, Mangel an Ethik, unempfindlich für die Bedürfnisse des Geistes, gefühllos gegenüber dem Heiligen;
Neid (envy):	Ärger über das, was andern gehört;
Rachsucht (revengeful):	destruktive Ressentiments;
Schlägt (striking):	Neigung, physischen Schaden zuzufügen mit den Fäusten oder mit Gegenständen;
Schlägt sich selbst (strikes himself):	autodestruktives vorübergehendes oder beständiges Verhalten;
Selbstmord, Neigung zum (suicidal disposition):	höchster Grad von Selbstzerstörung, hier muss sofort gehandelt werden!
Tot, will tot sein (death, desires):	Wunsch nach Selbstzerstörung;
Töten, Verlangen zu (kill, desire to):	die destruktive Tendenz ist offensichtlich...
Trost verschlechtert (consolation agg.):	das Gegenteil des Normalen und insofern kennzeichnend für das destruktive Miasma. Widersinniges Ergebnis von Trost;
Übellaunigkeit (morose):	ständig schlecht gelaunt, »kein Bock«;
Undankbar (ungrateful):	vergisst, was man ihm Gutes getan hat, verhält sich gedankenlos;

Ungehorsam (disobedient):	gehorcht keinem Befehl, ständige Rebellion;
Unmoralisch (depravity, moral feeling, want of):	vollständiger Verlust menschlicher Eigenschaften in ethischer, moralischer und sexueller Hinsicht;
Verächtlich (contemptious, mocking):	Geringschätzung anderer oder von Sachen, Desinteresse;
Verleumdung (slander, disposition to):	will andere klein machen, ihnen moralisch schaden, die Fehler oder Irrtümer anderer öffentlich machen;
Verstümmelt sich selbst (mutilate his body):	aktive Form der Selbstzerstörung;
Verweigert alles (refuses everything):	Ablehnung jeglicher Anerkennung, von Zusammenleben;
Verzweiflung (despair):	Verlust von Hoffnung und Vertrauen, Verlust des Glaubens;
Wahnsinn (madness, insanity):	dauerhaftes geistiges Ungleichgewicht mit Abbau der Möglichkeiten individuellen Ausdrucks;
Widerspruch, Neigung zum (contradict, tendency to):	ist systematisch gegen alles;
Wildheit (ferocity):	»Ausgerastetheit« in Denken und Handlungen;
Wut (rage):	Zorn im höchsten Grade, zerstörerisch und wild;
Zerbrechen, Schneiden, Verstümmeln (breaks, cuts, mutilate):	destruktive Neigung mit Gebrauch von Objekten oder schneidenden Werkzeugen;
Zerreißt Sachen (tears things):	wilde Zerstörung von Sachen;
Zerstört (destructive):	Neigung zu zerstören, zerbrechen, entzweien, auflösen, deformieren, gegen alles Konstruktive;

4.15 Aufzählung einiger Allgemeinsymptome

psorisch	sykotisch	syphilitisch
< vor der Regel	< abends und bei Einbruch der Nacht	Abszesse
< durch Fasten	< durch Temperaturänderung	Erschöpfung
< durch Aufdecken	< im Sitzen	< durch Hinlegen
< im Stehen	< schwüles Wetter	< nach dem Schlafen
< durch Anstrengung	Müdigkeit	< durch Wärme
< durch Kälte	Kongestion	< durch Essen
< durch Bewegung	Verlangen nach frischer Luft	< durch Erbrechen

< durch wolkiges Wetter	abwechselnde und widersprüchliche Zustände	Atrophie der Drüsen
< durch Verlust von Säften	choreatische Zustände	Muskelkrämpfe
< durch Druck	Schwellung	Knochenfraß
Schläfrigkeit	Ameisenlaufen, Kribbeln	Kollaps
Anämie	Entzündung	Konvulsionen
körperlich empfundene Angst	außergewöhnliche Reizbarkeit	putride Absonderungen
fällt leicht	> durch Reiben	Verlangen nach Speisen, die verschlimmern
Schwäche	> durch Bewegung	Abmagerung
Verstauchungen	Adipositas	Fisteln
Mangel an Lebenswärme	Blutwallungen (orgasms of blood)	Hämorrhagien
Mangel an körperlicher Erregbarkeit	Periodizität	Nekrose
Reaktionsmangel	Plethora	Schwarzwerden äußerer Teile
Unbeweglichkeit der betroffenen Glieder	Polypen, Tumoren	Paralyse
Mattigkeit	Pulsationen	unregelmäßiger Puls
Blässe	schneller Puls	kaum wahrnehmbarer Puls
Schweregefühl	kräftiger Puls	hüpfender Puls
weicher Puls	voller Puls	anomaler Puls
schwacher Puls	gespannter Puls	Fäulnis
langsamer Puls	Gefühl von Hitze	Gefühl des Niedergeschlagenseins, Erschlagenseins
kleiner Puls	Gefühl von Fülle	Eiterungen aller Art
Erschlaffung der Muskeln	sehr wechselhafte Symptome	Gangrän
Neigung, sich hinzulegen	äußeres Zittern	Schweiße, die nicht erleichtern
Neigung zu Erkältung	Mißempfindungen	Ulzera

4.16 Schmerzqualitäten und ihre miasmatische Zuordnung

1. Aufreißend (Ripping) (3)
2. Ausstrahlend (Radiating) (2)
3. Beißend (Biting) (2)
4. Berstend (Bursting) (3,2)
5. Betäubend (Benumbing) (1)
6. Bohrend (Boring) (2,3)
7. Brennend (Burning) (3)
8. Drehend, verdrehend (Twisting) (1,3)
9. Drückend (Pressing) (1)
10. Dumpf (Dull) (1)
11. Erschütternd (Racking) (3)
12. Geschwürig (Ulcerative) (3)
13. Grabend (Digging) (1,3)
14. Hackend (Hacking) (3)
15. Klopfend (Beating) (2)
16. Kneifend (Pinching) (2)
17. Krampfartig (Cramping) (3,2,1)
18. Kriechend (Crawling) (2,1)
19. Lähmungsartig (Paralytic) (1)
20. Lanzinierend (Lancinating) (2,3)
21. Mahlend (Grinding) (1,3)
22. Nagend (Gnawing) (2,3)
23. Piekend (Stinging) (2)
24. Reißend (Tearing) (3)
25. Roh (Rawness) (3)
26. Schabend, kratzend (Scraped, as if) (1,3)
27. Schießend (Shooting) (2)
28. Schneidend (Cutting) (2,3)
29. Spannungsschmerz (Tension) (1)
30. Splittergefühl (Sticking) (2,3)
31. Stechend (Stitching) (2)

32. Umherziehend, wandernd (Wandering) (2)

33. Verrenkt, wie (Sprained) (1)

34. Weh, schmerzhaft (Aching) (1)

35. Wellenartig (Undulating) (2)

36. Wühlend (Burrowing) (2,3)

37. Wund (Sore) (1)

38. Wundschmerz (Smarting) (3,1)

39. Zerbrochen, wie (Broken) (2,3)

40. Ziehend (Drawing) (2.1)

41. Zuckend (Jerking) (2)

42. Zusammendrückend (Griping) (3,1)

43. Zusammenschnürend (Constricting) (1,3)

44. Zwickend, scharf (Twinging) (3,1)

4.17 Erste Verschreibung und Wahl der Potenz

> **Übersicht**
>
> ❶ Bestimmung des Therapieziels
> ❷ Was der Arzt von der Arznei im Einzelfall erwarten kann
> ❸ Was er vom Kranken in seinem aktuellen Zustand erwarten kann
> ❹ Einschätzung der Heilungsaussichten
> ❺ Abschätzung der organischen Reaktionsfähigkeit und Übersetzung derselben in die geeignete Potenzstufe
> ❻ Änderung der Lebensweise *vor* Arzneitherapie

Haben wir nun den Kranken erschöpfend befragt und beobachtet, haben wir alles notiert, was er uns bewusst oder unbewusst mitgeteilt hat, unbewusst auch und bewusst, so weit wir es beurteilen können, verschwiegen hat, haben wir also alles, was an seinem gegenwärtigen Zustand als krankhaft zu gelten hat, können wir daran gehen, ein Therapieziel zu formulieren. Das Gewebe der »Krankheit« ist geflochten aus allem, was der Patient an Zeichen und Symptomen bietet. Aber reicht das schon aus für eine Verschreibung? Nein! Therapieziel bedeutet: wir müssen versuchen, zu bestimmen, was unserer Meinung nach in dieser Situation bei diesem Kranken mit unserer Therapie erreicht werden kann. Das hängt ab von seinen vitalen, energetischen Möglichkeiten und dem Zustand seines Organismus. Was wir behandeln, wir sagten es bereits mehrfach, ist die Person, und diese Person besteht sowohl aus dem Organismus im eigentlichen Wortsinn, wie aus der Gesamtheit jener Energien, die auf diesen Organismus einwirken, auf diese organische Materie, die die sichtbare Person ausmacht, wie auch auf die Gesamtheit der Energien, die die darunter liegende Persönlichkeit ausmachen. Wir alle tragen eine Persönlichkeit vor uns her, mit der wir handeln, für die wir uns jeden Tag ausgeben, die unseren Nachbarn begrüßt, sich an die Mitglieder unseres sozialen Zirkels wendet usw.

Dann haben wir aber noch die darunter liegende Persönlichkeit, die wir nur in engstem Kreise freilegen, in der Familie, mit den Freunden, und manchmal auch nur, wenn wir ganz allein sind. Im Tiefsten dieser beiden Arten von Persönlichkeit, der anscheinenden, nach außen getragenen, und der darunter liegenden, auf dem Grunde dieser beiden Aspekte der Person findet sich das, was wir allenfalls als Individualität bezeichnen können.

Die Individualität, wie wir sie hier verstehen, in all ihrer Herrlichkeit, ihren Geheimnissen, ihrer Dunkelheit, ihrem Schatten. Schatten und Zwielicht, das sie umgibt, eben jenes erstes Hindernis, auf das sie trifft beim Versuch, sich zu manifestieren, zu realisieren, und der diesem Geiste die Ausdrucksklarheit verweigert, dieser Individualität, die wir als unser tiefstes und wahrstes Sein fühlen.

Nehmen wir an, wir hätten nun alles beisammen und wüssten, was wir an einer **gegebenen Pathologie** ändern wollen und können. Jetzt schauen wir, ob der Kranke **genügend Vitalität** hat, genügend Energie, und ob diese Energien auch verfügbar sind, ob wir sie aufgreifen können, damit sie im Sinne der Heilung wirksam werden, der Wiederherstellung der Ordnung im Funktionellen, in den Empfindungen und den Gedanken.

Haben wir nun verstanden, »was an jedem einzelnen Krankheitsfalle insbesondere zu heilen ist«, wie der Meister sagt, und die Möglichkeiten erkannt, die dem Kranken hinsichtlich seiner Vitalität bleiben, können wir versuchen, einzuschätzen, ob die vorliegende Pathologie sich ad integrum heilen lässt oder nicht. Denn auch wenn genügend Lebensenergie vorliegt, kann die Pathologie derart destruktiv sein und bereits so deutliche Fakten geschaffen haben, dass wir mit dem Stimulieren der noch vorhandenen Energien den Patienten nur noch schneller ins Grab bringen, indem wir nämlich eine Reihe weiterer organischer Veränderungen provozieren, die mit dem Leben nicht mehr vereinbar sind.

Das ist so, als hätten wir ein heruntergekommenes Schrottauto, dessen Motor aber noch gut in Schuss ist. Wenn wir hier auf die Tube drücken, kann es sein, dass uns die Reifen um die Ohren fliegen. So ist das mit dem Organismus auch. Seine Potentialität kann erheblich sein, aber das Chassis ist schon schrecklich mitgenommen. Manchmal ist es auch umgekehrt: der Organismus ist funktionell und strukturell in Ordnung, aber die Energie fehlt, der Lebenswille. Z. B. Menschen nach großen Enttäuschungen, die unter ihre Problemen zusammengebrochen sind usw. , reagieren sehr schlecht. Sie wollen nicht mehr, sie sind blockiert. Wir können also auch ihre Energien nicht richtig stimulieren, weil sie dazu nicht bereit sind. Um zu dem Autobeispiel zurückzukehren: wir drücken aufs Gas und sie ziehen die Handbremse an...

Vorsicht ist immer geboten! Das Alter ist ein weiterer wichtiger Faktor. Da stellt man die Diagnose eines Gallensteins, der Kranke hat schon immer Beschwerden mit seiner Galle gehabt, er verfügt über viel Energie und alles sieht ganz günstig aus. Man operiert den Gallenstein, und mit rasender Geschwindigkeit entwickelt sich ein Krebs, der wohl schon im Latenzstadium vorhanden war, nach einigen Monaten, manchmal schon nach Wochen stirbt der Kranke an der karzinösen Toxämie. Die Energie war da! Aber die Gewebsveränderung auch, obwohl sie noch stumm war. Das ist das, was der Meister ein **latentes Miasma** nannte. Deshalb sehe man sich die Vorgeschichte des Patienten genau an. Was ist mit früheren Krankheitsepisoden passiert? Sind sie wirklich ausgeheilt oder nur unterdrückt worden? Besteht die Möglichkeit, dass man schlafende Hunde weckt? Behandeln wir fröhlich drauf los, kann uns ein ähnlicher Reinfall wie oben auch nach einer Arznei erwarten. Wir können denselben Effekt erzielen wie der Chirurg, wenn wir überhastet verordnen, ohne alles bedacht zu haben, was die organische, die energetische Totalität betrifft ebenso wie die Vorgeschichte des Kranken.

Es sind also verschiedene Gesichtspunkte, die es zu bedenken gilt bei der Formulierung des **Therapieziels:**

● Was müssen wir aktuell bei der gegebenen Pathologie und den gegebenen energetischen Möglichkeiten noch bedenken?
● Haben wir eine Arznei, die passt?
● Deckt diese Arznei wirklich die Gruppe der charakteristischen Symptome, und sind es wirklich *diese* Symptome, die wichtig sind? Es ist sehr unwahrscheinlich, dass wir keine Arznei finden. Wenn es so etwas wie Kongruenz zwischen den ausgewählte Symptomen gibt, wird es eine Arznei dafür geben!

Jetzt konzentrieren wir uns auf die **Gesamtheit der Energien,** die wir aufrufen wollen. Die Möglichkeiten, die der Patient hat, bestimmen letztlich die Wahl der Dosis, die wir einsetzen wollen, je nach der Ebene, auf der sich die Pathologie hauptsächlich abspielt. Die Energien des Patienten, die wir nutzen wollen, müssen mit der Energie der Arznei in Einklang stehen. Die homöopathischen Arzneien sind ja eigentlich Energien, Kräfte, die auf einer bestimmten Ebene wirksam werden, je nach Dynamisationsgrad. Je weiter sie dynamisiert sind, desto tiefer werden sie wirken.

Was erwarten wir von der **Arznei** und der **Potenz,** die wir einsetzen?
Wir müssen zunächst die Möglichkeiten der Arznei und der Potenz abschätzen. Die Bewertung der Arznei richtet sich nach dem Grad der Ähnlichkeit, der Vollständigkeit, mit der sie die wesentlichen Symptome deckt.
Die Bewertung der Potenz richtet sich nach der Tiefe der Wirkung, die wir von dieser Potenz auf diesen Organismus erwarten können. Jetzt erst können wir ein Therapieziel formulieren.
Ist das nun alles? Nein! Da ist noch ein wichtiger Aspekt, nämlich das, was wir vom Kranken in seinem gegenwärtigen Zustand erwarten können.
Nehmen wir den Fall einer älteren Frau. Sie hat, sagen wir, eine Parkinsonsche Krankheit,

Typ *Causticum*. Bisher lief alles so weit gut, seit einiger Zeit aber liefert sie Symptome, die von ihren bisherigen völlig verschieden sind. Es ist möglich, dass man zwar die charakteristischen Symptome ihres chronischen Leidens gebessert hat, dabei aber einen schlafenden Hund geweckt hat, ein latentes Miasma, das nun exazerbiert.

Was tun? Wir könnten mit der Behandlung der chronischen Krankheit fortfahren und die neuen Symptome ignorieren. Aber da ist etwas, das den Kranken heute in unsere Sprechstunde treibt und für das er »etwas haben« will. Seine Exazerbation hat mit dem, was wir bisher behandelten, gar nichts zu tun. Es fällt nicht in die Symptomentotalität, die wir bisher in Betracht gezogen haben, es sind neue Symptome, die mit einem akzidentellen miasmatischen »Auflodern« in Verbindung stehen, nach einer Verdauungsstörung etwa, einer Verkühlung, einem Schock, einem Unfall usw., und den Fall komplizieren.

Hier helfen wir mit diätetischen und physikalischen Maßnahmen, bis die Indisposition, das auflodernde Miasma zurückgeht. Was die Grundkrankheit angeht, warten wir ab. Wir warten ab, dass der akute Zustand verschwindet, und sehen dann weiter.

Jetzt müssen wir sehen, ob wir diese Arznei geben können, ob sie die homöopathische Arznei ist.

Die Symptome nämlich, die eine Arznei produziert, die ihr Mittelbild ausmachen, und die genau den Symptomen des Patienten entsprechen, machen sie in diesem Falle zur angezeigten Arznei. Erst die richtige Wahl des Dynamisationsgrades aber, der der Ebene entsprechen soll, auf der der Patient leidet, der Rücksicht nimmt auf seine Vitalität usw., macht aus der angezeigten Arznei die wirklich homöopathische Arznei.

Versuchen wir nun, die Heilmöglichkeiten einzuschätzen. Ist es möglich, dass große Gallen- oder Nierensteine einfach verschwinden? Der Tumor, den die Kranke hat, kann der sich in Luft auflösen? Ist es möglich, dass sich die blutenden Divertikel zurückbilden? Können wir diese tiefreichende Vergiftung beseitigen dieses Patienten, der seit Jahrzehnten seine Schachtel am Tag raucht?

Können wir erwarten, dass die mentalen Wirkungen jahrelangen Drogenkonsums ohne weiteres verschwinden?

Reicht der Symptomenrahmen zur Indikation dieser Arznei aus? Haben wir genügend Informationen zur Wahl der Potenz? Wissen wir genügend über den energetischen Zustand des Patienten? Ist Heilung möglich?

Wenn das Hirn schon empfindlich betroffen ist, wenn irreversible Schäden gesetzt sind, oder auch bei einer strangulierten Hernie: gibt es Arzneien, die so etwas heilen? Hat das Individuum dafür genügend Energie? Können wir beispielsweise abschätzen, wie weit der Darm angegriffen ist? Nicht mit Sicherheit! Wir können es anhand bestimmter Zeichen vermuten, aber Zweifel wird immer bleiben.

Wir stellen das Alter in Rechnung, die Kräfte, die organischen Möglichkeiten des Individuums, aber wir werden nie ganz genau wissen, ob es nun reagieren wird oder nicht. Also müssen wir die Wahrscheinlichkeit der Heilung ermitteln. Wir brauchen dazu eine Einschätzung der organischen Möglichkeiten. Und Einschätzung hat etwas mit ärztlicher Kunst, mit Erfahrung zu tun.

In jungen Jahren, als Anfänger, sind wir begeistert von den Möglichkeiten der Homöopathie, wir sind ganz sicher, dass wir nun das Elend der Welt im Griff haben, und stürzen uns mit Feuereifer in den Kampf. Wir haben schöne Symptome, kennen die Arzneien in- und auswendig, glauben, wir hätten nun alles beisammen und geben die Arznei. Was passiert? Dem Kranken geht es schlechter und schlechter, er kommt nicht wieder, er muss ins Krankenhaus, er stirbt. Und für uns bricht eine Welt zusammen. Das soll Homöopathie sein? All der Aufwand für so ein Ergebnis? Also doch, die Homöopathie taugt nichts! Falsch! Die Homöopathie taugt sehr viel, aber der Organismus des Kranken war zu schwach für die Arznei, und wir hätten es wissen müssen.

Das ist der Bereich, der am allermeisten ärztliche Erfahrung erfordert. Man muss sehen lernen! Es gibt Kollegen, die einen ausgezeichneten Blick haben: wenn sie sagen, da ist nichts zu machen, dann wird der Kranke sterben, egal, wie man sich ins Zeug legt. Andere, die diese Gabe nicht haben, können mit steigender Erfahrung ähnliche Aussagen machen. Irgendwann haben wir so viele Patienten gesehen, dass wir unserer Ahnung trauen können.

In von der Schwere der Läsionen her dringenden Fällen, wenn die Gefahr quoad vitam bedrohlicher Erstreaktionen besteht, oder auch wenn man den Fall für heilbar hält, wenn auch erst nach langer Zeit, sollte man zu einem Mittel greifen, das nicht sehr tief wirkt, nicht unbedingt in der Absicht, zu heilen, sondern zu lindern. Eine Wirkung in der Tiefe ist zur Zeit gar nicht möglich. Auch eine hohe Potenz sollte vermieden werden, und manchmal auch ganz bewusst das Simillimum.

Das gleiche gilt für Gemüts- und Geisteskrankheiten, wie in den entsprechenden Paragraphen des »Organon« dargestellt. Da haben wir den Kranken mit der akuten Neurose, der manisch-depressiven Psychose in der Erregungsphase, mit Delir und allem Drum und Dran, manchmal mit erotischem Einschlag Richtung *Hyoscyamus,* und wir sagen, aha, das ist ein *Stramonium-*, ein *Hyoscyamus*-Fall etc. Das aber sind keine sehr tiefwirkenden Mittel, und es wird uns höchstens gelingen, die Erregung des Patienten ein bisschen zu dämpfen. Anschließend aber braucht er die konstitutionelle Arznei, das Homöomiasmaticum, wie der Meister sagt, *Calcium, Aurum, Lycopodium* und so weiter, Arzneien, die in der Lage sind, eine echte Heilung einzuleiten oder herbeizuführen.

▶ Die erste Verschreibung also zielt nicht immer auf Heilung, denn auch, wenn wir eine perfekte Symptomentotalität haben, die konstitutionelle Arznei schon »riechen« können, eine Vorstellung haben von der angemessenen Potenz usw., können wir es vorziehen, ein Akutmittel zu geben, und uns das Simillimum für später aufzuheben.

Fallbeispiel

Als Beispiel zitieren wir den Fall einer 45-jährigen Frau, 7. Kind von 7 Geschwistern, streng erzogen und in schwierigen wirtschaftlichen Verhältnissen aufgewachsen. Hausfrau, 2 Fehlgeburten, 5 Kinder.

Mutter lebt, 85 Jahre, sehr mager, aber gesund. Seniler Katarakt. Dominanter Charakter.

Vater starb an Herzinfarkt. Sehr fordernd gewesen, egoistisch. Von den Großeltern ist nichts bekannt.

Schon als Kind litt die Patientin unter Verdauungsproblemen. Mit 9 Jahren schwerer Typhus, danach kränklich, appetitlos, berstende Kopfschmerzen, die an Häufigkeit zunahmen, mit dem Gefühl, als rutsche das Hirn gegen die Stirn, wenn sie sich bückt. Appendektomie mit 18. Schmerzhafte, reichliche Regelblutung mit Klumpen, 4 Tage Dauer, 30 Tage Zyklus. Heirat mit 23. Mit 33 Metrorrhagien, mit 35 Hämorrhoiden-OP (erfolglos).

Kommt zu uns im August 1986, nachdem sie kürzlich eine ihrer ungezählten Rektalblutungen hatte, die sie sehr geschwächt haben, sie ist sehr reizbar und regt sich über alles auf. Nichts ist ihr recht, besonders der Ehemann, von dem sie sehr enttäuscht sei, bekommt sein Fett ab. Er sei schuld, dass sie so garstig und hysterisch geworden sei, und nun mit Gott und der Welt über Kreuz sei. Nie habe sie ein ruhiges glückliches Leben gehabt. Alles ekelt sie an. Vorwurfsvoll. Hat Angst, dass ihr etwas zustoßen könnte, dies besonders in den letzten Monaten, Immer sei sie empfindlich gewesen, in letzter Zeit aber sei sie geradezu sentimental, sie habe angstvolle Träume, besonders von Tieren. Mag nicht denken, dann kämen nur wieder die unangenehmen Gedanken, und dann könne sie nicht mehr arbeiten. Außerdem habe sie Muskelschmerzen in den Gliedern und am Rücken. Ihre Regel wird unregelmäßig, aber noch reichlich für ihr Alter, anschließend habe sie einen stinkenden Weißfluss. Kann sich selbst nicht leiden.

Obwohl die Hauptsymptome sofort auf Sepia hinweisen, müssen wir bedenken, dass wir den aktuellen Zustand der Kranken ja anvisieren wollen, der eben von der rektalen Blutung gekennzeichnet ist. Das ist es, was die Patientin zu uns geführt hat. Außerdem klagt sie über ihre gesteigerte Empfindlichkeit, ihre Sentimentalität, ihre Abneigung gegen alles, bzw. über das fehlende Interesse für alles, alle Leute, eingeschlossen die Familie, sowie über die Furcht, es könne etwas passieren. Außerdem ist die Patientin recht anämisch. Das alles lässt uns die Abneigung gegen das Leben, gegen den Ehemann, die schlechte Laune, ihre Vorwurfshaltung, die Vorgeschichte von Enttäuschungen usw., was alles auf Sepia hinweist, erst einmal hintanstellen.

▷ Wir repertorisieren die Symptome des Patienten, die sein Heute ausmachen, ganz wie es der Meister vorschreibt, und geben *Phosphor LM VI*. Unmittelbare Besserung geistig wie körperlich. Im Dezember desselben Jahres erhält sie *Phosphor LM 30*.

Im März 1987 klagt sie über ihre alten Schmerzen im Rücken und in den Gliedern, sie schlafe nicht gut, und obwohl diese Depression, diese Abneigung gegen alles nachgelassen habe, sei ihr Weißfluss stärker geworden, sie habe nun auch das Gefühl, als schliefen ihre Beine ein, außerdem sei es wieder zu einer minimalen rektalen Blutung gekommen.

▷ Jetzt ist es Zeit für *Sepia*. Sie braucht eine einzelne Gabe der LM VI, die bedeutend bessert, und ergänzt wird durch eine Gabe LM XII zwei Monate später.

Wir sehen, dass es notwendig war, zuerst mit der Arznei zu arbeiten, die den aktuellen existenziellen Zustand beschrieb, in dem sich eine psychische Dekompensation bereits abzeichnete: Enttäuschung, Verzweiflung, Ressentiments, und die außerordentlich schwächenden Hämorrhagien. Phosphor linderte, ohne zu unterdrücken, legte die darunter liegende, ebenfalls syphilitische Schicht frei, die dann *Sepia* erforderte.

Zahllose Wege führen zur Krankheit. Wir müssen uns klarmachen, auf welchen existenziellen Moment wir unsere Therapie richten. Auf den letzten, den aktuellen? Auf den davor? Auf beide? Oder auf den ersten Moment vielleicht gar? Oder haben wir mehr so etwas wie Prophylaxe im Sinn, weil wir eine Komplikation fürchten und ihr zuvorkommen wollen? Manchmal begnügen wir uns einfach damit, zu lindern, unserm Kranken das Leben leichter zu machen, erträglicher, weil wir nicht hoffen dürfen, ihn zu heilen. Obwohl wir vielleicht das Bild einer großen Arznei sehen, der der Kranke aber nicht gewachsen wäre.

Wir haben vom Therapieziel gesprochen und von den therapeutischen Möglichkeiten. In so vielen Fällen werden wir von beidem enttäuscht sein, und unsere und die Erwartungen des Patienten zurückschrauben müssen. In anderen Fällen können wir wenigstens von partieller Heilung ausgehen, und dann bleiben immer noch ein paar, bei denen wir sicher sein können, dass alle Voraussetzungen zur Heilung gegeben sind.

Es lohnt sich, über all das nachzudenken, sich das alles bewusst zu machen, bei jedem einzelnen Patienten!

4.18 Was nach der ersten Verschreibung passieren kann

Die verschiedenen Reaktionsformen eines Organismus angesichts des Simillimums sind Teil der unerhörten Komplexität des Lebens und lassen sich nur mit einiger Mühe in eine schematische Form bringen, wie Kent es in seinen Vorlesungen versucht hat. Allerdings haben wir hier eine sichere Basis, von der aus wir Erfolg oder Msserfolg unserer Therapie beurteilen können.

Wir wollen im folgenden die nach Kent möglichen Reaktionen auf die erste Verschreibung schildern und kommentieren.

▶ Bei der **ersten Beobachtung** kommt es nach Kent zu »fortschreitender Verschlechterung bis zum Tode des Patienten«.

Wir haben hier mit der Arznei genau das Gegenteil erreicht von dem, was wir erreichen wollten. Voll Vertrauen auf das Gesetz der Ähnlichkeit und die Wirksamkeit der Arznei glaubten wir, den Läsionen des Patienten zu Leibe rücken zu können. Das Resultat ist vernichtend. Es geht ihm schlechter, die Verschlimmerung nimmt zu, wird unwiderruflich, und der Kranke stirbt. Das bedeutet, dass der miasmatische Zustand derart komplex und tief wurde, dass der Organismus in eine Schieflage geraten war, die durch nichts wieder zu beheben war. Die Vitalität war hier vollkommen insuffizient, um den Zustand zu korrigieren, und der tiefe und allumfassende Reiz des Simillimums oder der Arznei, die wir dafür hielten, hat die Lebenskraft schließlich völlig verbraucht.

Ein Versuch der Wiederherstellung des Gleichgewichts musste an den mangelnden Reserven und an der Schwere der Pathologie scheitern. Allerdings bedeutet das Ergebnis auch, dass wir zwar das Simillimum wohl gefunden haben, was die Symptomenähnlichkeit angeht, dass wir aber die Dosis zu stark gewählt haben, eine schwächere hätte gereicht, und außerdem haben wir weder die energetischen Reserven des Patienten noch die Schwere seiner Pathologie in die Wahl unserer Gabe mit einbezogen. Die Schäden an den lebenswichtigen Organen waren irreparabel. Die Vitalität des Kranken war unzureichend, um die von der Arznei geforderte und stimulierte Heilungsreaktion durchzuhalten. Das Miasma sollte genau bedacht werden, bevor wir den Kranken der Stimulierung durch die Arznei aussetzen. Die Lokalisation der Pathologie gilt es zu bedenken, ihre Schwere und ihre Dauer. Der Arzt sollte sich nicht immer auf die Heilung des Kranken versteifen, in nicht wenigen Fällen wird ihm nichts anderes übrig bleiben als Palliation. Der junge Arzt macht sich häufig große Illusionen über die Möglichkeiten der Medizin. Auch wenn er sie noch so gut beherrscht, die Möglichkeiten sind begrenzt. Diese mit List von Kent an die erste Stelle gesetzte Reaktion auf unsere Arzneigabe mahnt uns zur Vorsicht, auch wenn wir bei der Wahl des Mittels uns absolut sicher sind. Die Arznei ist Simillimum eben nicht nur, weil die Symptome übereinstimmen, sondern erst, wenn es die Totalität des Kranken, seine Energielage, sein Alter etc. berücksichtigt.

Dieser erste Fall tritt ein, wenn das miasmatische Gemisch des Kranken aus einer psorischen Grundlage, die jeder Pathologie unterliegt, bestand, einer destruktiven Syphilis und demnach auch einem sykotischen Anteil. Dieser sykotische Anteil ist es, der uns diese unüberlegte Verschreibung hat treffen lassen. Die Sykose des Kranken stimuliert unseren eigenen sykotischen Anteil, und schon fangen wir an zu hudeln. Die Destruktivität der Syphilis auf einem Terrain, das bereits von der Psora geschwächt ist, führt dann zu diesen beklagenswerten Resultaten. Wenn wir eine Arznei zu schnell gegeben haben, noch bevor wir eigentlich mit unseren Überlegungen fertig waren, dann ist dies der eigenartigen Übertragung der patienteneigenen Sykosis auf den Arzt zu verdanken, bzw. der Anregung des sykotischen Anteils im Arzt selbst.

▶ Die **zweite Beobachtung** nach Kent, obwohl er sie nicht an zweiter Stelle aufführt, ergibt folgendes Resultat: »nach langer Verschlechterung kurze Besserung.«

Dem Kranken geht es schlechter, nachdem er die Arznei genommen hat, die Verschlechterung dauert an und lässt uns um das Leben des Patienten bangen.

Die Verschlimmerung kann erhebliches Ausmaß annehmen, bis zum Versagen lebenswichtiger Organe. Das kann einige Tage so gehen, Wochen, manchmal auch Monate. Jawohl, Monate! Nach einigen Tagen relativer Ruhe tritt dann eine leichte Besserung ein, die Symptome, die zur Verschreibung geführt hatten, verschwinden oder werden zumindest deutlich weniger, aber leider ist die Besserung nur von kurzer Dauer, und bald ist der Kranke wieder da, wo er war, bevor wir ihm die Arznei gegeben haben. Er hat also nicht nur nichts gewonnen, sondern obendrein noch eine Menge Energie gelassen bei der nutzlosen Verschlimmerungsreaktion. Eine solche Reaktion spricht wie im ersten Fall für Unheilbarkeit des Kranken. Es ist eines dieser Ergebnisse, die den Arzt völlig entmutigen, einer dieser Augenblicke, in denen wir den Entschluss, Arzt geworden zu sein, verfluchen. Wir sehen, wie machtlos wir sind trotz all unserer Kunst, all unseres Wissens. Wir sehen aber in solchen Fällen auch am deutlichsten, was die Miasmen anrichten können.

Die Psora als Ungeheuer mit den tausend Köpfen scheint die Abwehr des Organismus völlig lahmzulegen. Die Vitalität liegt darnieder, und der Arzneireiz bewegt gar nichts. Das ist wie der Kompressionsverlust beim Motor, wie eine alte Batterie, die scheinbar noch funktioniert, nach einigen Anlaßversuchen aber ihren Geist aufgibt. Das Auto kommt nicht in Fahrt.

Das heißt auch, dass wir uns bezüglich der Krankheitserkenntnis geirrt haben, dass wir das, was sich machen ließ, falsch eingeschätzt haben. Wir haben unsere Arznei, unsere Möglichkeiten überschätzt und liefern uns nun Rückzugsgefechte mit dem übermächtigen Miasma. Die gut gewählte Arznei, das Simillimum, ist nicht in der Lage, eine Besserung zu erreichen, geschweige denn Heilung. Die schließlich erreichte Besserung ist flüchtig und nutzlos. Der Kranke ist dem Tode geweiht, wenn auch nicht unmittelbar. Wir hätten das Simillimum nicht geben dürfen, wir hätten ein anderes Mittel wählen sollen, ein Simile von nur entfernter Ähnlichkeit, das oberflächlich vielleicht gelindert hätte. Hier kann es nur um Palliation gehen, nie um Heilung. Haben wir es dagegen mit einem jungen Menschen zu tun, der in einer stabilen Umgebung lebt, über genügend Lebenswillen verfügt, dann können wir allenfalls davon träumen, nach gewisser Vorbereitung und mit Unterstützung günstigster Umstände, die wahrhaft heilende Arznei einzusetzen. Diese zweite Kentsche Beobachtung ist aber auch Ausweis der Niederlage aus mangelnder Kenntnis der Tatsache, dass bei dieser unerhört starken miasmatischen Prägung ein starker Arzneireiz nur mit einem Desaster enden kann. Unbedingt ist eine nur leichte und vorsichtige Stimulierung vorzuziehen.

▶ Die **dritte Beobachtung** Kents, die er an 12. Stelle anführt, bezieht sich auf Fälle, in denen es zwar zu Linderung und Besserung der Symptome kommt, auf die hin der Arzt verschrieben hat, aber einer sehr trügerischen Besserung. Die oberflächlichsten Symptome nämlich bessern sich, während in der Tiefe neue Symptome entstehen.

So etwas sieht man häufig am Anfang unserer Praxis, wenn wir den Ansprüchen unserer Kranken noch zu sehr nachgeben, uns zu sehr beeindrucken lassen von ihren Symptomen. Da kommt z. B. ein Gichtkranker, jammert über seine Schmerzen im Großen Zeh oder im Knie. Die schmerzhafte Region ist hochrot, geschwollen usw., und der Kranke will sofort Erleichterung, er hat Schmerzen, kann nicht laufen, er ist verzweifelt usw. In dieser Blaulicht-Atmosphäre vergessen wir alles, was wir gelernt haben, über Fallaufnahme, über Miasmen, wir nehmen die Symptome, die sich uns aufdrängen, mischen sie mit ein bisschen ebenfalls vorhandenem Erbrechen, Übelkeit, Appetitlosigkeit, vielleicht noch starke Kopfschmerzen, über die der Kranke auch in den kräftigsten Ausdrücken klagt usw. Daraus basteln wir uns dann eine Symptomentotalität und verschreiben dafür. Geistes- und Allgemeinsymptom glauben wir in einer solchen Situation vernachlässigen zu können. Schließlich muss sofort etwas passieren! Und das Mittel wirkt auch: die Lebenskraft bändigt die akuten Symptome, schwächt sie ab. Der Kranke preist unsere Genialität!
Nach einigen Tagen allerdings oder nach längerer Zeit spürt der Kranke eine große Schwä-

che, er gerät beim Treppensteigen außer Atem oder beim Spazieren gehen, der Allgemeinzustand wird schlechter, und die Symptome, die schwächer geworden waren, treten erneut auf, alle oder nur ein paar von ihnen. Das heißt, wir haben uns geirrt! Wir haben für einen sehr oberflächlichen Symptomenrahmen verschrieben und einen palliativen Effekt erzielt, wir haben, was viel schlimmer ist, die akuten Symptome in die Tiefe gedrückt, und haben nun Symptome, die zwar weniger akut sind, aber eine erheblich größere pathologische Bedeutung haben. Sie sind tiefreichender und schwerer geworden.

So etwas passiert auch einem unerfahrenen Arzt, der auf eine Symptomentotalität verschreibt, die gerade »zur Hand« ist, ohne die Konstitution oder den miasmatischen Zustand unter der Oberfläche zu bedenken, der die Krankheit eigentlich hervorbringt. Solche Fälle sehen wir täglich, und auch erfahrene Ärzte begehen diesen Fehler. Wie häufig verschreiben wir für die akuten Symptome und vergessen das große Ganze, dabei sollten wir doch genau das Gegenteil tun. Wir müssen für die Gesamtheit verschreiben, für den Kranken, und die Organ- und Lokalsymptome erst unter ferner liefen bedenken! Ob man nun eine starke Hämorrhagie behandelt, ein Duodenalgeschwür oder eine Bronchopneumonie usw., das spielt gar keine Rolle. Wir neigen einfach dazu, den Kopf zu verlieren, wenn es ein bisschen dicker kommt, und uns genauso wie ein Allopath zu verhalten, dem nichts mehr am Herzen liegt, als die intensiven und schmerzhaften Symptome so schnell wie möglich unter den Teppich zu kehren!

So etwas ist nur in einigen wenigen Fällen erlaubt, und immer nur in vollem Bewusstsein, dass wir palliativ arbeiten und dass wir das nur vorläufig tun, und dass wir eingedenk sind der Tatsache, dass wir vermutlich einen neuen Symptomenrahmen damit kreieren, der, so hoffen wir, eine kurative Verschreibung möglich machen wird.

▶ Als **vierte Beobachtung** haben wir den Fall einer »kurzen Besserung mit anschließender Verschlimmerung«.

Was ist passiert? Die Arznei hat den Organismus stimuliert, worauf sich Besserung einstellt. Allerdings sind die Voraussetzungen nicht günstig. Die Lebenskraft ist von der miasmatischen Pathologie geschwächt, die die tieferen Seinsebenen fest im Griff hat, die allgemeineren, transzendenteren Vitalfunktionen aushöhlt, weshalb die Besserung nur kurzfristig ist und die Lebenskraft sich erschöpft hat in dieser geringfügigen Besserung zumindest einiger Symptome. Danach sehen wir als logische Konsequenz der nunmehr erschöpften Batterie eine Verschlechterung.

Die Arznei war korrekt gewählt, aber dennoch nicht in der Lage, die Lebensenergien des Patienten dauerhaft zu stabilisieren. Dieser weitere Misserfolg unserer therapeutischen Bemühungen hängt mit der tiefen miasmatischen Belastung des Individuums zusammen, die die notwendigen Reaktionen blockiert, einfach aus der energetischen Schwäche der lebenswichtigen Organe und Organsysteme heraus. Die Psora, die Mangel, Schwäche, Scheitern repräsentiert, verändert die grundlegenden Reaktionen des Organismus, und wenn ihr destruktives Potential erst in der Tiefe verankert ist, erschwert sie durch die Hemmung, die sie charakterisiert, alle vitalen Reaktionen. Das geschieht genauso im Zustand scheinbarer Gesundheit, scheinbaren Gleichgewichts, weswegen die schleichende Infiltration der Psora ganz unbemerkt vonstatten gehen kann. Wenn jedoch die Pathologie mit zunehmendem Alter deutlicher wird, wird auch dieses fundamentale psorische Ungleichgewicht, dieser Klotz am Bein der Lebenskraft, dieser Mangelzustand immer deutlicher, immer folgenreicher, und ist die Krankheit dann voll ausgebrochen, läuft die Pathologie dann aus dem Ruder, auf Grund irgendwelcher pathogener Wirkursachen, wird die Arznei, gerade, wenn sie homöopathisch ist und demnach der Krankheit

angemessen, nur die Wirkungen dieser sekundären Ursachen beseitigen können. Die organische Anstrengung, die dazu nötig ist, erschöpft die Reserven des Individuums noch mehr und führt zu seiner weiteren Verschlechterung. Das zugrundeliegende psorische, sykotische oder syphilitische Miasma lässt die notwendigen Reaktionen nicht zu, aus Hemmung entweder, aus Überhastung oder Perversion des Abwehrsystems.
Das Ergebnis ist eben die allgemeine Verschlechterung nach kurzfristiger Besserung.

▶ Die **fünfte Beobachtung**, jedenfalls nach unserer Reihenfolge, bezieht sich auf Fälle, in denen es zu »einer scheinbaren Besserung der Symptome ohne Besserung des Kranken« kommt.

Das ist häufig, hauptsächlich beim Anfänger, der die Technik der Homöopathie noch nicht ausreichend beherrscht, der sorgfältig alle Beschwerden, die der Kranke äußert, untereinanderschreibt, das heißt alle Zeichen und Symptome, derer er überhaupt habhaft werden kann. Mit dieser Symptomenliste versucht er dann den Fall einzuschätzen. Er wählt die Symptome aus, die ihm die wichtigsten erscheinen, hierarchisiert sie, scheinbar völlig korrekt so weit, dann sucht er für diesen Symptomenrahmen eine passende Arznei, wird fündig und verschreibt. Das Ergebnis kann sein: die Symptome verschwinden tatsächlich oder verändern sich anscheinend ganz vorteilhaft, und dennoch behauptet der Kranke, es gehe ihm nicht besser. Das ist nicht dieser Umschwung zum Positiven, zum Konstruktiven, der wirkliche Gesundheit anzeigt, wirkliche Genesung, echtes Gleichgewicht. Von Lebenslust ist in unserem Kranken keine Spur, er verharrt in seiner Negativität, seinem falschen Verhalten. Er ist immer noch weitab von jener tiefen transzendenten Harmonie, die der wahre Widerschein innerer Homöostase ist, immer noch eingeschlossen in seiner engen, falschen, dunklen Welt; er bleibt im Destruktiven, Nicht-Transzendenten, in der Mittelmäßigkeit, in der Krankheit. Warum aber verschwinden dann seine Symptome?
Die Symptome haben sich anscheinend günstig entwickelt. Der Grund kann folgender sein: entweder der Arzt hat sich vom Patienten täuschen lassen, es ist ihm nicht gelungen, das herauszufinden, was der Patient nicht offen auf den Tisch gelegt hat. Der wahre Konflikt wurde nicht angesprochen, er besteht fort als der eigentliche, reale Konflikt, der die eigentliche Krankheit ausmacht und erzeugt.
Der Patient hat sich also erfolgreich als Schauspieler versucht.
Der Arzt hat sich allerdings von solcher Frivolität anstecken lassen, hat sich mit der Oberfläche begnügt und ist nicht bis zum inneren Sein des Patienten gedrungen, hat das gestörte Ich nicht gefunden, hat nicht begriffen, worin wirklich das Leid des Patienten besteht.
Die andere Möglichkeit ist die **übermächtige Präsenz latenter Miasmen.** Die außergewöhnlichen und hauptsächlichen Symptome des Patienten im Heute des Patienten spielen sich auf dem Fundament latenter Miasmen ab, die wohl eine starke Position im Patienten haben, aber dennoch den Anschein der Gesundheit zulassen. Der Kranke »weckt« nun unter dem Eindruck eines pathogenen Stimulus ein solches schlafendes Miasma. Der aktuelle Symptomenrahmen führt zur indizierten Arznei, aber der Patient verharrt in seinem früheren Zustand von funktioneller Mediokrität.

▶ Die **sechste Beobachtung** nach der ersten Verschreibung ist eine nur kurz anhaltende Besserung der Symptome.

Das lässt sich in den meisten Fällen wie folgt interpretieren:

❶ die indizierte Arznei war richtig, wurde aber in einer zu niedrigen Potenz gegeben. Wir haben die Tiefe der Pathologie unterschätzt und glaubten, eine niedrige Verdünnung würde schon reichen. Noch vor Vollendung der Genesung ist die Kraft des Arzneireizes erschöpft. Es hätte einer höheren Dynamisation bedurft, damit die Arznei die Genesung hätte vollenden können. Die Besserung war da, aber zu kurz. Es gab weder Verschlechterung noch irgendwelche anderen Zeichen, die angezeigt hätten, dass sich der Allgemeinzustand des Kranken grundsätzlich verschlimmert hätte.

❷ In anderen Fällen kann der Grund sein, dass etwas die Wirkung der richtig dynamisierten und gut gewählten Arznei behindert. Wir haben alles richtig gemacht, aber irgendetwas stört die heilende Wirkung der Arznei dermaßen, dass ihre Wirkung nur von kurzer Dauer ist. Solche »Heilhindernisse« sind häufig Medikamente, die der Kranke neben der homöopathischen Kur einnimmt, ein Beruhigungsmittel, ein Aspirin, ein Tee, oder er schmiert sich etwas auf die Haut nach einem Insektenstich oder etwas in der Art, und unterbricht damit die Aktion der Arznei, die schon auf dem besten Wege war, ihn gesund zu machen. Manchmal ist es auch die Psyche, die Knüppel zwischen die Räder wirft, ein Wutanfall, eine Überraschung, ein heftiges Gefühl gleich welcher Art.

❸ In wieder anderen Fällen ist ein physikalisches oder chemisches Hindernis vorhanden, eine plötzliche Verkühlung, ein Nahrungsmittel, das den Körper vergiftet, also mehr oder weniger alles, was mit der Diät, der Lebensweise zusammenhängt.

▶ Als **siebte Beobachtung** finden wir folgendes: Nach langer Verschlechterung Besserung.

Hier kommen wir endlich zu den voll und ganz positiven Resultaten. Eine der größten Genugtuungen für den Arzt ist ja fraglos, wenn er nach der mühsamen Auswahl der Arznei zusehen kann, wie dadurch eine echte Heilung im Patienten in Gang kommt. Diese siebte Beobachtung ist wie der siebte Schöpfungstag: der Arzt sieht, dass es gut war! Die hartnäckige Verschlimmerung zu Anfang zeigt uns zunächst, dass der Fall kein leichter war, dass die Pathologie sehr tief ging. Deshalb war die organische Anstrengung so riesengroß, so dauerhaft, schließlich dauert es eine Weile, eine Ruine wieder aufzubauen. Von den Grundmauern bis zu den Stuckverzierungen, von den Tiefen des Individuums bis hin zu seiner Oberfläche wird alles durcheinandergewirbelt und neu aufgebaut. Aber jenseits des Wunderbaren, das in jeder Heilung steckt, bleibt die Gewissheit, dass das gegebene Mittel in jeder Beziehung ins Schwarze getroffen hat, von der Symptomatik her, der Stärke der Gabe, dem Zeitpunkt. Ein solcher Fall ist für den Arzt mehr wert als jedes Diplom und jede Medaille. Er ist das Licht in unserem Beruf, das wir, wenn wir es einmal gesehen haben, nie mehr vergessen.

Die Bedeutung der siebten Beobachtung ist die eines wahrhaften Kampfs mit dem Drachen. Der dominante miasmatische Zustand war schon auf dem Weg in Richtung Zerstörung und Tod, aber der Arzt hat es mit seinem Wissen und seiner Weisheit zur Strecke gebracht. Die Syphilis, mit ihren charakteristischen Zerstörungen, die Sykosis mit ihren Hypertrophien, Hyperplasien und übertriebenen Reaktionen oder die Psora mit ihren zahllosen Mängeln, Schwächen und Hemmungen sind der dynamisierten Arznei und der Lebenskraft gewichen, nach hartem Kampf, wie das Dunkel dem Licht.

Dies gilt vor allem für akute Fälle oder für Exazerbationen miasmatischer Zustände.

Bei chronischen Fällen hingegen kann es sein, dass die starke Erstverschlimmerung Folge einer zu starken Gabe war, das heißt wir haben eine Verdünnung gewählt, die unnötig hoch war. Auch wenn das Endergebnis sehr zufrieden stellend ist, hätten wir es auch eleganter mit einer niedrigeren Verdünnung und weniger heftiger Erstreaktion erreichen können. In der Kunst ist Perfektion eben nahezu unerreichbar...

▶ Die **achte Beobachtung,** die der vierten Kents entspricht, bezieht sich auf unmittelbare Heilung ohne jede Verschlimmerung. Die Arznei scheint auf magische Weise alle Symptome ausgelöscht zu haben, gleich nach Einnahme geht es dem Patienten besser.

Das sieht ja nun ganz nach einem Idealergebnis aus. In Wahrheit ist es das nicht. Es befriedigt einen nicht sehr, wenn man eine Arznei verschreibt und der Kranke auf der Stelle gesund wird, so seltsam das klingen mag. Aber irgendwie ist das zu einfach. Da ist zu wenig tatsächliche Wandlung, da haben zu wenig Kämpfe stattgefunden. Die Pathologie war nur oberflächlich, und der erste Arzneireiz hat ausgereicht, um die Genesung einzuleiten. Das sind so die Fälle, wo man sich fragt, ob der Kranke nicht ohne uns genauso schnell gesund geworden wäre. Es ist ein ruhmloser Sieg, ein leicht verdienter dazu. Die miasmatische Interpretation dieser Reaktion liegt auf der Hand. Das Miasma ging nicht sehr tief, oder aber erlag ohne Probleme der Aktion der Lebenskraft, und es bedurfte nur eines kleinen wohlwollenden Schubses durch die Arznei. Das gewaltige Potential latenter Miasmen war jedenfalls nicht im Spiel. Wir müssen genau hinschauen, ob nicht doch noch ein Rest vom Miasma übrig ist, oder ob die Krankheit tatsächlich nur ganz an der Oberfläche lag. Haben wir wirklich dauerhafte Heilung erreicht, oder nur eine scheinbare, eigentlich nur Linderung? Hatten wir es wirklich mit einem Leiden zu tun, das Hahnemann *apsorisch* genannt hat?

▶ Die **neunte Beobachtung** bezieht sich auf »eine heftige und kurze Verschlimmerung gleich nach Einnahme der Arznei, gefolgt von Besserung.«

Das bedeutet, dass die Arznei ähnlich war, das heißt ihre Indikation war korrekt. Die Dosis war freilich ein wenig übertrieben, angesichts der unerhört starken Lebenskraft, die sofort reagiert hat, sofort den Arzneireiz umgesetzt hat. Die Kürze einer solchen Verschlimmerung belegt die Möglichkeiten dieser Lebenskraft, die in kürzester Zeit die notwendigen »Umbaumaßnahmen« hat durchführen können, und es der Physiologie ermöglichte, die Abwehrmechanismen sowie die Rekonstruktion des Organismus auf den neuesten Stand zu bringen. Die Stärke der Reaktion zeigt an, dass einiges an Umwälzungen erforderlich war, dass Läsionen zu beseitigen waren, und zwar bedeutende Läsionen, schwere funktionelle Störungen, die nur mit erheblicher Kraftanstrengung zu überwinden waren. Vom miasmatischen Standpunkt aus gesehen heißt das, dass die Diathese, die konstitutionelle Pathologie bedeutend war, nicht so sehr zwar wie in der siebten Beobachtung, und dass bereits strukturelle Schäden aufgetreten waren. Das Leben hatte gewissermaßen schon eine falsche Richtung eingeschlagen, für das Individuum vielleicht noch unmerklich, und dieses im Fühlen und Denken, im Verhalten, in der Bewertung der Außenwelt in eine pathologische Form zu zwingen begonnen. Eine Anomalie, in der das Individuum manchmal ganz bequem dahinlebt, ohne sich über seine »Vertreibung aus dem Paradies« klar zu sein.

In solchen Situationen beginnender Abweichung, die nicht selten gar nicht wahrgenommen wird, führt die Arzneigabe meistens zu einem kurzen aber heftigen Wiedereinrasten, zu einer tumultuösen Reparatur, dank des noch vollen Potentials der Lebenskraft. Häufig dominiert in solchen Fällen das sykotische oder syphilitische Miasma, was zur Heftigkeit der Reaktionen noch beiträgt. Heilung tritt ein, da das energetische Potential ausreicht. Ich erinnere mich an den Fall eines Mannes im mittleren Alter: er hatte eine Gonorrhoe, die mit Penicillin behandelt worden war, folglich unterdrückt. Vor der GO war er ganz gesund. Jetzt waren seine Gelenke geschwollen und schmerzhaft, es wurde immer schlimmer. Die angezeigte Arznei in einer einzigen Gabe gegeben führte zu vorübergehender Verschlimmerung der Symptome, dann setzte ein Urethralausfluss ein nach zwei Tagen, wenige Tage später war der Mann vollkommen beschwerdefrei.

▶ Die **zehnte Beobachtung** in unserer Nummerierung, sie entspricht der elften Kents, besagt: »Alte Symptome kehren zurück.« Der Heilungsvorgang ist im Gang, die Arznei hat »angeschlagen«. Die Reaktion ist gut, die Lebenskraft ausreichend, die Mitarbeit des Organismus lässt nichts zu wünschen übrig, allerdings ist in miasmatischer Hinsicht einiges zu tun. Die Restrukturierung erweist sich als schwierig, als geradezu mühselig. Der Weg in die Pathologie, den das Individuum eingeschlagen hat, ist schon sehr lang, hier geht es um Jahre, Jahrzehnte manchmal, gelegentlich reicht der Weg bis zur Geburt zurück. Auf jeden Fall reicht die Geschichte lang zurück.

Die Pathologie hat sich langsam entwickelt. Sie hat einer korrekten, vollständigen Projektion des Individuums Hindernisse in den Weg gelegt. Bei der Umgehung dieser Hindernisse ist die Projektion des Individuums in die Welt gewissermaßen verbogen worden, verdreht, verzerrt, so dass die aktuelle Projektion, die Person, die das Individuum uns anbietet, nicht vollständig seiner Bestimmung entspricht.

Glücklicherweise wissen wir, was wir tun müssen: **wir geben das Simillimum.** Die Lebenskraft ist gut, eine Reaktion setzt ein, aber nun muss die ganze Vorgeschichte aufgearbeitet werden, alles, was in den früheren Lebensetappen angesammelt worden ist, eins nach dem anderen müssen die Hindernisse beseitigt werden, die der vollständigen Projektion im Wege stehen. Und beim In-Angriff-Nehmen eines dieser Stadien treten die Symptome wieder auf, die diesen Moment der Negativität in der Existenz geprägt haben. Diese »Erinnerungskrankheiten« können sich wiederholen, einmal, zweimal, sie sind der beste Beweis, dass die Arznei tief und definitiv wirkt, dass sie das wahrhafte Simillimum ist, auch dass ihre Verdünnung angemessen war, und dass wir mit einer Heilung beschenkt werden, die den Gesetzen der wahren Heilkunde folgt. Das ist so, als ob ein Lastwagen von einer Stadt in die andere fährt, von der Gesundheit in die Krankheit, aus der Stadt des Lichts in die Stadt der Dunkelheit. Um in die Stadt des Lichts zurückzukehren, muss er an allen Dörfern wieder vorbei, die er beim Hinweg passiert hat.

Also werden die letzten Dörfer des Hinwegs die ersten des Rückwegs sein, die zuletzt aufgetretenen Symptome erscheinen als erste wieder. Dies besagt das berühmte Gesetz Herings: »Die Symptome verschwinden in umgekehrter Reihenfolge ihres Auftretens. Die Heilung erfolgt von oben nach unten, von innen nach außen.« Dies letztere will besagen, dass die Ordnung im Hirn, im Geist beginnt, und sich von da zur Peripherie ausbreitet. Die zehnte Beobachtung ist also in jeder Hinsicht als Erfolg zu werten.

Täuschen wir uns aber nicht! Dieses Wiedererscheinen alter Symptome ist kein Zuckerschlecken. Auch das alte Erleben kehrt zurück mit manchmal intensiven Reaktionen, die die Gesamtheit des Subjekts betreffen. Die verschiedenen miasmatischen Zustände wechseln sich mitunter so schnell ab, dass der Kranke häufig die einzelnen Phasen der Heilungsprozesse gar nicht mitbekommt. Ein Miasma wird schwächer, das darunter liegende macht sich bemerkbar, manchmal ist es das gleiche wieder, manchmal ein anderes. Die Wirkung der Arznei bringt alte Symptome hervor, die sich entweder von alleine weiterentwickeln, verschwinden oder auch andauern und die Gabe eines neuen Mittels erforderlich machen (»Organon« § 206).

▶ Die **elfte Beobachtung** lautet schlicht: »Prüfung des Mittels bei einigen sehr empfindlichen Kranken.« Das ist in einigen Fällen bei empfindlichen Patienten unvermeidlich und zeigt sich sogleich nach Gabe des Mittels. Es ist im Grunde eine Bestätigung für die Wirkung auch hochverdünnter Arzneien.

Patienten, die das Bild der Arznei entwickeln, die man ihnen gegeben hat, sind natürlich eine wertvolle Informationsquelle für die Bestätigung bekannter Symptome oder für eine genauere Definition noch etwas unscharfer Symptome der Arznei. Dass ein Kranker unfreiwillig ein Mittel prüft, heißt nicht, dass die Arznei falsch war. Sie kann nämlich sehr wohl die bestehenden Symptome des Patienten neutralisieren, dann aber andere produzieren, die typischerweise der Arznei entsprechen. Solche Patienten, wenn sie denn von ihrem Leiden befreit sind, kann man bitten, sich für andere Prüfungen zur Verfügung zu stellen, da sie offensichtlich die ganze Palette der Wirkungen einer Arznei entwickeln können. Vom miasmatischen Standpunkt ist es nicht unwahrscheinlich, dass ihrer besonderen »Begabung« ein sykotisches Miasma zugrunde liegt, das entweder latent ist, sehr leicht oder gut im Griff der Lebenskraft, aber hinreicht für eine gewisse theatralische Übertreibung der Symptome. Kent schreibt, dass eine Prüfung »für das Wohlergehen des Prüfers im allgemeinen recht vorteilhaft« sei, auch wenn der Prüfer nicht dieser überempfindlichen Sorte angehört. Ein relativ gesunder Mensch erfährt durch die Arzneimittelprüfung eine Steigerung seines generellen Gesundheitszustandes, als würden seine Fähigkeiten angeregt, mit dem Erfolg größerer Aktivität und höherer Produktivität. Die Gabe einer dynamisierten Prüfarznei ist ein Stimulus für die Lebenskraft, die angeregt wird, den Ausdruck der Person zu vervollkommnen.

- Nur höchst selten bleiben nach einer Prüfung ärgerliche Symptome zurück, und auch nur, wenn mit der Urtinktur geprüft wurde. Verdünnungen oberhalb der D3 sind im allgemeinen völlig ungefährlich.

Vom miasmatischen Standpunkt aus heißt das, dass das zugrundeliegende Miasma, wenn auch in relativ geringem Umfang, in jedem Individuum sich mit jeder Arznei auseinander setzt, die in dynamisierter Form gegeben wird, vorausgesetzt, diese stimuliert die Lebenskraft. Und zwickt man dabei die Sykosis ein wenig, entstehen solche Reaktionen im Sinne einer Überempfindlichkeit.

▶ Die **zwölfte Beobachtung** bezieht sich auf den Effekt, den wir gerade heutzutage mit einem anscheinend gut gewählten Mittel so oft erzielen, bei Kranken, die von der Allopathie lange vorbehandelt worden sind. Die Krankheit ist im Prinzip, wenn sie voll ausgebildet ist, eine Dyskrasie, eine miasmatische Belastung, die sich in einer Reihe von Symptomen in den verschiedenen Etappen des Individuums zeigt, die zu Kontakten mit der Allopathie führten. Diese hatte jeweils mit der Unterdrückung der Symptome vollen Erfolg, was, wie wir wissen, den Organismus zwingt, andere zu produzieren, die noch weiter in der Tiefe sitzen.

Bei solchen Zuständen, wenn denn der Kranke endlich zum Homöopathen findet, sind die grundlegenden Symptome der Gesamtheit des Leidens völlig versteckt und verbogen. Was man sieht, ist eine Reihe von Störungen, einschließlich mentaler und allgemeiner Symptome, die aber nur einen Bruchteil des Kranken bedeuten, einen Aspekt nur seines Leidens freigeben. Nämlich den, der der unterdrückenden Wirkung der Allopathika gewissermaßen entkommen konnte. Sind solche Unterdrückungen von Bestand, werden wir nur ein kleines Grüppchen solcher »Flüchtlingssymptome« finden. Diese Symptome erlauben nur die Findung einer partiell indizierten Arznei, da ja der Organismus daran gehindert wird, die ganze Bandbreite seiner Krankheit auszubilden. Die Arzneien wirken allenfalls auf die beobachtbaren Symptome und erreichen im besten Falle einen Teilerfolg, einen Linderungserfolg, der aber mit Heilung gar nichts zu tun hat. Im wesentlichen läuft das Ganze auf Unheilbarkeit hinaus, da wir es kaum schaffen werden, die Folgen der dauernden Unterdrückung der Symptome, dieser bis zur Unkenntlichkeit entstellten Natur der Krankheit aufzuarbeiten.

Das miasmatische Knäuel ist derart kompliziert, dass wir allenfalls so etwas wie Palliation hinbekommen oder bestenfalls eine geringgradige Beeinflussung der Symptome ohne echte Heilungstendenz.

Diesen 12 Kentschen Beobachtungen wollen wir noch ein paar eigene hinzufügen:

▶ **Dreizehnte Beobachtung**: Der Symptomenrahmen »bewegt sich«, die Symptome, die dem Patienten am meisten zu schaffen machten, bessern sich. Nach einigen Tagen jedoch ist der alte Zustand wiederhergestellt. Die alten Hauptsymptome sind wieder da, auch die seelische Belastung ist wieder die alte. Die Arznei wird wiederholt: gleiches Resultat, die Symptome bessern sich, reichen fast an scheinbare Gesundheit heran, dann kommen sie wieder. Die Potenz wird erhöht, aber keine Besserung.

Das ist ein Zeichen für eine relative Schwäche des Organismus. In der Regel findet sich ein solcher Zustand nach einem bedeutenden Eingriff in die organische Struktur (Ablatio mammae, Entfernung der Gebärmutter, einer Niere etc.). Eine miasmatische Exazerbation, die an diesen Organen »geplant« war, kann nicht stattfinden, weil sie nicht mehr da sind. Der Organismus stößt mit seinen Heilungsbemühungen an eine unüberwindliche Grenze, da er keine neuen Lokalisationen für den Ausdruck des Miasmas findet.

Hier ist es wichtig, die lindernde Wirkung der Arznei so lange wie möglich aufrechtzuerhalten, durch entsprechende Lebensweise, Hygiene etc. Im Grunde aber ist der Fall durch die Entfernung der Organe, die der Organismus zur Darstellung der Krankheit, zur Somatisation unbedingt braucht, unheilbar geworden.

▶ **Vierzehnte Beobachtung**: Der Symptomenrahmen, der zur Mittelwahl gedient hat, bessert sich, diese Besserung aber ist nur von kurzer Dauer. Die Begleitsymptome hingegen nehmen an Intensität zu und legen die Wahl eines anderen Mittels nahe. Dieses neue Bild, das der Patient bietet, führt also zur Verschreibung eines neuen Mittels, das den gleichen Effekt hat. Wieder zeigt sich nach kurzer Zeit die Indikation eines anderen Mittels. Das kann zweimal, dreimal oder auch öfter so weitergehen.

In akuten Fällen ist das sehr deutlich. In chronischen Fällen sind die Begleitsymptome logischerweise von größerer Beständigkeit.

In allen diesen Fällen stoßen wir auf eine prinzipielle Unheilbarkeit, die der miasmatischen Belastung geschuldet ist. Der Tod kann eintreten, wenn die Lebenskraft sich nicht durchsetzen kann. Oder der Patient verbleibt in seiner chronischen Krankheit. In der Regel sind solche Patienten zutiefst psorisch-syphilitisch geprägt mit tiefer Abneigung gegen das Leben.

▶ **Fünfzehnte Beobachtung**: Dem Patienten geht es oberflächlich besser, die schlimmsten Beschwerden legen sich ein wenig, nach einigen Tagen oder Wochen kommt er mit anderen Beschwerden wieder, oder mit den alten Symptomen, die vielleicht ihre Modalitäten verändert haben, oder mit anderen Begleitsymptomen.

Man verschreibt erneut und erhält dasselbe Resultat, ohne dass es zu wirklicher Heilung kommt.

Das ist ein Zeichen oberflächlicher Verschreibungspraxis, die nur Symptome oder Symptomengruppen unterdrückt, die gerade am deutlichsten sichtbar waren, ohne das Lebensprinzip oder den Organismus auf den »rechten Weg« zurückzuführen. Die Erstverschreibung war falsch, oberflächlich und nur teilweise die Krankheit des Patienten erfassend. Man hat nicht verstanden, das zugrundeliegende Miasma freizulegen, und verschreibt für Symptome sowohl des dominanten Miasmas wie auch für solche des latenten Miasmas und dann noch für Manifestationen, die deutlich aus einer anderen miasmatischen Etappe stammen, die zwar andauern, aber eindeutig nichts mit dem Heute des Patienten zu tun haben. Deshalb muss jeder Linderungseffekt vorübergehend sein.

▶ **Sechzehnte Beobachtung**: Man verschreibt gemäß der Symptomentotalität und besonders auf die charakteristische, eigenheitlichen, sonderlichen und ungewöhnlichen Symptome. Man lässt Symptome außer acht, die der Patient nach eigenem Bekunden »schon immer« hatte und die offensichtlich seiner Idiosynkrasie geschuldet sind. Wie etwa große Ängstlichkeit, Empfindlichkeit, Emotionalität usw. Die gewählte Arznei, die gewöhnlich in hoher Potenz gegeben wird, bringt eine deutliche Besserung, der Patient fühlt sich geheilt.

Jahre später sehen wir den Patienten wieder, und er scheint wieder ganz dieselbe Arznei zu brauchen, dieses Mal in einer noch höheren Verdünnung. Die funktionellen und strukturellen Läsionen aber, die der Patient diesmal bietet, liegen auf einer tieferen Ebene als beim erstenmal! Was hat das zu bedeuten? In seinen ersten Lebensetappen waren solche Patienten effizienten Unterdrückungen ausgesetzt gewesen, durch Allopathie oder schlampige Homöopathie (rekurrierende Tonsillitiden, Bronchitiden, asthmatiforme Zustände, gastrointestinale Probleme etc.). Das kausale Miasma wurde weder erkannt noch behandelt, lediglich relativ oberflächliche Syndrome wurden behandelt, die aber dem dominanten Miasma nicht entsprachen, welches, wenn auch zu großen Teilen latent, sich festsetzen konnte und nun auf einer sehr tiefen Ebene zum Ausbruch kommt und die echte Heilung des Kranken erheblich behindert. Eine solche Entwicklung hätte vermieden werden können, wäre die miasmatische Pathologie früh behandelt worden, als es noch relativ leicht gewesen wäre. Allerdings hätte man in einem frühen Stadium mit heftigen Reaktionen auf die Arznei rechnen müssen (im Sinne der neunten Beobachtung).

4.19 Praktische Anwendung

- **Bei der ersten Beobachtung,** wenn wir nur noch den Totenschein ausstellen können, bleibt uns immer noch die Lehre, die wir aus dem Fall ziehen können.

Die Niederlage ist manchmal lehrreicher als der Sieg und alle Theorien und Bücher. Hier zeigt uns die Praxis, wie wenig der Arzt, und möge er der beste sein, ausrichten kann, wenn er die Möglichkeiten des Patienten nicht berücksichtigt.

Wir müssen besser unterscheiden lernen, was heilbar ist und was nicht, wir dürfen keine Wunder versprechen und keine Gewaltkuren durchziehen. Gewaltkur kann auch eines unserer Kügelchen sein als Träger einer hohen Energie! Nach einem solchen Ergebnis ist Nachdenken angesagt über die Grenzen unseres Tuns.

- **Die zweite Beobachtung** steht ebenso für eine Niederlage, bezieht sie sich doch auf eine lange Verschlimmerung, bevor eine kurzfristige Besserung eintritt. Die beste Arznei kann gegen die miasmatische Belastung nichts ausrichten.

Was lernen wir aus einem solchen Ergebnis? Wir müssen verstehen, dass ein solcher Fall letztendlich unheilbar ist, wir sollten auf keinen Fall versuchen, erneut nach einem Simillimum zu forschen.

Vielmehr ist ein Simile nun angezeigt, also nicht die ähnlichste, sonder nur eine ähnliche Arznei, und auch keine, die sehr tief und dauerhaft zu wirken im Stande ist. Eine Arznei ist gefragt, die mehr oder weniger oberflächlich wirkt, die die dringendsten Beschwerden des Kranken lindert, ohne zu versuchen, ihn grundlegend umzukrempeln. Ein solcher Kranker ist völlig unheilbar, er braucht Palliation mit Arzneien, die oberflächlich wirken, lindern, ihn trösten, er braucht unser Gespräch, unsere ärztliche Aufmerksamkeit und unseren Zuspruch.

- **Die dritte Beobachtung,** die in einer kurzen Besserung mit anschließender Verschlechterung besteht, zeigt ebenfalls Unheilbarkeit an. Eine weitere Niederlage.

Ärztliche Kunst besteht hier darin, diese Unheilbarkeit anzuerkennen, freilich im Unterschied zu den obigen Fällen mit einem Fünkchen Hoffnung: wir können nämlich hoffen, mit dem Simillimum dem Individuum relativ lange Erleichterung zu verschaffen. Während wir auf den Augenblick warten, in dem wir mit dem Simillimum zuschlagen können, in dem wir hoffen können, es werde eine relativ langanhaltende Wirkung zeitigen, geben wir ähnliche Arzneien, die teilweise indiziert sind, etwa so wie es die Franzosen mit ihren Drainagemitteln halten.

> Das ändert nichts an der grundsätzlichen Unheilbarkeit des Falles, zumindest, was das Heute des Patienten angeht, unser Therapieziel ist Palliation, wenn auch mit mehr als einem Schuss Hoffnung darin...

- **Die vierte Beobachtung:** was tun wir angesichts einer Besserung, gefolgt von Verschlechterung?

Wir hatten vorhin gesagt, dies sei ein anderes Indiz für Unheilbarkeit, schließlich macht das Simillimum nur für kurze Zeit Furore, danach ist der Kranke eher noch schlechter gestellt. Logischerweise müssen wir erst einmal hoffen, dass die Wirkung des Simillimums so schnell wie möglich abflaut, dieser Arznei, die zwar absolut indiziert ist, die Erwartungen aber nicht erfüllt. Hält die »rebound«-Reaktion, also die sekundäre Verschlimmerung an, geben wir ein oberflächlich wirkendes Mittel, um zu lindern, was sich als unheilbar herausgestellt hat.

> Es ist in solchen Fällen nicht nur erlaubt, es ist zwingend notwendig, an der Oberfläche zu behandeln, um eine weitere heftige und für den Kranken eher negative Reaktion zu vermeiden.

- Angesichts der **5. Beobachtung,** wenn also die Symptome sich bessern, ohne dass der Kranke sich allgemein besser fühlt, schließen wir wie gesagt, dass die Arznei teilweise indiziert war, dass sie nur eine oberflächliche Schicht des Individuums abgedeckt und die miasmatische Disposition unangetastet gelassen hat. Deshalb fühlt sich der Patient nicht besser, die Heilung nimmt nicht den gewünschten Verlauf.

Der Patient erkennt zwar an, dass dieses oder jenes Symptom verschwunden sei, fühlt sich aber weiterhin krank, und wir sehen auch, dass sich an seinem falschen Leben, an seinem Verhalten gegenüber Familie, Freunden usw. nichts geändert hat. Der Fehler liegt hier ganz auf unserer Seite.

> Wir müssen den Fall neu aufnehmen, die Symptome neu zusammenstellen, nach der miasmatischen Belastung suchen usw., in der Gewissheit, dass wir bisher nur im Nebel stocherten. Wir sollten uns nicht länger von akuten oberflächlichen Symptomen an der Nase herumführen lassen oder von dem, was der Kranke für dringend hält.

- **Die 6. Beobachtung** lautete: » zu kurze Besserung«. In den meisten Fällen heißt das, die Dosis war nicht ausreichend, die Potenz war zu tief. Wir geben hier also eine höhere.

Handelt es sich z. B. um einen chronischen Fall, mag eine Gabe *Pulsatilla,* einer Arznei mit mittlerer Wirkdauer, Erleichterung für 5 bis 7 Tage bringen, wenn wir sie in der C200 geben. Hier geben wir also eine C1000 oder noch höher. Haben wir in einem chronischen *Aurum*-Fall Besserung für 10 bis 15 Tage mit einer LM VI, geben wir nun eine LM XII oder LM XXX, weil die Arznei sehr tief wirkt und weil die Indikation von *Aurum* nahezu immer bedeutende konstitutionelle Pathologien signalisiert. Hier müssen wir also in Abhängigkeit von der Art des Leidens und der Natur der Arznei vorsichtig in der Potenz hochgehen und dürfen nicht zu heftig auf eine andere völlig unterschiedliche Stufe springen.

Was die LM-Potenzen anbelangt, die Angaben des Meisters hierzu und unsere Erfahrung damit seit über 30 Jahren, so ist festzuhalten, dass sie wiederholt gegeben werden sollten, in akuten Fällen wie in chronischen. Man kann sie jeden Tag nehmen lassen und manchmal auch mehrfach am Tag. Dabei ist sorgsame Beobachtung des Falles oberstes

Gebot, die Abschätzung der individuellen Möglichkeiten und Risiken des Patienten.

> Jede Routine ist von Übel! Und deshalb ist eine tägliche Gabe einer LM-Potenz auch häufig angezeigt, aber keineswegs obligatorisch.

Denn auch bei LM-Potenzen haben wir viele Male Heilungen nach nur einer einzigen Gabe gesehen. Hahnemann hat auch die Möglichkeit erprobt, die Heilung mit absteigenden LM-Potenzen zu vollenden.

> Diese 6. Beobachtung führt also in der Regel zur Erhöhung der Potenz. In manchen Fällen, wir erwähnten es, ist die Unterbrechung der Heilung allerdings einem äußerem Ereignis geschuldet, das die Wirkung der Arznei stört. Hier müssen wir zusehen, dass diese Störung abgestellt wird.

- »Nach hartnäckiger Verschlimmerung langsame Besserung.« Das war die **7. Beobachtung**, und sie ist eine Bestätigung der Richtigkeit unserer Therapie.

Hier brauchen wir gar nichts zu machen, außer abwarten und hoffen, dass diese stürmische Reaktion aufgrund der Veränderungen im hochgradig pathologisch veränderten Organismus, langsam sich lege. Dafür braucht es Zeit, schließlich sind die Läsionen tief, die funktionelle Ebene war schwer gestört, das Verhalten des Patienten bereits deutlich miasmatisch verändert.

> Wir warten also ab, und wachen wie ein Luchs darüber, dass diese notwendigen Verschlimmerungsreaktionen nicht von einem übereifrigen Allopathen oder anderen misslichen Dingen gestört werden.

Das ist so, als wenn eine Person, die »Mist gebaut« hat, einen Schock erlebt, der sie wieder zur Raison bringt. Das kostet Kraft, das schafft Leid. Ist aber der Anlass für einen solchen Seelenwandel ausreichend gewesen, dann ist auch ein Weg beschritten worden, der zur Rettung führt, komme, was da wolle. Die Reaktion darf auf keinen Fall gestört werden mit wohlmeinenden therapeutischen Beschwichtigungsversuchen. Das Individuum tritt aus Dunkelheit und Nebel wieder ins Licht. War die Arznei tatsächlich das Simillimum, dürften diese notwendigen Verschlimmerungen ohnehin nicht zu stark ausfallen, und auch das nur in akuten Fällen. In chronischen Fällen tritt eine Erstverschlimmerung fast nie auf, wenn die Arzneigabe angemessen war.

- **Die 8. Beobachtung,** Besserung ohne Verschlechterung, zeigt, dass strukturelle Veränderungen nicht vorhanden waren.

> Wir tun nichts und warten ab. Wir vertrauen auf die Lebenskraft und geben unserem Patienten allenfalls diätetische, hygienische oder verhaltensmäßige Ratschläge auf den Weg.

Hygiene heißt hier nicht nur die Kunst, sich die Hände zu waschen, sauber zu bleiben oder jede Menge Desinfektionsmittel »gegen die Keime« zu verwenden. Die grundlegende Hygiene beginnt im Geist, im richtigen Leben, in der Klarheit und Wahrheit unserer Gedanken und unseres Tuns. Fehlt es hier, tut sich der Schlund der Krankheit auf.

- **Die 9. Beobachtung** sagt »heftige und kurze Verschlimmerung, dann Besserung.« Die Störung war nicht schwer wiegend, die starke Verschlimmerung zeigt eine starke Lebenskraft an, wie sie in einem jungen Organismus zu finden ist. Die Verschlimmerung ist zwar heftig, aber nicht gefährlich. Das Miasma kehrt in den Latenzzustand zurück.

- **Die 10. Beobachtung** entspricht ebenfalls einer erfolgreichen Verschreibung und besagt, dass nach der Gabe der Arznei alte Symptome wieder auftreten.

Es mag so aussehen, als bestehe die ärztliche Kunst angesichts der nach unseren Kriterien erfolgreichen Verschreibung in »verschärftem Abwarten«, oder sei, um es vornehmer auszudrücken, ausschließlich »expektatorisch«. Jawohl! Hippokrates hat das ohnehin für die beste Therapie gehalten...Das Auftreten alter Symptome bezeugt, dass die Krankheit eine einzige ist, dass das aktuelle Leiden, das den Kranken schließlich zum Arzt getrieben hat, nur die letzte Episode einer einzigen Krankheit war, die früher andere Syndrome, andere Symptomenrahmen, andere »Krankheiten« nach der kurzsichtigen Meinung der Allopathen, hervorgebracht hat.

In Wahrheit sind diese früheren »Krankheiten« nur andere Aspekte der fundamentalen Krankheit bzw. des Miasmas. Wenn uns das erst einmal vor Augen steht, werden wir die »Genealogie« der Symptome, die wir behandeln möchten, vollkommen verstehen, wir werden die Wahrhaftigkeit der Miasmenlehre erkennen, die in dieser Reaktionsform des Abschreitens eines Krankheitswegs rückwärts so deutlich zum Ausdruck kommt. Wir haben nur die verschiedenen Etappen auf diesem Weg zu registrieren und zu vergleichen mit den anamnestischen Angaben, die uns der Patient zu Beginn gemacht hat. So behalten wir einen Überblick darüber, wo er sich »gerade befindet«.

Die expektative Therapie beinhaltet auch die Vermeidung jedweder Interferenz mit diesem heilsamen Krebsgang der Lebenskraft bis zur ursprünglichen Gesundheit. Keine medikamentöse Therapie in den meisten Fällen! Es sei denn, irgendeine alte und wieder aufgetretene Beschwerde ist allzu hartnäckig und störend, oder wenn Begleitsymptome die Lebensqualität deutlich herabsetzen oder gar das Leben des Patienten in Gefahr bringen.

Aber **Vorsicht** mit solchen Einmischungen! In den meisten Fällen wird unsere ärztliche Begleitung, unser Rat, unsere Autorität hinreichen, den Patienten bei der Stange und auf diesem Pfade der Genesung zu halten.

Die 11. Beobachtung betraf die Überempfindlichen, die Prüfungssymptome entwickeln.

Hier müssen wir sehr vorsichtig mit der Potenz umgehen, eine Wiederholung der Dosis vermeiden. Solche Patienten können wir bitten, andere Arzneien zu prüfen, sie werden uns viele subtile Symptome liefern können, die für uns und unsere Sache insgesamt von allergrößtem Wert sind. Solche Subjekte geben bei Prüfungen in der Regel die wertvollsten und eigenheitlichsten Symptome der Arzneien.

Die 12. Beobachtung in unserer Reihe, die ein bisschen, man wird es gemerkt haben, von der Kents abweicht, betrifft die Patienten, die lange und gründlich von der Allopathie vorgeschädigt worden sind.

Ihr Organismus ist völlig durcheinander nach all den starken Reizen, die Lebenskraft ist gewissermaßen völlig frustriert von all den Hindernissen, die man ihr in Weg stellt. Was wir zu Gesicht bekommen, ist eine falsche Krankheit, die in ihrer Symptomatik gar keine Kohärenz aufweist. Wir verschreiben hier für ein Grüppchen von Symptomen, stellen aber schon bald fest, dass die Wirkung flüchtig und oberflächlich ist, und dass das Mittel so falsch war wie die ganze Krankheit.

Solche Fälle sind entweder auf immer, manche auch nur für eine gewisse Zeit unheil- und unbehandelbar, aufgrund der miasmatischen Verflechtung.

Wir behandeln also palliativ und hoffen darauf, dass uns die Natur einen sichereren Symptomenrahmen anbieten wird. Wir können versuchen, mit niedrigdosierter Salamitaktik die Wirkungen der allopathischen Medikation Schicht um Schicht abzutragen. Je mehr sich die Lebenskraft erholt, desto vertrauenswürdiger werden die Symptome, und desto eher ist es vertretbar, kurativ zu verschreiben. Allerdings ist bei solchen Fällen höchste Sorgfalt geboten, wir müssen uns genau darüber im klaren sein, wofür und mit welcher Absicht wir verschreiben. Nicht jede kleine Beschwerde gleich ernst nehmen!

Wir können hier Placebo einsetzen, sooft es geht, eingedenk der Tatsache, dass der Organismus auch ohne unser Zutun bestrebt ist, sich von all den Medikamenten wieder zu befreien. Wir stimulieren nur dann und wann ein kleines Symptomengrüppchen, wenn wir den Eindruck haben, damit einen Zipfel der unterirdischen und eigentlichen Krankheit in Händen zu halten. Solche Therapieverläufe sind hochkompliziert, leider aber ziemlich häufig in der heutigen Praxis.

Die eigentliche Beobachtung am Kranken nach der ersten Verschreibung, das haben wir ganz vergessen, zu erwähnen, ist die: keine Reaktion oder minimale, kurze Reaktion nach offenbar gut indizierter Arznei, Ergebnis eines durch allopathische Unterdrückung vorgetäuschten falschen Miasmas.

- **Die 13. Beobachtung** findet den Symptomenrahmen zwar irgendwie verändert, ohne dass allerdings eine echte Heilungstendenz erkennbar wäre.

Das bedeutet, wie gesagt, dass der Organismus aufgrund von Organentfernungen nicht fähig ist, den Heilungsverlauf der Lebenskraft zu somatisieren. Die Organe, die zur Darstellung des Heilungsverlaufs benötigt werden, sind nicht mehr vorhanden. Es besteht vollständige oder partielle Unheilbarkeit.

Hier ergibt sich die Indikation von nicht zu tief wirkenden Arzneien sowie die Beratung des Patienten in Fragen der Hygiene und der Lebensweise.

Die 14. Beobachtung: »teilweise und kurze Besserung; Auftreten anderer Symptome, die eine andere Arznei indizieren«.

Das bedeutet Unheilbarkeit. In akuten Fällen ist wenig Erfolg zu erwarten. Die miasmatischen Verflechtungen nötigen zur Entfernung einer miasmatischen Schicht nach der anderen. Man findet gerne eine psorisch-syphilitische Dominanz.

Wir behandeln als erstes das dominante Miasma, und nehmen den Fall für jede neue Schicht neu auf. Man vergleiche dies mit der 5. Beobachtung.

- **15. Beobachtung:** Flüchtige Besserung und scheinbare Indikation einer anderen Arznei.

Man gibt die neu indizierte Arznei und erhält das gleiche Ergebnis. Das bedeutet falsche Verschreibung ohne Sortieren der Symptome des dominanten Miasmas.

Man gebe ein Placebo und warte ab, dass sich das Symptomenbild klärt. Dann nehme man den Fall neu auf. Diesmal richtig!

- **16. Beobachtung:** Nach bester Fallaufnahme und indizierter Arzneigabe zeigt sich scheinbare Heilung oder dauerhafte Besserung. Nach Jahren dann ein ähnliches Symptomenbild, nur mit tieferreichenden Läsionen und Dysfunktionen diesmal.

Das zeigt frühzeitige Unterdrückungen an. Das dominante Miasma ist nicht rechtzeitig behandelt worden, und jetzt entfaltet es seine zerstörerische Wirkung in der Tiefe.

Wir haben die Aufgabe, hauptsächliche miasmatische Belastung in der Familienvorgeschichte und den bisherigen Etappen der Pathologie zu finden und die Manifestationen dieses Miasmas anzugehen.

4.20 Krankheit und Heilung auf dynamischer Ebene

Wir sehen die Existenz als das Resultat, als den lebenden Vektor von Energien oder Kräften, die wenn auch selbst unsichtbar, doch in ihren Wirkungen deutlich werden. Wenn wir Gesundheit als den Zustand höchstmöglichen Gleichgewichts dieser Energie auffassen, oder dieser Gesamtheit von Energien, die den verschiedenen Ebene des Menschen entsprechen, seinen Organen, seinen Zellen, jeder Energie jedes seiner Moleküle, kommen wir um die Feststellung nicht herum, dass Krankheit und Heilung immer das Ergebnis einer bestimmten Aktivität dieser Energien sind.

Die Gesundheit als Seinszustand vollständiger Harmonie entspricht nicht nur dem Individuum selbst, sondern auch seinen Beziehungen zu seiner Umwelt. Sie ist Harmonie mit sich selbst und mit anderen. In anderer Form kann Gesundheit gar nicht gedacht werden. Ein vollständig korrektes Funktionieren auf der organischen Ebene kann nur zum Ziel haben eine perfekte Angleichung an alle Wesen, mit denen das Individuum in Beziehung tritt. Die Qualitäten des Individuums sind solche nur in Verbindung mit den unzähligen Elementen, aus denen seine Umgebung zusammengesetzt ist. Die Existenz dieses Individuums hängt nämlich grundlegend von den Beziehungen ab, die zwischen seinen Qualitäten bestehen und denen derjenigen Dinge, die sein »Habitat«, seinen Lebensraum konstituieren. Besteht zwischen einigen dieser Dinge und dem Individuum Diskontinuität oder Disharmonie, ist Wohlbefinden nicht möglich. Das menschliche Wesen ist gehalten, sich vermöge seiner Komplexität und seiner enormen Möglichkeiten, in allen Bestandteilen seiner Welt fortzusetzen, und diese müssen sich gleichfalls allesamt in ihm, dem Menschen, fortsetzen. Höchste Erkenntnis wird sein, diese Kontinuität zwischen Individuum und Umgebung vollständig zu begreifen.

Wir wollen dies an **verschiedenen Gruppen von Patienten** deutlich machen.

Es gibt da einige, die der Meinung sind, der Arzt oder Heiler sollte eine Art Zauberer sein, ein Magier, der über besondere Kräfte verfügt, vermittels derer er über Schmerzen und Leiden Macht hat. Die heilende Tat ist eine magische und bedarf keiner logischen Erklärung. So etwas sieht man auch in vielen Fällen. Der Patient stellt sich auf diese Ebene ein, und der Arzt, der Heiler akzeptiert diese Ebene und verhält sich entsprechend. Manchmal führt das zur Heilung, manchmal nicht, wie eben in allen Fällen.

Und man wende nicht ein, dass das nur bei Neurotikern funktioniert, bei Hysterikern oder bei Leiden, die als psychosomatisch abqualifiziert werden. Sind nicht alle Krankheiten mehr oder weniger psychosomatisch? Wie viele Tausende belegter Fälle gibt es nicht von Heilungen durch Gebete, durch Schamanen, durch Charismatiker, in so genannten spirituellen Zentren usw.! Und haben wir nicht täglich den Beweis vor Augen? »Wenn ich Sie sehe, Doktor, geht es mir schon besser!« Und wie oft hilft nicht ein Placebo! Das Magische liegt in einer dynamischen oder geistigen Verfassung (diese beiden Begriffe fallen eigentlich im ersteren zusammen), die sich an der des Gegenübers stärkt oder mit ihrer Hilfe »realisiert«. Das geschieht anlässlich der Riten religiöser Gemeinschaften, in Hypnosebehandlungen und psychoanalytischen Sitzungen. Die Wunder von Lourdes sind ein schlagendes Beispiel dafür, dass der Glaube als spiritueller Prozess zur Heilung führt. Und nicht nur bei Neurotikern, sondern auch bei schweren körperlichen Leiden, die als unheilbar gegolten haben. Glaube und Geist sind immateriell, aber mächtiger als alles andere!

Der Glaube entspricht dem Geist, allem Dynamischen, das im Organismus waltet, das in keinem seiner Teile zu finden und doch überall ist. Glaube und Geist entwickeln Denken und Willen und Gefühl, und wenn der Geist diese Dinge beherrscht, unterwirft er sich die Materie zur Gänze, formt sie nach seinem

Willen und mindert ihre Verwundbarkeit bis zum Äußersten. Wie beim Heiligen, beim Fakir, oder einfach beim Hypnotisierten, dem unerhörte und wunderbare Dinge gelingen.

Reden wir über etwas, das für die »Wissenschaft«, die Empirie greifbarer und beobachtbar ist: ein gut tastbares Uterusmyom, röntgenologisch bestätigt, wird von mehreren Gynäkologen diagnostiziert und der Chirurgie anheim gestellt. Die Patientin will das nicht hinnehmen, vertraut ihrem Arzt, der ihre Anamnese aufnimmt, ihre Individualität studiert, und ihr ihre Arznei gibt. Der Arzt hat wenig Vertrauen in den Ausgang dieses speziellen Falles, aber sehr viel in seine Methode. Zuerst verschwinden die Begleitsymptome, die Hämorrhagien, der Weißfluss. Der Kranken geht es viel besser. Schließlich ist sie gesund. Der Tumor ist deutlich reduziert, erst nach Jahren kommt die Patientin wieder. Von Uterusmyom keine Rede mehr, das ist Vergangenheit. Die Arznei, die sie erhalten hat, war nur an ihrem Etikett zu erkennen: *Phosphor C200.*

Ein anderer Fall: ein Kind mit angeborener Skrotalhernie und Strangulierungssymptomatik. Man bringt es zum Chirurgen, und eben, als er operieren will, rutscht die Hernie zurück, die Symptome verschwinden. Man beschließt, abzuwarten. Das Kind erhält *Lycopodium C200*, später dann wegen eines Rezidivs *Lyc. M,* und dann, wegen eines Wechsels der Symptome, *Aurum XM.* Die Hernie trat nicht wieder auf. Heute ist der Patient 35 Jahre alt.

Eine junge Frau ist zum erstenmal schwanger. Sie geht zu ihrem Gynäkologen, der ihr rät, die Schwangerschaft abzubrechen, sie habe eine Nierenkrankheit, außerdem sei ihr Becken etwas eng. Die Frau kommt in homöopathische Behandlung. Zum Geburtstermin bestätigt eine Röntgenaufnahme die bereits gefühlte deutliche Besserung der Nierensymptomatik. Aber das Kind liegt in Steißlage. Der Homöopath wiederholt die konstitutionelle Arznei, und das Kind dreht sich zur Verblüffung aller. Dann erneute Sonokontrolle: das Kind liegt wieder in Steißlage. Der Arzt gibt wieder die Arznei in höherer Verdünnung, und das Kind dreht sich ein zweitesmal. Die Geburt geht ohne Komplikationen vonstatten, das Becken war wohl doch nicht zu eng.

Das soll nun keineswegs heißen, dass die Jünger der Homöopathie alle Hernien, alle Tumoren und alle Steißlagen dieser Welt in Ordnung bringen können. Unsere Statistiken führen eben auch keine Krankheiten auf oder verallgemeinerte Syndrome, sondern nur individualisierte Fälle, in denen die Dynamik des Kranken in engster Analogie zur Dynamik der Arznei steht.

Heilung kann sich ereignen, wenn die **Disposition** dazu vorhanden ist! Aha, wird man sagen, und was ist mit denen, die nicht gesund werden wollen? Erstens einmal sind das nicht sehr viele, die von sich behaupten, sie wollten nicht gesund werden. Und weit weniger noch, die tatsächlich nicht gesund werden wollen. Häufig fürchten sie sich davor, wieder gesund zu werden, bzw. vor dem Kampf, den diese Gesundheit ihnen abverlangt. In der Mehrzahl der Fälle sind diese Patienten des Lebens müde, zumindest des Lebens, das sie geführt haben, ja, sie können sogar von Selbstmord sprechen. Aber sie sagen nicht, dass sie nicht gesund werden wollen! Denn dieser Ekel vor dem Leben, diese Selbstmordabsichten sind ja gerade Ausdruck ihrer Krankheit, die ihren Willen besetzt hält, ihre Gedanken, ihre Gefühle. Und genau das müssen wir ändern, auf dynamische Art und Weise mit dynamischen Arzneien. Eine Arznei, ein unvorhergesehenes Ereignis, eine Gelegenheit, dass der Geist »wiederauferstehen« kann, und Läsionen und funktionelle Störungen wandeln sich von Grund auf!

Der wahrhaft Kranke ist dies ganz und gar. Wie wir ausgeführt haben und wie wir es tagtäglich erleben, lebt er unvollständig, in einem Zustand, zu dem ihn seine Mängel verdammen, seine hereditäre Belastung, die Folgen seiner Abweichung vom Lauf der Natur, seiner Übertretung der ihm von seiner Anlage her gezogenen Grenzen. Sein Verhalten hat den Kranken verwundbar gemacht, seine Ernährungsgewohnheiten, seine Hygiene, aber auch Erziehung, Umwelt etc.; er lebt nicht, wie er sollte. Er kann sich an seine Umwelt nicht ausreichend anpassen, aus angeborenen Defiziten heraus oder aus Hemmung, Überstürzung oder Widerstand gegenüber dem, was »sich gehört«. All das sind krankhafte Prädispositionen, die nur in der Homöopathie, bis zu einem gewissen Punkt, gemildert oder beseitigt werden können.

Was braucht es zu echter Heilung? Eine dynamische Geneigtheit zuerst einmal. Ein Bewusstseinsprozess, ein spiritueller Anlass, eine Gemütsbewegung, ein mächtiger Wunsch, ein unbezähmbares Verlangen. Oder eine kräftige oder zumindest ausreichende Lebenskraft. Der Lebenstrieb mit einem Wort muss stärker als der Todestrieb sein. All das spielt sich auf der dynamischen Ebene ab, nur im Energetischen. Das Beste, um die dynamische Ebene zu stimulieren, zu lenken und den ersehnten und für das Individuum möglichen Erfolg zu erreichen, ist eine Arznei von derselben Qualität, eine dynamische, energetische Arznei, keine Materie!

Wir reden hier über Heilung, nicht über Palliation oder kurzfristige oder längerfristige Unterdrückung von Symptomen oder Syndromen. Aber auch bei relativer Unheilbarkeit des Falles geht die Palliation, die Linderung immer auf die Totalität des Organismus und des Menschen, der hier als psychosomatisch oder besser, »psycho-animistisch« verstanden wird.

Die Arznei kann nur homöopathisch sein innerhalb einer strikten dynamischen Analogie. Die Dynamik der Arznei muss dieselbe Ebene betreffen wie der Krankheitsprozess. Diese Ebene ist definiert durch das Bild der Läsionen, Anomalien und Dysfunktionen in seelischer wie körperlicher Hinsicht. Deshalb meinte Hahnemann: »*Alle diese wahrnehmbaren Zeichen repräsentiren die Krankheit in ihrem ganzen Umfange, das ist, sie bilden zusammen die wahre und einzig denkbare Gestalt der Krankheit*« (§ 6) Die Idee einer asymptomatischen Krankheit ist widersinnig. Das, was meistens passiert, ist, dass der Arzt nur wahrnimmt, was an der Pathologie sicht- und fühlbar ist. Er vernachlässigt die Einbeziehung des Verhaltens im weitesten Sinne. Die Klinik besteht mehr als alles andere aus der Frage: wer ist der Patient? Dann erst ist interessant, wie er leidet, wo er leidet, warum er leidet, und wie man ihm helfen kann. Symptome finden sich immer, meistens sehr viele. Wir müssen sie aber auch wahrnehmen, definieren, in Beziehung setzen zum gesamten Symptomenrahmen. Es reicht nicht, dem Kranken einen griechischen Namen anzuheften oder irgendein Syndrom eines Herren XY, wenn man nicht allerstrengstens individualisiert. Der Patient ist vor allem diese psycho-animistische Einheit, von der wir sprachen, die sich in seiner Person mehr oder weniger adäquat widerspiegelt, und die je nach der materiellen Ausstattung, über die er verfügt, den Geist in die Welt übersetzt, um das zu werden, was er sein soll. Der Arzt für sein Teil sollte wissen und erkennen, dass dieser Geist, der ja nicht nur in seinen Patienten, sondern ebenso in ihm selbst wirkt, von Gott ist und zu Gott zurückkehrt, und dass die höchste Aufgabe, die sich dem Menschen überhaupt zudenken lässt, diejenige ist, diese gesamte Ausdrucksmöglichkeit seines Nächsten, seines Bruders zu erschließen, der mit all seinen Fehlern, genau wie der Arzt selbst, versucht, sein Ziel zu erreichen, sich der Harmonie zu öffnen, dem körperlichen, geistigen und sozialen Wohlergehen, und in die Gesundheit einzugehen. Das ist es, was man heilen nennt.

Gesundheit und Krankheit sind Zustände der Existenz, dynamische Prozesse, die ins Sichtbare sich projizieren, dieses verändern auf tausendundeine Weise, und damit hinweisen auf die Notwendigkeit dynamischer Arznei und dynamischer Heilung.

4.21 Erhebung der Geistes- und Gemütssymptome

Bei der Sondierung der **mentalen Ebene** des Patienten gilt folgendes:

❶ Man versuche erst, darüber etwas zu erfahren, wenn der **Patient dazu bereit** ist. Am günstigsten ist es, einen Moment abzuwarten, wenn der Patient spontan etwas von seinem Charakter preisgibt oder von seinen persönlichen Problemen, wenn er z. B. sagt, dass er sich immer gehetzt fühle. In diesem Fall würden wir versuchen, herauszufinden, ob er nicht eigentlich Ungeduld meint, oder Impulsivität oder die Neigung, viele Dinge gleichzeitig zu tun und keines zu Ende zu bringen, oder ob nicht vielleicht extreme Langsamkeit dahinter steckt usw. Eine allgemeine Überstürzung im Wesen ist meist gar nicht zu übersehen, der Patient redet schnell, bewegt sich schnell usw. Langsamkeit wäre natürlich das Gegenteil, weil das Individuum im Ansatz zum Handeln stecken bleibt und sich relativ zur eigenen Langsamkeit gehetzt fühlt. Ungeduld wird offensichtlich, wenn der Patient lange hat warten müssen, manchmal müssen wir sie aber von der Verzweiflung unterscheiden. Damit er uns freilich gesteht, dass er viele Dinge anfängt und nichts zu Ende bringt, müssen wir erst einmal sein Vertrauen gewonnen haben. Das genau ist das sekundäre Ziel bei der Symptomenerhebung, und deswegen würden wir auch nicht gleich mit der Tür ins Haus fallen, sondern erst einmal auf der Organebene bleiben, bis der Patient signalisiert, dass er bereit ist, auch über die psychische Ebene Auskunft zu geben. Allerdings müssen wir zusehen, dass der Patient von unserer Fragerei nicht schon müde ist, bevor wir überhaupt die Höhen der mentalen Ebene erklommen haben.

▷ Während er also spontan über seine Hauptbeschwerden klagt, versuchen wir, seine Problematik einzugrenzen. Wir versuchen herauszuhören, wie es in der Familie steht, auf der Arbeit, in der Gemeinschaft usw. Haben wir einen begründeten Verdacht, können wir ihn direkt ansprechen.

❷ Haben wir ein erstes Symptom an Land gezogen, versuchen wir herauszufinden, ob es **kürzlich aufgetreten** ist oder **schon alt** ist, ob es in jüngster Zeit schwächer oder stärker geworden ist. Dann versuchen wir die Gründe für dieses Symptom zu erfragen, was uns zu weiteren Gemütssymptomen führen wird.

Nehmen wir an, dass der Patient von sich aus kein mentales Symptom erwähnt. In einem solchen Falle beobachten wir, während er von seinen physischen Beschwerden erzählt, sein Verhalten, und fragen ihn, wenn wir ihn für recht schweigsam halten, ob er immer schon reserviert gewesen sei, ob es ihm nicht so liege, seine Probleme zu erzählen. Wenn er etwas kurz angebunden ist, erkundigen wir uns, ob er häufig schlechte Laune habe, und wie es mit Wut aussehe, ob auch Gewalt im Spiel sei, ob die Beziehungen in seiner Familie herzlich seien oder vielleicht nicht usw. Wenn er dagegen in Scherze und Lachen ausweicht, können wir vermuten, dass er etwas nicht erzählen will und fragen: Sind Sie immer so guter Dinge? Wir können auch erwähnen, dass wir der Ansicht sind, es sei vielleicht ein bisschen aufgesetzt. Gibt er dies zu, sind wir schon so gut wie am Ziel. Es ist ganz wichtig, sich nicht mit einem einzigen Symptom zufrieden zu geben für die Beschreibung eines seelischen Zustandes. Es reicht uns nicht, wenn er bspw. sagt, er sei deprimiert oder reizbar oder reserviert. Wir fragen, ob er in seiner Deprimiertheit gerne weint, ob er dann gerne allein ist, ob es leicht ist, zu weinen, ob er dazu einen Grund braucht oder nicht, usw. alle Modalitäten, ob seine Traurigkeit eher in Richtung Melancholie gehe oder in Richtung Verzweiflung, ob er schon einmal an Selbstmord gedacht habe etc.

❸ **Niemals folgen wir einem Schema!** Wir beobachten die Gesten des Patienten, hören ihm zu, und versuchen im Geiste den Konflikt freizulegen, der hinter alledem steckt. Wir forschen bei jedem Symptom nach. Fröhlichkeit ist ja eine gute Sache, dahinter können sich aber viele andere Symptome verbergen, wie Frivolität, die Neigung, den Clown zu spielen, kindisches Verhalten, verschiedene Grade von Lachexzessen, geistlose Albernheit bis zum Schwachsinn usw.

❹ Die ganze Übung dient dem Zweck, im Patienten **wenigstens drei, vier klare** und **deutliche Symptome** zu entdecken, die es uns erlauben, ihn, den Patienten, für uns zu definieren.

❺ Immer geht es auch um das **Warum der Symptome**, die den Patienten heimsuchen. Ist der Patient bereits müde, bevor man die Symptome zusammenhat, die einen guten »Heringschen Stuhl« abgäben, gebe man ihm Placebo, und setze die Unterredung ein andermal fort, wenn denn keine Dringlichkeit besteht.

4.22 Gedächtnis und Intellekt, Wille, Gefühl

Wenn wir fragen: wie ist denn Ihr Gedächtnis, wird uns der Kranke einfach sagen: schlecht, Herr Doktor! Wir wollen aber mehr wissen: Ist es einfach eine simple Gedächtnisschwäche? Dann handelt es sich um eine Person, die einfach nicht viel behält. Es kann aber auch was anderes dahinter stecken, es kann sein, dass der Patient geistige Lücken hat, das heißt manchmal hat er einen Blackout. Und das ist dann eine andere Repertoriumsrubrik. Oder der Kranke kann sich für vergesslich halten, obwohl er eigentlich nur zerstreut ist. Wir legen deshalb so großen Wert auf diese Unterscheidungen, weil jeweils andere Miasmen angesprochen sind. Lücken, Löcher im Gedächtnis entsprechen der Syphilis, die einfache Gedächtnisschwache ist psorisch und die Zerstreutheit sykotisch. Das sind verschiedene Dinge. Weiterhin kann es sein, dass die Person mit der psorischen Gedächtnisschwäche für Gefühle hingegen sehr aufnahmebereit ist, die jeweils großen Eindruck hinterlassen. Bei sehr nachtragenden Leuten ist das der Fall. Man muss herausfinden, ob die Person nachtragend ist, ob sie voller Ressentiments steckt. Wenn sie uns ihre Beschwerden schildert, bemerken wir Symptome, die der Kranke freiwillig wahrscheinlich nicht eingestehen würde. Stolz, Eitelkeit z. B. Das gleiche gilt für außerordentlich langweilige Patienten. Es gibt Leute, die in anderer Hinsicht ganz wundervoll sind, aber dermaßen schwatzhaft, wenn es um ihre Symptome geht, dass man nicht mehr hinhört oder Kopfschmerzen davon bekommt. Dann wieder gibt es Patienten, die selber über Langeweile klagen. Das ist nicht dasselbe wie Indolenz, und Indolenz ist etwas anderes als Indifferenz. Indolenz ist mangelndes Interesse für die Arbeit, für Verpflichtungen, Aufschieben dessen, was getan werden muss. Indifferenz ist mehr eine Apathie, eine Gehtmich-nichts-an-Haltung gegenüber dem, was drumherum vor sich geht. Der Patient kann ein Langweiler sein, wie auch »peinlich in Kleinigkeiten«, wie das Symptom so schön heißt. Ist der Kranke bei wichtigen Dingen genau, ist das in Ordnung, geht es aber um banale Dinge, ist es ein Symptom. Die Patienten erzählen häufig selber von dieser Ultragenauigkeit, diesem übertriebenen Perfektionismus. Dann muss man in anderen Fällen wieder genauer nachfragen, etwa, ob der Patient beim Zubettgehen seine Pantoffeln immer auf eine bestimmte Weise abstellt, oder ob er dreimal nachsieht, ob das Gas abgedreht ist, wenn er zur Arbeit geht etc. Das ist ein Symptom!

Was die Ideen angeht, die den Patienten beschäftigen, können sie ihn geradezu überschwemmen im Verhältnis zu sonst, das wäre ein Symptom, genau wie das Gegenteil, wenn ihm nämlich überhaupt nichts mehr einfällt. Oder er kann immer wiederkehrende Gedanken haben, fixe Ideen, quälende Gedanken. Gedanken können ihn am Einschlafen hindern oder generell seinen Schlaf stören. Alles, was irgendwie mit der mentalen Aktivität zu tun hat, müssen wir untersuchen, mit allen dazugehörigen Modalitäten. Gleiches gilt für die Gefühlsebene: ob der Patient

Aversionen hegt gegen Menschen in seiner Umgebung, ob er Liebeskummer hat, ob er verzweifelt ist wegen einer aussichtslosen Liebesgeschichte, ob er in eine Person gleichen Geschlechts verliebt ist, oder ob er Personen des anderen Geschlechts einfach nicht mag, ob eine solche Aversion aus religiösen Gründen besteht oder aus tieferer Leidenschaft usw. All diese Dinge haben sich bei Arzneiprüfungen bemerkbar gemacht, wo sie wie eine Bestätigung wirken für das, was wir bei unseren Patienten wahrnehmen. Und nicht selten nehmen wir ja am Patienten Eigenschaften erst dann wahr, wenn wir wissen, dass sie im Repertorium stehen...

Nehmen wir an, wir haben nun die mentale Ebene gründlich erforscht und die Symptome beisammen, die als Grundlage für unsere Verschreibung dienen sollen. Jetzt nehmen wir uns die Allgemeinsymptome vor, diejenigen somatischer Natur. Modalitäten und einige Allgemeinsymptome können bei einigen Patienten die Geistes- und Gemütssymptome durchaus vorteilhaft ersetzen. Wir denken da an Patienten mit geringer Schulbildung, die nicht gewohnt sind, über ihren psychischen Zustand groß nachzudenken und uns weitgehend im unklaren lassen über ihren mentalen Zustand. Unter den Allgemeinsymptomen hat die Pulsqualität eine besondere Stellung. In der Akupunktur kennt man über hundert verschiedene Pulsformen. Im Repertorium finden wir 34 verschiedene Pulsformen, deren jede eine besondere Bedeutung hat. Sie sind ebenso interessant für die Bewertung des miasmatischen Zustandes wie für die Arzneiwahl. Schwacher, langsamer oder schwacher und langsamer Puls, hüpfender, intermittierender, unmerklicher, fast unmerklicher, starker, unregelmäßiger, voller, doppelter, springender, fadenförmiger, empfindlicher, spasmodischer, gespannter, zitternder, wellenförmiger, harter Puls. Wenn ein solches Symptom klar hervortritt, ist es höchst wertvoll, da Allgemeinsymptom. Der Schlaf ist eine andere wichtige Quelle für Allgemeinsymptome, spätes, schwieriges Einschlafen, kurzer Schlaf, tiefer oder gestörter Schlaf etc. Oder Schlaflosigkeit: schlaflos bis zu einer bestimmten Nachtstunde, vor Mitternacht, nach Mitternacht bis zu einer bestimmten Zeit, usw. Ein klares Symptom ist das nur, wenn es regelmäßig auftritt, nicht nur vorübergehend. Schlaflosigkeit durch Gedankenandrang, mit Angst, mit körperlicher Unruhe, Schläfrigkeit am Tage und Schlaflosigkeit in der Nacht, komatöser Schlaf, oberflächlicher Schlaf mit Träumen von wiederkehrenden Dingen oder Traumerlebnissen, die eine charakteristische seelische Gestimmtheit anzeigen. Amouröse Träume, ängstliche, phantastische, schreckliche Träume, Träume von Menschenmengen, von Tod oder Verstorbenen, oder Träume vom Fallen, lebhafte Träume, die wie tatsächlich erlebt wirken, usw. Und jede dieser Arten zu träumen, wenn sie wiederholt oder gewohnheitsmäßig auftritt, kann an Bedeutung einem Geistes- und Gemütssymptom gleichkommen.

Fieber und Frost können zu einer bestimmten Stunde auftreten, Frost kann an den Füßen beginnen oder am Rücken, an der Brust, in den Extremitäten usw. Ein Allgemeinsymptom wird das, wie die anderen auch, wenn ein solcher Zustand mehrfach oder gewöhnlich auftritt. Schweiß kann reichlich sein, nachts auftreten oder zu einer bestimmten Tageszeit, er kann viskös sein, kalt oder warm, fadenziehend, einen säuerlichen Geruch haben, einfach unangenehm riechen oder übelkeiterregend oder foetide oder aber er bedeckt nur einen bestimmten Körperteil oder nur eine Seite, oder erscheint nur unter bestimmten Umständen. All das stellt ein wichtiges und erstrangiges Allgemeinsymptom dar nur unter der Bedingung, wir wiederholen es, *wenn es ständig oder sehr häufig auftritt.*

4.23 Miasmatische Klassifikation und Symptomendefinition am Beispiel der Liebe

Affectionate (herzlich) (1): Liebevoll. Zeigt seine Gefühle. Ist gefühlsmäßig schnell berührt. Problemlose Öffnung der Gefühlsebene. Geht dem Denken voraus, umschließt es. Gibt sich sanft und weich. Spontanes Bedürfnis, dem Anderen näher zu kommen. Optimistisch. Verlangen nach uneigennützigem, liebevollen Miteinander. Zärtlichkeiten fallen leicht.

Affeminate (weibisch) (1-2): Bewusstes oder unbewusstes Nachahmen weiblicher Verhaltensweisen.

Amorous (verliebt) (1): Verlangen, sich hinzugeben. Zuneigung zu einer Person. Neigung zur Hingabe mit Tendenz zur Besitzergreifung. Projektion von Leidenschaft auf die Person des anderen. Das ist das übliche, »sublimierter« wäre eine Projektion des eigenen Geistes auf den des anderen. Verlangen, dem geliebten Wesen alles zu geben, ihm alle Steine aus dem Weg zu räumen, jeden Schaden von ihm abzuwenden etc. Verlangen, ihn gesund, ganz, blühend zu sehen. Schnell verliebt.

Ardent (feurig) (2-3): enthusiastisch und glühend im Gefühlsausdruck. Kann sich auf Verliebtsein beziehen, oder auf die Sexualität alleine.

Coquettish (kokett) (2): übertriebenes Bemühen um Attraktivität. Will die Blicke anderer auf ihre Qualitäten, meistens die körperlichen, auf sich ziehen.

Defiant (herausfordernd) (2-3): kann man auch im Sinne von Kampf und Streit verstehen. Kann sich aber auch auf die sexuelle Ebene beziehen, schließlich artet der Beischlaf häufig in eine Art Kampf um die Macht auf diesem Gebiet aus.

Depravity (Verderbtheit) (3): Degeneriert. Pervertiert. Verachtet Schönheit und wahres erotisches Vergnügen. Widernatürliche Neigungen. Lust ist immer mit Zerstörung, mit Abstoßendem, Bestialischem verbunden.

Egotism (selbstsüchtig) (2): Überzogene Selbsteinschätzung oder übertriebene Eigenliebe mit narzisstischem Einschlag.

Embraces (umarmt) (2): manchmal verstecktes oder unbewusstes Bedürfnis nach sexuellem Näher kommen oder Zärtlichkeiten.

Greed (gierig) (2-3): Neigung zu relativ unspirituellen Liebesbegegnungen.

Homosexuality (Homosexualität) (3) (1) (2): angeborene oder durch soziale Ansteckung erworbene Perversion, die das Individuum für die Erhaltung der Art ausfallen lässt. Aufgrund der Widernatürlichkeit der Neigung häufig tiefe Gefühle von Abneigung gegen das eigene Selbst, die auf die Person oder die Paarbeziehung projiziert werden.

Inciting others (aufreizend) (2): Ich nehme an, dass es sich auf die Sexualität bezieht, weil nur Hyos. darin vorkommt. Einladung zu sexuellen Handlungen.

Lasciviousness (wollüstig) (1-2): meistens verheimlichte Neigung, bei Gedanken an Geschlechtsteile oder erotisch besetzte Gegenständen zu verweilen. Das erotische Verlangen ist noch unter Kontrolle. Gefallen am Anblick sexueller oder erotischer Darstellungen. Beherrschter kontemplativer Umgang mit der Sexualität. Illusorisches Verlangen.

Lewdness (unzüchtig) (3): Sexuelle Maßlosigkeit. Denkt nur an Sexuelles. Höchster Grad von Erotik. Das Geschlechtliche bestimmt alles. Alle Gedanken drehen sich darum. Beischlaf so oft wie möglich.

Libertinism (ausschweifend) (2-3): Missachtung moralischen Anstands. Die üblichen sexuellen Spielregeln werden auf den Kopf gestellt, soziale und Verhaltensnormen in dieser Beziehung übertreten.

Mannish (Männliches Betragen bei Frauen) (1-3): Ablehnung des eigenen Geschlechts.

Men, dread of (Scheu vor Männern) (1-2): Furcht und Angst vor dem Koitus, aber auch großes Verlangen danach mit entgegengesetzter Attitüde.

Moral, want of (Mangel an moralischem Empfinden) (3): Abwesenheit moralischer und sozialer Normen im sexuellen Verhalten.

Nymphomania (nymphoman) (2-3): Masturbation bei Frauen oder wahllose Suche nach Geschlechtspartnern oder mechanischen Gegenständen, um das Verlangen zu befriedigen.

Passionate (leidenschaftlich) (3-2): Heftig im Ausdruck von Gefühlen und Ideen. Sehr exaltiert und feurig in der Liebe. Intensive Erotik.

Satyriasis (3-2): pathologische Hinwendung zu den Sexualorganen mit Dauererregung, die in weiblicher Gesellschaft noch unbändiger hervortritt.

Shameless (schamlos) (2): Obszön. Exhibitionistisch, in Haltung, Worten, Gebärden, Kleidung, Singen etc., alles bekommt einen sexuellen Unterton.

4.24 Etüde: Beziehungen der Geistes- und Gemütssymptome untereinander

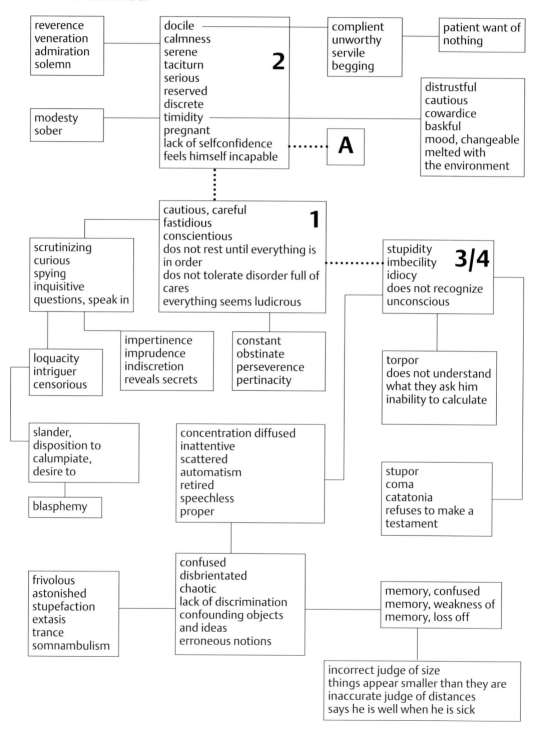

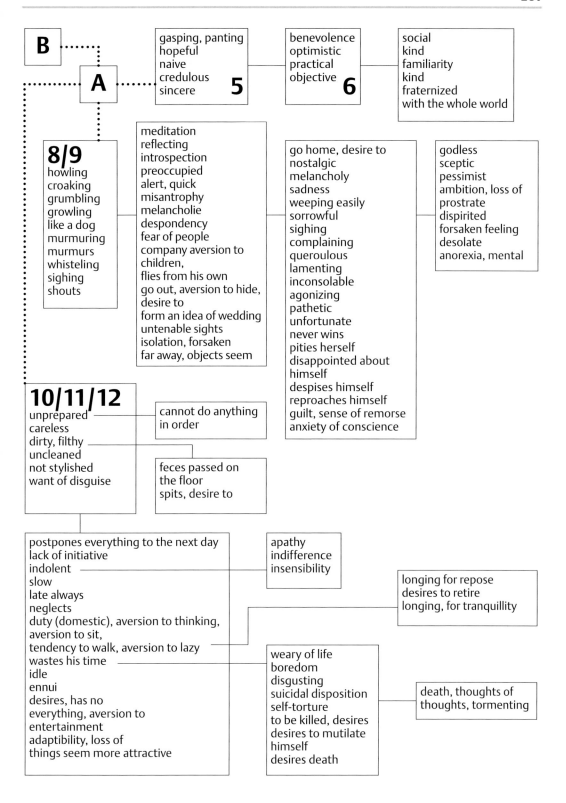

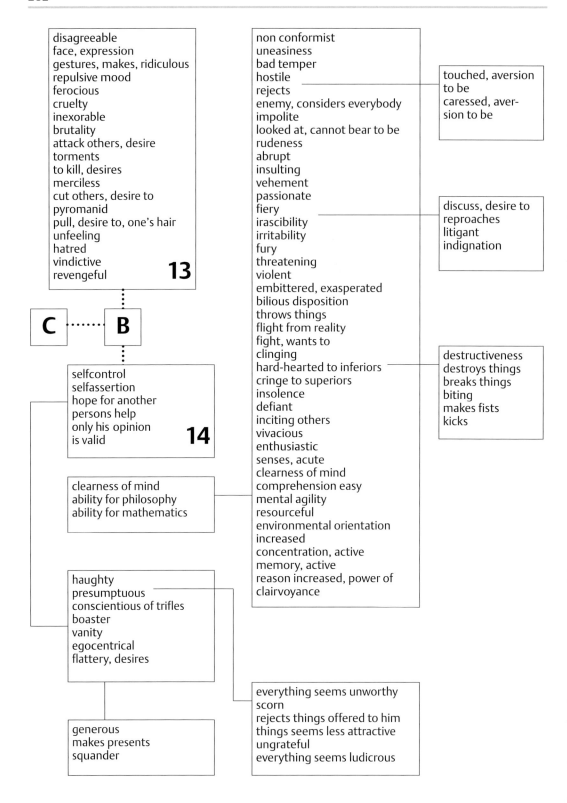

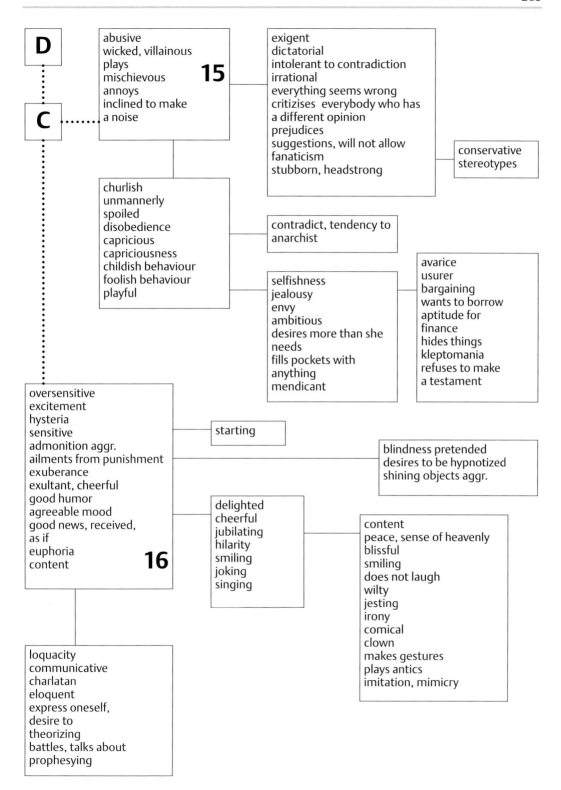

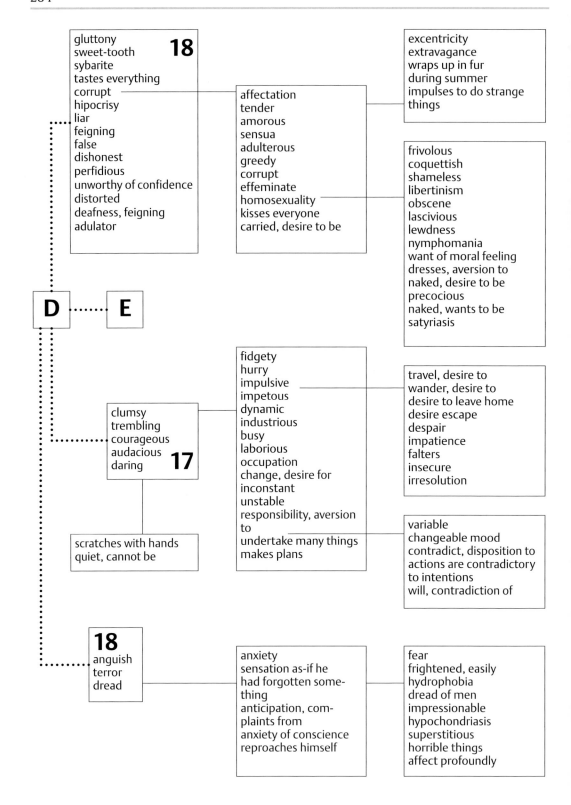

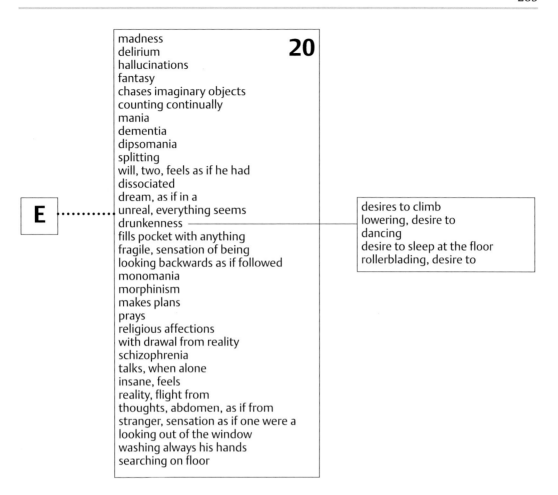

4.25 Über das Repertorium

Das Repertorium ist, nach der Definition von Lara de la Rosa »ein bewerteter Index der Symptome und Arzneien«.

▷ Es ist die Zusammenstellung aller je bei Arzneimittelprüfungen aufgetretenen Symptome, aufgeteilt nach den verschiedenen Regionen des Körpers.

Die Binnenstruktur des Repertoriums geht vom **Allgemeinen zum Besonderen** oder umgekehrt. Das Kentsche Repertorium ist bis in unsere Zeit das gebräuchlichste, das ausführlichste ist in gewisser Hinsicht das Synthetische Repertorium von Barthel, das Geistes-, Gemüts- und Allgemeinsymptome umfasst und eine für diese Bereiche größere Vollständigkeit bietet als »der Kent«.

Das erste Kapitel des Kentschen Repertoriums behandelt die **Geistes- und Gemütssymptome** (Mind). Dann folgen Schwindel und Kopf und alle anderen Körperregionen, zum Schluss finden wir die Allgemeinsymptome (generalities), die Symptome und Zeichen, die die Totalität des Organismus betreffen. Auch Schlaf, Frost, Fieber, Schweiß, Haut haben eigene Kapitel, obwohl wir sie eigentlich den Allgemeinsymptomen zurechnen könnten.

Die **Modalitäten**, die Umstände der Verschlimmerung und Besserung, finden sich, wenn sie den ganzen Menschen betreffen, unter den Allgemeinsymptomen, wenn sie nur bestimmte Symptome betreffen, unter den jeweiligen Organkapiteln.

Das Repertorium ist ein Präzisionsinstrument, das beherrscht werden muss. Es nimmt uns die Mittelwahl nicht ab, sondern hilft uns nur dabei. Die besten Resultate erzielt man mit dem Repertorium, wenn der Fall sorgfältig aufgenommen wurde und die Symptome, die wir schließlich zur Mittelwahl zurückbehalten, den Patienten tatsächlich beschreiben. Die Repertorisation ist dann eher eine mechanische Angelegenheit. Die genaue Definition der Symptome ist wichtig, das Auffinden derselben, die Hierarchisierung, die richtige Auswahl der für das Heute des Patienten charakteristischen Symptome sind die Elemente, die es uns erlauben, das Repertorium mit Erfolg zu verwenden. Auch wenn das Ergebnis der Repertorisation eindeutig aussieht, müssen wir anschließend die Materia medica studieren, um zu schauen, ob die wahrscheinliche Arznei tatsächlich für den Fall passt.

In technischer Hinsicht bliebe noch zu erwähnen, wie man die schriftliche **Fallaufnahme** am besten »repertoriumsgerecht« aufarbeitet:

❶ Übersetzung der vom Patienten geäußerten Symptome so wörtlich und getreu wie möglich in gleichwertige oder ähnliche Ausdrücke, die wir in der Materia medica finden können und folglich auch im Repertorium;

❷ Auswahl unter diesen Symptomen der charakteristischen nach § 153 »Organon«;

❸ Auswahl unter diesen der Symptome, die das Heute des Patienten betreffen;

❹ Zuordnung eines Miasmas sowohl zu den charakteristischen wie den anderen Symptomen;

❺ Einschätzung der miasmatischen Dominanz unter Berücksichtigung der familiären und persönlichen Vorgeschichte, um zu wissen, »woher der Patient kommt«;

❻ Einschätzung der Kongruenz oder Inkongruenz des Gestern mit dem Heute des Patienten, was die Abfolge der Symptomatik angeht;

❼ Beurteilung, ob so etwas wie »Rotation« oder Mischung von Miasmen vorliegt oder aber eine durchgängige Dominanz eines Miasmas;

❽ Bestimmung des dominanten Miasmas im Heute des Patienten in den charakteristischen Symptomen des Patienten, diejenigen charakteristischen Symptome, die dem führenden Miasma angehören, bilden die Grundlage für die Mittelfindung;

❾ Auswahl unter diesen charakteristischen hauptmiasmatischen Symptomen desjenigen, das den aktuellen Zustand des Patienten am besten definiert. Dieses wird dann als erstes im Repertorium nachgeschlagen.

Dann schlagen wir die anderen charakteristischen Symptome des Hauptmiasmas nach. Damit könnte man's eigentlich genug sein lassen, trotzdem ist es sinnvoll, auch die **führenden Lokalsymptome** des **führenden Miasmas** aufzusuchen und danach die Symptome des zweitwichtigsten Miasmas. Auch die des an dritter Stelle liegenden Miasmas, insbesondere, wenn wir mit der Auswahl der Symptome des führenden Miasmas nicht recht zufrieden sind, und ein deutlicher Hinweis auf eine Arznei sich noch nicht einstellen will.

- In allen Fällen spielen die ältesten Symptome die geringste Rolle bei der Repertorisierung, das Gesetz der Heilung lautet ja: vom Letzten zum Ersten.
- Also entspricht das dominante Miasma im Heute des Patienten notwendigerweise der letzten Etappe der Pathologie, und die ist es, die wir als erste wegnehmen müssen.
- Die älteren Symptome entsprechen früheren Etappen der Krankheit. Alte Symptome werden nur in Rechnung gestellt,

wenn sie in jüngster Zeit stark an Intensität zugenommen haben.

Die **Erarbeitung des Symptomenrahmens** ist ähnlich, aber nicht gleichbedeutend der Erarbeitung des Rubrikenrahmens. In den ersten finden alle Zeichen und Symptome, die der Patient äußern mag, Eingang, während zur Repertorisation nur Symptome »zugelassen« sind, die das Leiden in eben der Phase repräsentieren, die es zu eliminieren, zu lindern, zu beeinflussen gilt.

- Die Repertorien, die vom **Allgemeinen zum Besonderen** fortschreiten, gehen davon aus, dass man zuerst die Geistes- und Gemütssymptome aufschlägt, die ja ebenso wie Allgemeinsymptome, Fieber, Frost, Anämie, Schwäche, oder Besserung oder Verschlechterung durch Kälte oder im Frühling oder in der Nacht etc. die Gesamtheit des Individuums abbilden, vorausgesetzt, sie gelten nicht nur für einen Teil, eine Region des Organismus. Ein Kopfschmerz, der sich durch Bewegung verschlechtert, ist eine Lokalmodalität und kein Allgemeinsymptom. Wird aber der gesamte Zustand des Kranken durch Bewegung verschlechtert, dann ist es ein Allgemeinsymptom.

- Die Repertorien, die vom **Besonderen zum Allgemeinen** gehen, wie das von Boenninghausen, interessieren sich in erster Linie für den Symptomenort, dann für die Empfindungen oder Arten der Beschwerden des Patienten. Dann kommen die Modalitäten, und dann erst die Konkomitantien oder Begleitsymptome oder Allgemeinsymptome oder Umstände der Modifizierung der Symptome. Diese Form der Repertorisierung ist besonders nützlich, wenn keine charakteristischen Geistes- und Gemütssymptome zu finden sind und körperliche Veränderungen das Bild bestimmen, oder bei Patienten, die Schwierigkeiten haben, ihren seelischen Zustand zu beschreiben, und an denen auch unsere verzweifeltsten Präzisierungsversuche abprallen.

- Haben wir die Liste der repertorisierbaren Symptome, entweder geordnet vom Allgemeinen zum Lokalen oder umgekehrt, beginnt der Repertorisationsprozeß mit dem charakteristischsten Symptom und der Niederschrift aller Arzneien (mit Angabe des Grades), die daneben aufgeführt sind (der Kent hat drei Grade, Barthel und Boenninghausen haben sogar vier). Dann kommt das nächste Symptom und so fort. Wir schauen, ob Arzneien, die in der ersten Rubrik auftauchten, wieder auftauchen.

- Geht man vom Lokalsymptom zu den Allgemeinsymptomen, ist die Frage, welches Lokalsymptom man nimmt und welches nicht, schwieriger zu entscheiden, die Repertorisierungsarbeit wird mehr Zeit in Anspruch nehmen.

> Denken wir aber immer daran, dass das Repertorium nicht den Verschreiber ersetzt! Es ist nur ein Handwerkszeug, und in jedem Falle ist es unerlässlich, das Ergebnis mit der Arzneimittellehre zu vergleichen und gegebenenfalls zu korrigieren.

4.26 Kentianismus und Homöopathie

»Die Homöopathie ist nunmehr in der ganzen Welt verbreitet. Dennoch, so seltsam das klingen mag, niemand hat ihre Lehrsätze so sehr verdreht wie ihre so genannten Anhänger selbst. Homöopathie ist gleichzeitig Wissenschaft und Kunst, aufbauend auf dem Ähnlichkeitsgesetz. Während die Kunst der Homöopathie sich weiterentwickelt, muss die Wissenschaft der Homöopathie noch besser verstanden werden, als es heute der Fall ist. Kunst ohne Wissenschaft in der Homöopathie ist eine Schimäre und blanker Empirismus. Um mit Gewissheit die Heilkunst ausüben zu können, muss der homöopathische Arzt in der Wissenschaft beschlagen sein.«

»..diese Vorlesungen sollen als Einführung zu künftigen, vertieften Studien dienen...«
(James Tyler Kent)
James Tyler Kent hat die Homöopathie enorm befruchtet. Sein Repertorium, seine Arzneimittellehre und seine Vorlesungen zur Homöopathie sind seine drei bekanntesten Werke, gerade das letzte hat wohl jeder schon einmal in der Hand gehabt, der sich irgendwie mit der Homöopathie auseinander gesetzt hat. Es reicht freilich nicht aus, es einfach durchzulesen. Man muss sich intensiv mit diesem Werk auseinander setzen, versuchen, es in seiner Tiefe zu durchdringen. Nirgendwo findet man die genialen Gedanken Hahnemanns besser erläutert.

Seine Vorlesungen sind, so will es der Autor, eine Einführung in die Gedankenwelt des Gründers der Homöopathie, eine Einführung nur, die als Grundlage weiterführender Studien dienen soll. Allerdings begnügt sich die Mehrzahl der Jünger Hahnemanns mit dem Wenigen, was sie in diesen exzellenten Vorlesungen finden und macht keine Anstalten, darüber hinaus eigene Vorstellungen zu entwickeln, sich kreativ mit den Inhalten dieses Werks auseinander zu setzen. Wenn sie dann in ihrem Beruf etwas gereift sind, wird die Notwendigkeit einer eigenen Auseinandersetzung und Vertiefung der von Kent angesprochenen Ideen immer deutlicher, die Notwendigkeit, über den Menschen und das Sein selbst und von einer persönlichen Warte aus nachzudenken. Auch die philosophischen und theologischen Ausführungen Kents verdienen, dass man sich mit ihnen auseinander setzt.

In diesem Kapitel wollen wir den Kentianismus nur als eine von vielen Möglichkeiten betrachten, Homöopathie zu betreiben auf der Grundlage der Hahnemannschen Ideen.

▷ Die drei Hauptwerke Kents sind Grundnahrungsmittel für den homöopathischen Arzt geworden, die ihm alle nötigen Kalorien liefern für die Ausübung der Homöopathie. Wir alle stehen in Kents Schuld.

Die Erkenntnis der Existenz grundsätzlicher Prinzipien in der homöopathischen Methode lässt uns Kent mit großer Eloquenz und bemerkenswertem didaktischem Geschick gewinnen. Er führt uns in die verschiedenen Thematiken ein, die in den Paragraphen des »Organon« angesprochen werden, in das dynamische Verständnis der Existenz, die Auffassung von Gesundheit und Krankheit, und besonders in jene Besonderheit der Homöopathie, die Kent ausdrückt mit: »Der Geist ist der Schlüssel zum Menschen«. Das wiederholt er so oft und mit soviel Nachdruck, dass zahllose Homöopathen inzwischen von einem psychologisierendem Wahn ergriffen sind, der die Grenzen des für die Homöopathie Notwendigen sprengt und sich damit eher von Hahnemann entfernt als ihm näher kommt.

Kent ist ein wunderbarer Lehrer. Seine Ausführungen sind so überzeugend, dass wir gar nicht anders können als ihm zuzustimmen. Kent erklärt alles, er öffnet uns neue Horizonte und gibt uns ein Gerüst für die Ausübung der Homöopathie, das jedem Sturm standhält.

Hahnemann lässt in ein paar Zeilen des § 9 seine Philosophie durchklingen. »*Im gesunden Zustande des Menschen waltet die geistartige, als Dynamis den materiellen Körper (Organism) belebende Lebenskraft (Autocratie) unumschränkt und hält alle seine Theile in bewundernswürdig harmonischem Lebensgange in Gefühlen und Thätigkeiten, so dass unser inwohnende, vernünftige Geist sich dieses lebendigen, gesunden Werkzeugs frei zu dem höhern Zwecke unsers Daseins bedienen kann.*«

Die **Vorstellung vom Menschen**, wie sie hier durchscheint, ist eindeutig triistisch, dreieinig, und erinnert an Platon. Auf der einen Seite ist der Geist, auf der anderen der Körper, Dinge, die begrifflich so unterschieden sind, dass sie eines Tertiums, eines Bindeglieds bedürfen, das die wesensmäßige Einheit des Menschen herstellt.

In der Philosophie wird der Begriff Seele nicht selten mit dem Geist in einen Topf geworfen. Seele ist eigentlich die Verwirklichung der Potenz, wie sie im Körper angelegt ist. Nach Aristoteles ist sie die Substanz des Körpers, existiert nicht ohne den Körper, aber auch nicht als Körper. Das entspräche etwa der Hahnemannschen Vorstellung und der These Platons, dass zwischen dem Geist auf der einen und dem Körper auf der anderen Seite Gott eine dritte Sache geschaffen habe, die beiden Seiten ähnlich ist ohne einer gleich zu sein, und vermöge dieser Ähnlichkeit die Einheit des Menschen, seine Identität auf der Grundlage dieser drei Elemente schüfe. So ist die Seele nach Aristoteles in der Aktivität eines bestimmten Körpers, in der Beziehung der Form mit der Materie enthalten bzw. ist diese.

Hegel sah die Seele als den ersten Grad der Entwicklung des Geistes, und Klages stellt die Seele dem Geist gegenüber, dem Geist, wie ihn Hahnemann offensichtlich auch versteht, als der Gesamtheit der rationalen Aktivität im Gegensatz zu instinkthaften Tendenzen, die im Seelischen beheimatet sind.

Bei Kent kommen Ernsthaftigkeit, Fleiß, sowie die Ergebenheit gegenüber der Hahnemannschen Methode zusammen mit enormer klinischer Erfahrung. Seine Arzneimittellehre ist an Ausführlichkeit und klinischer Relevanz kaum zu überbieten. Hier entwickelt er auch ein miasmatisches Konzept für funktionelle Beschwerden, indem er den Beschwerden jeweils eines der Hahnemannschen Miasmen zuordnet. Auch die mentalen Symptome werden von Kent vor dem Hintergrund der Miasmen verstanden, die die Psyche des Menschen verzerren und entstellen. Kent beschreibt hier die Entsprechungen einzelner Symptome mit den Charakteristiken der jeweiligen Miasmen.

Das Repertorium ist bis heute unersetzlich geblieben, wenn es auch inzwischen erweitert und in verschiedenen Aspekten verbessert worden ist. Die grundsätzliche Technik und der Sinn der Repertorisation sind aber unverändert geblieben.

Der Inhalt der Werke Kents, seine Art, die Homöopathie zu leben, seine große Erfahrung und seine didaktischen Begabungen machen aus ihm einen der großen »Kirchenväter« der Homöopathie. Wir sind aufgerufen, in seinem Sinne die Lehre des Meisters weiterzuentwickeln! Eine Form einer solchen Weiterentwicklung ist die genaue Analyse seines Werks ebenso wie des Hahnemannschen Oeuvres, auf das es sich bezieht, und alles, was noch etwas dunkel wirkt, widersprüchlich vielleicht, im Lichte der Logik, dialektischer Vergleiche und der Erfahrung neu zu sehen.

▷ Kentianismus bedeutet die Übernahme Kentscher Ideen und Ideale bei der Ausübung der Homöopathie.

Ärzte in aller Welt fühlen sich ihm verpflichtet, besonders solche Homöopathen, die die besondere Bedeutung der Psyche hervorheben. Dabei kann man nicht einmal sagen, dass Kent darauf besonders bestanden hätte. Als treuer Jünger Hahnemanns wusste er, was des Kaisers ist und was Gottes, und auch, wenn er immer wieder hinweist auf die Zusammenhänge zwischen Körper und Geist, hätte er extremen Anschauungen in die eine oder andere Richtung sicher widersprochen. Die Krankheit äußert sich in all ihren Manifestationen.

▷ Kentianismus bedeutet auch die Tendenz, hohe Potenzen zu verabreichen, die Kent nach Jahren der Praxis bevorzugte.

Er berichtet, dass er am Anfang seiner Praxis einem Kind mit einem Podophyllum-Durchfall nur einige Kügelchen der C200 habe geben können, weil er gerade nichts anderes da hatte. Angesichts der Akutheit des Falles war ihm gar nicht wohl dabei, und er nahm sich vor, nach Hause zu eilen und ein paar Kügelchen einer tiefen Potenz zu besorgen. Als er aber, bewaffnet mit einer Tiefpotenz, am nächsten Tag zurückkommt, findet er das Kind gesund und munter. Nach dieser und anderen Erfahrungen bevorzugt Kent hohe Dynamisationen wie die M, die XM und die CM.

Die 6. Ausgabe des »Organon« kannte er nicht, demzufolge auch nicht die Entwicklung der LM-Potenz und deren Vorzüge.

Die **Gabe eines einzigen Mittels** und **langes Abwarten** sind ebenfalls Bestandteile der

Kentschen Methode, die er mit großer Überzeugungskraft seinen Schülern am Hahnemann-College von Philadelphia, an dem er selbst ausgebildet worden war, zu vermitteln verstand.

Was man leider häufig vergisst am Kentianismus, ist, dass Kent auf die Notwendigkeit der Erkenntnis der verschiedenen miasmatischen Schichten hinweist, die sich bei jedem Kranken finden lassen in den jeweils typischen Symptomen.

▷ Diese miasmatischen Symptome, darauf weist auch Kent hin, gelte es, dem Heilungsgesetz entsprechend, in verschiedenen Stufen abzutragen, nämlich von der letztaufgetretenen Schicht bis zur ersten, die der Kranke in seiner Anamnese präsentieren mag.

So weit die Zusammenfassung der wesentlichen Eckpunkte des kentianischen Homöopathieverständnisses. Kent übrigens wurde in Woodhull, NY, am 31. März 1849 geboren und starb in Stevensville, MN, am 6. Juni des Jahres 1916.

Kent hat, auch darin Hahnemann folgend, die Möglichkeit einer **homöopathischen Eugenik** erkannt, und darauf hingewiesen, dass die homöopathischen Behandlung der Eltern gesündere und weniger anfällige Kinder hervorbringe.

4.27 Über Affektivität

Wir verweilen ein wenig bei diesen so wichtigen Begriffen, folgt die Homöopathie doch, was das Ontologische angeht, einer triistischen Philosophie, einer Dreiheit also aus Willen, Intellekt und Gefühl.

Keines dieser Elemente ist weiter zu reduzieren: Was wäre der Mensch ohne Intellekt? Unvollständig wäre er, ohne Verstand, ein Idiot, der nicht zählt, in der Gesellschaft keine Rolle spielt.

Was wäre der Mensch ohne Willen? Wie sollen wir uns ihn ohne das vorstellen? Und ohne Gefühl gar? Unbedingt wäre er unvollständig.

Betrachten wir den Menschen als einen Punkt im Universum, einen Punkt innerhalb einer Kugel, die sich ins Unendliche ausdehnt. So hat Paracelsus den Menschen als Mikrokosmos gesehen. Eine Kugel nämlich enthält unendlich viele Halbmesser, und jeder dieser Radien zeigt auf einen Punkt des Universums, auf eines der unendlichen und unterschiedenen Dinge darin. Der Schnittpunkt jedes dieser Halbmesser mit der Oberfläche stellt eine Fläche dar, auf die sich eines dieser unendlichen Elemente des Kosmos abbilden kann. Deswegen ist auch der Mensch ein kleiner Kosmos, weil er die Unendlichkeit des Universums aufnehmen kann, auf sie reagieren kann. Solch ein »Empfang« des Universums kann leicht sein oder schwierig, er kann notwendig oder zufällig erfolgen, vollständig sein oder so eben angedeutet.

Die Idee ist, dass da eine unendlich kleine Kugel im Universum herumschwirrt und die Fähigkeit hat, vermöge der unendlichen Anzahl von Schnittpunkten seiner Radien mit seiner sphärische Oberfläche, alles, was in seiner Individualität angelegt ist, vom Makrokosmos zu empfangen. Das entspräche dem Intellekt, dem Verstand: dem, was wir von den Dingen begreifen, die wir tatsächlich, virtuell oder ideell »anschauen«. Verstehen bedeutet eine empfangende Fähigkeit gegenüber der Vielheit des Universums. Ein Verständnis in diesem Sinne ist wie ein Radar, nicht einfach wie ein Film, in dem sich Ideen der äußeren, als real gedachten Dinge oder Empfindungen einprägten, vielmehr ist der Verstand zu einer aktiven Antwort auf jedes dieser Dinge im Stande. Diese Fähigkeit zur Antwort ist der Wille, diese Beziehung des Einzelnen zum All, diese mögliche Aufnahme des Ganzen in der Individualität des Menschen.

So gesehen wären wir nichts anderes als ein Spiegel, ein Resonanzkörper, der nur dazu diente, eine Energie, einen Eindruck zu empfangen, und darauf, in Abhängigkeit eben von der empfangenen Information, zu antworten. Wir empfingen also und reagierten angemessen auf das Empfangene und projizierten schließlich das Empfangene, je nach der Qualität unseres Spiegels, verzerrt oder klar wieder in den Kosmos.

Die Fähigkeit, sich all dieser Willens- und Verstehensprozesse auch zu erinnern, ergänzt unsere Existenzialität aufs Wunderbarste. Augustinus meinte, die dritte Kraft der Seele sei das Gedächtnis. Nicht aber in dem Sinne, wie wir es häufig verstehen, als große Abstellkammer nämlich, in der sich nach und nach alles ansammelt! Nein, das Gedächtnis ist das, was bleibt, ist die Lebendigkeit dieser beiden anderen essenziellen Funktionen unserer Existenz als Menschen, des Verstehens und der Fähigkeit, uns in die Welt zu projizieren, das Empfangen und das Senden. Und das Gedächtnis ist eben, was uns von beidem bleibt. Ein solches Verständnis vom Gedächtnis wird vom Wort »Gedächtnis« nur unbefriedigend gedeckt, wir wollen es daher als die »Affektivität« bezeichnen. Das was uns affiziert, ändert uns auch, führt zu Wechsel und Variation unserer Existenz und vervollständigt die in uns angelegte Form. Ein solcherart verstandenes Gedächtnis führt zu Alterationen, die vorübergehend sein können, anhaltend oder dauerhaft. Es ist nicht einfach die geistige Aufzeichnung von Ereignissen oder Augenblicken. Augustinus bezieht sich auf die Möglichkeit der Transformation, die diese Funktion in uns anstiften kann, auf die Modifizierung dieses Punktes, den wir im Universum bedeuten. Änderung und Umformung der Position, des Ortes all dessen, was in uns als bestimmendes und handelndes Element im Sein ist. Änderung, die direkte Konsequenz ist dieser Prozess des Empfangens und Sendens, des Verstehens und Projizierens. Diese gedächtnishafte Affektivität modifiziert uns, strukturiert uns, formt uns. Weil sie uns affiziert, nennen wir sie Affektivität. Wir könnten auch sagen: Formen unserer Beseeltheit, unserer Seele. Wir können auch sagen: Gefühl! Gefühl, das sich als Empfinden der Gesamtheit des Wesens versteht, als Erschütterung in der Tiefe und gleichzeitig bewusst, Emotionen, Wünsche, würden die Psychologen sagen. Das Spiel zwischen Liebe und Hass (im Freudschen Sinne), als Dimension der Lust und der Unlust (aristotelische Kategorie des empfindenden Prinzips), als ursprüngliche Ahnung von Unendlichkeit und Gott in der Intimität des Gewissens, Fähigkeit des Individuums zum Akzeptieren des Realitätsprinzips, oder, mehr im Einklang mit unserem Diskurs: Reaktionen des ICH auf einen emotionalen Zustand (Scheler). All das meinen wir, wen wir von Affektivität reden.

Auf dieser Grundlage wollen wir die verschiedenen Stufen unseres Geistes analysieren, die mit der Affektivität in Beziehung stehen:

- **Freundlichkeit** scheint die elementarste Ausdrucksform des Gefühls zu sein. Es ist sozusagen der erste Grad. Freundlich sein bedeutet »gesellschaftsfähig«, soziabel. Es bedeutet, keinerlei Feindseligkeit zu zeigen, keine Geringschätzung anderer, bedeutet Herzlichkeit und Interesse an der Gemeinschaft.

- **Liebenswürdigkeit** wäre der zweite Grad auf dieser Skala. Sie hat schon eine etwas egoistische Färbung, zeigt sie doch ein Bewusstes Bemühen, zu gefallen, sich andere geneigt zu machen, das Bestreben, einen gewissen Gewinn aus den jeweiligen Beziehungen zu ziehen. In gewisser Weise ist Liebenswürdigkeit eine Art emotionalen Interesses oder Eigeninteresses.

- Der folgende Grad ist wieder mehr gebend als nehmend: die **Bewunderung**. Wir alle bewundern irgendwas oder irgendwen. Man erkennt und schätzt die Qualitäten, Tugenden eines Menschen, bewundert gewisse Eigenschaften.

- Die **Nachahmung** ist eine weitere Form des Gefühls. Wir wollen sein wie jemand, weil wir ihn schätzen und für bewunderungswürdig halten, für privilegiert. Deshalb versuchen wir, zu sein wie dieser Jemand, ihm uns anzugleichen, im Betragen, im Aussehen, und dabei spielt die Affektivität eine beachtliche Rolle. Sein zu wollen wie jemand anders, bedeutet, ihn im Tiefsten des eigenen Wesens erreichen zu wollen.

- **Zärtlichkeit** ist eine andere Form der Affektivität, charakterisiert durch den Genuss eines physischen, psychischen oder geistigen Aspekts des anderen. Ein Kind lieb kosen wir wegen der Weichheit seiner Haut. Den Nachbarn umarmen wir, weil er besonders nett ist, den Klassenkameraden, weil er sympathisch ist, und die Freundin, weil sie so sinnliche Lippen hat. Das heißt, wir genießen ihre Hände, ihre Lippen, ihre Form, die Farbe und Sanftheit ihrer Haut usw. Wir genießen etwas am andern, was uns zärtlich ihm gegenüber werden lässt, etwas, was diese Zärtlichkeit strukturiert
- Ein weiterer Grad der Affektivität ist die **Sinnlichkeit,** die Erregung der Sinne, des Eros. Dieses Engelchen flattert um das Objekt unserer Begierde herum, es will noch näher sein, es will besitzen, den anderen ganz besitzen oder ein Stück von ihm.
- Ein weiterer Grad ist das Zusammenleben. Zusammenleben heißt zur selben Zeit leben, nicht unbedingt am selben Ort.

So können wir z. B. im Studium der Homöopathie zusammenleben mit anderen, ihre Ideale teilen etc. In einem solchen Zusammenleben gibt es fraglos affektive Verbindungen. Auch in der Therapie ist ein Ziel, dass der Patient mit uns teilweise zusammenlebt und wir mit ihm. Wir können uns da nicht ausschließen. Vielmehr liegt genau darin die Kunst und das Können des Arztes, in eben diesem Aspekt klinischer Arbeit, der die Wirkungen der Sympathie, der Empathie umfasst, die natürlich auch eine intellektuelle, viel mehr aber noch eine affektive Annäherung an den Patienten bedeutet. Schließlich leben wir, ob wir es wollen oder nicht, immer irgendwie mit dem Patienten zusammen, fühlen uns ein in das, was anomal ist in ihm, und versuchen auf geistiger Ebene ihn »an seinen Platz zu stellen«, ihn zu heilen und zur Normalität zurückzubringen.

Der Mensch ist nicht vollständig, wenn er nicht in der Fülle des Zusammenlebens lebt, gemäß den Definitionen, die wir von Wille, Verstand und Gefühl gegeben haben. Er kann nicht strahlen und wäre unglücklich, denn vom Zusammenleben hängt die Realisierung des »Ichprojekts« wesentlich ab. Erreicht er diese Stufe nicht, wird er ewig Kind bleiben und sterben, ohne geworden zu sein, was er sein sollte. Wir sehen häufig, wie schwierig das Zusammenleben eines Paares sein kann, wenn diese Zusammenhänge nicht klar sind. Der eine sein, aber für den anderen! »In dir will ich leben, wie du in mir lebst!« Nicht aus Konvention, sondern aus freiwilliger Geisteshaltung. Im anderen sein, leben im anderen, die Existenz teilen. Und da wären wir bei der Liebe, die ohne Zweifel eine Form der Affektivität ist. Die innerste und bewegendste Kraft im Menschen sei die Liebe, nach so vielen Dichtern und Denkern. Die Liebe macht aus uns Menschen, vollendet uns, sie leitet uns zur Ganzheit, indem sie die Ergänzung findet. Das Paar ist die höchstmögliche Verwirklichung von Zusammenleben und Liebe. Um vollständig zu sein, muss »der andere haben, was ich nicht habe, und in mir haben, was er nicht hat.« So schafft sich die gesuchte Einheit. Nicht nur im körperlichen Sinne, von männlich und weiblich, sondern auch aus dieser tiefsten Notwendigkeit heraus, zu geben. Und um zu geben, müssen wir etwas zu geben haben!

Der Mensch will erkennen, will Erkenntnis *haben.* Weil das das einzige ist, was er wirklich geben kann, weil er das weitergeben kann, was er gesehen, verstanden, gefühlt, geahnt oder gedacht hat. Ist der Mensch der irrigen Ansicht, er wüßte etwas, was er nicht weiß, was kann er dann geben? Irrtum nur, Schwachsinn, Halluzinationen!

- Was uns natürlich im pragmatischsten Sinne antreibt, ist das Bedürfnis, zu essen, um unseren Körper am Leben zu halten. Uns fortzupflanzen.

Aber dann, wenn das Fressen erledigt ist, kommt die Moral: Wir wollen mehr wissen, als wir für den Alltagsgebrauch benötigen. Erkenntnis kommt uns aus den Sinnen, aus Vertrauen, aus Ahnung, aus Nachdenken usw. Geben können wir uns selbst in Form von

Dienstleistungen, in Form von Gefühlen oder unseren Körper. Darüber hinaus können wir nur Wissen weitergeben. Dafür müssen wir es natürlich vorher besitzen, damit wir die höchste Bestimmung erfüllen können: Geben! In der Liebe gibt man und hofft, zu erhalten. Man gibt einen Teil des Selbst, will sich ganz geben, darin steckt aber immer die Hoffnung, in gleicher Münze entlohnt zu werden. Das ist der Unterschied zum folgenden Grade der Affektivität, den wir besprechen wollen: der Freundschaft. Die Freundschaft ist das Gefühl, das wir für den echten Freund, die wahre Freundin hegen. Freundschaft zwischen verschiedenen Geschlechtern ist, wie jeder weiß, eine schwierige Geschichte. Zuneigung ohne Hoffnung auf Gegenleistung, das macht den Freund aus. Mit dem wahren Freund lässt sich ohne Ansprüche zusammenleben (im obigen Sinne).

Diese Formen der Affektivität bilden das Gefühl, das Gemüt in seinen verschiedenen Formen, in denen es sich zur Geltung bringt. Wir leben in diesen Formen der Existenz, ohne dass wir uns darüber Rechenschaft ablegen. Alle die Haltungen und Schattierungen müssen wir Ärzte aber kennen, das heißt uns bewusst machen, wenn uns die Patienten gegenübersitzen. Ebenso müssen wir so gut es uns eben gelingt, versuchen, zu begreifen, was Wille ist, was Verstand, und dem nachstreben, was uns der erste Moralist zu Anbeginn unserer Zivilisation auf den Weg gegeben hat: nosce te ipsum! Vor allem müssen wir uns selbst erkennen und nachdenken über diese Manifestationen unseres essenziellen Seins, die wir für das Verständnis jedes Individuums weder vernachlässigen können noch dürfen. Im Gegenteil müssen wir darauf sehen, dass sie sich zur Fülle entwickeln, in uns und in unseren Patienten.

4.28 Über Erotik

Die Bedeutung des Erotischen erhellt am besten aus der Mythologie. Im Grunde bedeutet es ja Aufregung des Sexus. Eros allerdings ist in der griechisch-lateinischen Sagenwelt der Sohn der Venus/Aphrodite und des Vulkan/Hephaistos, des Gottes der Schmiedekunst und des Feuers, eine Verbindung, die einer absonderlichen Laune des Zeus/Jupiter entsprungen war. Andere Mythologen sehen Mars/Ares als Vater des Eros.

Der schöne geflügelte Gott, den man sich vorstellt mit Pfeil und Bogen, und der teils als naiv, kriegerisch, oder frivol oder mitfühlend beschrieben wird, bewegt auf jeden Fall das Menschenherz. Man sagt, seine Pfeile nützten allerdings wenig, trotz seiner Betriebsamkeit und Allgegenwart, wenn seine Mutter Venus sie nicht vorher mit jenem geistigen Empfinden behaucht hätte, das die Menschenliebe ausmacht.

Daher ist auch alles Erotische zwischen diesen beiden Polen zu sehen, zwischen dem Instinkt und der Vergeistigung.

Der Mensch versucht immer, seine Kräfte und natürlichen Impulse seinem Verstand anzunähern, dem, was dieser ihm als vernünftig angibt, er mischt also ständig seine affektive Animalität in seine Spiritualität.

Wir wollen einige grundlegenden Konzepte vorstellen, die mit dieser Thematik zusammenhängen. Nach der Psychoanalyse ist das, was ins Bewusstsein rückt, das Ergebnis von Beobachtung und Abwägung. Das Unterbewusste arbeitet ähnlich, nur sammeln sich hier die Dinge an, die wir nicht akzeptiert haben, es ist gewissermaßen das Vorzimmer zum Bewusstsein. Das Unbewusste wird vorgestellt als etwas, das draußen bleibt, das ins Bewusstsein dringen möchte, und manchmal dahin vordringt, ohne den »Amtsweg« einzuschlagen, das heißt ohne Umweg über das Unterbewusste.

Es gibt auch heute Völker, bei denen eine Mischung aus Religion und Sexualität und einer gehörigen Portion kollektiven Unbewussten vorherrscht. Das wäre das, was sozusagen auf der Straße liegt, in der Luft, und dem sich das Individuum, befangen im Denkgewölbe der anderen, nicht entziehen kann. Dieses kollektive Unbewusste färbt alle anscheinend spontanen Akte des Menschen und

wirkt bis in die Bildung seines Temperaments hinein.
Wie manifestiert sich Erotik im Kontext der Miasmenlehre?
Wir haben da die kontemplative Erotik psorischer Prägung, eine sykotische Hyperaktivität, und die Aggressivität der Syphilis.

Babys zum Beispiel:

Da ist das Baby, das immer nach der Mutterbrust sucht, entweder um zu trinken, um sich an sie zu flüchten oder einfach, um etwas im Mund zu haben. Das andere Baby greift mit merklichem Vergnügen nach der Brust, saugt und schmatzt mit ganz offensichtlichem sinnlichem Vergnügen. Das dritte Baby tapst auf der Brust herum, kratzt, beißt beim Saugen, als würde es die Brust wollen und nicht wollen, es kann satt sein oder nicht, es bleibt unzufrieden. Und dann ist es interessant zu beobachten, wie die Mutter auf diese primäre Erotik reagiert.
Später sehen wir das Kind, das die Mutter oder die Tante oder wen auch immer schlicht betrachtet wie ein Bild. Wir achten auf die Art seiner Beobachtung, seine Reaktionen. Wir achten auf die verschiedenen Formen der Masturbation, die immer ein wenig links liegengelassen werden, aber doch soviel über die miasmatische Pathologie verraten.

Jugendliche

Bei Jugendlichen wandelt sich die Erotik. In dieser Lebensphase wird häufig die Grundlage gelegt für spätere pathologische Veränderungen.
Der kontemplativ Veranlagte wird versuchen, das erotische Verlangen bei sich selbst zu stillen, wird in der Schönheit der eigenen Jugend das Motiv für erotisches Vergnügen finden, und sich selbst begehren. Er wird Befriedigung suchen in der Onanie, mit suppressiver, übertreibender oder pervertierter Komponente.

Hier kann ein religiöser Einfluss zur Sublimierung beitragen, kann sage ich, nicht muss, einer Sublimierung, die nicht einfach ein Abfluss von Spannung in religiöse oder Akte der Nächstenliebe ist. Schließlich ist die Erotik ja auch die Fähigkeit, das Schöne des menschlichen Körpers wahrzunehmen, uns selbst in ihm zu erkennen und zu betrachten. Und eben deshalb ist es so schädlich, gefährlich und unzuträglich, wenn in der Familie der Körper allzu offen zur Schau gestellt wird, denn so richtet sich die Betrachtung, die ästhetische Kontemplation auf die Familienangehörigen.
Dem Kind, ob Junge oder Mädchen, wird seine Individuation nahe gelegt. Dies ist für dich, weil du ein Junge bist, dies ist für dich, weil du ein Mädchen bist usw. So bringen wir alle körperlichen Anteile des Kindes in Einklang mit seiner Natur. Die Persönlichkeitsbildung ist dann eine andere Sache, hier würden wir eher von Individualisierung sprechen.

Heranwachsende

Der Heranwachsende spürt dann das Erotische, die Impulse des Erotischen, bildet die Fähigkeit, die Ästhetik des menschlichen Körpers zu würdigen. Er sucht, was ihm fehlt, in der Partnerin, dem Partner, der angeschaut wird, der langsam bewusst wird.
Was ist das Wesentliche? Zu erkennen, dass der sexuelle Akt ein Akt des Gebens ist, der unmittelbar erwidert wird, das heißt ein Suchen und Nehmen im Geben.
Eben in der Adoleszenz muss die Bewusstwerdung des Erotischen gefördert werden, der ästhetische Aspekt der erotischen Spannung wird in der Romantik, im Urbanen, in der Kultur geformt. Dichtung, Erziehung und Weisheit. In allen sozialen Schichten existiert diese Dreiheit in verschiedenen Formen, damit alles sich seinem Wesen gemäß entwickeln kann. Andernfalls entwickelt sich die Krankheit.

Bis zu welchem Punkt ist die **Masturbation** also notwendig, natürlich oder gar unvermeidlich?
Sie ist bestimmt durch miasmatische Einflüsse, wir **Ärzte sollten nur die Übertreibungen** ins Auge fassen, Übertreibungen in Richtung Ostentation, Perversion, aber auch Unterdrückung.
Es gibt Jugendliche beispielsweise, die ziemlich häufig masturbieren, weil einfach so viele Reize da sind, und später als Erwachsene werden einige, auch wenn sie bereits verheiratet sind, noch die Masturbation vorziehen. Besteht die miasmatische Mischung aus Psora und Syphilis, haben wir die Kombination von Hemmung und Perversion mit reichlich unnatürlichen Formen der Onanie, mit harten Gegenständen oder Dingen, die verletzen können. Sodomie ist eine andere Ausprägung dieser Miasmenkombination. Bei sykotischer Prägung ist die Masturbation so ausgeprägt, dass sie zur körperlichen Schwächung führt, wie bei *Conium,* zu deutlichen psychischen Symptomen, ja bis zum Irrsinn.
So viele Symptomenbilder entstehen schlicht aus erotischer Unbefriedigtheit. Von der Akne bis zur Neurose oder verschiedenen Manien, Laszivität, Hysterie, religiöse, sexuelle, erotische Manie etc.

- **Laszivität** bedeutet Kontemplation, Anschauen von Körperteilen des anderen oder eigenen Geschlechts. Es gibt Männer, denen es gefällt, auf Füße oder auf Brüste zu sehen.
- **Erotische Manie** bedeutet die Vorstellung sexueller Handlungen und Zärtlichkeiten oder die Neigung, diese übertrieben oft herbeizuführen. Es bedeutet Annäherung an das Sexualobjekt.
- **Sexuelle Manie** beschränkt sich auf die Sexualfunktionen, auf die eher technische Durchführung des Aktes, der Penetration.
- **Hysterische Manie** ist Ergebnis der Unterdrückung einer dieser Manien, der Unmöglichkeit zu schauen, zur aktiven Ausübung der Sexualität. Wie ein Strom, der zu sich selbst zurückkehrt, und nun das Nervensystem überschwemmt.
- **Religiöse Manie** ist ebenfalls eine Form der Erotik und führt zur Ekstase, zur Entrückung, zu religiöser Besessenheit, als Ausdruck unbefriedigter Erotik, vermischt mit Mystizismus.

Analysieren wir nun die Mechanismen der Verdrängung, der Sublimierung und der Unterdrückung:

- **Sublimierung** bedeutet die Umwandlung des gebenden Aspekts, der in der Erotik steckt, auf ein Geben in einer anderen Form, in Übereinstimmung mit der Natur und den Möglichkeiten des Individuums. Das erotische Potenzial wird eingelöst im humanistischen.
- **Verdrängung** bedeutet die Kontrolle der erotischen Impulse, bedeutet, sie zurückzuhalten, um sie bei günstiger Gelegenheit zu befreien. Die Schattenseiten der Neigungen sollen so weit wie möglich unter den Teppich gekehrt werden, mit der Möglichkeit der Entstehung einer Konversionsneurose.
- **Unterdrückung** hat für uns nicht unbedingt die Bedeutung, die Jung ihr gibt. Für uns bedeutet Unterdrückung eine Ableitung dieser Impulse. Die Natur bringt sie in moderater Form an anderer Stelle zum Ausdruck, meist in symptomatischer, pathologischer Form.

Was ist zu tun? Wir analysieren jedes Symptom, suchen, wo sich, die Beziehung zur Erotik anbietet und versuchen, zu bestimmen, welcher Prozess dieses Symptom hervorgebracht hat. In jedem Patienten finden wir erotische Manifestationen, die unbewusst immer erzeugt werden.
Worauf müssen wir achten? Auf den **Blick des Patienten!** Der Blick ist das erste, was wir analysieren und interpretieren lernen müssen.
Es gibt den indifferenten Blick. Schulen wir uns darin, alle diese »Blicktypen« in Sekundenschnelle einzuschätzen! Der indifferente

Blick zeigt gar nichts, er guckt einfach. Es gibt den fragenden Blick, der darauf zu warten scheint, was denn nun unsere Antwort auf erotische Signale ist. Es gibt den eindringlichen Blick, der erotisch gewissermaßen die Initiative ergreift. Es gibt den anziehenden Blick, der den, der ihn kreuzt, magnetisch anzieht. Es gibt den abstoßenden Blick, der Abscheu ausdrückt, den einladenden Blick, den abschätzigen, den viel versprechenden, den kontemplativen, bewundernden, den verheimlichenden Blick, den schamlosen Blick usw.

4.29 Sexualität und Miasma

Sexualität ist mit Sicherheit der tonangebende Faktor im Konzert der animalischen Strukturen. Sie erhält die Art, sie bildet den Bereich, in dem wir mehr oder weniger blind der Natur gehorchen. Sexualität macht uns begreiflich, dass wir nur Elemente der Schöpfung sind wie andere auch, der Schöpfung, die an der Fortdauer ihrer Formen interessiert ist. Wären wir im Instinktiven zumindest rudimentär intelligent oder wenigstens konsequent, würden wir den Moment erkennen, der für dieses Ziel der Fortpflanzung am sinnvollsten wäre, am meisten in Übereinstimmung mit unserem persönlichen Reifungsweg. Aber wir folgen ja nur blind dem Vergnügen. Die göttliche Vorsehung hat den Weg zur Arterhaltung sozusagen mit Rosen gestreut. Die ganze Universalität des Lebens ist durchtränkt mit diesem wechselseitigen Wunsch aller Wesen in ihrer polaren, positiven und negativen, männlichen und weiblichen Erscheinungsform, damit das ewige Spiel von Suchen und Finden weitergehe. Da ist kein Ozean zu tief, kein Berg zu hoch, kein Weg zu weit für die Natur. Ein Blick eines anderen, und wir sind bereit, das Universum aus den Angeln zu heben. Diese ganze unerklärliche Magie hält die Welt in Bewegung von Ewigkeit zu Ewigkeit, und keine Wissenschaft wird es je entzaubern können. Da können sie die Chromosome in noch so kleine Stücke sägen...

Leider aber hat der Mensch diese wunderbare Schöpfung pervertiert und macht weiter damit, eben aufgrund der Wirkung der Miasmen, und deswegen sieht sich der Arzt konfrontiert mit allen Arten sexueller Deviationen, mit all diesen Listigkeiten des Menschen, der das Plaisir zwar sucht, aber die Verantwortung ablehnt, die damit immer verbunden ist. Übertreibung ohne die mindeste Vorsicht und Rücksicht auf die Erfüllung der Bestimmung, Übertreibung in der Suche nach dem einzigartigen Kick, Übertreibung, die zur Destruktivität führt, zur Korruption und Perversion der Sexualität. Dieser wunderbare Akt der Vereinigung mit der Natur, mit ihren Rhythmen, mit dieser gegenseitigen Bewunderung, diesem geschlossenen Kreis aus Beieinander sein und absolutem Besitz, wird in den Schmutz getreten.

Das Miasma macht daraus eine Gier, als gelte es, statt etwas zu schaffen, etwas zu zerstören. Als gelte es, statt sich zu ergänzen, zu verschmelzen, sich zu Tieren hinabzubegeben, die nur ihren Instinkten gehorchen. Als suchte man an der Brust, in der Tiefe des Wesens, mit dem man sich vereinigt, nicht mehr höchste Befriedigung, höchstes Zusammen sein, sondern nur ein Widerlager...

All diese verschiedenen Formen, die sich im Laufe der Menschheitsgeschichte ausgebreitet haben, sind nicht nur Ausweis grundsätzlicher Fehlbarkeit des Menschen, sondern genauso sehr pathologische Auswüchse, die die allgemeine Degeneration des Organismus nur reflektieren. Im Geiste zeigt es sich auf andere Weise, und überträgt sich auf die Nachkommenschaft, und so wird peu a peu die ganze Menschheit im Psychischen wie im Organischen verhunzt, mit der ganzen Bandbreite immer komplizierterer Leiden, immer degenerativerer, destruktiverer, tödlicherer Krankheiten belastet, die das nach sich zieht, und gegen die wir einen manchmal aussichtslos scheinenden Kampf führen.

Wenn der Homöopath das begreift, ist er notwendigerweise der Norm verpflichtet, der

Gesundheit, der Richtigkeit, und hat die Verpflichtung, nach Maßgabe seiner Möglichkeiten, dagegen anzukämpfen, sowohl beim Einzelnen, wie auch allgemein, indem er aufklärt, vorbeugt und mahnt: zurück zur Natur! Gehorcht ihren Geboten! Vertraut einer Ethik, die in verschiedenen Etappen der Menschheit immer wieder aus diesen natürlichen Grundlagen entwickelt wurde!

Wir schließen dieses Kapitel mit zwei Zitaten, eines von Alfred Adler hinsichtlich des Psychischen im eigentlichen Sinne: der Charakter, sagt er, als »die expressive Kraft der Seele, die sich dem, was das Leben anbietet, anpasse, enthält notwendig viel Falsches, viele faule Kompromisse und kann zu einem moralischen Urteil nicht taugen.«

Siegmund Freud hat geschrieben, dass die Mehrheit der Menschen »regiert wird von Trieben mehr als von der Vernunft. Nur die Lust an der Erkenntnis der Wahrheit ist in der Lage, der Sinnenlust einiges an Anziehungskraft zu nehmen.

Die Sublimierung der Instinkte ist wie die chemische Verwandlung des Festen in Flüssiges, und des Flüssigen in Gas. So ist es mit der Vergeistigung der Sexualität.«

4.30 Anmerkungen zu den jeweiligen miasmatischen Prägungen und ihren Mischungen

Rasch wollen wir noch die verschiedenen **Etappen einer ganzheitlichen homöopathischen Anamnese** erwähnen, als da sind:

- die unverzichtbare Empathie, die erschöpfende Aufnahme all dessen, über das der Kranke klagt (dabei lassen wir ihn spüren, dass uns das alles mindestens ebenso sehr interessiert wie ihn selbst, vielleicht eher noch mehr),
- die ergänzende Befragung, die alle Körperregionen einbegreift, alle Aspekte der Psyche wie der somatischen Funktionen. Der Patient soll verstehen, dass wir ein reales Interesse daran haben, ihm zu helfen, wir versuchen, sein Leben, seinen Konflikt so lebendig vor Augen zu haben, als steckten wir selbst im Patienten drin.

Wir versuchen, alles zu nützen, was uns der Patient anbietet, alle Informationen, ohne irgendetwas geringzuschätzen, wir hören auf jedes seiner Worte, unterstützen, wo es nur geht, seine natürliche Tendenz, »auszupakken«, sich zu öffnen und zu kommunizieren. In dieser Öffnung des Patienten uns gegenüber liegt der Schlüssel zum Erreichen unseres Ziels: **zum Seelischen des Patienten vorzustoßen,** sobald wir spontan irgendetwas vom Patienten über seinen psychischen Zustand erfahren. Das ist das Fensterchen, das sich für uns öffnet, manchmal ist es nur ganz winzig. Jetzt können wir einen Blick werfen auf die schreckliche und wunderbare Welt der Psyche. Das legt uns einerseits große Verantwortung auf, gibt uns andererseits aber die Möglichkeit, unsere Mitmenschen, und damit uns selbst, immer besser kennen zu lernen.

Die **Psyche** enthält ja nun fraglos sehr schöne, prächtige, herrliche Wunderdinge, aber mindestens genauso viele scheußliche, unerklärliche, quälende, die untereinander auf tausendundeine Weise verbunden sind, verknüpft, verflochten, wie die Bilder eines Kaleidoskops. Es sind immer die gleichen Glasstückchen, aber ihre Stellung zueinander ändert sich dauernd durch die Bewegung des Kaleidoskops. So modifizieren wir unsere geistigen Strukturen als Reaktion auf die Ereignisse unseres täglichen Lebens. Sind solche Ereignisse relativ geringfügig, verschieben sich die Glasstückchen des Bildes, das wir beschauen, nur wenig. Sind sie aber schwer wiegend, werden die Stückchen heftig durcheinander gerüttelt, unsere Psyche ist ganz »durcheinander«, manchmal derart, dass wir uns nicht anders zu helfen wissen als mit der Produktion von Symptomen. Eine psychische oder körperliche Beschwerde stellt sich ein, aufgrund dieser plötzlichen Änderung des Gewohnten, aufgrund dieses Ereignisses oder mehrerer Ereignisse auf körperlicher oder psychischer Ebene, die der wahre Grund dessen sind, was wir dann Krankheit nennen. Das Folgende lässt sich aus der Beobachtung des Kranken während der Anamnese schließen:

Der **Psoriker** redet um den heißen Brei herum, er versucht, sein persönliches Problem eher zu verbergen. Er spielt die Intensität seiner körperlichen Beschwerden herunter. Er sagt z. B., er sei wohl manchmal etwas verstopft, wenn er schon seit Jahren nur alle vier oder fünf Tage Stuhlgang hat, oder er beschreibt sich als »besorgt«, während er in Wahrheit die schrecklichsten Gewissensqualen aussteht. Seine Minderwertigkeitsgefühle sind auch aus seiner Art, aus seiner Haltung abzulesen. Errötend gibt er zu, dass er sehr schüchtern sei und sich fürchte, wenn er allein ist. Seine Lebensunlust wird er erst zugeben, wenn wir sein Vertrauen gewonnen haben, und die Ursachen dafür müssen wir ihm mühsam aus der Nase ziehen: die Treulosigkeit seiner Frau z. B., eine Scheidung, die vielleicht mit Impotenz oder irgendeiner anderen persönlichen Schwäche des Betreffenden zu tun hat, die eine sykotische Ehefrau nicht lange aushält...Seine Beschwerden erzählt der Psoriker langsam, mit leiser Stimme, nichts bewegt sich an ihm außer seinen Lippen, er weicht dem Blick des Arztes aus, oder sieht ihn Hilfe suchend an. Seine eigene Erzählung macht seine Angst nur noch größer. Seine Geständnisse rühren uns zu einer Art aristotelischen Mitleids auf. Der Psoriker braucht nichts so sehr wie ein Wort des Zuspruchs, eine Zusicherung, dass alles besser werde, und dass sich seine Situation ganz ohne Frage zum Positiven entwickeln werde!

Psora und **Sykosis** zusammen ergeben eine interessante Mischung, die den Antworten des Patienten bei der Anamnese eine etwas grünliche Färbung geben: der Patient redet in prächtigen, etwas oberflächlichen, oder ausgesuchten und gewählten Worten, die seine geistige Armut verschleiern sollen. Etwas geziert versucht er die Aufmerksamkeit des Arztes auf das zu lenken, was er selbst für besonders wichtig hält, und tut vielleicht ein psychisches, ein Allgemeinsymptom als unbedeutend ab, das in Wahrheit weitaus gewichtiger ist, als das, was er uns da erzählt. Seine Beschwerden sind eine Mischung aus Schwäche und Übertreibung, Herzklopfen beispielsweise mit Müdigkeit oder schwächende Schweiße oder häufige, kleine und ungeformte Stühle. Er ist beispielsweise in ängstlicher Eile, wenn er zur Arbeit fährt, insbesondere, wenn er die schon lange macht und sie für den Patienten ebenso ein Refugium, eine Art Zerstreuung, aber auch die Erfüllung einer Pflicht ist. Er gibt sich lustig, aber wenn das Lachen abebbt, bleibt in seinem Blick etwas Verlorenes zurück, eine unbefriedigte Leere. Er gerät in Wallung, regt sich auf, wenn er die Schattenseiten seines Lebens beschreibt, und versucht gleich wieder, auf etwas Anderes abzulenken, das, wie er meint, einen etwas angenehmeren Eindruck beim Doktor hinterlässt.

Der syphilitische Psoriker:
Er macht einen ernsten Eindruck, seine Antworten sind wohl überlegt. In sein Gemüt vorzustoßen ist ziemlich mühsam, und wenn wir dabei einen Fehler machen, zu plötzlich ins Herz der Dinge springen oder das Falsche im falschen Augenblick sagen, ist die Unterhaltung praktisch gestorben, und wir können auf kein gutes Ergebnis mehr rechnen. Am besten, man hält sich etwas länger bei den physischen Symptomen auf. Da hören wir dann von seiner schwierigen Darmentleerung, seinen Tenesmen und blutig-schleimigen Stühlen usw., Informationen übrigens, die er so kurz wie möglich zu halten versucht. Ist es eine Patientin, wird sie uns kaum über ihre späte Regelblutung informieren, die obendrein noch stinkt, erst, wenn wir den Bereich direkt ansprechen, wird sie darüber ein paar Worte verlieren. Im psychischen Bereich wird der Patient vielleicht von seinen Gedächtnisproblemen reden, seine Neigung zur Melancholie aber müssen wir selbst herausfinden, oder gar seine Neigung zur Pornographie, zur heimlichen Lektüre

einschlägiger Publikationen usw. Es ist eine Heidenarbeit, von einem »Psoro-Syphilitiker« entsprechende Geständnisse zu bekommen! Seine ständige und quälende Gedankenarbeit lässt ihn angesichts von Impotenzproblemen leicht in die Nähe einer ausgesprochenen Todessehnsucht geraten.

In erotischer Hinsicht wird der **Psoriker** immer darüber jammern, dass er sich nicht traut, dass er nicht das gesagt hat, was man hätte sagen müssen, dass er nicht das gekriegt hat, was er wollte, weil ihm der Mut fehlte oder weil er sich nicht hat entscheiden können. Die Initiative ergreifen ist die Hölle für ihn. Alles, was bestenfalls dabei herauskommt, ist ein plötzlicher, gieriger, überfallartiger Kuss. Hinterher schämt er sich seiner Feigheit. Er ergeht sich in romantischen Vorstellungen, schwelgt in Euphorie, aber wenn die Dame vor ihm steht, weiß er nicht weiter. Die Eroberung im eigentlichen Sinne schwächt ihn ungeheuer. Mehr oder weniger große Beimischungen von Sykosis und Syphilis ergeben eine Unzahl von Variationen dieser Grundanlage.

Der **Sykotiker** ist der große Zampano oder will zumindest so scheinen. Viel Show, viel Gerede, viele Versprechungen mit minimaler Verwirklichungstendenz. Die Frau ist außerordentlich kokett und zurechtgemacht, freilich ziemlich flatterhaft und treulos. Heute versprochen, morgen gebrochen... Die Gefühle sind oberflächlich, es fehlt die Dauer, Verantwortung ist ein Fremdwort. Der Sykotiker spielt mit der Liebe ohne sie wirklich tief zu fühlen, er mag exzessiv sein, aber Tiefe und Leidenschaft in der Liebe erreicht er nicht.

Die Erotik des **Syphilitikers** hat etwas Zerstörerisches. Er sucht das Komplizierte, das Degenerierte, seine Lust hat durchaus immer etwas mit Leiden zu tun. Da ist kein konstruktiver Wunsch im Innern, kein Bedürfnis nach Fortdauer, nach Ewigkeit. Da ist viel Macht im Spiel, Spiel der Kräfte, die Lust nach Martyrium, nach jemandem etwas antun, sich etwas antun. Da wüten erschöpfende Leidenschaften, gefährliche Liebschaften an den Grenzen des Erlaubten, an den Grenzen des Natürlichen, in den dunklen Gegenden, in denen die Blumen des Bösen blühen.

In der Anamnese des **sykotisch Geprägten** scheint immer noch ein Publikum vorhanden zu sein, an das der Patient sich wendet, er spricht laut, berührt den Arzt alle Nase lang, legt ihm die Hand auf die Schulter usw., erkundigt sich nach unserer Gesundheit und möchte uns etwas besonders Wundervolles sagen, er antwortet auf alles mit einem Redeschwall, in dem viel von *seinem* Haus, *seinem* Auto, *seinen* Schmerzen, *seinem* Beruf usw. die Rede ist, seine Kopfschmerzen sind un-er-träg-lich, oder wenigstens teuflisch, er verweilt ausführlich bei der Beschreibung seiner Lieblingsspeisen (er liebt uns für unser Interesse dafür!), diskutiert die Vorzüge dieses oder jenes Cocktails, hat er einen gonorrhoischen Ausfluss, ergeht er sich in prunkvollen Schilderungen des Momentes, der dafür vermutlich verantwortlich ist. Eitelkeit, nein, das kenne er nicht, (und wir sollten das auch lieber gar nicht erwähnen), Stolz vielleicht, das könne schon sein. Seine Wutausbrüche haben immer einen triftigen Grund, jeder andere würde da auch aus der Haut fahren, Doktor! Widerspruch empfindet er als unsachliche Kritik an seinen überlegenen Gedankengängen. Seine emotionale Instabilität beschreibt er uns hingegen gerne und nicht ohne Koketterie, in intellektueller wie in erotischer Hinsicht. Immer will er gewinnen, schneller sein als die anderen, mehr haben, beim Essen und Trinken, in der Liebe, im Leben allgemein. Lebenslust bis zum Geht-nicht-mehr, im wahrsten Sinne des Wortes, Hast, Eile, Nichts wie weg, Verlangen zu reisen, zu tanzen, zu laufen...oder aus dem Fenster zu springen.

Sykosis und Syphilis zusammen machen beispielsweise, dass aus unserem Patienten die Antworten zwar ziemlich pathetisch hervorsprudeln, dass sie aber reichlich unzusammenhängend sind, was uns zeigt, dass die Lebendigkeit nur aufgesetzt ist. Dahinter verbirgt sich ein Gefühl tiefster Unbefriedigtheit, eine Leere, die der Patient selbst nicht begreift und die er so schnell es geht gefüllt haben möchte. Z. B. beklagt er sich über ein Asthma, das sich verschlimmert, wenn er in Gesellschaft ist. Er wird auch versuchen, uns über den Löffel zu balbieren, wenn er nämlich behauptet, es gehe ihm hervorragend seit der letzten Arznei, und dann alles daransetzt, damit wir bemerken, wie schlecht es ihm eigentlich geht, wie seine Hämorrhoiden noch weiter vorgetreten sind und so wahnsinnig bluten, oder sein Ausfluss jetzt ätzend sei und stinke. Nach und nach kommen wir zum Kern seines Problems, einer inzestuösen Liebe zu seiner Mutter, zu seiner Schwester. Er versteht es nicht, er will es nicht, er flieht in den Alkohol, macht Selbstmordversuche. Oder aber er war als Kind ein Sturköpfchen, der seine Eltern mit seinen emotionale Erpressungsversuchen das Leben schwer machte, mit ewigen Versprechungen, sich zu bessern, sich zu ändern, was nie passierte. Unter seinen Kameraden in der Schule war er berüchtigt für seine Liebesaffären, seine ewigen Kämpfe mit den Lehrern, Homosexualität oder andere degenerierten Geschichten sind nicht selten. Im Großen und Ganzen hat er das Gefühl, privilegiert zu sein in der Welt. Ihm ist erlaubt, was anderen nicht erlaubt ist, und das lässt er andere spüren.

Die Antworten des hauptsächlich syphilitisch geprägten Patienten hingegen sind meistens schneidend, verärgert, häufig mit deutlicher Missbilligung der Frage. Er erzählt von »dieser verdammten Migräne«, einem »beschissenen Geschwür«, diesem »elenden Aufstoßen«. Seine heftigen Schmerzen beschreibt er mit regelrechter Wut und sieht uns dabei mißfällig an. Endlich spricht er über den Hass, den er gegenüber seinem Vater empfindet, die Anwandlungen, seine Kinder zu erdrosseln, sie wegen irgendeiner Nichtigkeit zu verprügeln, sie gegen die Wand zu schleudern. Liebe kann er nicht empfinden. Seine Grausamkeit kommt in Sätzen zum Ausdruck wie »wer mich anmacht, bezahlt dafür, je später er bezahlt, desto teurer wird es für ihn!« oder »Wenn ich sie sehe, bring ich sie um, und dann jage ich mir eine Kugel ins Hirn!«. Letzteres bezieht sich auf die Ehefrau, die mit ihren Kindern das Weite gesucht, die körperlichen und seelischen Qualen nicht mehr ausgehalten hat. Oder man erfährt von einer Bestialität ohnegleichen bei der Befriedigung einer Lust, die der Patient selbst nicht versteht. Ein Patient mit diesem Miasma sagte mir einmal: »Ich steh auf schreckliche Liebesgeschichten, mit Quälerei und Erniedrigung und so.« Die mentale Erschöpfung wird meist nicht eingestanden, lässt sich aber aus dem Blick und dem ganzen Habitus des Patienten ablesen, dem auf der Stirn geschrieben steht: die Sehnsucht nach dem Tod.

Vereint der Patient **alle drei Miasmen** in sich, liefert er eine ganze Menge Symptome oder Zeichen, die aber ganz zusammenhanglos sind, und in denen auf der einen Seite die Angst vor dem Leben und der Zukunft, die Unsicherheit, das fehlende Vertrauen in andere und in sich, die Wandelbarkeit der Gefühle, Verzweiflung, Zorn, mystische Grübeleien usw. zum Ausdruck kommen, immer aber mit einer mit einem Unterton quälender Angst und begleitet von höchst unscharfen körperlichen Symptomen. Wir müssen davon ausgehen, dass der Patient zumindest einen Teil seines Leidens somatisiert, um den enormen Druck auf seine Seele etwas zu lindern.

▷ Das größte Problem bei der Erstellung der Symptomentotalität ist fraglos zunächst die Definition der Symptome selbst und dann deren Hierarchisierung.

Auch wenn wir aus guten Gründen in der Materia medica die Umgangssprache finden, die die Prüfer selbst zur Beschreibung ihrer Empfindungen verwendet haben, ist es häufig nicht zu umgehen, sie in gleichwertige Ausdrücke zu fassen, und die Symptome, die der Patient beschreibt, zu übersetzen in die Sprache der Arzneimittelbilder. Zu rechnen hat man dabei auch mit dem offensichtlichen Mißverhältnis zwischen der Sprache des Repertoriums und der Sprache der (häufig deutschen) Originalprüfungen. In der Stimmigkeit dieser Übersetzungstätigkeit liegt das Geheimnis des Erfolgs. So häufig geht die Verschreibung daneben, weil man »reizbar (irritable)« mit »Ekel (disgust)« verwechselt hat, »Weinen (weeping)« mit »Klagen (lamenting)« oder »Schlüpfrigkeit (lascivious)« mit »Schamlosigkeit (shameless)« usw. Haben wir, wenn auch nur in Form einer Arbeitshypothese, das vorherrschende Miasma begriffen, wird uns das außerordentlich hilfreich sein bei der richtigen Sortierung der Symptome und bei der weiteren Befragung. Haben wir beispielsweise einen Sykotiker vor uns, können wir gezielter in Richtung auf mögliche sexuelle Exzesse oder Exhibitionismus hin fragen, ohne gleich Suggestivfragen zu stellen. Manchmal läuft das nur auf Bestätigung des Offensichtlichen hinaus. Eine kokette junge Frau in aufreizender Kleidung stellt ihre sykotische Frivolität ja schon zur Schau, aber trotzdem müssen wir nachbohren und auf weitere Information hoffen. Wir können z. B. auf ihre Kleidung anspielen, ohne sie zu beleidigen, und die Art, wie sie uns darauf antwortet, wird uns in unserem Verdacht bestätigen oder nicht.

Auch wenn die Reaktionen natürlich individuell sehr unterschiedlich ausfallen, eine sykotische Patientin wird sich geschmeichelt fühlen bei der Erwähnung ihres Äußeren, die Psorikerin wird erröten oder sich deutlich gehemmt zeigen, die Syphilitikerin wird vielleicht frech und aggressiv. Das ist nur ein Beispiel von tausend anderen, die wir für die Einschätzung des Patienten klären müssen. Das Verhältnis zur Familie ist eine andere solche Geschichte, die zwar schwer zu präzisieren, aber wichtig ist: die erste Antwort auf unsere Frage: wie steht es denn so mit der Familie? wird kaum ausreichen. Der Patient wird nicht gleich damit herauskommen, dass er seine Mutter hasst, oder wenn er es gleich ganz offen sagt, ist zweifelhaft, ob es überhaupt ein so bedeutendes Symptom ist. Abneigungen gegen Familienmitglieder oder gegen den Ehepartner sind häufig nicht eigentlich Hass. Wir müssen das Symptom so genau wie möglich definieren. Verbirgt sich hinter der »Abneigung gegen Familienmitglieder« vielleicht Langeweile, Meinungsverschiedenheiten, Ekel, Hass, Neid usw.? All das gehört zur Gesamtheit der Symptome!

- Ebenfalls in Übereinstimmung mit der Miasmenlehre besteht der nächste Schritt darin, alle Symptome gesondert zu betrachten, die den aktuellen Zustand des Patienten betreffen, den Moment seiner Existenz, den er gerade jetzt lebt, und der uns die Ehre seines Besuches verschafft. Das heißt, all das, *was an jedem einzelnen Krankheitsfalle insbesondere zu heilen ist.*

Kent erwähnt zu Beginn seines Kapitels 26, dass es absurd sei, bei einem akuten Fall eine Symptomentotalität ausforschen zu wollen. Hier müssen wir die Symptome, die zur akuten Krankheit gehören, trennen von denen, die vielleicht zu einer grundlegenden chronischen Krankheit gehören mögen. Im Kapitel 21 schreibt er dann, dass man für das vorherrschende Miasma verschreiben müsse, wenn dieses denn zu erkennen sei. Zu wiederholten Malen schärft er uns ein, dass zur Heilung die Befolgung des Heringschen Gesetzes gehöre. In keinem Falle können wir das außer Acht lassen. Bei miasmatischen Mischungen und Überlagerungen erfordert diese Technik noch weit mehr Präzision. Die zuletzt aufgetretenen Symptome sollen als erste verschwinden. Die Symptomengruppe, die der letzten bzw. obersten miasmatischen Schicht entspricht, ist die »Zielgruppe« der Behandlung chronischer Krankheiten. Was Hahnemann besonders in den Paragraphen 171 und 206 zum Ausdruck bringt, präzisiert Kent im Kapitel 25 seiner Vorlesungen, wenn er uns klar macht, wie die verschiedenen pathologischen Schichten und miasmatischen Interferenzen anzugehen sind.

In **akuten Fällen** nehmen wir die Symptome, die eben diesem akuten Moment entsprechen, ohne uns groß um alte Symptome zu kümmern. Dieser akute Zustand repräsentiert den aktuellen Augenblick der Existenz des Patienten, und dieser Augenblick allein ist therapiewürdig. Stehen wir bei **chronischen Fällen** vor einer offensichtlichen miasmatischen Dominanz, nehmen wir zur Hierarchisierung der Symptome nur solche zur Kenntnis, die die gleiche miasmatische Färbung aufweisen und demnach die oberste Schicht der Pathologie bilden. Sie müssen wir zuerst hinwegnehmen, wenn wir das *Heringsche Gesetz* denn ernst nehmen.

Ein kleines Beispiel:

Ein junger Mann von 32 Jahren, ein bisschen feminin, ein bisschen schüchtern, aufgewachsen als einziger Sohn einer gut gestellten Familie, kommt mit folgenden Symptomen (bereits definiert und hierarchisiert, vorgekocht sozusagen): ängstlich (1), überempfindlich (2), feige (1), Mangel an Selbstvertrauen (2), schüchtern seit der Kindheit (1), leicht beleidigt (2), nachtragend (3), stur (1), kleinlich (2), eifrig bei seinen Studien, bei Frauen sucht er die ideale Beziehung, die geistige Übereinstimmung. Er leidet unter der Ungeduld seiner neuen Liebschaft, der seine Übergenauigkeit auf den Wecker geht, und die ihn nun Knall auf Fall sitzen gelassen hat. Er wirkt bedrückt und weint sogar bei der Schilderung seines amourösen Desasters. Immer, wenn er seiner Ex-Freundin über den Weg laufe, gehe es ihm hinterher schlecht; er sei darüber hinaus frostig, verlange nach Wärme, fürchte die frische Luft, habe eine Neigung zu Erkältungen (2) seit der Kindheit, neige zur Gewichtszunahme (2); in letzter Zeit habe er häufig erotische Träume gehabt (2), die er am Morgen nicht mehr so recht zusammenbrächte (2), der Schlaf sei infolge seiner Unruhe sehr gestört (2).

Hier haben wir das »Auflodern,« wie Hahnemann sagen würde, eines Miasmas. Der aktuelle Moment der Existenz ist geprägt von den Folgen einer verkorksten Beziehung (1): Sentimentalität (3), Weinen, leicht (2), Jammern (2), unterbrochener Schlaf (2), Nervosität (2), erotische Träume (2). Er kommt wegen Liebeskummer (2). Die anderen Symptome heben wir uns für eine spätere Phase der Behandlung auf. Das vorherrschende Miasma und damit die oberflächlichste Ebene der Pathologie ist fraglos die Sykosis. Die Niedergeschlagenheit, die sich im Weinen ausdrückt, ist keine andauernde, wie sie es bei der Psora wäre, noch ist sie sehr tief wie bei der Syphilis, sondern deutlich sykotisch. Wenn er von seinen anderen Symptomen spricht, hört das Weinen auf, und deswegen entspricht sein Weinen *nicht* dem Symptom »weeping, when telling of his sickness«. Zum Ende der Konsultation verlässt er uns mit dem Anschein völliger seelischer Ausgeglichenheit, genauso wie er gekommen ist und so, wie er eben ist, wenn er nicht gerade an seine Liebesprobleme denkt. Seine Sykosis lässt ihn einfach etwas übertreiben in dieser Situation, ganz so wie in einer anderen Situation, die er in der Sprechstunde erzählt: seine letzte Arbeitsstelle habe er hingeschmissen, weil man sich dort abfällig über seine Fähigkeiten geäußert habe. *Ignatia* deckt dieses Heute des Patienten, ebenso seine anderen Symptome, in denen sich Minderwertigkeitsgefühle, Hartnäckigkeit, Kleinlichkeit und Schüchternheit ausdrücken, genauso wie die sykotische Überempfindlichkeit und das leichte Beleidigtsein. Feigheit, Misstrauen und vor allem die nachtragende Art, die zur Syphilis gehört, sind nicht Teil der aktuellen Problematik. Sie werden deutlicher in den Vordergrund treten, wenn die sykotische Phase verschwunden ist. Nach der Arznei verschwindet nur die sykotische Exazerbation, und die Symptome, die der psorisch-syphilitischen Mischung entsprechen, treten schärfer hervor. Sie sind also das nächste Ziel unserer Therapie.

Diese miasmatisch orientierte Verschreibung ist die haargenaue Umsetzung dessen, was der Meister im »Organon« beschrieben, und was die großen Homöopathen aller Zeiten, Kent, Allen, Jaramillo, Schmidt, Künzli etc., in ihren Verordnungen berücksichtigt haben. So müssen wir es bei all unseren Patienten halten. Nach der Empathie folgt die Erstellung des Symptomenrahmens und die Auswahl und gewissenhafte Definition der Symptome, ihre Hierarchisierung von den Allgemein- zu den Lokalsymptomen. Wir wählen, wie es der § 153 angibt, nur die auffallenden, ungewöhnlichen, sonderlichen und eigenheitlichen Symptome, die den Fall wahrhaft charakterisieren und *immer* der Exazerbation eines Miasmas oder der letzten miasmatischen Schicht entsprechen, die das eigentliche und objektive Ziel unserer therapeutischen Bemühungen ist. Das eben ist die **Symptomentotalität,** die nichts mit schematischer Auflistung, aber sehr viel mit Charakteristik zu tun hat.

Haben wir also die Symptomenreihe, die das Bild der Krankheit darstellt, können wir die nächsten diagnostischen Schritte machen, wie sie unsere Methode erfordert.

▶ Zunächst einmal stellen wir eine allopathische, **nosologische Diagnose**.

Warum? Vorweg, weil wir das unserem Beruf, unserer Ausbildung einfach schuldig sind, weil wir dieses allopathische Handwerk eben auch gelernt haben. Natürlich wissen wir, dass die allopathischen Krankheitskategorien relativ starr sind und die individuelle pathologische Realität kaum treffen. Genau deshalb vermeiden wir es ja auch, Verschreibungen einfach aufgrund des Krankheitsnamens zu treffen. Zweitens müssen wir uns einfach an die Tradition halten, die es erfordert, für den täglichen Formularkrieg eine allopathische Diagnose parat zu haben. Natürlich wäre es schön, wenn die allopathischen Kollegen mit einer *Sulfur*-Diagnose etwas anfangen könnten, aber so lange das nicht der Fall ist, und Krankenkassen und Gesundheitswesen insgesamt von der allopathischen Terminologie beherrscht sind, muss eben eine Diagnose her. Man würde wohl ziemlich erstaunt sein, wenn da auf einmal stünde »Spastisches Atemwegssyndrom bei sykotisch-syphilitischer Exazerbation«, oder »Spongia-Husten bei Calcium-Konstitution« oder »metrorrhagisches Syndrom vom Secale-Typ bei dreimiasmatischer Patientin mit psorisch-syphilitischer Dominanz, z. B. *Sepia*«...

● Die **miasmatische Diagnose** wird das Ergebnis der Symptomenbewertung sein, die uns erlaubt, zu bestimmen, welches das vorherrschende Miasma ist und welches nach Intensität und Häufigkeit der Symptome den zweiten und dritten Rang belegt.

Die Bedeutung der miasmatischen Diagnose liegt darin, dass sie angibt, *was an jedem einzelnen Krankheitsfalle insbesondere zu heilen ist*. Das nämlich ist eben die Symptomengruppe, die der obersten miasmatischen Schicht entspricht. Auch für die Prognose ist die miasmatische Diagnose von Bedeutung. Kennen wir die Abfolge der Miasmen und ihre jeweilige Vermischung, können wir die Probleme der Therapie mit ziemlicher Sicherheit vorhersagen. Es ist eben wichtig, ob ein Miasma aktiv ist, zwei oder gleich alle drei. Kent sagt im Kapitel 14: wenn sich zwei Miasmen zu einer komplexen Einheit zusammenschließen, wird der Zustand des Patienten kritisch.

● Die **ganzheitliche Diagnose** fasst alle Informationen zu diesem Fall zusammen, einschließlich solcher, die aus Labor- oder bildgebenden Untersuchungen gewonnen worden sind. Es entspricht etwa dem, was ein Stationsarzt dem Chefarzt bei der wöchentlichen Visite über den Patienten mitteilt.

Beispiel:
»22-jährige Patientin mit oligophrenem Syndrom und erstgradiger Imbezillität; wahrscheinlich kongenitales zerebrales Aneurysma; Symptomatik durch mangelnde Stimulation seitens der Familie ungünstig beeinflusst; dreimiasmatisches Terrain mit Dominanz eines sykotischen Zustandes und einer Phosphor-Symptomentotalität; Prognose quoad restitutionem schlecht; Patientin reagiert auf Arznei.«

● Noch ist die Arbeit nicht vollbracht, es fehlt noch die **individuelle Diagnose**.

Mit höchstmöglicher Klarheit ist die Persönlichkeit des Patienten zu definieren. Wir müssen verstehen, ob das, woran der Patient leidet und wofür er unsere Hilfe in Anspruch nimmt, nicht eigentlich nur seine Maske zu zerstören sucht, die er sich im Laufe der Jahre freiwillig oder gezwungenermaßen zugelegt hat. Es ist die Person, im Unterschied zum Individuum, die häufig um Hilfe nachsucht. Es ist, als fürchte der Kranke nackt dazustehen, das Kostüm zu verlieren, in dem er in der Menschlichen Komödie seine Rolle spielt. Dann wieder ist diese Person eine schwere Bürde, die der Patient nur unter Zwang spielt, die ihm aufgezwungen wird von der Familie, der Arbeit, der Gesellschaft, und die er loswerden, aufbrechen möchte. Wir müssen also versuchen herauszufinden, wer da in dieser Symptomentotalität haust, wer das Individuum eigentlich ist, worin das Tiefste des Wesens besteht, das wir da vor uns sitzen haben. Wir müssen versuchen, den allerinnerlichsten Ausdruck zu begreifen, der so häufig dem nach außen Gezeigten so absolut entgegengesetzt ist. Wir müssen die Mutter verstehen, die immer von ihren wunderbaren Söhnen spricht, und erst nach langen vertrauensvollen Unterhaltungen eingesteht, dass ausgerechnet der Lieblingssohn ihr solchen Kummer macht und ständig mit dem Gesetz in Konflikt kommt, der andere hat politische Ambitionen, bei denen auch nicht alles mit rechten Dingen zugeht, die Tochter hat außereheliche und reichlich riskante Beziehungen usw. Diese Mutter muss sich nicht vorwerfen, ihre Kinder nicht genug geliebt zu haben, sie kann aber nicht ausschließen, dass es an der Erziehung liegt, dass es jetzt so mit ihnen steht. Sie ist wie eine Schauspielerin, die in den ersten zwei Akten den Applaus des Publikums entgegennimmt in einem Stück, das ihr wie auf den Leib geschnitten ist, und im dritten Akt auf einmal herrscht fürchterliche Unsicherheit, Nacht, Verzweiflung.

Oder ein Priester, der angesteckt von den mystischen Neigungen seiner Eltern sich für berufen hält, in den ersten Jahren seines Priestertums heftig gegen seine weltlichen Neigungen ankämpft, und schließlich einsieht, dass seine Berufswahl ein Fehler war.

● Die **arzneiliche Diagnose** schließlich ist die korrekte Wahl des Mittels und seiner Potenz, mit einem durchaus mechanischem Aspekt bei der Vergleichung der Symptomenreihen des Mittels und der Symptomentotalität.

Die Hauptsache ist, man stützt die Wahl des Mittels auf Symptome, die dem dominanten Miasma entsprechen. Wir suchen die passende Arznei in der Arzneimittellehre, unterstützt vom Repertorium. Nie sollte freilich der Arzt sozusagen zum Apotheker des Repertoriums werden, der nur noch ausgibt, was das Repertorium ihm als erste Arznei auswirft. Das Repertorium ist nur ein Instrument. Die wahren Könner der Homöopathie brauchen es überhaupt nicht oder schlagen höchstens mal ein oder zwei Symptome nach. Das Individuum bricht manchmal mit Macht durch, dominiert die Aspekte der Person, der »persona«, und produziert die eigentliche, wesentliche Symptomatologie, die der wahre Arzt erkennen, behandeln und auf den Weg vielleicht einer erfolgversprechenderen Sublimierung und Persönlichkeitsbildung bringen können muss. Die Frage ist, ob die Krankheit der persona nicht ein Schritt auf dem Weg zur Gesundung des Individuums ist, ob wir diesem überhaupt einen Gefallen tun, wenn wir die alte Person wieder in ihr Recht einsetzen. Darüber nachzudenken ist ganz wesentlich, denn nur die Beantwortung dieser Frage lässt uns entscheiden, ob wir die indizierte Arznei denn nun geben oder nicht geben sollen, oder ob wir nicht lieber eine Psychotherapie empfehlen sollten oder eine Änderung der Lebensweise, getreu den Worten des Meisters:

...kennt er endlich die Hindernisse der Genesung in jedem Falle und weiß sie hinwegzuräumen, damit die Herstellung von Dauer sei: so versteht er zweckmäßig und gründlich zu handeln und ist ein ächter Heilkünstler.

4.31 Homöopathische Behandlung von Notfällen

Für jemanden, der sich in die Homöopathie einarbeitet, ist homöopathische Notfallbehandlung ein Widerspruch in sich. Der junge Arzt hat in der Regel wenig Erfahrung mit Notfällen, und was ihm auf der Universität so beigebracht wird, hat, er merkt es mit Entsetzen, mit dem, was ihn in der »real world« erwartet, wenig zu tun. Mit seinem de facto minimalen Wissen macht er sich also über die Kranken her und stößt gleich auf die übelsten Fälle, die schlimmsten Leiden, die die Büchse der Pandora so zu bieten hat. Er bekommt Angst, verliert den Mut.

Wenn er sich dann nach diesen unausweichlichen Erfahrungen, die übrigens cum grano salis für jeden Beruf gelten, für die Medizin ob ihrer Komplexität und enormen Verantwortung, nur wesentlich ausgeprägter, wenn er sich dann erst einmal theoretisch mit unserer so angefeindeten Lehre auseinander setzt, die für die atavistische Mehrheitsmeinung so anrüchig ist, und vor allem so entgegensteht, was seit Generationen als das Beste unter der Sonne gilt, wird aus diesem Unsicherheitsgefühl angesichts von Notfällen echte Panik.

Fragen kommen: Was mache ich als Homöopath, was habe ich für Möglichkeiten bei einem Notfall? Kann ich da überhaupt etwas ausrichten? Sind meine »Waffen« dafür tauglich? Wäre es nicht besser, ich höbe mir die Homöopathie für morgen auf und griffe auf »Bewährtes« zurück, um das Leben des Kranken nicht in Gefahr zu bringen? Und was sollen die Kollegen sagen? Auf diese Fragen gibt es zufrieden stellende Antworten:

Die ersten beiden Fragen gehen auf die »conduite à tenir«, auf das angezeigte therapeutische Vorgehen. Die Antwort hängt (wie für jeden Mediziner angesichts eines schweren Falles) von der persönlichen Fähigkeit und Erfahrung ab, natürlich ebenso von der Natur und Schwere des Falles. Die Antwort auf die dritte Frage ist »Ja«, wenn auch im Detail abhängig von den Besonderheiten des Falles. Der Homöopath kann in einem schweren, einem Notfall sehr wohl bestehen, wenn er denn in seiner Wissenschaft, in seiner Kunst schlicht gut genug dafür ist. Natürlich muss er wissen, was zu tun ist, und wie das zu tun ist, lege artis, nach dem »Gesetz der Kunst«, wie es so schön heißt. Er muss natürlich auch erkennen, welche Fälle sofort in die Chirurgie oder die Geburtshilfe gehören. Der Arzt ist in jedem Fall gut beraten, wenn er sich auf eine wirklich wissenschaftliche Grundlage stellt, ein wissenschaftlich wasserdichtes Schema an der Hand hat, und die Homöopathie hat eben alle Kennzeichen einer solchen Wissenschaftlichkeit.

Und wenn denn die Homöopathie wissenschaftlich ist, ihr Charakter als Wissenschaft vor unserem Verstand unverrückbar feststeht, dann ist sie jeder anderen Methode überlegen, und es wäre ein Unsinn, sie aufzugeben oder mit anderen Methoden zu mischen, nur weil es einmal etwas schneller gehen muss als üblich. Je schwerer, dringender der Fall, desto strenger muss die Therapie ihrer wissenschaftlichen Grundlage genügen. Der Einsatz unterschiedlicher Maßnahmen ist nur gerechtfertigt, wenn man zu unsicher ist, zu unerfahren, und nur verzeihlich bei Laien oder bei Therapeuten, deren emotionale Beziehung zum Kranken (vielleicht ein Familienmitglied) sie nicht mehr klar denken lässt. Der Wechsel des Standpunkts, das Aufgeben des doch für wahr Erkannten, wenn es kritisch wird, ist sowohl in moralischer Hinsicht als Feigheit vor dem Feinde verwerflich, wie auch aus ganz praktischen medizinischen Gründen.

Fällt das Ergebnis des ersten Versuchs nicht nach unseren Erwartungen aus, denken wir, während wir auf die Wirkung des Erstmittels warten, weiter über den Fall nach, und wenn wir dies halbwegs kühlen Blutes tun, wird der Weg klarer, und die Vernunft, die Erfahrung und unser ganzes Wissen werden uns leiten. Wenn unsere Wissenschaft richtig ist, dann muss ihr unsere intuitive und deduktive Dialektik bei der Anwendung in der Praxis voll-

kommen gerecht werden. Der Weg ist immer derselbe. Bei Notfällen müssen wir ihn höchstens etwas schneller gehen!
Die homöopathische Arzneimittellehre ist enorm umfangreich, fraglos.

▷ Die Erfahrung zeigt aber, dass die solide Kenntnis der Polychreste fast immer ausreicht, um einen Fall zu lösen oder ihn zumindest anzubehandeln. Während der Wirkung der Polychreste ist genug Zeit, um über andere, seltenere Mittel nachzudenken, um hier vielleicht das Simillimum zu finden. Ganz wichtig aber ist, dass der Arzt am Krankenbett, auch und gerade, wenn »es um die Wurst geht«, nicht den Kopf verliert und reflexhaft handelt, sondern NACHDENKT!

Seine **Strategie** dürfte die folgende sein:
❶ Sofort handeln, nicht zögern;
❷ Erstverschreibung nach bestem Wissen;
❸ jedes pathologische oder therapeutische Vorurteil ausschalten;
❹ mehr als je die Individualität des Kranken versuchen, einzuschätzen;
❺ nach der Gabe der indizierten oder teilweise indizierten Arznei
❻ die Krankheitserscheinungen im Geiste noch einmal durchgehen;
❼ den Kranken so gut wie möglich einschätzen;
❽ konstitutionelle Faktoren bedenken;
❾ die Vorgeschichte;
❿ das dominante Miasma;
⓫ die unterhaltenden und bestimmenden Faktoren der aktuellen Symptomenreihe versuchen zu definieren.

Ist das getan, und dazu braucht es bei einiger Erfahrung nur ein paar Minuten, ist vielleicht schon ein Erfolg der Erstverschreibung zu bestaunen, oder wenigstens eine gewisse Erleichterung nach Maßgabe der relativen Indikation der Arznei. Jetzt kann der Arzt die Verschreibung korrigieren, wenn es nötig ist, und den Weg einschlagen, der für die Wiederherstellung notwendig ist.
Was, wenn trotzdem nichts passiert? Niederlagen müssen wir immer wieder einstecken, auch in Fällen, die erst gar nicht so dramatisch aussehen. Wir sind fehlbar wie alle Menschen. Manchmal nützt aber auch die größte Erfahrung, der kühlste Kopf und das größte Wissen nichts, wenn der Organismus des Kranken nicht mehr reagieren kann.
Ob Erfolg oder Misserfolg, wenn wir korrekt arbeiten, müssen wir uns keine Vorwürfe machen. Es ist auch wichtig zu beachten, dass der Geist den Körper schafft und lenkt, und dass deshalb schon unsere Ruhe, unsere Sicherheit, unser Verständnis für den Kranken, unsere überlegte Handlungsweise usw. bereits auf den Patienten günstig wirken, noch bevor wir ihm eine Arznei gegeben haben. Wir dürfen nicht zweifeln an unserer eigenen Kunst im Augenblick der Entscheidung, wir müssen die Homöopathie studieren, bis auch der letzte Zweifel an ihrer Wahrheit in uns selbst ausgelöscht ist. Natürlich hat die Homöopathie nicht diese ganze beeindruckende Blaulicht-Theatralik der Allopathie zu bieten, dafür heilt sie jeden heilbaren nicht-chirurgischen Fall weit schneller, egal wie schwer und notfallmäßig er ist.
Wenn eine homöopathische Verschreibung in einem solchen Fall versagt, ist es der Arzt, der versagt, nicht die Homöopathie. Wie gesagt, man klammere sich nicht an die erste Verschreibung, sondern studiere den Fall weiter, untersuche den Kranken auf das sorgfältigste, und vor allem, denke so logisch wie unter den Umständen möglich. Ein kühler Kopf ist in jedem Notfall schon der halbe Erfolg. Die Homöopathie ist ebenso unwandelbar wie die universalen Prinzipien, auf denen sie beruht. Irrtum geschieht immer im Kopfe dessen, der sie anwendet, niemals in der Methode selbst. Wir haben Grund, auf die Gesetze der Natur zu vertrauen, wir haben ebenso Grund, unseren eigenen Fähigkeiten zu misstrauen, und deshalb lasse man den Fall nicht aus den Augen, egal, wie sicher die erste Verschreibung war, egal, ob sich eine Besserung bereits anzudeuten scheint.
Das ist unsere Arbeit, unsere Pflicht und unsere Verantwortung in der Gesellschaft. Wenn wir sicher sind, in dem, was wir tun,

können wir dem Gespött der Menge begegnen in der ruhigen Gewissheit, dass die Wahrheit früher oder später sich durchsetzt.
Noch eine Nachbemerkung dazu: Nehmen wir an, wir hätten in einem solchen Notfall unserer Erfahrung nicht vertraut und uns lieber auf eine bewährte allopathische Methode verlassen. Das ist in Ordnung so weit. Im Lichte der obigen Überlegungen allerdings und im Hinblick auf die Miasmenlehre muss man sehen, dass bei Misserfolgen der Homöopathie meist die miasmatische Komplizierung nach Symptomenunterdrückung der Grund ist. Auch wenn die dringendsten Symptome des Kranken verschwunden sind, darf man nach unterdrückender Behandlung sicher sein, dass über kurz oder lang der Kranke in einen Zustand geraten wird, der weit schlimmer und tiefer sein wird als der gegenwärtige Akutzustand, und dass in der Mehrheit der Fälle die Symptome zwar schwächer werden, dafür aber persistieren, sowohl im Individuum selbst als auch in seinen Nachkommen.
Fallgeschichten haben noch nie jemanden überzeugen können, der sich nicht überzeugen lassen will. Wir wollen es auch gar nicht erst versuchen. Wir wollen aber dennoch ein paar Beispiele zum Schluss dieses Kapitels anführen, die zeigen, unter welchen Umständen homöopathische Notfallmedizin segensreich sein kann.

Asthmaanfall

Ein Anruf am frühen Morgen. Ein Junge, den ich mit einer asthmatiformen Bronchitis in Behandlung habe, monatelang allopathisch vorbehandelt, und dem ich eine hohe Potenz *Pulsatilla* gegeben hatte, hat einen schweren Asthmaanfall. Große Angst, die Mutter ist außer sich. Costodiaphragmale Einziehungen, beginnende Zyanose. Der Junge keucht und zeigt Todesangst. Er will Luft, will die Tür offen. Ich denke zuerst an eine Erstverschlimmerung nach *Puls. M*, da aber schon eine geraume Zeit seit der Gabe vergangen ist, gebe ich *Pulsatilla* in niedriger Potenz. Nach wenigen Minuten atmet der Junge normal, die asthmatiforme Bronchitis ist seither nicht wieder aufgetreten.

Infarkt

Ich werde zu einer Dame gerufen, Mutter zweier Söhne. Der ältere ist ein guter Freund. Der jüngere, Medizinstudent, hat bereits einen Kardiologen zu Hilfe gerufen. Bei der Untersuchung sehen wir klare Anzeichen für einen Infarkt, aber ebenso klare Zeichen für *Arnica*. Arnica wird in Wasser gelöst gegeben. Der Kardiologie nimmt die Patientin mit ins Krankenhaus, das EKG bestätigt den Infarkt. Sie erhält weiter *Arnica*. Am darauf folgenden Tag besuche ich sie, und höre vom kardiologischen Kollegen: »Wenn ich das EKG von gestern nicht gesehen hätte, würde ich nicht glauben dass es dieselbe Patientin ist. Das Herz ist völlig normal.«Die Dame hatte nie wieder irgendwelche Beschwerden in den 20 Jahren, die seitdem vergangen sind.

Appendizitis

Eine jüngere Dame, die schon drei- oder viermal eine Blinddarmreizung hatte, kommt mit heftigster Symptomatik in die Sprechstunde. Alle Anzeichen deuten auf die Notwendigkeit chirurgischer Intervention. Ich weise die Patientin ins nächstgelegene Spital ein, gebe ihr aber *Phosphor C200,* das die Symptome gut deckt. Sie hatte sich den Schmerzen gegenüber ungewöhnlich intolerant gezeigt. Nur mit Mühe besteigt sie die Ambulanz, die sofort kommt. Während sie im Krankenhaus für die OP vorbereitet wird, verschwinden die Schmerzen und damit auch die Absicht, sich operieren zu lassen. Sie nimmt ihr Bett und wandelt. Seit 12 Jahren ist nie wieder etwas in der Art aufgetreten.

Fischvergiftung

Dreifache Vergiftung durch verdorbene Sardinen. Der Patient, der sich in die Sprechstunde schleppt, ist noch am besten dran. Auf dem Weg zur Praxis musste er zweimal anhalten, um sich zu übergeben. Er ist blass und schwitzt auf der Stirn, belegte Zunge, große Kälte. Ich gebe ihm *Nux vomica C30* und begleite ihn nach Hause, wo mich ein wahres Lazarett erwartet. Die Mutter hat ebenfalls Erbrechen mit Brennen und Frost zur gleichen Zeit, große Angst, Schwäche, und frustranen Stuhldrang. *Arsen C6* schafft in kurzer Zeit Erleichterung. Die Gattin, die wir als letzte behandeln und die wir eigentlich zuerst hätten behandeln müssen, ist praktisch bewusstlos, facies hippokratica, tödliche Blässe, trockene Lippen, eingesunkene Augen, bläuliche Verfärbung unter den Augen und um den Mund, extreme Kälte, die schnell von den Extremitäten zum Zentrum vordringt, kaum fühlbarer Puls, kalter Atem. Eine Gabe *Camphora C200* bringt das Leben zurück. Als ich wenig später wieder in die Praxis fahre, sind die drei Unglücklichen schon wieder guter Dinge.

Diphtherie

Eine Mutter ruft an, weil ihr kleiner Sohn, der schon einige Mandelentzündungen hinter sich hat, wieder mal eine »Attacke« hat, es sei aber irgendwie seltsam, er habe kaum Fieber, sei aber sehr schwach. Der Rachen sei dunkelrot und der Atem stinke so fürchterlich. Mir schwant Fürchterliches, ich sage mein Kommen zu und rufe das Labor an, dass sie sofort jemanden schicken, der einen Abstrich macht. Wenig später ruft man mich von dort an, um mir zu sagen, dass es von Diphtherie-Erregern nur so wimmle im Rachen des Jungen. Ich sehe den Jungen zwei Stunden nach dem Anruf der Mutter, finde ihn sehr schwach, mit stertoröser Atmung, mäßigem Fieber, livide verfärbten Gesicht, marmorierten Lippen, der Rachen ist bedeckt mit schmutziggrauen Membranen, die Nase ist geschwollen und entlässt einen stinkenden, schleimigen Ausfluss. Der Puls ist kaum zu tasten. Ich gebe sofort *Lachesis C30*, aufgelöst in Wasser und fraktioniert gegeben. Die Prognose ist fraglos ernst. Während der Nacht zittert alles um sein Leben. Das Fieber steigt (was mich recht hoffnungsvoll stimmt), der Schweiß nimmt zu, der Junge deliriert. Ich frage einen Kollegen, einen Meister der Materia Medica um Rat, der die Erhöhung der Potenz empfiehlt. Ich gebe also *Lachesis C200* und höre kurz darauf, dass der Junge etwas Milch getrunken habe und Suppe und dass er gut habe schlucken können. In drei Tagen war dann alles vorbei. Heute ist der Junge selber Arzt, der seinen Kindern diese Geschichte erzählt.

Gastroenterokolitis

In einer Gruppe von Ärzten, die ich in Neapel unterrichtete, befand sich ein angesehener Kinderarzt, der mich anschließend bat, ihn zu einem kleinen Patienten zu begleiten. Er, der Pädiater, sei noch Anfänger in der Homöopathie und möchte nichts falsch machen. Das Kind hatte so etwas wie eine Gastroenterokolitis, die es rapide dehydrierte. Der Kollege hatte schüchtern *Sulphur* in der C6 gegeben und fürchtete nun, etwas verkehrt gemacht zu haben. die Arznei war gut gewählt, allerdings brauchte das Kind die C200, um rasch wieder gesund zu werden.

Lungenentzündung

Ein anderer Fall vor einer Gruppe von Ärzten war in Mexiko. Ein Schüler, ein sehr verantwortungsvoller Arzt, wurde aus der Klasse zu einem alten und einflussreichen Herrn gerufen, der mit dem Wagen aus einer Stadt im Norden gekommen war. Da der Patient für sein Alter noch sehr rüstig war, sei er unterwegs ausgestiegen, um im Meer zu baden. Es habe allerdings einen ziemlichen Wind gegeben. Seither sei er sehr krank. Wir gingen alle hin, um nach ihm zu sehen. Wir fanden einen fiebernden Patienten mit allen Zeichen einer Lungenentzündung einschließlich blutig tingierten Sputums. *Calcium carbonicum C6*, in Wasser aufgelöst wiederholt, löste den Fall innerhalb von 24 Stunden.

Otitis media

Eine spanische Kollegin, die in unserem Land weilte, litt unter beidseitiger eitriger Otitis media, mit heftigsten Schmerzen, Fieber usw. Ein allopathischer Kollege, der sich für die Homöopathie zu begeistern begann, aber in seiner großen Bescheidenheit und Ehrlichkeit sich für einen »Übertritt« nicht entscheiden konnte, er habe zu wenig Zeit für eingehende Studien usw., untersuchte die Patientin und staunte, wie diese die Schmerzen mit nur einer Arznei, *Mercurius C6,* später *C200,* aushalten konnte. Er stellte allerdings fest, dass die Trommelfelle beidseitig perforiert waren. Nach einer Woche, nachdem die Patientin sich für geheilt erklärt hatte, untersuchte er sie erneut, staunte schon ein wenig, als er ihr Hörvermögen völlig normal fand und erst recht, als er sich die Trommelfelle besah: sie waren vollkommen zugeheilt.

Die Homöopathie ist keine Wundermedizin, die vom Glauben an sie abhängt. Wird die indizierte Arznei in der richtigen Verdünnung gegeben, ist das Ergebnis immer höchst zufrieden stellend!

4.32 Chirurgie, Hilfsmittel und Arzneien

Die Chirurgie, die ursprünglich nur ein Anhängsel der Medizin war, hat sich zu einem ihrer Fachgebiete entwickelt. Akute pathologische Prozesse erfordern häufig eine chirurgische Intervention, obwohl ihr Ursprung in funktionellen Störungen von Organen oder des Gesamtorganismus liegt. Ausnahmen sind natürlich Probleme, die auf Fremdeinwirkung zurückgehen, obwohl auch in diesen Fällen die individuelle Reaktion des Patienten eine bedeutende Rolle spielt.

Die Homöopathie als ganzheitliche Methode sieht die Chirurgie durchaus als Ergänzung, und natürlich greifen wir auf sie zurück in Fällen, in denen es einfach unumgänglich ist, das Ergebnis eines pathologischen Prozesses in seiner terminalen Phase zu entfernen. Mechanische Behinderung durch einen Tumor, überhaupt jede Neubildung und deren Folgen, die mit einer Arznei aller Wahrscheinlichkeit nicht zu beheben sind, sind Gründe, den Patienten an den Chirurgen zu überweisen.

Ebenfalls außerhalb der Reichweite arzneilicher Therapie sind Frakturen, Verletzungen der Weichteile, Luxationen, geburtshilfliche Probleme, die nicht durch die dynamische Aktion der homöopathischen Mittel behoben werden können. Dennoch ist es ebenso Tatsache, dass viele Fälle, die allem Anschein nach in die Chirurgie gehören, sich durch Gabe einer Arznei lösen lassen.

Es ist nicht ganz einfach, die Grenzen der inneren Medizin und der Chirurgie gegeneinander abzustecken. Dazu braucht es große Erfahrung und einen guten »klinischen Blick«. Wie häufig sündigt man nicht durch Nachlässigkeit oder überstürztes Handeln!

Wir wollen uns hier nicht so sehr mit den eindeutig chirurgischen Fällen aufhalten. Interessanter für uns sind die Fälle, die erst internistisch sind und erst im nachhinein chirurgisch werden, aus verschiedenen Gründen:

❶ Anwachsen der Pathologie bis zu einem Ausmaß, dass auch die bestgewählte Arznei nicht mehr in der Lage ist, die Rückkehr zur Normalität anzuregen, entweder aus Nachlässigkeit des Patienten, der zu spät den Arzt aufsucht, oder aufgrund der Wirkungslosigkeit und mangelnden Indikation der gegebenen Arzneien.

❷ Unfähigkeit der Vis medicatrix, angemessen auf die indizierte Arznei zu reagieren, mit der Folge, dass die chirurgische Intervention als einziger Ausweg bleibt. Ursache kann sein eine Schwächung des Patienten infolge der Krankheit selbst oder infolge therapeutischer oder diätetischer Fehler. Oder auch eine physiologische Energiearmut des Organismus, die eine regelrechte Reaktion auf die Arznei unmöglich macht. Oder die miasmatische Situation ist zu verfahren.

❸ Anwachsen der Pathologie oder pathologischer Formationen, die den Arzt zwingen, zur Chirurgie zu greifen, um das Problem entweder zu lösen oder doch zu lindern. Das kann sogar das Ergebnis der weisen Voraussicht der Lebenskraft selbst sein, die nämlich die Eliminierung eines pathologischen Produkts schon vorbildet und dem Arzt quasi sagt, was er zu tun hat. Auf der anderen Seite können aber auch nutzlose oder irrtümliche Anstrengungen einer verzweifelten Lebenskraft der Grund für die degenerative Pathologie sein, oder die Impotenz der Organe selber.

- Als Beispiel für die erste Gruppe dieser Syndrome, die die Überweisung zum Chirurgen erfordern, sei eine Blinddarmentzündung genannt, die nicht rechtzeitig diagnostiziert wird, nicht rechtzeitig oder falsch behandelt wird, und nun kurz vor dem Durchbruch steht. Oder eine strangulierte Hernie, die zuvor mehrere Male durch Arzneiwirkung sich reponieren ließ, jetzt aber Chirurgie unumgänglich macht. Oder die Luxation eines Wirbelkörpers mit all ihren zu erwartenden Auswirkungen auf die Nachbarwirbel: hier braucht es einfach mechanische Reposition.
- Zum zweiten Typ gehört beispielsweise eine übertragene Schwangerschaft mit ausgesprochener Schwäche des Uterus und Indikation zum Kaiserschnitt. Ein Stein, der nicht ausgestoßen wird und Schmerzen und Komplikationen verursacht. Eine unvollständige Lösung der Plazenta mit gefährlicher Massenblutung macht einen manuellen Eingriff erforderlich, wenn die gegebenen Arzneien nicht schleunigst Wirkung zeigen. Hier ist die Chirurgie die logische Alternative. Das dominante Miasma verhindert die Entwicklung der nötigen Tonizität oder lässt den Geburtskanal verkrampfen, die Lebenskraft reagiert nicht oder hat die nötigen Impulse nicht erhalten.
- Für die dritte Gruppe bringen wir Beispiele aus unserer klinischen Erfahrung: ein Leberabszess mit weit reichender Symptomatik, der zwar diagnostiziert, aber nicht homöopathisch behandelt worden war. Eine Arznei wird gegeben. Der Patient reagiert gut auf geistiger und körperlicher Ebene, man denkt schon an Heilung. Dann plötzliche Wendung, dem Patienten geht es schlechter, er verliert Gewicht. Der Abszess wird exstirpiert, und der Patient ist vollkommen wiederhergestellt. Hier war der Abszess das Endprodukt der Krankheit. Die Lebenskraft war in der Lage, ihn zu isolieren und zu eliminieren, scheiterte jedoch beim Versuch, ihn zu resorbieren. Hier musste nachgeholfen werden.

Fallbeispiel

Ein Patient mit akuter Schwellung über der rechten Niere. Ein paar Jahre vorher eine Hodentuberkulose. Eine konstitutionelle Arznei wurde gegeben. Die Symptomentotalität, auf die hin verschrieben wurde, verschwindet langsam, aber sicher. Plötzlich tritt dieser Schmerz im rechten Nierenlager auf. Im Laufe mehrerer Tage leidet der Patient, der schon von allen körperlichen und psychischen Symptomen befreit war, unter stärksten Schmerzen und einer heftigen Eiterung von innen nach außen, die zwei Wochen braucht, um sich vollständig zu resorbieren. Danach vollständige Wiederherstellung des Patienten.

Fallbeispiel

Eine Frau mit Krebs der linken Brust. Sie widersetzt sich der Operation trotz bedeutender Anzeichen einer karzinogenen Toxämie, trotz Abmagerung und entsprechender Begleitsymptomatik. Unter homöopathischer Behandlung Besserung des Allgemeinzustandes und des psychischen Bildes der Patientin. Die Tumorbildung geht aber weiter, mit allen Zeichen eines Adenokarzinoms, aber minimalen lokalen Beschwerden, abgesehen von dem abstoßenden Anblick, den die hämorrhagische Masse bietet. Der Tumor wächst und ist schließlich deutlich vom umgebenden Gewebe abgegrenzt, der Patientin selbst geht es gut. Jetzt ist der Moment gekommen für die Operation. Es ist, als habe die Natur einen Müllsack vor die Tür gelegt und warte darauf, dass ihn jemand mitnimmt. Der Operateur befolgt nur die Anweisungen der Natur. Nach lokaler Intervention geht es der Patientin schnell besser und sie lebt in anscheinender Gesundheit.

Bis wohin aber können wir hoffen, die Reaktionen der Lebenskraft auch richtig zu deuten? Wie lange warten wir? Wie groß ist das Risiko, zu früh oder zu spät einzugreifen? Man erinnere sich nur der Worte Hahnemanns: Einsehen, was an jedem einzelnen Krankheitsfalle insbesondere zu heilen ist! Wir wollen uns jetzt beschäftigen mit dem Unterschied zwischen **Hilfsmitteln** und **Arzneien** in der Homöopathie.

▷ Eine **Arznei** ist, wie weiter oben schon dargestellt, das nach dem Gesetz der Ähnlichkeit für eine Gruppe von Symptomen des Kranken indizierte Mittel. Diese Symptomengruppe repräsentiert die Charakteristik der aktuellen Pathologie und findet sich in sehr ähnlicher Form im Arzneibild des Mittels. Das Mittel wird in einer Potenz verschrieben, die der Ebene entspricht, auf der der Patient leidet und gemäß seiner Vitalität und Reaktionsfähigkeit. All das basiert auf genauester klinischer Beobachtung. Therapieziel ist Heilung.

▷ Ein **Hilfsmittel** ist eine Substanz oder ein Verfahren, die mit dem Ziel gegeben wird, zu bessern, zu lindern, abzuschwächen, wenn die Indikation für eine Arznei nicht gegeben ist.

▷ Demzufolge besteht für den Arzt kein Grund, ein Hilfsmittel einzusetzen, wenn er eine Arznei geben kann!

Die meisten Ärzte haben weder die Möglichkeit noch das Wissen, angemessen und korrekt alle Arzneien und Medikamente zu verabreichen, die in allen Fällen notwendig wären. Das wäre auch eine übermenschliche Forderung. Und obwohl wir natürlich aufgerufen sind, unsere Kenntnisse jeden Tag ein wenig zu erweitern, die Vielfalt menschlichen Leids, die schiere Masse der Krankheiten zwingt zu Kompromissen, die im wesentlichen auf diesen Unterschied zwischen Arznei und Hilfsmittel hinauslaufen. Deswegen muss der Arzt seine Kenntnis der Arzneien vertiefen, wie er nur kann, er muss aber auch die Hilfsmittel anderer Natur zu gebrauchen wissen. Der Chirurg oder der Notfallmediziner muss sich sicher weit besser noch mit den Hilfsmitteln auskennen als unsereiner, sollte aber auch über eine ausreichende Arzneikenntnis verfügen.

Die Hilfsmittel, die der Homöopath verwendet, sind nicht immer die gleichen, die auch der Allopath gebraucht; einige sind einfach unnötig, andere für den homöopathisch behandelten Patienten eindeutig von Nachteil. Die Beispiele dafür sind zahllos. **Fieber** z. B. wird immer noch in den meisten Fällen bekämpft vom Allopathen, vom Homöopathen dagegen respektiert und in der homöopathischen Behandlung fast erwünscht und in der Mehrzahl der Fälle als Ausweis des Kampfes gesehen, den der Organismus gegen die Krankheit unternimmt. Der Homöopath wird abwarten und am Fieberverlauf die Entwicklung des Krankheitsprozesses abschätzen können. In vielen Fällen ist ein anhaltend hohes Fieber nach Gabe der angezeigten Arznei ein günstiges Zeichen, und jede Behandlung, die sich nur gegen das Fieber richtete, wäre kontraproduktiv mit entsprechend enttäuschendem Therapieverlauf. So werden auch Schmerzen nicht als alleiniges Behandlungsziel gesehen, auch, wenn sie für den Patienten das sein mögen, was am meisten belastet. Nur in außergewöhnlichen Fällen, wenn der Patient die Schmerzen kaum noch aushält, werden wir ein linderndes Medikament verschreiben. Der Schmerz, so belastend er für den Patienten auch ist, ist für den Arzt ein Leitsymptom im wahrsten Sinne des Wortes, es leitet ihn bei Diagnose und Therapie. Die verschiedenen Schmerzmodalitäten sind außerordentlich charakteristisch für den Patienten und wichtig für die Wahl der Arznei.

In jedem Fall müssen wir Augen und Ohren offen halten, dürfen uns nicht mit dem zufrieden geben, was Angehörige oder der Patient selber von sich geben, sondern müssen beobachten, bewerten, hingucken. Auch die telefonische Konsultation, die so in Mode kommt, ist ein Unding, wenn auch scheinbar für den Patienten sehr bequem. Aber uns entgeht einfach viel zu viel an Informationen.

Der **Blutdruck** ist auch so eine Sache, die den Allopathen vom Homöopathen unterscheidet. Für diesen ist die Frage, ob der Druck hoch oder niedrig ist, von untergeordneter Bedeutung. Der absolute Druckwert wird erst zum Symptom wenn die Allgemeinsymptome, insbesondere die Geistes- und Gemütssymptome Gefahr im Verzuge anzeigen. Ich erinnere mich an einen Fall, wo eine Patientin sich in einem allopathischen Krankenhaus befand mit Eklampsie und bedeutender Albuminurie, und, da sie ihr Leben in Gefahr wähnte, darum bat, man möge ihren Hausarzt, einen Homöopathen, hinzuziehen. Der kam, und während er die Symptome aufnahm und die Arznei ermittelte, ließ er die Kranke ein Glas Orangensaft mit einigen Eiklars darin schlürfen, zur Bestürzung der anwesenden Ärzte. Dann gab er die angezeigte Arznei und löste den Fall.

Ganz egal, was wir nun anwenden, ob Arznei, Hilfsmittel oder Chirurgie, auf Misserfolge müssen wir immer gefasst sein, es gibt keinen Arzt, der da eine Ausnahme darstellte.

Bei diphtherischen Zuständen, bei starken Blutungen, bei fast allen medizinischen Notfällen, sind die charakteristischen Symptome in der Regel sehr deutlich und die Arzneifindung nicht allzu schwer, was uns erlaubt, Medikamente zu vermeiden, die meistens nur palliativ wirken und den Fall unnötig in die Länge ziehen. Das heißt aber wohlgemerkt nicht, dass Medikamente der Schulmedizin nicht dann und wann ihren Platz hätten.

Fanatismus in der einen wie der anderen Richtung ist immer verkehrt.

4.33 Homöopathie und medizinische Fachgebiete

Die Homöopathie ist eine ganzheitliche Medizin, Spezialisierungen innerhalb der Homöopathie sind also ein Widerspruch in sich. Denn auch wenn sich Symptome in einer bestimmten Region konzentrieren, in einem bestimmten Fachgebiet sozusagen, muss klar sein, dass der ganze Organismus krank ist. Deshalb muss eine Arznei gefunden werden, die nicht nur die hauptsächliche oder augenfälligste äußere Manifestation des Leidens abdeckt, sondern auch die Begleitsymptome einer ganz anderen Region, die Geistes- und Gemütssymptome, die so häufig als erste auf einen Krankheitsprozess hinweisen.

Dennoch ist in der Homöopathie häufig von **Organmitteln** die Rede, und es hat sich gezeigt, dass bestimmte Arzneien eine besondere Beziehung zu bestimmten Organen, eine so genannte **Organotropie,** aufweisen. Im Repertorium finden sich dafür genügend Hinweise.

> Nicht einen Moment lang sollte uns das zum Glauben verleiten, es könne ein Organ allein krank sein und der ganze Rest gesund. Zwar kann sich der pathologische Prozess am deutlichsten am Auge, am Ohr, am Magen usw. zeigen, dennoch wissen wir, und weiß auch die allopathische Pathologie im Prinzip, dass Krankheit in ihrer Aktivität immer systemisch ist und lokal nur in der Läsion.

Homöopathische Fachgebiete machen also nur insofern Sinn, als einzelne Regionen des Körpers vielleicht genauer studiert werden, Symptome dieser Region mit größerer Detailgenauigkeit erhoben werden, ein Vorteil, der aber sofort wieder zum Nachteil gerät, wenn man anschließend nicht die Verbindung zu den Allgemeinsymptomen herstellt, die den Lokalsymptomen übergeordnet sind.

Wir haben schon öfter darauf hingewiesen, dass in akuten Fällen und in Fällen miasmatischer Exazerbation die Notwendigkeit besteht, auf die auffallenden Symptome hin zu verschreiben, ohne dabei den rechten Hahnemannschen Weg verlassen zu müssen. Das ist der Fall, wenn die auffallenden Symptome das Heute des Patienten bzw. die letzte Schicht der Pathologie bilden, die, wie wir wissen, nur eine ist und sich von den vorausgegangenen Phasen weiterentwickelt, solange, bis die Beschwerden für den Patienten so offensichtlich und dringend werden, dass er den Arzt aufsucht. Das ist das Heute, das wir begreifen müssen für eine gute Verschreibung. Wenn dieses Heute nun aufgespannt ist zwischen sehr auffallenden Symptomen, die die ganze Aufmerksamkeit des Patienten gefangen nehmen, ist es nur logisch, wenn wir sie in der Hauptsache berücksichtigen. Anschließend werden notwendig Symptome und Manifestationen der Pathologie auftreten, die früheren Etappen zugehören, die wir mit einem anderen Mittel abdecken werden in Übereinstimmung mit dem Gesetz der Heilung und mit den Kräften und Möglichkeiten der Lebenskraft.

> In jedem Falle aber verschreiben wir nicht für einen Teil des Organismus, sondern für die Symptomentotalität. Für einzelne Symptome zu verschreiben ist nur erlaubt, wenn deren Intensität für den Patienten unerträglich ist oder gar sein Leben in Gefahr bringt.

Nehmen wir ein Problem im Urogenitalbereich. Um eine Zystitis oder eine Urethritis herum werden sich eine ganze Reihe von Begleitsymptomen finden lassen, die uns die Erstellung eines Symptomenbildes erlauben. Die Arzneimittellehren und folglich auch die Repertorien sind gespickt mit Lokalsymptomen, die die Auffindung spezifischer Arzneien für das akute lokale oder regionale Symptomenbild ermöglichen. Für das Urogenitalsystem haben wir folglich zahllose Symptome, wie das Gefühl einer Kugel in der Blase, Blasensteine, Blasenkatarrh in allen Stadien, verschiedene Sedimentformen, Kältegefühl, Leeregefühl, Schweregefühl, Völlegefühl, Empfindungslosigkeit der Blase, Angstgefühl im Unterbauch, Pulsationen. Die Miktion mit ihren verschiedenen Variationen, schwach, in Tropfen, in starkem oder schwachem Strahl, verschiedene Tageszeiten, geteilter Harnstrahl, pendelnder Harnstrahl etc. Oder die verschiedenen Schmerzcharaktere, die im Repertorium so ausführlich und variantenreich vorhanden sind, dass der Arzt mit größter Präzision die Arznei auswählen kann, die all die lokalen Besonderheiten des Patienten deckt, um die Intensität dieses lokalen Symptomenbildes zu lindern. Stellen wir uns einen alten Prostatiker vor, der sich wegen seiner Harnretention und all der Begleitbeschwerden Sorgen macht. Oder die vielen Kinder mit ihren nächtlichen Ohrenschmerzen: die Seite ist wichtig, die Art des Schmerzes, ob ständig oder anfallsartig, das Verhalten, das Vorliegen einer Schwellung, Berührungsempfindlichkeit, Rötung usw. So können uns alle lokalen Affektionen mit größtmöglicher Präzision zur indizierten Arznei führen, die Allgemeinsymptome jedoch, der Charakter des Kindes, der in solchen Fällen akut und klar herauskommt, lassen uns die Lokalsymptome viel besser nutzen, und erst diese Mischung macht die Symptomentotalität des akuten Falles aus.

Haben wir eine heftige Metrorrhagie zu behandeln, liefert uns die Materia Medica alles, was wir brauchen. Nehmen wir an, die Blutung sei reichlich, andauernd und sehr schwächend, und schon können wir ein Mittel für diese auffallenden Symptome finden. Ist das Blut sehr dunkel, sind Koagel darin, und ist die Kranke sehr reizbar, können wir an *Chamomilla* denken z. B. und ein Stoppen der Blutung damit erreichen. In diesem Fall aber wie in allen ähnlich gelagerten richte man sich drauf ein, anschließend den Fall neu aufzunehmen unter Berücksichtigung aller früheren Episoden, denn, wie Hahnemann im § 176 sagt, sind die Symptome, die wir neutralisiert haben, nur ein Teil der Krankheit. Sie sind fast immer ein »Auflodern« des latenten Miasmas, dessen komplettes Manifestationsmuster wir in allem aufdecken müssen, vor allem hinsichtlich dessen, was der Patient vor dem akuten Ereignis an Krankheitsepisoden aufwies. Die Unterdrückung des Auflodern des Miasmas lässt dieses in seine frühere Form zurückkehren oder bald danach in ganz ähnlicher Form wieder exazerbieren.

Die Repertorien sind hier wunderbare Präzisionsinstrumente. In ihnen finden wir jede nur denkbare Empfindung, jedes Lokalsymptom wieder, und mit ihrer Hilfe können wir akute Zustände in der Regel rasch zu vollster Zufriedenheit lösen.

Wir müssen natürlich mit dem Repertorium umgehen lernen, um alle seine Feinheiten ausschöpfen zu können. Noch einmal zurück zum Blasenbeispiel: Suchen wir einfach das Symptom Harndrang (urging) auf, sehen wir, dass es häufigen oder ständigen Drang gibt, Drang morgens, beim Aufstehen oder beim Hinlegen, Drang mittags, Drang tagsüber, abends, nachts, Tag und Nacht, Drang mit Ängstlichkeit, Drang bei Berührung des Bauches, Drang während des Frostes, Drang bei gefüllter Blase und Abgang von nur einigen Tropfen, Drang bei Fieber oder nach Fieber, bei Bewegung, Drang ohne Ergebnis, aber mit Schmerzen, plötzlicher, imperativer Drang usw. Man sieht, dass schon eine Modalität dabei sein wird, die das trifft, was der Patient beschreibt.

In diesen Fällen hat der Homöopath also die Möglichkeit, mit einer Arznei den aktuellen, akuten regionalen Symptomenrahmen zu decken und Linderung zu verschaffen. Dass wir uns aber recht verstehen: das ist erst der Anfang einer Therapie!

4.34 Überlegungen zur Frage der Impfungen

Impfungen halten einige für homöopathisch, weil sie irgendetwas mit Ähnlichkeit zu tun hätten. Schließlich verwendet man ja den Krankheitserreger, um damit die Produktion von »Antikörpern« anzuregen.

Bis zu einem gewissen Grad bestätigen Impfungen tatsächlich das Heilgesetz, das da lautet: Ähnliches wird mit Ähnlichem geheilt.

▶ Dennoch haben Impfungen mit Homöopathie nichts zu tun.

Der immunologische Prozess, um den es geht, bewegt sich ausschließlich auf zellularer und molekularer Ebene. Biodynamische Prozesse spielen keine Rolle.

Um homöopathisch zu sein, müssten die Impfstoffe strikt individualisiert verabreicht werden. Sie dürften nicht spezifisch für eine Krankheit sein, sondern spezifisch für ein Individuum.

Außerdem entsprechen sie nicht all den anderen Anforderungen der Hahnemannschen Methode (Arzneiprüfung, Überlegungen zu Konstitution und Miasma etc.).

Auf der anderen Seite wirkt die wahrhaft homöopathische Arznei, nach der klinischen Erfahrung sämtlicher Homöopathen, als Stimulus der natürlichen Abwehrreaktionen, macht also das, was man von einer Impfung erwarten würde.

Es lässt sich innerhalb der Allopathie zeigen, dass Impfungen einen Großteil akuter und gefährlicher Krankheiten verhüten können. Solche Krankheiten haben in der Homöopathie, die mehr auf die Behandlung des Terrains zielt, allerdings einen anderen Stellenwert. Sie stellen in der Mehrzahl der Fälle Ausscheidungskrisen dar vor dem Hintergrund angeborener oder erworbener Morbidität. Und schließlich sind auch die Impfstoffe nicht frei von Risiken und Nebenwirkungen.

Mit dem schuldigen Respekt gegenüber jeder wissenschaftlichen Heilmethode sind wir der Ansicht, dass Impfungen in Populationen, die

keinen Zugang zur Homöopathie haben, durchaus Sinn machen, um potentiell tödliche Krankheiten zu vermeiden.
Personen in homöopathischer Behandlung können freilich den vorbeugenden Wirkungen der Arzneien vertrauen, einfach aufgrund der individuellen Wirkung derselben auf die eigene Lebenskraft.
Die Regierungen erhoffen von der offiziellen Medizin den größtmöglichen Beitrag zur Gesundheitsvorsorge. Im Rahmen des wissenschaftlich Vertretbaren versucht die Medizin diesem grundlegenden Interesse an der Volksgesundheit zu entsprechen.
Erfolge und Niederlagen auf dem Gebiet der Vorsorge sollten zu besserem Verständnis und zu einer möglichen Ergänzung der verschiedenen therapeutischen Verfahren führen.
Wir wissen nur zu gut, dass impfkritische Äußerungen mit allgemeinem Entsetzen aufgenommen werden. »Dank der Impfungen ist jetzt ein Haufen Seuchen ausgerottet, und da wollen welche herumkritteln?«
Das ist verständlich. Allerdings sehen die Befürworter von Impfungen nur die unmittelbaren Ergebnisse, sie verschließen die Augen vor den Spätfolgen. Was ist denn das Hauptproblem der Menschheit, von einem ganz praktischen Gesichtspunkt aus gesehen? Hunger, Nahrungsmangel, Überbevölkerung! Man wende nicht ein, dass es Hungerleider zu allen Zeiten gegeben habe. Die Realität ist doch, dass im Weltmaßstab die Möglichkeiten immer geringer werden, an die Sorte Nahrung zu kommen, die man braucht. Nur eine winzige Minderheit kann sich erlauben, das zu essen, was sie will, weil sie schlicht die ökonomischen Mittel dazu hat.
Warum gibt es Überbevölkerung? Wegen der gestiegenen Lebenserwartung vielleicht? Menschen, die wirklich alt werden, waren immer in der Minderheit und sind es heute nicht weniger.
Die institutionalisierte Medizin lässt heute viele Patienten überleben, die noch vor kurzem zum Tode verurteilt worden wären. Das ist für diese Leute natürlich ein Fortschritt. All die Hinfälligen, die nun weiterleben, all diese Menschenkopien, die auf den Intensivstationen dahinvegetieren. Bis zu welchem Grad können sie wirklich ihren Platz in der Gesellschaft wieder einnehmen? Und wenn sie es können, kämen sie dahin ohne den Einsatz superteurer Apparate in Krankenhäusern, die mehr oder weniger den Reichen vorbehalten sind oder doch den wenigen auf der Welt, die über ein soziales Sicherungsnetz verfügen?
Von den Tausenden von Organtransplantationen, wie viel sind davon wirklich erfolgreich? Wie oft stirbt nach einer Nierentransplantation der Patient trotz gelungener Operation? Wie häufig der Spender an einem unvorhergesehenen Leiden? Wieviele Schrittmacher werden unnötig eingepflanzt und lassen das Individuum sich obendrein noch für invalide halten? Wie viele Eingriffe überhaupt sind wirklich nötig oder erfolgreich? Man wird uns zähnefletschend entgegenhalten, dass dank all dieser Techniken viele Menschen »überleben«, und dass wir die ersten wären, die auf Knien angerutscht kämen... Aber LEBEN diese Patienten denn? Was ist denn mit all den Millionen Kranken, um die sich die Medizin mit einem Feuereifer kümmert, der eigentlich nur verschleiern soll, dass sie sie nicht heilen kann? Was ist mit all den Patienten, die nur in ihrem Egoismus bestätigt werden, damit sie nicht sehen, wie wenig eigentlich für sie getan werden kann? Wir aber machen weiter mit alledem, weil wir das für barmherzig halten. Der Großteil der so genannten Erfolge der Medizin ist ohnehin der Chirurgie zuzuschreiben, die eigentlich nicht Medizin im Wortsinne ist, obwohl man das immer wieder durcheinander bringt.
Weiter: wie viele Kinder werden nicht geradezu auf die Welt »geprügelt« zum ganzen Stolz der Mediziner? Auch wenn das Kind dann später stirbt, chronische Schäden davonträgt oder gar ewig geistig behindert bleibt? Drohender Abgang...monatelange Bettruhe der Mutter...Behandlung, Cerclage, Sectio usw. Warum hören wir nicht auf die Natur, warum respektieren wir sie nicht, war-

um helfen wir ihr nicht, damit ein neuer Mensch geboren wird, der auch wirklich alles mitbringt zum Glücklichsein?

Tumoren werden entfernt und bestrahlt mit einer Erfolgsquote, »die Operateure und Behandler zufriedenstellt.« Wie viel mehr Krebse, die nicht so »behandelt« werden, heilen von selbst, wieviele nicht operierte, nicht bestrahlte Patienten leben länger als ihre behandelten Leidensgenossen? Des Arztes höchster und einziger Beruf ist, kranke Menschen gesund zu machen, was man Heilen nennt, sagt Hahnemann...

Zurück zum Thema: Wen retten die Impfungen, wenn sie denn jemanden retten? Diejenigen, die sterben würden (uns selbst eingeschlossen). Und wer würde sterben? Vom Standpunkt der Natur gesehen: derjenige, der nicht lebensfähig ist. Eine solche Lebensfähigkeit betrifft die Gesamtheit des Wesens oder wenigstens den größten Teil, sie betrifft ebenso gut das Verhältnis zu den anderen, den Nutzen für die Mitwelt, den konstruktiven Beitrag zur Entwicklung, kurz, die Tauglichkeit zum Leben.

Eine Medizin ohne Grundsätze, die nur auf unmittelbare Erfolge sieht, hat mit Transzendenz natürlich nichts am Hut, sie konzentriert sich auf das Materielle. Ontologie, die Zukunft der Menschheit, das Erbgut, das interessiert sie nicht. Nur der schnelle Erfolg zählt, und so erzählt man den Leuten, man »habe alles getan, was in unserer Macht stand.« Die Resultate sind zwar jämmerlich, aber immerhin hat man sich an die Regeln gehalten. Was für eine enorme Verantwortung haben wir Ärzte nicht, die wir dies alles wissen und doch gleichzeitig immer wieder so handeln? Der Sinn dieser Überlegungen ist, uns bewusst zu machen, wie es sein sollte! Im tiefsten Herzen wünscht doch jeder Arzt, das Beste zu geben, seinen Patienten zu retten, trotz aller Fehlbarkeit eigenen Wissens und Könnens. Wir sollten uns aber bewusst machen oder zumindest einmal darüber nachdenken, dass Impfungen nur diejenigen retten, die ohne sie gestorben wären, und die nun weiterleben mit dieser Lebensschwäche, dieser Destruktivität, die sie in der ein oder anderen Form weitergeben und verbreiten werden: in Form angeborener Krankheitsdisposition an ihre Kinder, in Form von Erfindung oder Anwendung tödlicher Waffen, Aufstellung destruktiver, anarchischer, unmenschlicher oder »übermenschlicher« Systeme oder »Philosophien«, in Gestalt widernatürlicher »Kunstwerke«, in der Neigung zum Terrorismus, zum Drogenhandel, zum Verbrechen.

Etwas vom pathologischen Bodensatz, der mit der akuten Krankheit ausgeschieden werden soll, bleibt als Krankheitspotenz zurück, wenn es zur Akutkrankheit infolge der Impfung nicht kommen kann. Sie gedeiht unter dem Einfluss der Miasmen und trägt Früchte, Früchte, die dann nicht mehr auf der Haut oder an den Organen reifen, wie es die Natur vorgesehen hat, sondern in der Psyche, in der Seele, in der die Pathologie am grausamsten und zerstörerischsten wütet.

4.35 Klinischer Fall: Die Miasmenlehre als Basis der Diagnostik
Von Mecislao Solvey, Buenos Aires

Der folgende Fall zeichnet sich dadurch aus, dass im Laufe der Behandlung ein seltsames und isoliertes Symptom auftrat, das nicht mit der miasmatischen Grundstruktur der Patientin im Einklang stand. Der ausschließlich miasmatische Ansatz, der für dieses Symptom gefunden werden konnte, veränderte das Leben der Patientin von Grund auf.

- Es geht um eine recht kopflastige 26-jährige Frau, deren geistige Entwicklung deutlich konstrastiert mit einer eher zerbrechlichen Erscheinung.

Ihre Eltern trennten sich, als sie 14 Jahre alt war, und das Fehlen einer Vaterfigur – der Vater war übrigens schon lange vor der Scheidung der deutlich schwächere Teil der Ehe –, prägte sich der Entwicklung der Patientin deutlich auf. Es entstand eine umso engere

Bindung an die Mutter, mit der die Patientin noch zusammenlebt.

Sie ist überempfindlich auf eine ganze Reihe von Dingen, materielle Reize ebenso wie psychische. Sie ist extrem mitleidig, hat eine lebhafte Vorstellungskraft, leichte Auffassungsgabe, große psychische Energiereserven bei gleichzeitigem Mangel an Lebenswärme und geringer physischer Widerstandsfähigkeit.

Jede Trennung von der Mutter, ob infolge einer Reise oder indirekt durch Aufbau einer Partnerschaft, rief schwerste Anginen hervor mit Bildung peritonsillärer Phlegmonen, die schließlich zur Exstirpation der Mandeln führten. Außerdem neigt die Pat. zu submaxillaren und zervikalen Lymphknotenschwellungen, sowie zu profusen, stinkenden Durchfällen. Diese Durchfälle treten zyklisch auf, wenn auch in unterschiedlichen Abständen, und nahezu jedes Mal ist eine psychische Mitbeteiligung auszumachen. Die Regelblutung ist reichlich, manchmal mit dunklem Blut und Koageln. Während der Pubertät habe die Pat. unter Regelschmerzen gelitten. Sie hat gelegentlich einen überreichlichen, dicken, weißlichen Ausfluss, der manchmal auch rieche, in jedem Fall aber die Schleimhaut reize mit Jucken und Brennen. Erhöhtes Schlafbedürfnis, mit sehr tiefem Schlaf, beim Wachwerden sei sie aber sofort munter. Ausgeprägte Einbildungskraft mit schnellen, manchmal stürmischen Bildvorstellungen, die die Pat. aber nicht stören. Häufig Palpitationen mit Angstgefühl, ohne weitere Modalität.

Infolge der erniedrigten sensuellen Reizschwelle reagiert die Patientin wie erwähnt exzessiv auch auf schwache Reize. Sie ist frostig und hochgradig kälteempfindlich, wird schnell müde, was sie nicht davon abhält, eine körperliche und geistige Aktivität an den Tag zu legen, mit der ihre körperlichen Reserven nicht Schritt halten können. Sie ist recht unternehmend, autoritär, manchmal zu dominierend, Widerspruch vertrage sie nicht immer. Mit Leuten kommt sie gut klar, sie hat viele Freunde. Ihre hohen Ansprüche führten allerdings immer wieder dazu, so genannte Freundschaften fallen zu lassen, die Lücke werde aber schnell wieder gefüllt.

Phasenweise Verlangen nach Süßigkeiten. Verlangen nach warmen Speisen und Getränken. Kutane Hyperästhesien der Oberschenkel, insbesondere nach homöopathischen Arzneien, ausgeprägtes Bedürfnis nach Gesellschaft. Ein gewisses Führungsbedürfnis mit gelegentlichem Dominanzverhalten, wir erwähnten es, überdeckt aber eine grundlegende Schüchternheit und Mangel an Selbstvertrauen.

Sie ist Ärztin, Psychiaterin, sehr enthusiastisch, sie liebt ihren Beruf. Sie ist sehr gefühlvoll, identifiziert sich mit ihren Kranken, fühlt sich schuldig, wenn sie ihnen nicht gerecht werden kann. Sie suche sich auch Patienten oder Patientengruppen, die eine Behandlung bräuchten, aber nicht bezahlen könnten. Diese behandle sie dann umsonst, was ihr eine besondere Befriedigung gebe. Sie heiratet mit 23, und schafft es endlich unter vielen Mühen, ihre Nabelschnur zu durchtrennen. Sie reagiert gut auf Phos. und Lyc., hat sehr gute Phasen danach, in Abständen kommen es aber immer wieder zu heftigen Ausscheidungsreaktionen, Weißfluss, Durchfällen, Schweiß, der rieche »wie ein Rehkitz«, so sagt es die Patientin wörtlich.

▷ Also ein eindeutig sykotisches Bild, das sich über einem psorischen Grund aufspannt (Mangel an Lebenswärme). In der symbolischen Darstellung, wie sie von Sanchez Ortega propagiert wird, würden wir die Pat. als 2–1 (3) beschreiben.

Diese numerische Darstellung der miasmatischen Situation scheint mir außerordentlich nützlich und wirkungsvoll. Mit einem Blick erhält man einen Eindruck vom Kranken. Das dritte Miasma steht hier in Klammern. Was heißt das? Es unterliegt keinem Zweifel, dass wir alle im Grunde dreimiasmatisch sind, in der Zeit, in der wir leben. Die zunehmende genetische Mischung, vor allem in den letzten Jahrzehnten, mit dieser enormen technologischen Beschleunigung, die ja fraglos ein zweischneidiges Schwert ist, die immer mehr zunehmende Aggressivität der Umwelt, in ökologischer wie in technologischer Hinsicht, die Konkurrenz im Kampf ums Überleben, dieser ständig wachsende Stress insbesondere des Großstadtmenschen, der zu allem Überfluss noch ständig von Radio und Fernsehen berieselt wird, all das schafft günstige Bedingungen für psychische Störungen, die dann ihrerseits wieder chronische Krankheiten oder die Hahnemannschen Miasmen fördern und verkomplizieren und ihren Teil an der zunehmenden Schwierigkeit der Behandlung solcher Störungen haben. Unter Behandlung verstehen wir Homöopathie, dass da keine Unklarheiten aufkommen, die Allopathie trägt mit ihrer Polypharmazie, der kleinen Chirurgie, den Impfungen, kurz, ihrer sykotisierenden Hiatrogenie, wesentlich zur Perennisierung der drei Miasmen bei.

Es tritt der Fall auf, dass das Miasma an dritter Stelle, in diesem Falle also nicht das dritte Miasma (Syphilis), sondern das, das an dritter Position steht im jeweiligen Patienten, keine Symptome macht. In solchen Fällen scheint es mir angebracht, es in Klammern zu setzen. Das soll nicht heißen, dass es nicht latent vorhanden ist, sondern nur, dass es im Augenblick nicht zutage tritt.

Jetzt kommt das wirklich Interessante an diesem Fall. Eines Tages erzählt mir die Patientin, sie verspüre ein Verlangen, »in ein Bauerndorf zu gehen, weit weg von dem täglichen Kampf und all dem beruflichen Stress.« Dies die Worte der Patientin, die sie mit einem tiefempfunden Ausdruck von Nostalgie und Sehnsucht von sich gibt.

Was mir an diesem Wunsch ins Auge springt, ist, dass er so gar nicht zu der enthusiastischen und anpackenden Art der Patientin passt. Sie arbeitet mit Leidenschaft in der Psychiatrie, engagiert sich für die Patienten, und plötzlich ist da etwas, was sie bedrückt. Ich bohre etwas nach und finde ein klares Bild von Furcht vor Wahnsinn, den die Patientin an anderer stelle auch deutlich zum Ausdruck bringt, als sie sagt, dass sie sich plötzlich von all dem Irrsinn, von dem sie täglich umgeben ist, aufgesogen fühlt. Schließlich verbringt sie den halben Tag in der stationären Psychiatrie, die andere Hälfte mit der Behandlung ambulant psychisch Kranker.

Ich erinnere mich an ein Symptom, das ich einmal im Kent gesehen hatte, das fast wörtlich die Wendung der Patientin wiedergibt: »Gesellschaft, Abneigung gegen; vermeidet den Anblick von Menschen: möchte von allen Leuten weg aufs Land.« Im Synthetischen Repertorium dasselbe Symptom ohne zusätzliche Arznei. Es sind zwei Mittel in der Rubrik, *Calc.* und *Elaps*, das heißt ein ausgesprochen psorisches und ein syphilitisches Mittel, wie alle Schlangengifte.

Wie ist dieses Verlangen der Patientin zu verstehen? Ist das eine einfache Müdigkeit, eine Erschöpfung der »Batterie«, dafür spräche der Mangel an Lebenswärme, dann wäre es ein psorisches Symptom und ließe an *Calc.* denken. In diesem Falle würde man das Symptom auch nicht separat nehmen, es hätte für sich kaum Relevanz.

Das ist aber nicht der Fall, weil nämlich diese plötzliche Furcht vor Wahnsinn bei einer Patientin, die viele Jahre und offensichtlich ohne Probleme in diesem Milieu sich bewegt hat, anzeigt, dass der Wandel in der Tiefe weit profunder ist als eine einfache »Urlaubsreife«. Die Furcht vor Wahnsinn ist an sich schon ein syphilitisch gefärbtes Symptom. Dazu kommt ein radikaler Sinneswandel, der ganz im Gegensatz zu dem steht, was die Patientin vorher bewegte. Ihr Verlangen nach Gesellschaft, ihre enthusiastisch-optimistische Auffassung von ihrer Arbeit, ihr Bedürfnis nach Kommunikation, danach, den Menschen zu helfen, hat sich ganz plötzlich verwandelt in Introversion, Rückzug, Verlangen nach Alleinsein. Wir haben es hier mit einem syphilitischen Auflodern vor hochgradig sykotischem Hintergrund zu tun. Im Verhältnis der Miasmen untereinander hat sich offenbar etwas getan, und dieses Symptom mit dem Rückzug aufs Land ist ein Alarmzeichen einer solchen miasmatischen Rotation. Wie fiele jetzt die numerische Darstellung aus? Ich glaube, es wäre verfrüht, von einer ausgesprochenen und faktischen Rotation zu sprechen, und statt 2-1 (3) jetzt 2-3-1 zu schreiben. Dafür reicht ein einziges Symptom kaum aus, so eindrucksvoll es auch sein mag. Nein, ich glaube, die Beschreibung als 2-1-3, also diesmal ohne Klammern, trifft den Sachverhalt besser, denn das dritte Miasma ist nicht mehr latent. Für solche Fälle scheint mir die Verwendung von Klammern deswegen so sinnvoll, weil sie es erlauben, solche Schattierungen noch darzustellen.

Dieses Symptom repräsentiert also nicht einen bereits stattgehabten Wechsel der miasmatischen Dominanz, es ist vielmehr ein Warnzeichen eines Auflodernes eines bis dato stummen, latenten Miasmas, und deswegen darf darüber nicht hinweggegangen werden. Ich verschreibe folglich *Elaps corallinus* in der C200, angesichts der Tatsache, dass die Homöopathizität dieses Mittels bei meiner Patientin auf nicht sehr starken Füßen steht. Was passiert? Hören wir die Patientin selbst: »Gestern habe ich Elaps 200 genommen, und heute geht es mir ziemlich schlecht. Ich schlaf den ganzen Tag. Der Schlaf ist wie eine Ohnmacht, ich hab das Gefühl, ich falle in einen tiefen Brunnen und will unbedingt aufwachen, aber kann nicht. Als ich dann aufwachte, hatte ich schrecklichen Durst und einen trockenen Mund, auch nachdem ich getrunken habe. Ich kann nichts essen, ich habe auch so ein Wärmegefühl im Magen und Durchfall. Überhaupt ist mir fürchterlich heiß, ich hab das Gefühl, ich kriege keine Luft zum Atmen. Nach kaltem Wasser ist das ein bisschen besser, dann aber ist mir kalt, und ich zittere vor Kälte und muss unter die Decke, obwohl es draußen 25° hat. Aber ich habe kein Fieber.«

Diese praktisch unmittelbare Verschlimmerung dauert zwei Nächte und zwei Tage (ich sage nicht zwei Tage und zwei Nächte, weil die Beschwerden nachts viel ausgeprägter sind).

Das Arzneimittelbild von *Elaps* ist veröffentlicht worden von Benoît-Mûre und später von Lippe. Es ist ein bisschen spärlich, sicher nicht vollständig, interessant ist aber, dass die orale Einnahme des dynamisierten Giftes der Schlange Symptome macht, die denen gleichen, die bei einem Biss dieser Schlange auftreten.

Bei der Patientin finden wir die Verschlimmerung beim Erwachen, die für Schlangengifte so typisch ist. Das Symptom »Fallen in einen tiefen Brunnen und extreme Schwierigkeit, zu erwachen« ist eine symbolische Darstellung des Todes. Die »schreckliche Hitze mit dem Gefühl, keine Luft zu bekommen«, die nach Kalttrinken weicht, wandelt sich anschließend in Kältezittern, so dass die Kranke sich in Decken hüllen muss, obwohl es draußen warm ist. Das entspricht dem Erstickungsgefühl und der Verschlimmerung durch kaltes Wasser von *Elaps*.

Natürlich kam mir der Verdacht, dass die Kranke eine Arzneiprüfung durchmache, was zwar nach einer C200 extrem selten ist, aber bei überempfindlichen Patienten nicht ausgeschlossen.

Der weitere Verlauf allerdings zeigt die Irrigkeit dieser Annahme. Wir wissen alle, dass eine homöopathische Arznei im Kranken nichts Neues fabrizieren kann, es bringt nur an die geistige oder körperliche Oberfläche, was im Organismus latent vorhanden ist. Das war hier zweifellos der Fall.

Nach der Erstverschlimmerung (schnell, heftig und kurz, also der ersten der 12 Kentschen Reaktionen entsprechend), die die gute Prognose schon andeutet, zeigen sich die ersten Früchte:

Einige Tage später erklärt die Patientin zu meiner Verblüffung, dass sie die Psychiatrie aufgeben werde und in der Geburtshilfe arbeiten wolle, wo sie gerne bei der seelischen Vorbereitung der Mütter auf die Geburt mithelfen möchte. Hier hat sich das negative, syphilitisch gefärbte Verlangen nach Alleinsein, seine Verantwortung abzugeben aus ausgesprochener Furcht vor Wahnsinn, gewandelt in ein tiefes Bedürfnis, sich von diesem Umfeld des Wahnsinns, dieses Vorzimmers zum Tode, zu entfernen und für den schöpferischsten Akt des Lebens, die Geburt, dazusein, um beizutragen, »dass psychisch gesunde Kinder auf die Welt kommen«, wie es die Patientin ausdrückt.

Ich glaube, dass dieser Fall eindrucksvoll die beiden Postulate bestätigt, die unseren Lehrern Paschero und Ortega so sehr am Herzen liegen: das erste, den Kranken zu verstehen, und das zweite die Notwendigkeit eines miasmatischen Ansatzes.

Ohne Verständnis für die Kranke wäre uns die Bedeutung des Symptoms »durch die Lappen« gegangen. Natürlich ist es fragwürdig und in den meisten Fällen gefährlich, auf ein einziges Symptom zu verschreiben. Man erinnere sich aber an die weisen Worte Margaret Tylers, die meinte, dass ein Symptom, wenn es denn ungewöhnlich und sonderlich ist, sehr wohl zu einer Verschreibung führen kann, wenn nämlich beim Studium der Arzneimittellehre einem eine ganze Menge anderer Symptome begegnen, die der Kranke zwar hat, die aber bisher der Aufmerksamkeit des Arztes entgangen waren.

Das war bei meiner Elaps-Patientin sicher nicht der Fall. Ein Arzneimittelbild von *Elaps* war beim besten Willen nicht zu erkennen. Der miasmatische Umgang mit dem Symptom gestattete mir jedoch, seine enorme Bedeutung zu erkennen. Der Fall illustriert meines achtens, wie wichtig es ist, über den Kranken nachzudenken und ihn synthetisch zu verstehen, und auch, dass eine Verschreibung, so homöopathisch sie sein mag, nicht Homöopathie in ihrer ganzen Fülle bedeutet, wenn sie eine korrekte und eingehende Bewertung des miasmatischen Terrains außer Acht lässt.

4.36 Klinischer Fall: Miasmenlehre und Eugenik
Von Angeles Carrera

Andres kommt in meine Sprechstunde am 7. März 1987, begleitet von seiner Mutter. Er ist ein junger Mann, in seinem Gesicht spiegelt sich sein ganzes Kranksein schon wider.

Er berichtet, man habe die Diagnose eines Morbus Behcet gestellt, einer Autoimmunkrankheit mit eher ungünstiger Prognose. Dies war vor sechs Jahren.

Zwei Gründe habe ich, diesen Fall hier vorzustellen: der eine ist die Entwicklung des Falles während zweier Jahre homöopathischer Behandlung mit Einzelmitteln, der andere ist ein unverhoffter eugenischer Aspekt, der während der Behandlung auftrat.

Andres ist erstes von fünf Geschwistern. Seine Eltern sind Lehrer, und der Junge musste die Abende eingeschlossen in einem Klassenraum verbringen, ohne spielen zu können. Häufige Anginen. Er entwickelt eine panische Angst vor Injektionen. Als Kind war er recht zurückhaltend und einzelgängerisch.

Mit 14 Jahren zog die Familie in die Stadt. Aus einem feuchtkalten Klima kam er hier in ein trocken kaltes.

Mit den Anginen ging es weiter, außerdem traten Furunkel auf, Akne auf der Brust und eingewachsene Großzehennägel.

Mit 19 ein Schädel-Hirn-Trauma bei einem Autounfall. Ein chirurgischer Eingriff erwies sich als nötig, er bekam Unmengen von Penicillin.

Mit 20 dann fing die aktuelle Problematik an, mit allen pathognomonischen Zeichen inklusive Meningismus und endokranialer Hypertonie, die als signa mali ominis gelten. Es folgt die klassische Behandlung mit Kortikoiden und Immunsuppressiva. Über drei Jahre persistieren beidseitige Knöchelulzera.

Mit 23 wurde die allopathische Behandlung abgebrochen, die Krankheit trat in eine Art Latenzstadium. Die Ulzera heilen unter einem speziellen Kompressionsverband ab. Er erhält eine pluralistisch-homöopathische Behandlung mit *Calc-f. D6, Sil. D6, Pyr., Anthr.* und *Psor.*, gleichzeitig gegeben.

Mit 26, einen Monat, bevor er zu mir kommt, sucht er den pluralistischen Homöopathen erneut auf wegen Sterilität, objektiviert durch Azoospermie. Die »Behandlung« besteht in *Hypophysinum C7, Agn-c. C5, Testosteronum C4* und *Sel. C4*. Die bis dato latente Grundkrankheit kommt daraufhin zurück, und der Patient zu mir.

Die Familienvorgeschichte bietet einen 60-jährigen Vater, der als ruhig und friedliebend geschildert wird (1) und an Krampfadern lei-

de (1). Der Großvater väterlicherseits sei an alkoholbedingter Leberzirrhose gestorben (I-III).
Die Mutter ist ebenfalls 60 Jahre alt, sie ist ausgesprochen paranoid (II-III) und geschwätzig (II). Andres sei ihr Liebling gewesen, es habe nie Widerworte gegeben. Auch sie leidet unter Krampfadern (I), außerdem unter einer Ovarialzyste. Der Großvater mütterlicherseits lebt und habe eine ähnliche Persönlichkeit wie seine Tochter (II-III). Die Großmutter mütterlicherseits sei mit 60 Jahren gestorben an den Folgen einer progressiven Paralyse (III).
Bei allen Geschwistern finde sich eine Neigung zu Akne und Furunkeln (III).

Betrachten wir die Symptome des Patienten bei seinem ersten Besuch:
- Phlebitis des rechten Beins (2)
- diffuser Kopfschmerz (1), mit Schweregefühl (1). Er sucht die Wärme, wenn er Kopfschmerzen habe und bedecke auch den Kopf (1). Manchmal habe er ein Gefühl von Eingeschrumpftsein in der rechten Kopfhälfte mit Photophobie (2). Wenn er müde ist oder es ihm nicht gut geht, sieht er weniger klar (1).
- Wunden heilen schwer und infizieren sich leicht (3)
- Weiße Flecken auf den Nägeln (1), rechts ein eingewachsener Großzehennagel (2);
- Nach Fisch- oder Fleischgenuss träten am Stamm kleine Pusteln auf (3);
- Er sei schon immer frostig gewesen (1); besonders trockene Kälte mache ihm zu schaffen (1);
- Immer schon habe er zehn bis zwölf Stunden Schlaf gebraucht (1), das sei besonders ausgeprägt, wenn es ihm nicht gut ginge, dann könne er den ganzen Morgen durchschlafen;
- Ein Geschwür am Hodensack, das mit Krusten bedeckt ist und darunter einen weißlichen Eiter absondert (3);

Was die Geistes- und Gemütsebene angeht, sagt er, er sei sehr sorgfältig (1,2) und perfektionistisch. Er sei reizbar (1), wenn er seinen Zeitplan nicht einhalten könne. Immer schon habe er alles vermieden, was mit Risiko oder Unsicherheit verbunden sei: vorsichtig (1). Er sei immer sehr vorausschauend. Angst vor Versagen, vor Misserfolg (2), er sagt wörtlich, das ist »der Grund von allem«. Seine Familie habe hohe Anforderungen gestellt, beide Eltern seien Lehrer.
Andres ist Agraringenieur, er arbeitet an der Universität. Käme es zum Streit, sei er eher gehemmt (1). Er sei leicht zerstreut (2). Es falle ihm schwer, konkret zu werden, außerdem sei er sehr unentschlossen (2). Mit der Mutter habe es nie Zank gegeben, schließlich habe er meistens nachgegeben.
Bei der Untersuchung finden sich eiternde Skrotalgeschwüre (3), Mundaphten (3) und ein entzündeter Venenstrang am rechten Bein (1,3). Über der akuten Phlebitis ist die Haut dunkler (2) und atrophisch (3), genau über beiden Innenknöcheln. Eingewachsene Nägel an beiden Großzehen (2).
Der Patient bringt Phlebographien mit, die eine totale Verlegung (2,3) der rechten Cava inferior mit dilatiertem Kollateralkreislauf zeigen. Ein Spermiogramm belegt die Azoospermie (1,3).

Fallbearbeitung nach der Erstanamnese

Geistes- und Gemütssymptome:
- Mangel an Selbstvertrauen (confidence, lack of) (I-III)
- Unentschlossen (irresolution) (II)
- Sorgfältig (conscentious) (I-II)
- Nachgiebig (yielding) (I)
- Zerstreut (absent minded) (II)

Allgemeinsymptome:
- < durch trockene Kälte (dry cold agg.) (I)
- Neigung zu Erkältung (tendency to take cold) (I)
- Wunden heilen langsam (injuries slow to heal) (I)
- > durch Schlaf (sleep amel.) (I)
- Schlaf, verlängert (sleep, prolonged) (I)

- Venenentzündung (inflammation blood vessels) (II)
- Abszesse (III) 7-1
- Geschwüre (ulcers) 6-II 3-III

Lokalsymptome:
- drückender Kopfschmerz, > durch Bedeckung des Kopfes (I)
- Photophobie (II)
- eingewachsener Zehennagel (ingrown toe nails) (II) 9-1
- Azoospermie (III) (I) 6-II 4-III

Diagnosen

Krankheitsdiagnose:
- Morbus Behçet

Syndromdiagnose:
- zirkulatorisches Syndrom mit Thrombophlebitis der unteren Extremität und Verschluss der rechten Cava inferior;
- immunologisches Syndrom: Neigung zu Eiterungen sowie pathognomonische Symptome der Krankheit;
- Syndrom im Kopfbereich: Kopfschmerzen;
- Syndrom im Schleimhautbereich: Geschwüre.

Miasmatische Diagnose:
Auf psorischem Untergrund Anhalt für psorisch-sykotische Symptomatik auf Geistes- und Gemütsebene sowie syphilitische Aktivität im körperlichen Bereich.

Ganzheitliche Diagnose:
26-jähriger Patient mit erblicher Belastung mütterlicherseits von (II-III) (I) und väterlicherseits von (I) (I-III).
Als Kind nur sykotische Beschwerden (rez. Anginen) (II). Charakterlich eher zurückgezogen und einzelgängerisch (I). Mit 14 Jahren Klimawechsel von feuchtkalt nach trockenkalt und Beginn der syphilitischen Manifestationen ausschließlich im somatischen Bereich (Eiterungen). Mit 19 Autounfall mit SHT, danach Ausbruch der aktuellen Krankheit mit großer Eiterungsneigung, Geschwüren und bedeutender Beeinträchtigung des AZ.

Die organischen Symptome sind hauptsächlich syphilitischer Natur, die funktionellen und mentalen psorischer oder sykotischer bzw. psoro-sykotischer Natur. Zwischen dem 23. und 26. Lebensjahr Latenz der Grundkrankheit. Erneuter Ausbruch nach Behandlung mit Komplexhomöopathie.
In prognostischer Hinsicht ist folgendes zu sehen: vom allopathischen Standpunkt aus ist die Krankheit chronisch und unheilbar und von schlechter Prognose, umso mehr, als sich zu Beginn Symptome eines Meningismus gezeigt hatten. Auch die relative Ausgedehntheit der Pathologie ist eher ungünstig. Die Analyse der Situation der Lebenskraft hellt die Prognose aber deutlich auf. Trotz syphilitischer erblicher Belastung beschränkt sich die Syphilis auf den körperlichen Bereich, und hier hauptsächlich mit ausscheidender Tendenz. Die psorischen und sykotischen Symptome der Gemütsebene sind relativ milde und stellen keine bedeutende Einschränkung für den Patienten dar. Die stabile Ehe des Patienten ebenso wie sein relativ problemloses Berufsleben sind weitere günstige Faktoren. Auch liegen die Intoxikationen durch allopathische Behandlung relativ lange zurück, zu größeren Unterdrückungen scheint es außerdem nicht gekommen zu sein. Außer der durch Kollateralen gut kompensierten Verlegung der unteren rechten Hohlvene liegt kein irreversibler Organschaden vor.

Individuelle Diagnose:
Das Leben des Patienten spielt sich ab auf einer Grundlage von Hemmung und Unsicherheit. Er war der Liebling der Mama, der er immer nachgegeben hat, auf der anderen Seite waren die intellektuellen Anforderungen, die man an ihn stellte, hoch. Seine Auflehnung gegen diese Situation wurde nie ausgelebt. Das Problem wurde hochakut, als er seine Universitätsstudien aufnahm.

Arzneidiagnose:
Therapieziel ist die Unterstützung des Patienten beim Aufbau von mehr Selbstvertrauen, einer besseren Durchsetzungsfähigkeit seiner Mutter gegenüber sowie allen Personen, mit

denen er im Laufe seines Lebens zusammentreffen mag, und die die ursprüngliche Mutter-Sohn-Thematik reproduzieren.

▷ Die Gabe sollte angesichts der sehr ernsthaften Pathologie klein beginnen und langsam ansteigen, je nach Entwicklung. Angesichts der besseren Steuerbarkeit sind LM-Potenzen hier der Kentschen Reihe vorzuziehen. Beginnen kann man mit der LM VI.

Was die indizierte Arznei angeht, repertorisierte ich zunächst die psorischen und sykotischen Geistes- und Gemütssymptome und die psorischen Allgemeinsymptome (→ *Puls.*). Diese Symptome ergeben *Silicea* als erstes Mittel, das alle Rubriken deckt. Die syphilitischen Symptome wurden nur zur Bestätigung gebraucht. Angesichts der häufigen Vermengung zweier Miasmen bei *Silicea* entschied ich mich für diese Arznei.

Verlauf:
Ohne alle Einzelheiten des Verlaufs erwähnen zu wollen, der sich über 2 Jahre erstreckt, nur soviel. *Silicea* blieb das einzige Mittel, ich steigerte langsam von der LM VI bis zur LM XXX.
Es kam zu einer bedeutenden unspezifischen Besserung des Allgemeinbefindens, einer größeren Arbeitsfähigkeit und Aktivität. Der entzündete Venenstrang verlagerte sich von der Wade zum Knöchel (Hering: *von oben nach unten*). Jucken in der alten Geschwürsnarbe über dem linken Innenknöchel. Nach drei Monaten kommt flüchtig ein altes Symptom zurück aus der Akutphase der Krankheit, nämlich ein entzündeter Venenstrang am rechten Arm, der von selbst ohne Komplikationen verschwand.
Guter Allgemeinzustand. Nach vier Monaten entleert sich aus der phlebitischen Schwellung am rechten Knöchel eine gelbliche Flüssigkeit (Hering: von innen nach außen). Bald danach erscheint ein abgegrenztes Ulkus über dem rechten Innenknöchel (altes Symptom, es war das letzte Geschwür, das auftrat). In diesem Jahr auch viele andere Symptome, Fieber und Frost, den letzten Winter überstand der Patient dann weit gesünder als gewöhnlich. Nach einem Jahr Behandlung, im Frühling 1988, nach *Silicea LM XVIII* verschwinden die Skrotalgeschwüre endgültig, seine Frau ist schwanger, das Knöchelgeschwür wird stärker (Hering: von den wichtigen zu den weniger wichtigen Organen...) Im Sommer '88 guter AZ, Auftreten eines Knöchelulkus links (altes Symptom). Gegenwärtig sind beide Ulzera noch vorhanden, als letztes Souvenir an die Krankheit. Unter der LM XXX werden sie langsam kleiner.

Zusammenfassung:

Es bleibt wenig zu sagen, der Fall spricht für sich selbst. Das Heringsche Gesetz ist schön zu beobachten in allen seinen Einzelheiten, alte Symptome kehren in der umgekehrten Reihenfolge ihres Auftretens zurück, die Krankheit entwickelt sich von oben nach unten, von innen nach außen, von den wichtigen Organen zu den weniger wichtigen.
Die hereditäre syphilitische Belastung ist deutlich.
Es schien zu Beginn, als würde die Natur auf diesem Wege unaufhaltsam fortschreiten. Im Laufe der Behandlung wurde aber deutlich, dass die Lebenskraft sehr wohl in der Lage ist, die Weiterentwicklung des ererbten Miasmas zu verhindern. In dem Moment, als das syphilitische Miasma »gezähmt« ist, wird der Patient von seinem Druck frei und kann ein Kind zeugen.
Dieser Fall zeigt noch einmal, wie wichtig es ist, die Gesetze der Natur zu kennen und zu respektieren. Jeder Versuch, mit der Brechstange zu therapieren, führt nur zur Verschlimmerung der Krankheit.
Auf der anderen Seite, gerade wenn man unter Schmerzen auf seine menschlichsten Sehnsüchte verzichtet hat, wird man im unerwartetsten Augenblick belohnt.
In der Sprache der Natur ist das Wort »unmöglich« nicht enthalten. Da lag eine reale Sterilität vor, objektivierbar durch wiederholte Spermiogramme, und wir dachten nicht

daran, dass diese vielleicht nicht definitiv wäre. Die Lebenskraft, die ganz dem Gesetz der Heilung folgte, grenzte das ererbte syphilitische Miasma so weit ein, trieb es so weit zurück, dass es unschädlich wurde, und in diesem Augenblick war der Weg frei für die Fortpflanzung. Ein völlig gesundes Mädchen wurde geboren, und der Patient selber konnte ein aktives normales Leben führen ohne eine andere Behinderung als die zwar kleiner werdenden, aber leider immer noch vorhandenen Geschwüre an den Knöcheln.

4.37 Klinischer Fall: Miasmatische Analyse der Symptome Von Dr. L. G. de Godinez

Im Rahmen der Klassischen Homöopathie und im Lichte der Miasmenlehre können wir den folgenden klinischen Fall analysieren: Siebenjähriges Mädchen, geht in die 2. Klasse. Erstkonsultation im Mai 75.

Familienvorgeschichte:
Mutter 27 Jahre, leidet z.Zt. unter einer eitrigen Salpingitis rechts. Pyelonephritis, Neurodermitis in der Vorgeschichte. Hysterisch, ungeduldig, verträgt keinen Widerspruch. Vater ebenfalls 27, hochmütig, starrsinnig, verträgt keinen Widerspruch, anspruchsvoll, verächtlich, wenig zärtlich, an familiären Problemen desinteressiert. Eine Schwester von vier Jahren, ein Bruder von eineinhalb Jahren, beide mit häufigen Halsentzündungen und grippalen Infekten.

Eigenanamnese:
Erstschwangerschaft der Mutter, Geburt zum errechneten Zeitpunkt, Atmung setzt nach 1-2 Minuten ein, nach Reanimation, neurologisch unauffällig. Nach 24 Stunden blutige Sekretion aus der Vagina, nach 72 Stunden Milchsekretion aus beiden Brustwarzen. Symptome verschwinden spontan. Anschließend normale psychomotorische Entwicklung. Zahnung unauffällig.
Schwangerschaft: Während der ersten vier Schwangerschaftsmonate habe die Mutter unter Ischialgie links gelitten, einen fötiden, gelblichen, wundmachenden, juckenden Ausfluss gehabt, der allopathisch behandelt worden sei. In den letzten Monaten Ödeme der oberen und unteren Extremität. Sie sei ängstlich gewesen, unruhig, habe verschiedene hysterische Wehwehchen gehabt, die durch die Untreue des Ehemanns noch verstärkt wurden. Die ersten drei Monate habe er von seinem Kind nichts wissen wollen und ihr nur Schwierigkeiten gemacht, dann habe er es akzeptiert. Als ihre Schwangerschaft offensichtlich wurde, habe er sie sitzen gelassen. Während des ersten Lebensjahres der Patientin gelegentliche profuse Durchfälle, rezidivierende Tonsillitiden ab dem Alter von 6 Monaten, behandelt mit Antibiotika in hohen Dosen. Allergien auf Eier, Fisch, Milch, die sich in juckenden Papeln am ganzen Körper äußert.

Der Grund für die Sprechstunde ist folgender: die Mutter ist über das Verhalten des Mädchens beunruhigt, vor allem in sexueller Hinsicht. Sie spiele hauptsächlich mit Jungen, küsse sie auch häufig. Mehrfach habe man sie überrascht, wie sie den Penis älterer Jungen manipuliert habe. Sie interessiere sich auffällig für Liebesszenen im Fernsehen oder in Zeitschriften. Kürzlich habe man sie dabei beobachtet, wie sie die Genitalien anderer Mädchen berührt habe und dabei einen Koitus imitiert habe. Die Mutter führt das darauf zurück, dass ihre Tochter wohl eines ehelichen Beischlafs ansichtig geworden wäre, oder von älteren Kindern »aufgeklärt« worden sei.

Die direkte und indirekte Anamnese sowie die körperliche Untersuchung liefert folgenden bereits hierarchisierten und miasmatisch klassifizierten Symptomenrahmen:

Geistes- und Gemütssymptome:
Psora, Sykosis
Syphilis Schüchternheit. Lernt leicht, unzüchtig. Trägheit, lebhaft, Eifersucht. Frühreife, anstößige Wünsche, schreit, lügt, schamlos, gewaltsam, unruhiger Schlaf, diktatorisch, Furcht vor der Dunkelheit, ungehorsam

Furcht vor Alleinsein, nachtragend, Eitelkeit, kokett, neidisch, Nervosität.

Körperliche Symptome:
Psora, Sykosis, Syphilis. Frostigkeit, übermäßige Behaarung am ganzen Körper, nächtlicher vaginaler Juckreiz, Magerkeit, Unruhe, gelblicher wundmachender Ausfluss, Trokkenheit der Schleimhäute, Schwellung der Mandeln und zervikalen Lymphknoten; gerötete, geschwollene Vulva und Scheideneingang. Kurzsichtigkeit, gelblicher Weißfluss

Miasmatische Analyse der Symptome:
Die **psorischen Symptome** zeigen sich insbesondere in der Hemmung in Gegenwart von Fremden.
Trägheit: unaufgelegt zu geistiger Tätigkeit oder Arbeiten im Haushalt.
Die Frostigkeit, Magerkeit, Trockenheit von Haut und Schleimhäuten sowie die Kurzsichtigkeit gehen in Richtung Hemmung bzw. Unterfunktion, also in Richtung Psora.

Die **sykotischen Symptome** in einzelnen:
Lernt leicht: sie begreift schnell, wenn sie die Thematik interessiert, obwohl diese nicht unbedingt alterstypisch ist;
Frühreife: dieses Symptom hat eine sykotisch-syphilitische Mischfärbung. Die Sykosis zeigt sich in der vorzeitigen und übertriebenen Entwicklung der Sinnlichkeit, die Syphilis zeigt sich schon gegenwärtig recht deutlich, kommt aber in der weiteren Entwicklung der Patientin noch stärker heraus.
Schreit: Übertreibung im Ausdruck, manchmal ohne Grund.
Schamlos: Stellt sich anderen Kindern zur Schau, auch älteren, wenn man sie dabei erwischt, wird sie ängstlich;
Unruhiger Schlaf: wechselt ständig die Lage, zerrt an der Decke;
Furcht vor Dunkelheit: Weint, schreit und ist ganz außer sich, wenn es dunkel wird;
Furcht vor Alleinsein: Verzweiflung, Weinen, Bitten, wenn sie allein bleiben muss;
Eitel: Sie mag es, wenn die Leute sie loben, und tut alles dafür;

Kokett: Sie möchte hübsch aussehen, leiht sich Kleider von der Mutter, besonders solche, die viel Haut sehen lassen;
Nervosität: ständige Unruhe, geht im Sprechzimmer auf und ab, reibt sich die Hände;
Neid: hauptsächlich auf die Schwester, die hübscher ist, will haben, was sie hat;
Auf körperlicher Ebene finden wir eine übermäßige Behaarung am ganzen Körper, körperliche Unruhe, geschwollende Mandeln und Lymphknoten, alles deutliche sykotische Merkmale (2).
Die syphilitische Symptomatik macht die geistige und körperliche Perversion dieses Mädchens deutlich:
Unzucht: widmet sich auffallend erotischen Themen;
Eifersucht: zieht an der Mutter, wenn der Vater diese umarmt;
Anstößige Wünsche: erwähnt, dass sie, als die Mutter im Sanatorium war, wollte, dass sie stürbe, damit sie den Papa allein für sich hätte;
Lügt: lügt schamlos, beschuldigt die kleine Schwester, die dann bestraft wird;
Gewaltsam: schlägt ihre Schwester ohne Grund;
Diktatorisch: Als die Ältere gibt sie ihrer Schwester Befehle und lässt diese gelegentlich leiden (2-3)
Nachtragend: diese Eigenschaft zeigt sie hauptsächlich bei Mutter und Schwester.
Ungehorsam: hört nie auf das, was man ihr sagt, widerspricht der Mutter ständig.
Der vaginale Juckreiz ist an sich ein psorisches Symptom, mit der nächtlichen Verschlimmerung aber kommt eine syphilitische Tönung dazu. Der gelbliche Vaginalausfluss ist ursprünglich sykotisch, syphilitisch daran ist das Wundmachende. Die Rötung und Schwellung an den Geschlechtsteilen weist ebenfalls diese sykotisch-syphilitische Mischung auf.
Die Auflistung und Hierarchisierung der Symptome führen zu folgendem Ergebnis: Sykose- Syphilis-Psora oder 2-3-1! Nach der miasmatischen Dominanz und in Überein-

stimmung mit der Symptomentotalität gebe ich Pulsatilla LM XXX.

Verlauf

❶ Folgekonsultation nach zwei Monaten. Die Mutter gibt an, in den ersten 8 Tagen seien die mentalen Symptome beständig stärker geworden, danach sei die Tochter friedlicher geworden. Die sexuelle Symptomatik persistiert. Das Mädchen erhält Placebo.

❷ Folgekonsultation: die Mutter meint, es sei alles beim Alten, trotz Psychotherapie und täglicher Arzneieinnahme, höchstens sei die Beschäftigung mit sexuellen Dingen weniger auffällig. Dafür sei das Mädchen aber außerordentlich jähzornig, mache Sachen kaputt aus Ärger und sei überhaupt reichlich garstig. Ich gebe *Staphisagria LM XXX*, denn jetzt ist die Syphilis im Vordergrund, die Sykosis ist schwächer geworden, und die Psora noch repräsentiert durch Schüchternheit und Faulheit.

Trotz Einbestellung nach zwei Monaten erscheint die Patientin erst nach etwa fünf Monaten mit einer akuten Tonsillitis mit Rechtsbetonung. Bei Nachfragen stellt sich heraus, dass das sexuelle Zurschaustellen aufgehört habe, der Charakter sich gewandelt habe, sie sei kooperativer, widme sich mehr der Schularbeit, auch seien, mit Ausnahme der letzten Woche, die Beziehungen zwischen Mutter und Tochter wie auch zwischen den beiden Schwestern deutlich besser geworden. Die Symptomatik, so wie sie aktuell besteht, führt uns zur Verschreibung von *Lycopodium LM XXX*.

Hier also trat ein akuter Infekt auf, und die mentale Symptomatik besserte sich bedeutend.

Überlegungen:

Vom Standpunkt der »reinen Lehre« aus sagt uns der § 7 »Organon« folgendes:

Wenn die Krankheitsursache nicht offensichtlich ist und leicht zu entfernen, ist das, was wir bemerken, eine Symptomenreihe, die das Ungleichgewicht der Lebenskraft in der Tiefe des Organismus, also die chronische miasmatische Krankheit übersetzt. Diese Symptome gilt es in ihrer Gesamtheit zu erfassen, sie sind der Ausdruck der inneren Essenz der Krankheit.

Diese Symptomengesamtheit bestimmt die Wahl der Arznei. So sagt Hahnemann, es sei *die Gesammtheit der Symptome für den Heilkünstler das Hauptsächlichste, ja Einzige, was er an jedem Krankheitsfalle zu erkennen und durch seine Kunst hinwegzunehmen hat, damit die Krankheit geheilt und in Gesundheit verwandelt werde.*

Die Kühnheit des Begründers der Homöopathie ist unbeschreiblich. Er will doch tatsächlich diesen alten Adam, der von den jahrhundertelangen unterdrückenden Behandlungen durch und durch krank geworden ist, in einen neuen Menschen verwandeln, in einen gesunden Menschen. Dennoch, die Beweise sind da, wenn nur der Arzt deutlich einsieht, *was an Krankheiten, das ist, was an jedem einzelnen Krankheitsfalle insbesondere zu heilen ist*, und wenn er sich an die Spielregeln der Klassischen Homöopathie hält. Mit der Entwicklung der Miasmenlehre haben wir nun noch mehr in der Hand, um grundlegende Veränderungen der individuellen Konstitution herbeiführen zu können.

Natürlich reicht die Lebensspanne eines Menschen nicht aus, um ihn völlig von seinem miasmatischen Kreuz zu befreien, von diesem Erbe einer vergifteten, erschöpften, verstümmelten Menschheit. Dennoch sehen wir den Wandel, die Wiederherstellung des Gleichgewichts, die Versöhnung des Individuums mit der Gesellschaft und mit Gott, wenn wir uns nur treu an die Regeln unserer Heilkunde halten, und wenn die Lebenskraft stark genug ist, einen solchen Wandel einzuleiten.

Wir als Ärzte stehen heute vor der Wahl, entweder weiter nur zu lindern, palliativ zu behandeln und das für Heilung zu halten, oder über unsere Generation hinauszudenken, auf eine transzendentale Weise den Menschen gesund zu machen, seine Mängel, so weit es geht, auszubügeln. Es ist nicht

leicht, über diese Fragen nachzudenken, es ist noch weit schwieriger, sie in sich aufzusaugen und zur Grundlage der täglichen Arbeit zu machen.
Folgende **miasmatische Überlegungen** sind zu diesem Fall interessant:
Sykosis und **Syphilis** zeigen sich mit nahezu identischer Intensität, die Psora ist nur schwach ausgeprägt.
Bei der Erstuntersuchung ist die **Sykosis dominant,** wie sie es offensichtlich schon seit den ersten Lebenstagen war. Die blutige pseudomenstruelle Vaginalsekretion, der vorübergehende Milchfluss sind überschießende Reaktionen auf den mütterlichen Hormonhaushalt. Die nicht schwächenden Durchfälle, die Tonsillitiden mit ausgeprägter Schwellung der Mandeln vervollständigen das sykotische Bild.
Während der Schwangerschaft erhalten die Beschwerden der Mutter eine deutliche sykotisch-syphilitische Note.
Dergestalt können wir in Übereinstimmung mit der Gesamtheit der Symptome und dem miasmatischen Zustand ein grundsätzlich homöosykotisches Mittel auswählen, wie es *Pulsatilla* ist. Nach angemessenem Warten schwächt sich die Sykosis hierauf ab, und die Syphilis kommt deutlicher zum Vorschein. *Staphisagria,* ein Homöosyphilitikum, modifiziert das Terrain nun grundlegend, und es scheint, als gelinge es der Lebenskraft nun, die Miasmen im Zaume zu halten.
Zuguterletzt sagt uns die Mutter, dass das Mädchen ihre sexuelle Umtriebigkeit verloren habe, sie spiele nun wie jedes andere Mädchen, sei kooperativ, es herrsche mehr Harmonie zwischen den Geschwistern, wenn sie auch immer noch durchaus kapriziös und faul sei.
Wir sehen auch, wie die Miasmen sich verschieben, bis ein dreimiasmatisches Mittel wie *Lycopodium* sich zeigt, das der Patientin zu einem ausgeglicheneren Leben verhilft.

Schlussfolgerungen:

❶ Ein konstitutioneller Zustand kann verändert werden, wenn wir auf die Gesamtheit der Symptome achten, allerdings nur in Kenntnis der Miasmenlehre, denn nur diese erlaubt uns, die Bedeutung dieser Symptome zu erkennen.
❷ Eine angemessene Bewertung und Hierarchisierung der Symptome nach miasmatischen Gesichtspunkten erlaubt uns, zu erkennen, was an der Krankheit insbesondere zu heilen ist.
❸ Die Aufdeckung des miasmatischen Zustands erlaubt die Wahl der Arznei nicht allein aus der Repertorisierung der Symptome, sondern zusätzlich abhängig von der Intensität des oder der dominanten Miasmen.
❹ Die Entwicklung der Miasmen bis zum Gleichgewicht wird angestoßen durch die Gabe einer Arznei, die die höchste aktuelle Homöopathizität aufweist, das heißt durch die Gabe des Simillimums.
❺ Im allgemeinen reicht ein einziges Mittel nicht aus, um aller Miasmen Herr zu werden. Man richte sich hier nach dem eingehenden Studium der aktuellen Situation, des »Heute« des Kranken.

4.38 Klinischer Fall: Aktuelle miasmatische Ebene
Von Dr. Rosario Caballero

28-jährige Patientin, ledig, Erzieherin. Lebt alleine.

Familienvorgeschichte:
Mutter 46 Jahre, vor 8 Jahren vermutlich an Gebärmutterhalskrebs operiert. Aktuell Neurodermitis. Dominanter, durchsetzungsfähiger Charakter.
Vater starb mit 31 Jahren an einer Schusswunde. Er war Polizist. Er habe getrunken, und wenn er betrunken war, sei er »ausgerastet« (habe mit dem Kopf gegen die Wand geschlagen, die Fenster mit der Hand einge-

schlagen), zu den Kindern sei er aber sehr zärtlich gewesen.

Großeltern mütterlicherseits: der Großvater sei mit 28 Jahren gestorben, warum, wisse sie nicht. Die Großmutter sei vor etwa 15 Jahren an Gebärmutterhalskrebs operiert worden, sie sei jetzt 65 und litte häufig an Mandelentzündungen. Zwei Tanten mütterlicherseits hätten Zysten in der Mamma.

Großeltern väterlicherseits: vom Großvater wisse sie nichts, die Großmutter sei mit 18 gestorben, warum, wisse sie auch nicht.

Die Patientin ist die älteste von 5 Geschwistern, das zweite, der einzige Junge, sei nach wenigen Tagen an Bronchopneumonie gestorben. Das dritte Kind habe früher an häufigen Bronchitiden gelitten, jetzt sei sie sehr mager. Das vierte Kind habe eine Wirbelsäulenverkrümmung, und das fünfte huste sehr häufig.

Eigenanamnese:
Schwangerschaft und Geburt o.B., rezidivierende Tonsillitiden zwischen 6 und 15 Jahren, die jeweils mit Penicillin behandelt worden seien. Als Kind sei ihr beim Autofahren schwindlig gewesen, dabei habe sie ein Gefühl von Taubheit gehabt. Menarche mit 14, Regel o.B (3/30). Erster Sexualkontakt mit 20. Aus der Kindheit erinnere sie wenig, sie wisse aber noch, dass man häufig umgezogen sei, auch einmal in eine andere Stadt, weil der Vater versetzt worden sei. Vom 8. Lebensjahr an habe sie sich um die Geschwister gekümmert, da die Mutter einer Arbeit nachgegangen sei, um das Familieneinkommen aufzubessern. Der Vater starb, als sie 17 war, ihre Trauer habe sie nicht zeigen dürfen. Bis etwa 17 war sie folgsam, schüchtern und still, in der Pubertät habe sie begonnen, sich aufzulehnen, habe der Mutter immer widersprochen. Mit 22 habe sie die Mutter aus dem Haus geworfen, seitdem habe sie allein gelebt. Nach 4 Jahren sei sie aus wirtschaftlichen Gründen zurückgekommen, aber mit der Mutter habe es immer Schwierigkeiten gegeben. Die Mutter sei zu herrschsüchtig gewesen. Sie sei dann wieder ausgezogen und habe eine Wohnung gesucht, in der sie jetzt allein lebe.

Befund:
Erstanamnese am 29. 6. 88: Seit etwa einem Jahr verspüre sie einen stechenden Schmerz unter dem rechten Ohr, insbesondere nach lautem Sprechen. Der Schmerz verschlimmere sich durch Wärme, durch kalten Wind. Dabei habe sie das Gefühl, als sei das Ohr zu, auch das Gefühl eines Echos im Ohr. Ischiasschmerz nach körperlicher Anstrengung, dabei ein kneifender Schmerz in der rechten Hüfte, der sich den Oberschenkel entlang bis zum Knie erstrecke, dabei sei die Haut des gleichseitigen Beines wie taub. Wenn sie sich auf etwas Hartem ausstrecke, werde es besser, die kleinste Bewegung verschlimmere, auch werde es schlimmer, wenn sie auf der schmerzhaften Seite liege, dies erst seit etwa 4 Monaten.

Vor einigen Tagen sei sie auf dem kalten Fußboden gesessen, ein Schmerz in der rechten Lumbalregion sei aufgetreten, der sie am Aufstehen gehindert habe. Sie sei sitzen geblieben, und der Schmerz sei dann erträglich geworden. Nasenverstopfung besonders rechts mit Trockenheit der Nase morgens, muss sich häufig schnäuzen, Ausfluss bestehe aber nicht. Husten mit Gefühl von Trockenheit in der Kehle, oder Gefühl wie von Staub, das die Atmung störe und durch Husten besser werde. Dies sei besonders häufig nachts der Fall, bevor sie sich hinlege. Gefühl, als bekomme sie keine Luft, wenn sie auf dem Rücken liege oder ohne Kopfkissen schlafe. Häufige Erkältungen seit etwa 7 Jahren, nach Kälte, mit Brennen in der Kehle, davor Gefühl eines Gewichts auf der Brust, gefolgt von überreichlichem Nasenfluss. Auftreibung des Bauches, besonders Oberbauch nach Rauchen und Kaffeetrinken oder nach Ärger. Neigung zur Verstopfung, seit einigen Monaten verstärkt, mit frustranem Drang und sehr hartem Stuhl. Blutende Hämorrhoiden seit einigen Monaten, mit drückendem Schmerz, auch wenn sie nicht Stuhlgang hatte. Schmerz auch, wenn sie lange gesessen habe. Allgemein sei sie sehr frostig, sei das immer gewesen. Sie sei ängstlich, macht sich um ihre Arbeit und ganz allgemein viele Sorgen. Ihren

Ärger kann sie nicht ausdrücken, Forderungen mag sie nicht stellen, sie versucht, ihren Zorn zu beherrschen, das sei ihr seit etwa 6 Jahren aufgefallen. Seit kurzem fühle sie sich allein, wie abgeschnitten von der Welt. Sie möchte über alles weinen, wenn sie allein ist, macht es aber nicht. In letzter Zeit, seit etwa einem Jahr, habe sie auch kein Selbstvertrauen mehr. Sie hat Angst, ihre Gefühle zu zeigen, und dass man ihr dann einen Strick daraus drehen werde. Ihr letzter Freund, den sie sehr geliebt habe und heiraten wollte, habe sie mit einer anderen betrogen, was sie sehr getroffen habe. Das sei vor etwa einem Jahr gewesen. Besser ging es ihr allgemein durch Beschäftigung: alle Symptome, die körperlichen wie die geistigen verschwänden, wenn sie etwas täte, und sie möchte auch immer etwas tun, immer aktiv sein.

Diagnosen:

❶ **Krankheitsdiagnose:**
Perforation des rechten Trommelfells (Befund nach Otoskopie)
Ischiasneuralgie rechts. Sinusitis.

❷ **Ganzheitliche Diagnose:**
Die erbliche Belastung liegt wesentlich im sykotisch-syphilitischen Bereich: die fordernde und dominante Mutter, der alkoholkranke, eifersüchtige und aggressive Vater, die Karzinome der Mutter und Großmutter, die Zysten der Tanten.
Als Kind hatte sie eine sykotisch-psorische Dominanz (rez. Tonsilitiden mit hohem Fieber, Gefühl des verstopften Ohres beim Autofahren und häufige Erkältungen). Auf mentaler Ebene Schwierigkeiten, Gefühle auszudrücken, weil man ihr das so anerzogen hat. Die Symptomatik entwickelt sich mit dem Tode des Vaters, die Psora kommt deutlicher heraus, sie kann nicht weinen, die Mutter wirft sie aus dem Haus, der Freund betrügt sie.

❸ **Miasmatische Diagnose:**
Vornehmlich Psora mit einem sykotischen Zusatz, auch die aktuellen Symptome entsprechen der Psora.

❹ **Individuelle Diagnose:**
Wir sehen eine von Kind auf an folgsame Patientin, die nach mehreren unglücklichen Situationen und Geschehnissen die aktuellen Symptome entwickelt. Die unmittelbaren und eher oberflächlichen Ursachen für ihren gegenwärtigen Zustand sind: der Auszug aus dem Elternhaus, der sie sich einsam fühlen lässt, der Bruch mit dem Freund. Danach treten die erwähnten Symptome auf.

❺ **Arzneidiagnose:**
Wir nehmen 4 Symptome zur Repertorisation, alle vier sind psorischer Natur:
1) Mind; AILMENTS, mental symptoms from; disappointment
2) Mind; FORSAKEN feeling
3) Mind; SADNESS, mental depression; menses; before
4) Mind; SUSPICIOUS, mistrustful

	Puls.	Aur.	Lyc.	Ign.	Lach.	Nat-m.	Caust.	Merc.	Sep.	Staph.	Stram.	Acon.	Bry.
	3	3	3	4	2	3	1	2	2	4		1	2
	3	3			2			2	1		2		2
	3	2	2		3	2			2			1	1
	3	2	4	1	3		3	2	2	2	3	3	3

Therapie:
Wir geben *Puls. M.*
Diese Arznei hat die miasmatische Kodierung 2-1-3, sie ist deutlich sykotisch geprägt, trotzdem geben wir es für eine ausgeprägt psorische Symptomatik, weil diese Symptome genau dem psorischen Arzneianteil entsprechen.
In der »Reinen Arzneimittellehre« Hahnemanns finden wir eins der Symptome der Patientin: »Er hat den Kopf so leer und ruhig, als wäre er allein auf der Welt«. Und bei Allen finden wir: »Es scheint so ruhig in ihrem Kopf und alles ist so leer, dass sie glaubt allein im Haus und auf der Welt zu sein.«

Verlauf:
❶ Folgekonsultation am 27. 2. 89. Es geht ihr besser, sie fühlt sich anders, sicherer irgendwie. Mit ihrer Mutter verstehe sie sich besser, man rede mehr miteinander. Während der letzten 8 Monate habe sie nur einmal ein Juk-

ken im Ohr verspürt, das sei jedoch nicht schlimm gewesen. Jüngst wieder das Gefühl, als sei das Ohr zu, beim Einschlafen, das sei aber wieder weg. Der Ischiasschmerz sei zweimal vor der Regel aufgetreten, das letzte Mal sehr leicht, und nur, wenn sie eine plötzliche Bewegung mache. An andere Symptome erinnert sie sich schon gar nicht mehr, ich frage sie einzeln ab. Es sei ihr sehr gut gegangen, und all die andern Dinge habe sie nicht mehr gehabt.

Ich gebe Placebo, weil die Wirkung des Mittels offensichtlich noch anhält.

Nach einigen Monaten sehe ich sie wieder, sie bringt mir ihren neuen Freund zur Behandlung.

4.39 Klinischer Fall: Miasmatische Analyse
Von Dr. Ulrich Fischer

Dreieinhalbjähriger Junge, kommt in die Sprechstunde wegen Neurodermitis. Keine erkennbare Ursache. Der Dermatologe tippt auf Milchallergie.

Er habe verschiedene allopathische Medikamente bekommen, Spritzen, Salben, auch Kortison. Damit sei es eher schlimmer geworden.

Vorgeschichte:
Keuchhusten mit 2 Jahren, Dreifachimpfung (DPT) nach üblichem Schema. Diät ohne Zukker und Milchprodukte.

Familienvorgeschichte:
die Eltern meinen, sie seien gesund, hätten jedoch beide eine Neigung zu Erkältungen. Beide Großeltern mütterlicherseits hätten Ekzeme und Allergien gehabt. Die Großeltern väterlicherseits seien so weit gesund gewesen.

Befund:
Der Ausschlag besteht seit der Geburt. Es ist ein trockenes, schuppiges, rötliches Ekzem. Hauptsächlich Bauch und Rücken sind betroffen, es erstreckt sich aber auch auf Kopf und Extremitäten. Unerträglicher Juckreiz. Der Junge kratzt sich, bis er blutet. Schlimmer nachts. Auf dieses Ekzem hat sich noch eine anderer Ausschlag aufgesetzt, nämlich Papeln, die zu Pusteln werden, die ein gelbliches Sekret entlassen, das Krusten bildet. Dieser Ekzemtyp findet sich vorzugsweise auf der behaarten Kopfhaut, im Gesicht und an den Gliedern. Er besteht seit anderthalb Jahren. Besserung allgemein durch Aufdecken und kaltes Abwaschen. Dieser zweite Ekzemtyp sei zeitgleich mit der Geburt des Schwesterchens aufgetreten und dem Eintritt des Buben in den Kindergarten.

Der Junge leidet außerdem unter häufigen Erkältungen mit Bronchitis sowie unklaren Bauchschmerzen. Seit kurzem schlechter Appetit. Abneigung gegen Obst, Gemüse und Milch. Wechselnde Stühle sowohl in Häufigkeit als auch in der Farbe, mit Schleimauflagerung. Schlaf häufig durch Juckreiz unterbrochen. Unruhiger Schlaf, der Junge bewege sich viel im Schlaf und spreche auch im Schlaf. Er sei frostig, auch wenn der Ausschlag durch Wärme schlimmer wird. Charakterlich habe er sich sehr gewandelt seit der Geburt der Schwester. Vorher war er ruhig und nett, eher schüchtern, habe wenig Selbstvertrauen gehabt. Jetzt sei er aggressiv, streitsüchtig, ungeduldig, überempfindlich. Bei der kleinsten Gelegenheit macht er einen Aufstand, wirft sich auf den Boden. Die Eltern können ihn dann nicht beruhigen. In seinen Wutanfällen schlägt er sie auch oder andere Kinder. Es macht ihm Spaß, seine Mutter zu erschrekken, er macht allerhand Unfug und sucht seine Eltern zu provozieren. Er ist sehr eifersüchtig, nicht nur auf die Schwester, sondern auch auf andere Kinder. dabei scheint er unglücklich und unzufrieden mit sich selbst. Widerspruch erträgt er nicht. Er braucht »schlimme Wörter«. All das ist mit der zweiten Ekzemvariante aufgetreten.

Diagnose:

Nosologisch: Neurodermitis, angeblich mit »Allergie auf Milchprodukte«
Miasmatisch: 2-3 1.
Ganzheitlich: erbliche Belastung durch Großeltern (Allergien, Ekzeme). Von den Eltern Erkältungsneigung. Ursprünglich psorische Dominanz des Jungen, der aktuell an einer sykotischen Exazerbation leidet, hervorgerufen vermutlich durch Nahrungsmittel.
Individuell: Sensibler und durch die Geburt der Schwester und den Kindergarten etwas aus dem Gleichgewicht geratener Bub, seitdem Entwicklung des sykotischen Bildes mit ausgeprägter Eifersucht.

Überlegungen zur Lösung des Falles:
Das dominante Miasma ist fraglos die Sykose, der Egoismus des Jungen ist deutlich ausgeprägt. Ein weiterer Auslöser mag das Gefühl gewesen sein, von der Familie in den Kindergarten »abgeschoben« worden zu sein. All das begünstigt den Wechsel von Psora zu Sykosis. Wir nehmen die folgenden Symptome zur Repertorisation:

1. Mind; JEALOUSY; children, between (2-1)
2. Mind; ANGER; violent (2-3)
3. Mind; SENSITIVE, oversensitive (2)
4. Mind; QUARRELSOME (2)
5. Mind; ABUSIVE, insulting (2)
6. Mind; DISCONTENTED, displeased, dissatisfied (2)
7. Mind; CONTRADICTION, is intolerant of (2)
8. Skin; ERUPTIONS; itching (1)
9. Mind; TALKING; sleep, in (1)
10. Mind; CURSING, swearing (2-3)
11. Mind; STRIKING (3)

Die Repertorisation der sykotischen Symptome allein ergibt *Nux vomica* als erstes Mittel, das in der *C30* gegeben wird.
Eine Stunde später beginnt die Besserung. Die Stimmung ändert sich und der Juckreiz lässt nach. Vier Wochen später, nachdem die Besserung der Hautsituation ins Stocken kommt, gebe ich die *C200*. Nach sechs Wochen berichten die Eltern, dass das Bild sich völlig gewandelt habe. Der pustulöse Ausschlag ist zurückgegangen, der alte Ausschlag schiebt sich wieder in den Vordergrund. Die größte Wandlung geschieht jedoch im Charakter des Jungen. Jetzt ist er wie früher: schüchtern, dickköpfig, hat wenig Selbstvertrauen, reizbar beim Erwachen, Erwartungsspannung und Angst bei allem, was für ihn neu ist. Er »sei wie ein Baby«, zuhause und da, wo er sich auskenne, benehme er sich wie »ein Tyrann«, habe Angst im Dunkeln, schwitze an den Füßen, der Schweiß rieche auch schlecht.
Nux vomica hat also eine Miasmenrotation eingeleitet und den Jungen in seine »Ausgangslage« zurückgebracht, die zweifellos psorisch ist. Wir nehmen die Symptome unter diesem Aspekt neu auf:

1. Mind; CONFIDENCE, want of self (1-2)
2. Mind; IRRITABILITY (1)
3. Mind; TIMIDITY (1)
4. Mind; OBSTINATE, headstrong (1)
5. Mind; DICTATORIAL, domineering (2)
6. Mind; FEAR; dark (2)
7. Skin; ERUPTIONS; dry
8. Skin; ERUPTIONS; eczema
9. Skin; ERUPTIONS; scabby (1-2)
10. Skin; ERUPTIONS; itching
11. Mind; ANTICIPATION, complaints from (1)
12. Extremities; PERSPIRATION; Foot; offensive (2-3)

Als erste Arznei bietet sich *Lycopodium* an, das die psorische Symptomatik vollständig deckt, aber auch die sykotischen Symptome. Mit Q-Potenzen (VI, XII, XIV, XVIII), Fa. Zinsser und Gabe jeder Potenzstufe nach § 248 »Organon« für jeweils drei Wochen, wird der Junge vollständig von seiner Neurodermitis geheilt. Sein allgemeiner und seelischer Zustand bessert sich ungemein. Jetzt lebt er in Frieden mit sich und seiner Umgebung.

4.40 Klinischer Fall Von Dr. Gloria Alcover Lillo

66-jähriger Patient von kräftiger Statur, sehr ungeschliffen und heftig. Bauer. Zweites von acht Kindern, von denen vier starben, eines als Baby, eins nach einer Art Scharlach (?), die anderen beiden, als sie schon älter waren. Zärtlich war er nie, eher ungesellig, ernst und kalt, egoistisch und launisch. Krankheiten keine. Er braucht keinen Arzt. Seit 30 Jahren Kopfschmerzen.

Familienvorgeschichte:
Mutter war sehr friedliebend, zufrieden und zärtlich (1). Litt an varikösen Ulzera (3), Stichen im Kopf (2) und Grauem Star (2). Der Vater war sehr gewalttätig (3), fluchte (3), war energisch (2), sehr arbeitsam (2); mager. Er hatte eine Lungenentzündung. Gestorben sei er innerhalb von 15 Tagen an einer Prostatageschichte.

Befund:
Glaukom seit fünf Jahren. Er sieht nichts mehr oder alles weiß (3). Wegen eines Magengeschwürs, das er seit 1 Jahr hat, stoße es ihm jeden Morgen beim Aufstehen sauer auf (2)(3). Zwei Stunden nach dem Essen Sodbrennen und Erbrechen (2,3); nach dem Essen sei er sehr unruhig, er fühle sich voll und könne nicht aufstoßen (3)(2). Besser durch Erbrechen (3). Dann aber Hitze im Magen (3), er reibt sich die Magengegend, aber die Hitze kommt bis zu zehnmal wieder, nach jeder Mahlzeit.
Weiter klagt er über eine leichte Taubheit und ein Summen auf der linken Seite (1,2). Er sei immer verstopft gewesen, er müsse sich sehr anstrengen (1). Manchmal müsse er dann erbrechen (3).
Er hat Schmerzen in den Nieren, als würden sie zusammengedrückt (1), mit Hitze (3). Der Urin sei sehr heiß (2) und rieche stark (2). Er muss lange warten, bevor er urinieren kann (1), gegen Ende der Miktion kommen nur Tropfen, mit Brennen (1,3).
Kopfschmerzen im Hinterkopf, wie von Stichen (2), an den Schläfen, schlimmer durch Zorn (2).
Er war immer zornig. In den letzten Jahren sei er trauriger geworden, nachgerade weinerlich (1) angesichts seines Zustands. Er sei sentimental geworden (3,1). Er wollte immer, dass alles so schnell wie möglich gehe, und habe alles mit Gewalt durchgesetzt, so dass sein ältester Sohn ihn gehasst habe. Seit er blind ist, ist er noch ungeduldiger (2) und fordernder (2). Er sei viel besorgter (1) als früher seit seiner Augengeschichte.
Er schrecke seit kurzem auch aus dem Schlaf hoch (1). Er gähne viel, könne aber dennoch nicht schlafen, und das Gähnen bringe keine Erleichterung. Wenn er einmal aufwache, schlafe er nicht wieder ein. Seit kurzem ängstliche Träume, von Toten, von der Arbeit oder von Sorgen (3,1). Das alles sei verbunden mit viel Angst um sein Seelenheil (3,1) wegen einer Sünde, die er vor vielen Jahren begangen habe. Da habe er eine Beziehung mit einem Mädchen gehabt, und jetzt denkt er, er sei dafür mit Blindheit geschlagen worden. Er hat Gewissensbisse (3,1). Er ist wütend auf sich selbst, macht sich Vorwürfe (2,1). Das macht ihn ziemlich unerträglich, aber wenn man sanft auf ihn einredet, könne ihn das beruhigen (1). Er muss seufzen (1), es ist dann, als bekomme er keine Luft.
Er hat ein Kältegefühl in den Beinen (1), das nach unten gehe, und Wärme vom Gürtel aufwärts (2). Es schmerze in den Beinen, und er müsse dann kräftig die entsprechenden Stellen drücken. Er erwähnt, dass er immer viel gearbeitet habe, einiges auf die Beine gestellt, und jetzt verbringe er seine Tage im Lehnstuhl, weil er nichts mehr sehe.
Die **auffallenden Symptome** sind die Verzweiflung um sein Seelenheil (3,1) mit Gewissensbissen (1), die Verzweiflung mit Wut (3,2), das Brennen im allgemeinen (3), die große Besorgnis um alles (1), die Schlaflosigkeit (3), die weinerliche Stimmung (1), die Verschlimmerung durch Wärme (3).
Die **ungewöhnlichen Symptome** sind die Sorgen (1), die seufzende Atmung (1), die Traurigkeit über seine Krankheit (1), die Schlaflosigkeit mit Müdigkeit (3), Schlaflosigkeit nach Erwachen (3,1).
Die **sonderlichen Symptome** (peculiars) sind die Verzweiflung um sein Seelenheil, Verzweiflung mit Wut, Schlaflosigkeit trotz Müdigkeit, Schlaflosigkeit nach Erwachen, Träume von Toten, von schrecklichen Dingen, Selbstvorwürfe, Kälte in den Beinen und Hit-

ze im Körper, Kopfschmerzen wie Stiche vom Hinterhaupt zu den Schläfen.

Krankheitsdiagnose:
Angstneurose
Glaukom
Kreislauf- und Nierenprobleme
Magengeschwür
Neurovegetative Dystonie

Miasmatische Diagnose:
Syphilis-Psora. Sykose an dritter Stelle (3-1 (2))

Integrale Diagnose:
Vater 3-2; Mutter 1-2-3. Nach der Geburt 2-3 (1), dann Rotation zu 3-1 (2).
Das degenerative Resultat sind jetzt das Geschwür und das Glaukom, die ursprünglich sykotisch begannen, sich aber dann zur Syphilis entwickelten, im Einklang mit dem dominanten Miasma. Die Lebenskraft ist gut.

Individuelle Diagnose:
Der Mann ist einfach völlig mit seiner Kraft am Ende.

Arzneidiagnose:
Wir brauchen eine Arznei, die nicht zu tief wirkt, angesichts der Unheilbarkeit des Kranken. Es bestehen viele schwer wiegende Läsionen. Wir müssen uns langsam vorpirschen und versuchen, die dringendsten Symptome zu lindern.
Bei der Repertorisation der **syphilitischen Symptome** bekommen wir *Pulsatilla* als erstes Mittel mit 14/5. Dann folgen *Sulph., Verat., Calc., Lach., Lyc.* und *Nat-m.*, alles sehr tief wirkende Mittel.
Deswegen beginnen wir mit *Pulsatilla LM VI* und warten das Ergebnis ab. Falls keine Wirkung eintritt, geben wir es zweimal am Tag, morgens und abends.
An diesem Fall wird deutlich, wie wichtig es ist, zu sehen, was »am Krankheitsfalle insbesondere zu heilen ist« und zwar im aktuellen existenziellen Zustand des Kranken, das heißt in seinem Heute, und davon die Struktur des Kranken in seiner Gesamtheit abzugrenzen. Dieser Patient zeigt z. B. eine Konstitution, ein Betragen usw., die eher in Richtung *Merc.* oder *Lyc.* gehen, und dennoch zeigen die aktuellen Modalitäten auch die sanfte Art von *Pulsatilla,* das Sensible, Weinerliche und die Besserung durch Trost, auch wenn das nicht die Grundstruktur der Inkarnation des Patienten ist.
Nach einem Monat fühlt er sich seelisch besser. Er bete jetzt viel. Obwohl er noch traurig sei, ist es nicht mehr die Verzweiflung oder die Angst um sein Seelenheil. Der Schlaf ist besser geworden. Auch das Hitzegefühl ist schwächer geworden, sei aber noch da. Er beginne, seine Situation mehr anzunehmen. Er bemühe sich, toleranter zu sein, milder in seinen Ansprüchen, obwohl er die Ungeduld nicht ganz unterdrücken könne.

Repertorisierte Symptome:
1. Mind; ANXIETY; salvation, about
2. Sleep; SLEEPLESSNESS; sleepiness, with
3. Generalities; WARM; agg.
4. Generalities; HEAT; sensation of
5. Sleep; DREAMS; anxious

	Puls.	Sulph.	Lach.	Nat-m.	Lyc.	Calc.	Phos.	Verat.	Camph.
Punkte	14	14	12	12	11	11	10	10	9
Rubriken	5	5	5	5	5	5	4	5	5
	2	3	3	1	2	2		3	2
	3	2	2	2	1	2	3	1	1
	3	3	3	3	2	2	2	2	2
	3	3	2	3	3	2	2	2	2
	3	3	2	3	3	3	3	2	2

4.41 Palliative Behandlung

Bekanntlich bedeutet Palliation Linderung, Schwächung der Krankheit oder der Symptomatik, und kommt zum Tragen, wenn der Arzt der Ansicht ist, Heilung im Sinne einer restitutio ad integrum sei nicht mehr möglich.
Werfen wir einen Blick auf die verschiedenen Aspekte palliativer Therapie: zum einen kann die Palliation vorläufig sein, dann nämlich, wenn der Organismus sich darunter so zum Besseren entwickelt, dass ein kurativer An-

satz in den Bereich des Möglichen rückt. In anderen Fällen ist Palliation der einzige Ausweg für Arzt und Patient, die prekäre Situation des Patienten erlaubt einfach keinen anderen Ausweg.

Wann ist Palliation angebracht und wann nicht? Sie ist angebracht, wenn es wirklich keine andere Lösung gibt. Sie ist nicht angebracht und folglich ein therapeutischer Irrtum, wenn der Arzt die Lage falsch einschätzt, und überhastet, oder weil es ihm an Einsicht in den Fall mangelt, die ganze Geschichte zu unrecht für unheilbar hält. Das sagt sich natürlich einfacher als es in der Praxis ist, tatsächlich lässt sich manchmal recht schwer entscheiden, wieweit die Heilungsmöglichkeiten reichen.

Worin besteht die Schwierigkeit? Wir müssen beim Patienten zuerst einmal das Ausmaß der Pathologie einschätzen, das, was nach Hahnemann am Kranken zu heilen ist, die Tiefe und Schwere der Gewebsschäden. Tun wir das nicht sorgfältig, und verlassen uns nur auf unseren »klinischen Instinkt«, beurteilen wir die Vitalität des Kranken nur nach seinem Äußeren, seinem Blutdruck, können wir gewaltig danebenliegen. Da haben wir z. B. den sechsjährigen Jungen, der offenbar in der Blüte seines zarten Alters steht, bei dem wir vom Aspekt her nie auf die Idee kämen, dass er an der Schwelle des Todes stünde. Es stellt sich heraus, dass er Leukämie hat. Auf der anderen Seite unterschätzen wir gern die Heilungsaussichten bei alten Leuten, dabei ist vielen eine Rüstigkeit eigen, die auch schwerste Krankheiten zu heilen erlaubt. Wir müssen also genauer hinschauen.

Häufiger läuft unsere Therapie allerdings aus Zeitmangel auf eine Palliation hinaus, wenn wir, gerade in gut besuchten Praxen oder Kliniken, den Patienten etwas »über den Daumen peilen«, um dann nur für die offensichtlichsten Symptome zu verschreiben, und die zugrundeliegende Pathologie völlig übersehen.

▷ Palliation ist dagegen deutlich indiziert, wenn die Pathologie so tief und unserer Meinung nach so irreversibel ist, dass es der Natur nicht möglich sein wird, zum gesunden Zustand zurückzukehren.

Auch wenn die Lebenskraft relativ zur Pathologie zu schwach ist, oder wenn einzelne Symptome wegen ihrer Schwere und Unzumutbarkeit für den Patienten sofortiges Handeln erfordern, ist Palliation berechtigt. Diese drei Aspekte, das Ausmaß und die Intensität der Pathologie sowie der Zustand der Lebenskraft, können den Ausschlag geben, sich für eine palliative Therapie zu entscheiden. **Aber Vorsicht:** wir müssen alle diese drei Aspekte durchaus bedenken. Finden wir die Pathologie also sehr tief und ausgedehnt, können wir palliativ therapieren. Nehmen wir einen tuberkulösen Zustand mit Kachexie, häufigem Blutspucken in der unmittelbaren Vorgeschichte und Begleitsymptomen, die die außerordentliche Schwächung des Patienten verraten. In solchen Fällen ist höchstwahrscheinlich erst einmal eine lindernde »Anbehandlung« erforderlich, bevor man daran gehen kann, mit einer tiefwirkenden Arznei den Fall zu lösen. Man wird zu *China* greifen oder einer anderen eher oberflächlich wirkenden Arznei, in niedriger Potenz und wiederholt gegeben, schließlich ist der Patient schwach, hat viele »Lebenssäfte« verloren, Blut, Schweiß (und Tränen). Auch febrile Zustände besonders abends oder zu einer anderen Stunde, reichliche Schweiße, Gewichtsverlust, Appetitmangel, Teilnahmslosigkeit oder unerklärliche Gereiztheit usw. können in solchen Fällen erst einmal auf eine palliativ wirkende Arznei wie *China* oder *Carbo* oder etwas in der Art hinweisen. In anderen Fällen, wenn zwar die Pathologie nicht so schwer wie im obigen Falle ist, ist dafür die Lebenskraft aber relativ zu schwach zur Krankheit, beispielsweise nach falscher Ernährung, nach Unterernährung schlicht. Kinder beispielsweise, die nur von Süßigkeiten leben, weil die Eltern, obwohl begütert, die Ernährung völlig vernachlässigen. Oder andere, die nicht die Mittel haben, um Obst und Gemüse zu kaufen, und im wesentlichen von Mais, Reis,

Hirsebrei etc. leben. Natürlich wird hier das Kind schwach sein, schlecht ernährt, anfällig für alles Mögliche. Wir mögen beispielsweise die Indikation von Sulfur erkennen, aber das Kind ist zu schwach, hat zu wenig Vitalität, um die Arznei zu verkraften. Wir können dann nicht erwarten, dass der Organismus angemessen auf eine so tiefwirkende Arznei reagiert, im Gegenteil müssen wir befürchten, dass die Arzneikrankheit den Organismus noch weiter schwächt und wir den Patienten verlieren. Hier geben wir also eine oberflächlich wirkende Arznei, oder wir geben die indizierte Arznei in sehr, sehr niedriger Potenz, in palliativer Absicht, denn obwohl die Arznei an sich tief wirksam sein mag, wird sie in diesem Falle die Lebenskraft des Patienten nicht überfordern.

Dies sind die zwei Umstände, in denen die Symptome des Patienten zuerst eine palliative Intention erfordern, bevor an Heilung gedacht werden kann: die Schwere der Pathologie und die Schwäche der Lebenskraft. Stellen wir uns einen heftigen Bauchschmerz vor bei einem kräftigen Individuum, bei dem wir auch keine sehr schwer wiegende Pathologie befürchten müssen. Vielleicht handelt es sich um Typhus oder Blinddarmentzündung, um den Beginn einer peritonealen Reizung, aber bei guter Vitalität. Die Intensität des Falles aber, die Heftigkeit der Schmerzen wird uns hier auch zu einer palliativ wirkenden Arznei greifen lassen, *Belladonna* beispielsweise, *Bryonia* oder *Colocynthis*, Arzneien, die nur nach den Schmerzmodalitäten verordnet werden. Eine solche Verschreibung geht in Ordnung, wir sollten uns aber nicht darauf ausruhen. Zur gleichen Zeit, wie wir eine Arznei verschreiben, die die Schmerzsymptome des Patienten deckt, seine Angst, also Symptome, die in die Kategorien »auffallend« und »ungewöhnlich« gehören, versuchen wir, auch die anderen Kategorien »sonderlich« und »eigenheitlich« etwas zu füllen, und versuchen damit, die Akutarznei zu bestätigen. So können wir die drei Beine des Heringschen Stuhls zusammenbekommen. Während die Akutarznei wirkt, der Patient sich ein wenig beruhigt, versuchen wir mehr über die Vorgeschichte zu erfahren, überhaupt mehr Informationen zu gewinnen, um unsere Verschreibung auf einen sichereren Grund zu stellen. Nachdem wir die augenfälligsten Symptome abgehandelt haben, werden wir andere finden, die offensichtlich nicht zum Akutzustand gehören, sondern mehr die Vorphase dieses Zustandes bezeichnen. Der Kranke sagt z. B.: »Wissen Sie, Doktor, als das alles anfing, ich hab gerade gegessen, und da war dieser Schreck, und dann kam dieser Schmerz, aber ganz schwach. Seitdem, wenn ich was Bestimmtes esse, kann es sein, dass dann der Schmerz wieder da ist. Aber so schlimm wie heute war es noch nie.« Man bohrt nach und findet, dass dieser Schmerz viele Begleitsymptome hat, z. B. ist, seitdem der Schmerz da ist, die Verdauung durcheinander, auch der Charakter hat sich geändert, der Patient ist aufbrausender, mürrisch zu seinen Kindern, seiner Frau, kann keinen Widerspruch vertragen, schläft schlecht, wacht mit Ärger auf, einem schlechten Geschmack im Mund, und wir sehen die Verbindung dieser Symptomatik mit den Akutsymptomen. Wir nehmen den Fall weiter auf und dehnen ihn auf die unmittelbare Vorgeschichte aus, bis wir auf eine konstitutionelle Symptomatik stoßen, die uns die Verschreibung einer Arznei erlaubt, die von der Akutarznei wahrscheinlich verschieden ist. Vielleicht hat die Akutarznei auch gar nicht gewirkt, obwohl sie angezeigt schien, der Schmerz ist immer noch da, und wir sehen, dass die Vorgeschichte eher auf *Natrium mur.* hinweist, statt auf *Bryonia,* oder dass die Symptomatik sich nach Bryonia in Richtung *Nat. mur.* verändert. Das bestätigt die Erfahrung, dass gewisse Arzneien aufeinander folgen, und dass ein *Bryonia-Zustand* gewissermaßen die Akutphase eines *Natrium-muriaticum-Falles* darstellt. Oder nach *Belladonna* sehen wir *Calcium,* oder *Sulphur* nach *Pulsatilla* etc.

4.42 Unheilbarkeit

In der Allopathie bedeutet Heilung Unterdrückung einer nosologischen Entität, einer Krankheit. Für die Homöopathie dagegen ist Heilung die Rückkehr zum Gleichgewicht, auf physischer, seelischer und geistiger Ebene.
Heilung in diesem Sinne bedeutet Heilung des ganzen Menschen und lässt das materialistische Denken der Schulmedizin hinter sich. Unheilbarkeit ist demzufolge die Unmöglichkeit von Heilung.

Es gibt verschiedene **Formen der Unheilbarkeit**:

- **Relative Unheilbarkeit** bezieht sich auf einen Teil des Individuums. Eine versteifte Extremität beispielsweise oder ein Organ, das im Zusammenspiel des Organismus nicht mehr mithalten kann. So etwas kann auch ganz auf der funktionellen Ebene bleiben, wie im Falle des »Colon irritabile« der Schulmedizin.
- **Vollständige Unheilbarkeit** liegt vor, wenn der gesamte Organismus, die Gesamtheit des Seins des Individuums betroffen ist. In einem Teilsystem finden sich irreversible Läsionen, Atrophien, degenerative Zustände usw., die erhebliche Auswirkungen auf den Allgemeinzustand haben. Bei solchen Patienten ist vollständige Heilung nicht möglich, aufgrund der Ausgedehntheit der degenerativen Pathologie. Eine solche Pathologie mag sich auf mentaler Ebene ebenso finden mit tiefen und irreversiblen psychischen Störungen, die aber durchaus »mit dem Leben vereinbar sind«.
- **Absolute Unheilbarkeit:** Hier ist der Organismus bereits deutlich und endgültig auf der schiefen Bahn. Dem Individuum geht es von Stunde zu Stunde, von Tag zu Tag schlechter, ohne dass man etwas dagegen tun könnte. Die Reaktion der Lebenskraft ist gleich Null, sie lässt sich in gar keiner Weise stimulieren, ihre rettende Tätigkeit findet keinen Angriffspunkt mehr.

Diese drei Formen von Unheilbarkeit beziehen sich auf den Organismus, wenn also das degenerative Geschehen in erster Linie organischer Natur ist.

Es gibt aber noch **weitere Arten der Unheilbarkeit**:

- **Temporäre Unheilbarkeit** ist dann gegeben, wenn eine Behandlung nicht eingeleitet werden kann, dabei die Lebenskraft aber gut in Schuss ist, und man hoffen kann, wenn schon nicht unmittelbar, so doch irgendwann einmal Heilung erreichen zu können.

Ein unmittelbares Eingreifen verbietet sich vor allem bei solchen Patienten, die an den Nebenwirkungen allopathischer Medikation leiden, und deren ursprüngliche Krankheit davon gänzlich deformiert ist. Hier geben wir erst einmal Placebo, damit der Patient Zeit hat, diese Substanzen zu eliminieren. Manchmal nimmt der Patient, wenn er zu uns kommt, schon gar keine Allopathika mehr, die Symptome, derentwegen er sie genommen hat, sind verschwunden, dafür aber haben wir es jetzt mit den Sekundäreffekten der Medikamente zu tun. Da haben wir z. B. die Prostatitis nach anscheinend erfolgreich behandelter Gonorrhoe, oder die Gelenkentzündung nach Unterdrückung eines Ausflusses. Sehen wir solche Auswirkungen »allöopathischer Unheilkunst«, warten wir ab, wissend, dass sich das Individuum im Zustand temporärer Unheilbarkeit befindet.

- **Persistierende** oder **langfristige Unheilbarkeit** ist häufig bei chronisch Kranken anzutreffen und macht uns nicht wenige Probleme (dem Kranken natürlich auch...). Die verschiedenen Ereignisse, die ein Individuum durchlebt und die seine Vitalität, seine normalen Reaktionen vom Kurs abbringen (normale Reaktionen sind solche, die dem Fortbestehen, dem Überleben dienen, die als natürliche Tendenzen in unserer menschlichen Grundbedingung vorhanden sind), diese Ereignisse, die uns in ganz besonderer und transzendentaler

Weise berühren, prägen sich uns definitiv oder wenigstens dauerhaft ein.

Sie verändern uns, verändern die Funktionen des Organismus, zeitweise oder dauerhaft, des immateriellen Feldes, das ihn konstituiert, und es gibt keine Möglichkeit, zu diesem ursprünglichen Feld zurückzukehren. Ist die Möglichkeit der Lebenskraft zur Reaktion, zur Berichtigung und »Reparatur« eingeschränkt, landen wir in der chronischen Krankheit.

Ist das Ausmaß der Veränderung, der Abweichung, nicht so gewaltig, ist es vielleicht sogar unterhalb der Wahrnehmungsschwelle, können wir uns durchaus an diesen neuen Weg gewöhnen, eine neue »Seinsform« annehmen und diese für normal halten, irrigerweise, versteht sich. Da kommt es dann zu diesen üblen Angewohnheiten wie Alkoholismus und Tabakabusus, zu lasterhaften Verstauchungen im Denken, in der Liebe, bei der Arbeit, beim Argumentieren usw.

Die höchstmögliche Abweichung ist die Verkennung des vorgezeichneten Weges, das Einschlagen eines falschen, die Annahme fiktiver Persönlichkeiten, die keinen Bezug zu unserem eigenen Innern haben. Jeder Mensch hat ein Schicksal, eine Richtung, die ihm vielleicht nicht immer passt, die aber durch seine persönlichen Charakteristika vorgezeichnet ist.

Nehmen wir als Beispiel dieses große christliche Ereignis, das Bild des Abendmahls. Jesus ist mit seinen Jüngern zusammen, und jeder der Jünger hat seine Aufgabe, sein Schicksal. Johannes, der sich im Schatten des Meisters (in diesem Falle Jesus) aufhält, möchte seine Seele mit der Jesu vereinen, das Symbol reinster geistiger Liebe. Auf der anderen Seite steht Judas und denkt Verrat, der eben sein Schicksal, seine Aufgabe ist. Der eine wie der andere hat eine Rolle zu erfüllen.

In dieser Manier sollten wir die Möglichkeiten, die Vorteile und Nachteile jedes Individuums beurteilen. Die Dinge, die wir in den Patienten finden, sind nicht wesentlich verschieden von dem, was wir in uns selbst finden, Gutes und weniger Gutes und schlicht reichlich Verkommenes. In manchen Fällen ist uns die Ähnlichkeit so unangenehm, dass wir sie gern übersehen. Selbsterkenntnis ist also der beste Weg, den Patienten zu verstehen.

All diese erwähnten Vorfälle verändern uns tief und strukturell, dergestalt, dass die Wahrhaftigkeit unseres Handelns, Denkens und Urteilens in Frage gestellt ist.

Gelingt es nicht, diesen Patienten die Irrigkeit ihrer scheinbar natürlichen Verhaltensweisen, ihre Abweichung vom eigenen rechten Weg klarzumachen, stehen wir vor dem Problem der persistierenden Unheilbarkeit.

- **Definitive Unheilbarkeit:** diese Form umfasst die Gesamtheit des Wesens, von der höchsten Ebene zu niedersten, vom Psychischen, vom Intellekt, Willen und Gefühl bis zum Organischen.

Der Patient, der unter diese Form der Unheilbarkeit fällt, ist der, der sich nicht heilen lassen will, der in seinem Geist die Idee vom Tod mit sich trägt, die Gewissheit, auf die Zerstörung und die Verneinung des Lebens zuzusteuern. Das Leben, die Entwicklung usw. haben für ihn nichts Anziehendes mehr, im Gegenteil, er versucht, sich zurückzuentwickeln, sich einzupferchen in einen immer kleiner werdenden Käfig. Sein tiefstes Ich ist befangen in einer definitiven und unheilbaren Enttäuschung und weigert sich, »Form« zu werden. So etwas sehen wir beispielsweise bei einer Multiplen Sklerose, wo bald alle Organe in diesen degenerativen Prozess mit einbezogen werden.

In vielen Fällen ist die Multiple Sklerose das Ergebnis des nicht vorhandenen Lebenswillens, Willens zur Entwicklung, zum Fortschritt, der nicht vorhandenen Hoffnung.

Das kann dann nicht nur zur MS führen, sondern auch zu vielen anderen Problemen, zur Ataxie, zur Syringomyelie, einem Hirntumor etc. Das soll nun nicht heißen, dass definitive Unheilbarkeit grundsätzlich und allein im Psychischen ihren Ursprung hätte, allerdings ist in solchen Fällen die Psyche fraglos mitbeteiligt, und die Feststellung durchaus gerechtfertigt, dass die Gesamtheit des Wesens, des Menschen betroffen ist, krank ist.

Möglicherweise stirbt das Individuum nicht sogleich daran, allerdings lebt es auch nicht, es befindet sich nämlich nicht in jener Bewegung kontinuierlicher Expansion seiner selbst, zeigt nicht jenen »elan vital« Bergsons. Es ist gestorben im Leben, ob mit oder ohne sichtbare Läsionen. Der Schaden sitzt tief, er sitzt an der Wurzel der Lebenskraft, an der Wurzel des Ich.

Ein solches Individuum ist charakteristischerweise völlig indifferent, es ist ihm das Eine so egal wie das Andere. Ganz anders etwa als bei den absolut Unheilbaren, bei denen eine gefährliche körperliche Störung mit entsprechender emotionaler Reaktion vorliegt. Bei der definitiven Unheilbarkeit ist das Innerste des Inneren betroffen, während die anderen Formen der Unheilbarkeit mehr auf das Äußere, das Körperliche und Organische gehen.

Wie gehen wir mit Unheilbarkeit um?
- Bei der **relativen Unheilbarkeit** warten wir einfach ab, geben Placebo und beobachten sorgfältig, um den Zeitpunkt abzupassen, an dem wir kurativ eingreifen können.
- Bei der **vollständigen Unheilbarkeit** gilt es ebenso, den günstigsten Moment des Eingreifens ausfindig zu machen, zu versuchen, die Behandlung ganz oberflächlich zu beginnen, im miasmatischen Sinne, und im Bewusstsein, dass wir Schicht um Schicht abzutragen haben, ohne dabei allzu heftige Reaktionen zu provozieren. Wir arbeiten an der Oberfläche, weil die Unheilbarkeit zwar vollständig, aber nicht definitiv ist. Wir können im Prinzip mit der Heilungsmöglichkeit der Lebenskraft rechnen, dürfen sie aber nicht mit einem tiefwirkenden Mittel und unnötigen Reaktionen darauf erschöpfen. Noch einmal: wir behandeln das Miasma, das an der Oberfläche liegt, und zwar so schonend wie möglich!
- Bei der **absoluten Unheilbarkeit** geht es um Palliation. Wir geben oberflächlich wirkende Arzneien, in niedrigen Potenzen. Gegebenenfalls können wir unserem Patienten helfen, in Frieden zu sterben.
- Bei der **temporären Unheilbarkeit** gilt es ebenso die »Biopathographie« zu beachten, das heißt die verschiedenen Stadien, durch die der Kranke gegangen ist. Wie war das Leiden ganz am Anfang, wie ist es jetzt, was ist anders geworden? So können wir den Moment abschätzen, in dem die zeitweise Unheilbarkeit endet oder bald enden wird, und dann kurativ eingreifen.
- Bei der **persistierenden Unheilbarkeit** müssen wir immer zuerst den Basiskonflikt herausfinden, um dann eine adäquate Psychotherapie einzuleiten. Wir müssen die Möglichkeit des Menschen, sich im Inneren, im Geiste vor allem zu verändern, als Therapieziel formulieren. Wir arbeiten darauf hin, dass sich an seinem Verhalten, an seiner Art zu denken, an seinem Willen etwas ändert. Psychotherapie ist hierbei ein Aspekt, aber auch die angezeigte Arznei, die die Hauptsymptome des dominanten Miasmas deckt und den Wandel unterstützt. *Beispiel:* Ein Patient kommt mit Zeichen einer depressiven Neurose, die nach und nach aus einem Konflikt, aus einem bestimmten Problem in seinem Leben erwachsen ist und seitdem sich erheblich verkompliziert hat. Wir müssen den psychologisch günstigsten Moment abpassen, um mehr über die Symptomatik der Neurose zu erfahren, geben dann die Arznei für die oberste Schicht derselben, im Wissen, dass hernach der eigentliche Konflikt an die Oberfläche kommen wird, der das Problem erst ins Rollen gebracht hat. Dann geben wir eine andere Arznei, arbeiten uns durch die miasmatischen Schichten, die das Individuum einhüllen wie eine Mumie und in vielen seiner Aspekte zum Schweigen gebracht haben, befreien ihn so nach und nach bis zur vollständigen Heilung.
- Bei der **definitiven Unheilbarkeit** ist nicht viel zu machen. Beispiel wäre das Altern,

das auch vorzeitig, ja bei Zwanzig- und Dreißigjährigen einsetzen kann. Drogensucht ist hier einer von vielen möglichen Gründen. Gelingt es uns, die Wirkung des dominanten Miasmas abzuschwächen, ist es nicht ausgeschlossen, dass das Individuum die Kraft findet, sich selbst zu heilen, glücklich zu werden.

- Für das **physiologische Altern**, die Altersschwäche, gilt im Prinzip das gleiche. Es gibt wenig Möglichkeiten, zu lindern, einfach aus der Schwäche der Lebenskraft und der vorhandenen Pathologie. Das einzige, worauf wir hoffen können, ist Palliation.

4.43 Die »Grenzen« der Homöopathie

Die Anführungszeichen im Titel entspringen der Überzeugung, dass im Grunde nur zwei wirkliche Grenzen der Homöopathie gezogen sind: eine hat mit dem Leben selbst zu tun, die andere mit der Medizin.
In jedem Augenblick leben und sterben wir. Ein Teil unseres Wesens kommt zum Abschluss, stirbt, während ein anderes aufbricht, geboren wird, sich manifestiert. Dieses so fragile Gleichgewicht, das wir Gesundheit nennen, gerät aus dem Tritt, wenn das Absterbende, das schwächer Werdende, das, was aufhört, das Krankhafte in den Vordergrund rückt. Dieser negative Aspekt, diese Tendenz zur Auflösung wird stärker und mündet schließlich in die Krankheit. Damit das aufhört, diese Negativität nicht überhand nimmt, muss sie sogleich durch etwas ersetzt werden, das aber von gleicher Natur sein muss. So können die in die Zukunft weisenden Entwicklungskräfte wieder greifen. Andernfalls gebiert die Negativität die Läsion, den Gewebsschaden, und der gesamte Organismus ist in seiner Projektion gestört. Nimmt diese negative Tendenz überhand, dieser Todestrieb, ersetzt sie gar fast vollständig die Lichtseite, stößt die Homöopathie an ihre Grenzen. Die Homöopathie ist nicht gemacht, als Krücke zu dienen, oder irgendwelche fehlenden Funktionen oder Teile zu ersetzen. Ihr Zweck ist eingeschrieben im Bestreben der Lebenskraft, der Natur, das Gestern ins Morgen fortzuschreiben, die Art zu erhalten, wobei gewisse Variationen, Modifikationen durchaus erlaubt sind. Die homöopathische »Morgenlandfahrt« geht auf das Wieder finden des fragilen Gleichgewichts, des Gleichgewichts gleichwohl, das die Gesundheit darstellt.

▷ Nicht alles freilich, was sich dem Arzt so zur Behandlung anbietet, ist Krankheit.

Da gibt es die Unpäßlichkeiten, Überanstrengungen physischer Natur, falsche Ernährung usw., die nur einer Ermahnung, gewisser Verhaltensmaßregeln usw. bedürfen, um wieder ins Reine zu kommen. Das sind alles im eigentlichen Sinne keine Gegenstände der Inneren Medizin. Und doch kann in solchen Situationen die Homöopathie natürlich helfen, wenn wir nur bedenken, dass sie dynamische Medizin ist und kein Ersatz für andere, einfachere Maßnahmen.
Jedes Individuum hat seinen Vorrat an Leben. Dem entsprechen auf verschlungenen Pfaden eine ganze Reihe von Möglichkeiten und Fähigkeiten, die seine Natur gewissermaßen aufführen, repräsentieren und ihr eine bestimmte Widerstandsfähigkeit verleihen, die ebenso individuell wie im Laufe des Lebens schwankend ist. Das gilt für die physische Existenz, die Erscheinung, die die Ausdruckstendenzen des inneren Ich übersetzt ebenso wie für den Geist und seine energetischen Möglichkeiten, sich in dem Organismus, dem er eine Seele verleiht, zu realisieren. Dieser Verbund bestimmt den Grad an Widerstandsfähigkeit, deren das Individuum fähig ist, um sich den feindlichen Einflüssen aus der Umgebung entgegenstellen zu können.
Es gibt Individuen, die einen recht schwächlichen Eindruck machen und trotzdem außerordentlich widerstandsfähig sind gegenüber allem, was ihre Lebenskraft schwächen könnte. Wenn sie krank werden, reagieren sie heftig und werden erstaunlich schnell

wieder gesund. Andere dagegen machen einen höchst vitalen und lebhaften Eindruck, fallen aber schnell irgendwelchen banalen Infekten anheim. Zwischen diesen Extremen gibt es viele Mischformen, die die unendliche Vielfalt der Reaktionsmöglichkeiten auf pathogene Einflüsse widerspiegeln. Jedes Individuum ist anders. Wir können nur ungefähre Vermutungen äußern, wie sich wohl Patient X angesichts dieser oder jener Krankheit verhalten wird. Die Prognose versucht immer eine Einschätzung der Möglichkeiten des Patienten im Sinne einer Hypothese, die sich auf Beobachtung und Erfahrung gründet, aber jederzeit völlig danebenliegen kann. Es ist immer recht verwegen, in der Medizin etwas für ausgemacht zu halten. Der Satz eines Mediziners hierzu scheint uns passend: »Schaun wir mal...« So häufig sind wir uns einer Sache zu sicher, und es geht schief. Dann wieder würden wir keinen roten Heller für das Leben eines Patienten geben, und er kommt durch. Das Leben ist voller Überraschungen.

Die Homöopathie kann die Lebenskraft des Patienten stimulieren. Mehr nicht. Sie ist keine Wundermedizin, obwohl es manchmal so scheint aufgrund unverhoffter Erfolge, so wie wir in anderen Fällen die grausamsten und unerklärlichsten Niederlagen einstecken müssen.

Der Schulmedizin ist sicherlich ihre Rücksichtslosigkeit, ihre geradezu »imperialistische« Haltung den natürlichen Reaktionen gegenüber, vorzuwerfen, auf die sie doch angewiesen bleibt. Homöopathen machen sich vielleicht manchmal in der anderen Richtung schuldig, indem sie auf ein Ergebnis zu lange warten, das nie eintritt. Die allopathischen Kollegen bauen auf die Macht der Materie. Unsere Methoden sind im Verhältnis dazu fraglos manchmal etwas nebulös, reden wir doch sozusagen mit den Geistern, den Geistern der Lebenskraft...

▶ Besonders hinweisen möchte ich darauf, dass wir die **völlige Wiederherstellung** des Individuums im Auge haben.

Es geht nicht nur um die Behebung eines momentanen Übels, damit der Patient anschließend mehr recht als schlecht so weitermacht wie bisher. Nein, er soll sich entfalten, sich fortsetzen in die Zukunft, und nicht herumlaufen als eine Ansammlung von Beschränkungen, Perversionen und Neurosen. Es reicht nicht, den Menschen einfach am Leben zu erhalten, es reicht nicht, dass die Atmung weitergeht, das Herz weiterschlägt. Es reicht noch nicht einmal, dass alle anderen Organe auch einwandfrei arbeiten, während im Geiste eine ägyptische Finsternis herrscht. Das mag bei Unfallopfern noch angehen, deren Natur ankämpft gegen die ausgedehnten Läsionen, und der wir dabei helfen können. In einer Krankheit allerdings, in welcher die Negativität deutlich und unwiderruflich die Überhand gewonnen hat, hat diese künstliche Verlängerung des Leidens keinen Sinn. Wir tun damit niemandem einen Gefallen, der Natur schon gar nicht, die gewissermaßen die »verwertbaren« Teile zurückhaben will, um sie der Entwicklung anderer Wesen zur Verfügung zu stellen. Hierbei wird dem Geist seine Freiheit und die Möglichkeit, zur Quelle zurückzukehren, wiedergegeben, indem er , eine Materie verlässt, die ihm nicht mehr zu Gebote steht und nur zum Gefängnis geworden ist.

Das soll jetzt nicht bedeuten, dass wir irgendwie todessüchtig wären, ganz im Gegenteil: wir wollen das Leben erhalten! Das Leben beendet einen Zyklus und beginnt einen anderen. Das Leben als Handlung des Geistes braucht eine Materie, die seine Energien aufnehmen und umsetzen kann, damit Harmonie mit anderen und dem Ganzen möglich werden kann. Im Zustand des Ungleichgewichts hingegen ist dieses Leben Grund und Quelle von Unordnung, Unfrieden, sowohl innerhalb des Organismus selbst, wie auch innerhalb der Gesellschaft. Der chronisch Kranke wird zu einem Element universeller Unordnung, insbesondere dann, wenn der Schwerpunkt der Krankheit im Psychischen sitzt. Ein kranker Geist überträgt sich auf andere Geister und darüber auf die Welt als

Ganzes, bis hin zur inert scheinenden Materie, und alle Dinge leiden an den schädlichen Auswirkungen.

Die andere Grenze der Homöopathie wird ihr von der Iatrogenie der Allopathie gezogen. Mächtige Drogen, die an der Oberfläche irgendwelche Symptome hinwegnehmen, eine chronische Neuralgie, eine Hemikranie, ein Magengeschwür, ein Schlafproblem usw. , machen aus dem Kranken einen Abhängigen, der immer stärkere Dosen braucht und doch die relative Erleichterung der ersten Gabe nicht wieder erreicht. Der Organismus wird unter dem Einfluss einer oder mehrerer gleichzeitig gegebener Medikamente unempfindlich gegenüber den pharmakodynamischen Stimuli einer wahrhaften Arznei, sei sie auch durchaus enantiopathischer Natur. Die Homöopathie ist machtlos bei so vielen Kranken, die auf die palliativen Wirkungen der allopathischen Medikamente setzen, Wirkungen, die mit der Zeit immer schwächer und immer lächerlicher werden.

4.44 Grenzen der Homöopathie in der Praxis

A. In jedem Individuum ist der größte Teil der Zellen, der Organe daran »interessiert«, den Gesamtorganismus zu erhalten und in seinem Sinne zu wirken. Andere Zellen oder Organe entziehen sich dieser Aufgabe, lassen gewissermaßen die Arme sinken, sie streiken, wollen eine »andere Republik« und repräsentieren die Negativität in diesem speziellen Individuum. Es gilt daher, zuerst einmal Freund und Feind zu trennen, zu sehen, was wirklich lebt, welcher Teil des Organismus noch aktiv an der Fortdauer interessiert ist, und welcher nicht.

B. Diese Beobachtungen helfen uns dabei, die Integrität des Menschen zu erhalten, die körperliche wie die psychische.

C. Jeder pathologische Zustand stellt die Widerstandsfähigkeit des Individuums auf die Probe, der Ausgang hängt ab von der jeweiligen Vitalität. Konzentrieren wir uns ganz auf die individuelle Situation.

D. Der hypothetische Charakter jeder Prognose mahnt uns zur Vorsicht.

E. Vermeiden wir ebenso wohl die aggressiven Methoden der Allopathie wie auch das Versprechen von Wundern, die rational nicht zu begründen sind.

F. Setzen wir unseren Ehrgeiz nicht daran, den Patienten, koste es, was es wolle, am Leben zu erhalten, wenn dieses Leben ihm nur noch Qualen bringt, und wir es nicht schaffen (und es nach menschlichem Ermessen aussichtslos ist), dem Patienten wieder eine erfüllte Existenz zu gestatten, mit hinreichenden Möglichkeiten für den Geist, sich auszudrücken und zu manifestieren.

4.45 Wo stehen wir? Was bleibt zu tun?

Was ist erreicht?

Hahnemann: die Entdeckung, die Entwicklung der Methode, das Erreichen der Wissenschaftlichkeit in der Arzneiprüfung, Lehre, Verbreitung, Demonstration, Verteidigung, Auslotung der Möglichkeiten.

Hahnemann entdeckt die Homöopathie bei seiner unermüdlichen Suche nach der Wahrheit, als Beispiel einer wahrhaft ärztlichen Berufung, mit dem Streben nach wirklicher Heilung seiner Kranken.

Er entwickelt eine Methode, die einen maximalen Grad an Kohärenz und Stringenz aufweist: eine Anzahl von Prämissen, Postulaten, miteinander verbundenen Prinzipien, die gemeinsam zum bestmöglichen Ergebnis führen. Intuition und Wissenschaft wirken hier zusammen: a. in der Beobachtung der natürlichen Phänomene, die den Gegenstand der Wissenschaft bilden; b. Hypothesenbildung zu Ursachen, Beziehungen und Wirkungen; c.

Erkenntnis der Kausalität dieser Phänomene; d. Bestätigung durch das Experiment; e. Konstruktion einer durchgebildeten Architektur, die die diversen Postulate vereint, um sie verstehbar, lehrbar, vorhersagbar zu machen.
Dies konnte nur erreicht werden durch zahllose Versuche, Studien, Erfahrungen, und wurde denen offenbart, die in der Lage waren, es zu begreifen. Das ist die Lehre.
Die Demonstration besteht in der Heilung des Patienten als höchstem Endzweck medizinischen Wissens.
Verteidigung der Methode: Kampf gegen die After-Homöopathen, die Halb-Wisser, die Simplifizierer, die Eklektiker und Elektriker, die Sensationshungrigen, die Esoteriker, die materialistischen Wölfe im homöopathischen Schafspelz.
Seit Hahnemann ist die Homöopathie dann weiterentwickelt worden, Hahnemanns Anweisungen wurden erläutert, um sie auch durchschnittlichen Geistern verständlich zu machen, Repertorien wurden entwickelt, Prüfungen neuer und alter Arzneien durchgeführt, Zentren eingerichtet, an denen die Homöopathie gelehrt, Kliniken, an denen sie ausgeübt wird. Unzählige Bücher wurden geschrieben und abgeschrieben, unzählige Kämpfe mit Ignoranten, ewig Gestrigen, den Verfechtern von Destruktivität und Materialismus geführt. Dank der Anstrengungen unserer Vorgänger ist die Homöopathie heute über die ganze Welt verbreitet, in allen fortschrittlichen Ländern fest verankert, blühend trotz aller Opposition. Es gibt Vereine und Hospitäler weltweit, die sich der Initiative einzelner verdanken. Einige Regierungen haben die Homöopathie offiziell anerkannt. In Mexico ist dies vor allem der Initiative des vormaligen Präsidenten Porfirio Diaz zu verdanken, der das »Homöopathische Krankenhaus« und später die »Homöopathische Medizinschule« (Escuela de Medecina Homeopatica) in die staatlichen Programme aufnahm. Europäische Universitäten fangen an, ihre Pforten zu öffnen. Die Zahl der an Homöopathie interessierten Ärzte nimmt sprunghaft zu, auf allen Kontinenten, in den entferntesten Weltgegenden.

Die homöopathische Literatur ist umfangreich, wenn auch der größte Teil eher populärwissenschaftlichen Charakter hat. Die Werke, die sich an Fachpublikum richten, sind relativ dünn gesät, am wertvollsten sind noch die Bücher der alten Meister. Die neueren Werke, mit verdienstvollen Ausnahmen, sind häufig Arrangements sozusagen dieser älteren Werke mit dem Hintergedanken, der Homöopathie neue Freunde zu machen. Ihr theoretischer Hintergrund ist meistens unterentwickelt. Die interessantesten Werke neuerer Zeit beschäftigen sich mit Prüfungen und mit Forschungen zu den zahlreichen Gebieten der Homöopathie, auf denen unser Wissen noch mehr als dürftig ist.

Was ist zu tun?

Zuallererst, man verzeihe den Ausdruck, muss die Homöopathie »entlaust« werden. Alles in ihr muss experimentell überprüft werden, nach den Vorschriften Hahnemanns. Die Erkenntnisse der Wissenschaft müssen für die Homöopathie nutzbar gemacht werden. Biologie, Physik, Immunologie, Genetik, Philosophie usw. haben revolutionäre Fortschritte gemacht, die die homöopathischen Postulate zum großen Teil bestätigen.
Homöopathen müssen wissen, welchen Platz sie in der Homöopathie einnehmen. Nach Dr. Imberechts gibt es die »Handwerker«, die »Künstler« und die »Meister«. Man kann auch sagen: die Anfänger, die Fortgeschrittenen und die Könner, oder die Lehrlinge, die Anwender, die Lehrer. Eine Wissenschaft wie die Homöopathie erschöpft sich freilich nicht im Auswendig lernen, und so schlagen wir denn folgende Klassifikation vor: Aspiranten, Studenten und Eingeweihte.
Die »Liga medicorum homoeopathica internationalis« (LMHI) oder nationale Organisationen veranstalten Kongresse mit internationalem Flair, die für alle offen sind, leider ist die Teilnahme für viele einfach unbezahlbar. Hier sollte nachgedacht werden, damit wirklich alle Interessierten aus allen Ländern an

diesen Zusammenkünften teilnehmen können. Auf jeder Zusammenkunft sollte ein Abschnitt des »Organon« diskutiert werden. Auf diese Weise können die gegenwärtigen wie die zukünftigen Generationen von Homöopathen immer aus der Quelle des Meisters schöpfen. Niemand geht in die Homöopathie ein denn durch Hahnemann. Keine andere Methode, weder vor ihr, noch nach ihr, ist wirklich Heilkunst.

Jeder echte Homöopath muss seine Grenzen kennen, sein Unwissen angesichts der Komplexität der Lehre Hahnemanns eingestehen. Die Philosophie zu beherrschen, die gigantische Materia medica usw. ist fast unmöglich, und man bilde sich ja nicht ein, man sei irgendwie berufen, bevor man das alles noch vollständig begriffen hat, daran irgendetwas zu ändern. Diese genialischen Seitentriebe, auf die einige Enthusiasten immer wieder verfallen, haben der Homöopathie insgesamt mehr geschadet als genutzt.

Unsere Literatur muss gesichtet und überprüft werden. Wenn wir selbst etwas zum Thema schreiben, sollte es nicht einfach eine schlechte Kopie des Immergleichen, sondern kritisch, fundiert und zukunftsweisend sein. Schauen wir, dass wir die Homöopathie von allen über die Jahrhunderte durchaus angehäuften Irrtümern reinigen, entfernen wir die Staubschichten, die auf ihr liegen, damit die funkelnde Klarheit der Hahnemannschen Gedanken aller Welt offenbar wird. Setzen wir alles dem Experiment aus! Es gibt in der Homöopathie nichts, was geglaubt werden muss! Alles kann bewiesen werden.

Die homöopathischen Zeitschriften sollten allopathische Unsitten und Begrifflichkeiten nicht ungezwungen übernehmen. Wenn sich die Homöopathie radikal von der Allopathie unterscheidet, sollten sich auch homöopathische Zeitschriften von allopathischen unterscheiden. Vor allem dürfen sie wirtschaftlich nicht von irgendwelchen pharmazeutischen Unternehmen abhängen, die Spezifika oder Komplexmittel vertreiben und sich homöopathischer Zeitschriften mehr oder weniger zu Werbezwecken bedienen. Ausgewählte Artikel sollten aus anderen Zeitschriften nachgedruckt werden, insbesondere solche, die sich mit der Methode und Theorie der Homöopathie befassen. So werden sie einem größeren Publikum zugänglich.

Regierungen wie gesellschaftlichen Institutionen ist begreiflich zu machen, dass Homöopathen Ärzte sein müssen, mit einer klassischen Ausbildung in Allopathie und einer extensiven Schulung in homöopathischer Medizin. Homöopathische Ärzte müssen sich ihres Apostolats bewusst werden, an dem sie teilhaben, sie müssen sich täglich neu bemühen um das Verständnis und die Beherrschung dieser schwierigen Kunst.

> Die **Miasmenlehre** ist der größte Beitrag Hahnemanns zur Medizin. Auch wenn sie noch selten in halbwegs korrekter Form begriffen und angewandt wird, liegt in ihr der Schlüssel zu einer tiefen Beeinflussung des Individuums, zu seiner integralen Heilung, und damit auch zur Heilung oder zumindest Besserung der Art. Die Miasmenlehre bietet ein weites Feld für die Forschung, noch nicht annähernd sind ihre Tiefen ausgeschöpft.

Homöopathische Institutionen dürfen sich niemals Parameter, Maßstäbe oder Schemata zu eigen machen, die nicht in vollkommener Übereinstimmung mit den Prinzipien der homöopathischen Doktrin stehen. Weder die Aussicht auf offizielle Anerkennung oder den Beifall von Autoritäten, die von Homöopathie überhaupt nichts verstehen, noch ein allfälliger sozialer Herdentrieb dürfen zur Verwässerung der Lehre führen.

Die Norm muss sein: zuerst gute Homöopathie! Dann kann man an Institutionen denken, und dann erst an Einzelpersonen.

Daher sind persönliche Interessen und Sympathien unerheblich. Der Zweck der Medizin und damit der Homöopathie ist die Gesundheit des Menschen und der Menschheit, und dieses Ziel wird am besten und ehesten erreicht innerhalb des theoretischen

Rahmens, wie er uns von Hahnemann vorgegeben ist.

> Die Qualität eines Homöopathen mißt sich nicht nach der Anzahl der Patienten im Wartezimmer, sondern nach der Anzahl derer, die er geheilt hat.

4.46 Die Homöopathie im öffentlichen Raum

Die universelle Gültigkeit der Homöopathie erlaubt uns, die feinen Beziehungen, die sie zu allen menschlichen Aktivitäten hat, zu erahnen und hernach zu belegen.

▶ Gerade die Hahnemannsche Miasmenlehre erlaubt uns, jede Schattierung, jede Manifestation unserer Mitmenschen zu begreifen und einzuordnen, sowohl, was Einzelpersonen betrifft als auch größere soziale Gruppen.

Was ein Ding ausmacht und nachgerade ein menschliches Wesen, sind seine Qualitäten, die Ausdrucksformen in jedem Augenblick der Existenz. Sie bilden seine Geschichte, seine Spur in der Existenz und ermöglichen seine Transzendenz. Jede Äußerung unseres Wesens tritt unausweichlich in Beziehung zu unserer Homöostase, zu unserem Gleichgewicht mit der Welt, mit der Umgebung, mit Allem. Oder eben zu unserem Ungleichgewicht. Alles, was von uns ausgeht, ein Akt, ein Kunstwerk, ein Gedanke, ein Wort, bildet uns ab, ist Ausdruck des inneren Ich, der Individualität, wobei die Art, die Form des Ausdrucks von den Möglichkeiten der Person abhängen, der Maske, die das innere Ich sich aufgesetzt haben mag. Befindet sich ein Individuum in einem Mangelzustand infolge Unterernährung oder Unterfunktion irgendeines Systems, und ist es demnach eingeschränkt in der Manifestierung seiner Ganzheit, wird es immer unzufrieden und unvollständig ausgedrückt sein. Es lebt nicht »ganz«, wird nicht das, was es sein sollte. Ist der Ernährungszustand eher zu gut, ist der Geist oder irgendeine andere Funktion dagegen hyperaktiv, sind deswegen seine Handlungen, Gedanken usw. übereilt, unreif, unbedacht und unzusammenhängend, können die Resultate auch nicht befriedigen, zumindest nicht vor dem Urteil des Inneren Ich, das sich nicht adäquat manifestieren kann. Ein solches Individuum wird immer das gerade verfehlen, was sein Inneres zufrieden stellen könnte. Ist dem Individuum dagegen der Stempel des Widernatürlichen, Unlogischen usw. aufgedrückt, befindet es sich im Zustand der Degeneration, ist es geprägt von destruktiven Tendenzen, kann sich die Richtung seines Geistes nicht klar ausdrücken, wird alles von dieser Deformation seiner Hülle, seiner persona geprägt sein. Alle seine Handlungen, Gedanken, sein gesamter Ausdruck wird diese destruktive Tendenz aufweisen, die vom Guten wegführt, von gleichschlagendem Rhythmus, und die Unmöglichkeit zu sein wird sein Leben ausmachen.

So weit die Gedanken, wie wir sie im Einklang mit den Lehren des Meisters entwickelt haben. Wir können nun jede Pathologie unserer Patienten eindeutig klassifizieren und bewerten, wir sind im Stande, die Ausdrucksformen jedes Individuums zu erkennen und einzuschätzen, und können mit größtmöglicher Sicherheit die psychische und physische Befindlichkeit unsrer Kranken beurteilen.

Das erlaubt uns nicht nur die Diagnose des Pathologischen im engeren Wortsinn. Auch die feineren Schattierungen, das Verborgene, Verheimlichte, die ererbten Anlagen beginnen, zu uns zu sprechen. Sie erzählen uns vom Scheitern der »aequanimitas«, vom Scheitern adäquater Projektion auf die Welt. Darin besteht das Geheimnis der Miasmen.

Versuchen wir also, die Miasmenlehre zu begreifen, zu durchdringen, und wir werden finden, dass sie nicht nur in der Medizin von Bedeutung ist, sondern in allen Bereichen menschlichen Ausdrucks, der Anthropologie, Soziologie, Psychologie, Biologie, Religion etc. Die Miasmenlehre hilft uns, wenn schon nicht den Ursprung des Menschen, so doch wenigstens seine Geschichte zu begreifen, sie zeigt uns auf, wie wir helfen können, wie wir den Menschen zu seiner Fülle verhelfen können. Die Miasmenlehre Hahnemanns anwenden heißt auf eine Zukunft hinarbeiten, die dem Menschen, dem Einzelnen wie der Art, gerechter wird, und ihn mit der Natur versöhnt.

5. Anhang

Literaturverzeichnis

Abbagnano Nicolas: Diccionario de la Filosofia
Tipográfico Editrice Torinese de Turin; 1975

Abbagnano Nicolas: Historia de la Filosofia
Montaner y Simon, S. A. Barcelona; 1978

Apel Max: Apel-Ludz »Diccionario de Filosofia«
Unión Tipográfica Editorial Hispano America

Aragón O. Enrique: Historia del Alma

Bandoel Dra. M. C.: Homeopatia, los Sintomas Mentales de las Experiencias Puras, su Desarrollo Dinamico Vital
Albatros; 1988

Barthel Dr. H.: Synthetic Repertory Repertoire Synthetique Synthetisches Repertorium
Karl F. Haug Verlag, Heidelberg; 1974

Boix y Molinier: Hipokrates Defendido
Imp. Del Sagrado Corazón de Jesús; 1893

Bryant M. D. J.: A Pocket Manual of Repertory of Homeopathic Medicine
Jain Publishing Co.

Coulter Harris L.: Divided Legacy
North Atlantic Books; 1985

De la Cruz Martín: Libellus de Medicinalibus Indorum Herbis; 1964

Dewey W. A., M. D.: Terapeutica Homeopatica PRACTICA
Carranza y Cfa.; 1907

Diamantidis, S.: Homoeopathic Philosophy and Hippocratic Medicine
Mihra, Atenas; 1990

Directory and Who's Who of Homoeopathic Practitioners
B. Jain Publishers

During: L'Homeopathie
De Just Rouvier Et. E. Le Bouvier; 1834

Escalante: La Terapeutica por el Semejante; 1974

Farreras: Medicina Interna
Ediciones Doyma
Barcelona, undécima Edición; 1988

Farrington: Materia Medica Clinica
Cristobal Colón; 1933

Fromm Erich: Etica y Psicoanalisis
Fondo de Cultura Económica; 1957

Gallavardin Jean Pierre: Psichisme et Homoeopathie
Ternet-Martín Vienne; 1941

García Morente Manuel: Lecciones Preliminares de Filosofia
Losada, S. A.; 1941

Hahnemann Samuel: Fragmenta Viribus Medicamentorium Positivis Sive in Sano Corpore Humano Observatis
L'Art Medical. Publies Dans La Revue; 1805

Hahnemann Samuel: Doctrina y Tratamiento Homeopatico de las Enfermedades Cronicas
Albatros; 1981

Hahnemann Samuel: Doctrina y Tratamiento Homeopatico de las Enfermedades Cronicas
Biblioteca de Homeopatía México; 1979

Hahnemann Samuel: Doctrina Medica Omeopatica
Del Comm. Cosmo Ma. De Goraliis; 1841

Hahnemann Samuel: The Lesser Writings
Wiliane Radde, 322 Broadway; 1852

Hahnemann Samuel: Dottrina Medica Homeopatica
F. Olmedo; 1910

Hahnemann Samuel: Organon del Arte de Curar
Segunda Edición Mexicana; 1910

Hahnemann Samuel: Organon de la Medicina
Imp. y Linotipia »El Porvenir«; 1929

Hahnemann Samuel: Organon of Medicine
J. P. Tarcher, F. N. C. Los Angeles; 1976

Hahnemann Samuel: Doctrine Homeopathique
Trad. Schmidt, P.
Vigot Freres Paris; 1952

Hughes Richard. M. D.: Cyclopaedia of Drug Pathogenesy
Word Homeopathic Links »Ambies-Cannabis«; 1910

Hladik Jean: La Biofisica
Isbn; 1982

Jahr G. H. G.: Medicina Homeopatica
Casa Editorial Bailly-Bailliere

Jahr G. H. G.: Nueva Farmacopea Homeopatica
Carlos Bailly-Bailliere; 1860

Jahr G. H. G.: De las Enfermedades Mentales
H. Bailliere; 1864

Julian O. A.: Etudes Hahnemanniennes
J. Peyronnet & Cie, Editeurs
Paris; 1961

Julian O. A.: Recherches Theoriques et Pratiques en Homeopathie
Editions Peyronnet S. A.
Paris.; 1965

Jolande JACOBI: La Psicologia de C. G. Jung
Espasa-Calpe, S. A.
Madrid; 1963

Jung C. G.: Psicologia y Religion
Ediciones Paidos
Barcelona; 1981

Jung C. G.: el Hombre y sus Simbolos
Trad. Luis Escolar Bareno
Luis de Caralt S. A.
Barcelona; 1976

Jung C. G.: Recuerdos Suenos, Pensamientos
Seix Barral-Biblioteca Breve; 1990

Jung. C. G.: Paracelsica
Editorial Kairos
Barcelona; 1989

Jung C. G.: Arquetipos e Inconsciente Colectivo
Ediciones Paidos
Buenos Aires; 1988

Jung C. G.: Teoria del Psicoanalisis
Plaza & Janes S. A.
Barcelona; 1983

Kent James Tyler, A. M. M. D.: Homoeopathic Materia Medica
First Indian Edition (enlarged)

Kent James Tyler, A. M. M. D.: New Remedies
Copyright Chicago Illinois; 1926

Kent James Tyler, A. M. M. D.: Filosofia Homeopatica
Caasa editorial Bailly-Baillere, S. A.; 1926

Kretschmer Ernest: Estudios Psico-Terapeuticos
Cientifico-Medica (Madrid, Barcelona-Lisboa); 1954

La Homeopatia de Mexico: Propulsora de Homeopatía, S. A.; 1988

La Homeopatia en el Mundo (Revista): Varios números
Biblioteca de Homeopatía de México

Larnaudie Roger: La Vida Sobrehumana de Samuel Hahnemann
Editorial Corinto; 1946

Lathoud: Materia Medica Homeopatica
Lavalle Buenos Aires; 1975

Lukacs Georg: Estetica I
Barcelona S. A.; 1966

Martinez Arsenio Juan: Farmacia Homeopatica
Albastros; 1988

Martínez M. R.: Fragmentos Historicos de la Homeopatia en Mexico
México 1980

Meconi Fernando: Forza Vitale e Omeopatia
Fratelli Palombi Editori; 1987

Miguez José Antonio: Santo Tomas de los Principios de la Naturaleza
Tolle, Lege »Aguilar«

Morales López Raul C.: Sintesis de Farmacia Homeopatica; 1990

ORTEGA, Proceso S.: Apuntes Sobre los Miasmas o Enfermedades Cronicas de Hahnemann
Imprenta Mexicana; 1977

Paracelso: Obras Completas
Edit. Schapire
Buenos Aires; 1965

Perez Dr. Higinio G.: Filosofia de la Medicina
Imprenta de José Munoz; 1920

Pérez Tamayo Ruy: Patologia Molecular Subcelular y Celular
Fourner S. A.; 1975

Pérez Tamayo R.: el Concepto de la Enfermedad
Fondo de cultura Económica México; 1968

Poincare Henri: Filosofia de la Ciencia
Isbn; 1984

Risquez, F.: Conceptos de Psicodinamia
Monte Avila Editores; 1975

Risquez, F.: Psicologia Profunda y Transformismo
Monte Avila Editores

Sanchez Caballero, Guillermo Pompilio: Sifilis y su Tratamiento Medico Homeopatico
Tesis; 1980

Quiles P. Ismael, S. I.: Santo Tomas de Aquino Suma Teologica
Espasa Calpe Mexicana, S. A. México; 1985

Rodríguez Galhardo Dr. José Emygdio: Hahnemann su Vida y su Obra; 1943

Rosmini: Breve Esquema de los Sistemas de Filosofia y de mi Propio Sistema
Aguilar
Buenos Aires; 1974

Roth D.: Manuel de Therapeutique Homoeopathique
De L' Academie Royale de Medicine; 1846

Russell B.: La Sabiduria de Occidente
Trad. J. García Puente
Aguilar. Madrid; 1962

Salzer L., M. D.: A Repertory of the Peculiar Symptoms
Calcuta; 1969

Schmidt Pierre: Doctrine Homoeopathique
Vigot Freres, Editeurs; 1952

Schmidt Pierre & D. H. Chand: Kents Final General Repertory
Universal Offset Printers New Delhi; 1980

Schmidt Pierre & D. H. Chand: Kents Final General Repertory
National Homeopathie Pharmacy; 1982

Schwabe W.: Pharmacopoea Homeopathica Polyglotta Trad. Por Paz Alvarez
Madrid, 1860
Bailly-Bailliere

Teilhard de Chardin: Genesis de un Pensamiento
Ed. Taurus, Madrid; 1965

Teilhard de Chardin: El Grupo Zoologico Humano
Ed. Taurus, Madrid

Teilhard de Chardin: El Fenomeno Humano 3nd Edicion
Ed. Taurus, Madrid

Teilhard de Chardin: El Medio Divino
Ed. Taurus, Madrid

Vasconcelos José: Manual de Filosofia
Botas. México; 1968

Vijnovsky Bernardo: Sintomas Clave de la Materia Medico Homeopatica, en el Repertorio de Kent
Albatros; 1978

Zammarrano F.: Medicina Omeopatica
Edittore Licinio Capplli-Bologna; 1951

Stichwortverzeichnis

A

Affektivität   290
Ähnlichkeit, Heilgesetz der   139
Ähnlichkeitsbeziehung   27
Ähnlichkeitsprinzip   56
Akupunktur   29
Akutfall   182
Alkohol   39
Allgemeinmodalität   237
Allgemeinreaktionen   63
Allgemeinsymptome   237, 249
Allopathie   21, 24
Altern, physiologisches   339
Analogie   60
Analyse, miasmatische   324, 330
Anamnese   157, 203, 297
Angst, primäre   213
Anomalie, konstitutionelle   25
Ansteckungszunder   135, 153
Anwendungen, äußere   174
Appendizitis   307
Archetypen   21, 73
Arznei   254, 311
Arznei, Aufnahme der   193
Arzneibuch, Homöopathisches   38
Arzneieffekt   161
Arzneiindividualität   67, 68
Arzneiinformation   75
Arzneimittelbild   50
Arzneimittelprüfung   86, 126, 162
Arzneiprüfung am Gesunden   158
Arzneiprüfung, reine   49, 54
Arzneizubereitung   38
Asthmaanfall   307
Atomismus   14
Ausgangsstoff   189

B

Begleitsymptomatik   52
Behandlung, palliative   333
Beobachtung   258–271
Biopathographie   176

C

Cancerinismus   213
Chiropraktik   29
Chirurgie   309
Chronifizierung   65
Chronizität   151

D

Denken, positives   29
Diagnose, arzneiliche   304
Diagnose, ganzheitliche   303
Diagnose, miasmatische   303
Diagnose, nosologische   303
Diät, angemessene   187
Diphtherie   308
Disposition   273
Dominanz, psorische   231
Dosierung   193
Dosis   127
Dosis, optimale   69
Dosis, kleinste   74
Dosis, minimale   69
Dosis, richtige   191
Dynamik, vitale   134
Dynamis   16
Dynamisation   189
Dynamisationsgrad   59
Dynamisierung   87

E

Energie   53, 75
Entelechie   14
Erbsünde   214
Erotik   293
Erstverschlimmerung   169
Erstwirkung   147
Eugenik   320
Exazerbationen, miasmatische   67

F

Familienklima   200
Farben   233
Fieberzustände   183
Fischvergiftung   307

Furchtsamkeit   214

G
Gabe, Wiederholung der   127, 181
Gastroenterokolitis   308
Geist   30
Geistes- und Gemütskrankheiten   179, 181
Geistes- und Gemütssymptome   275, 280, 285
Gesetz der Medizin   109
Gesundheit   26, 30
Gesundheit, geistige   120
Gesundheit, soziale   120
Gleichheit   169

H
Harmonie, universale   136
Hauptbeschwerde   167, 204
Heilen   118
Heilung, echte   274
Hierarchisierung   237
Hilfsmittel   309, 311
Homöopathie, Grenzen der   339, 341
Homöopathie, Vorformen der   12
Homöostase   26
Humanismus   37
Hygiene   128
Hypertrophie des Ich   223

I
Idealismus, absoluter   19
Idiosynkrasie   160, 161
Impfungen   129, 314
Indisposition   64
Individuum   21
Infarkt   307

K
Kentianismus   287
Klassifikation, miasmatische   278
Konstitution   52
Kosmogonie   15
Krankheit   24, 33, 134
Krankheiten, akute   149
Krankheiten, alternierende   210
Krankheiten, chronische   150, 174
Krankheiten, einseitige   176
Krankheiten, epidemische   158, 209

Krankheiten, unechte   209
Krankheitsindividualität   60, 63
Krankheitsnamen   155
Kunstkrankheit   54

L
Lebensangst   213
Lebenskraft   26, 33, 42, 77, 80, 81, 134
Lebensprinzip   42, 81, 170
LM-Potenzen   42, 185
Lokalsymptom   174
Lokalsymptome   237, 286
Lokalübel   173, 209
Luesis   225
Lungenentzündung   308

M
Mangelzustand   214
Materia Medica   50, 165
Medizin, wissenschaftliche   24
Miasma   47, 151, 184, 218, 296
Miasma, akutes   64, 65, 67
Miasma, chronisches   66
Miasma, dominantes   67, 180
Miasma, kollektives   177
Miasma, latentes   254
Miasmen   64, 198
Miasmen, akute   149, 209
Miasmen, latente   261
Miasmen-Mix   216
Miasmenlehre   122, 197, 316, 320, 343, 345
Mikroorganismen   24
Modalitäten   285
Modulation, syphilitische   232
Monaden   18

N
Naturheilkunde, klassische   28
Neuraltherapie   29
Notfälle   305

O
Omega-Punkt   20
Organmittel   312
Organon   195
Organotropie   27
Otitis media   309

P
Palliation 147
Pathologie 59, 253
Pathologie, konstitutionelle 87
Pathologie, miasmatische 28
Persönlichkeit 202
Pharmakologie 38
Pharmakopoe 38
Pharmazie 38
Philosophia perennis 17
Potenz 59, 254
Potenz, Wahl der 253
Potenzen 68, 209
Potenzen, tiefe 209
Potenzierung 189
Prädisposition 25
Prinzip der Vernunft 18
Prinzip des Vitalismus 19
Propädeutik, klinische 199
Prophylaxe 156
Pseudo-Psora 213
Psora 171, 211, 218, 221, 231, 241, 298
Psyche 20, 297
Psychosomatik 203

Q
Q-Potenzen 190

R
Radiästhesie 29
Religiosität 34, 35
Repertorium 285
Rhythmuslehre 14

S
Schmerzqualitäten 251
Schulmedizin 25
Schüttelschläge 75
Sekundenphänomene 122
Sexualität 296
Signaturenlehre 12
Similia similibus curentur 30
Simillimum 58, 60, 140, 193, 264
Sykose 232, 233
Sykosis 153, 222, 241, 298, 299
Symptome 58
Symptome, pathognomonische 181
Symptome, psorische 154, 242

Symptome, sykotische 244
Symptome, syphilitische 247
Symptome, Totalität der 59
Symptomenebene 59
Symptomenrahmen 59, 64, 185, 287
Symptomenreihe 239
Symptomentotalität 133, 238, 239, 303
Symptomenverschiebung 179
Syphilis 151, 225, 227, 241, 299

T
Tuberkulinismus 213

U
Umwelt 200
Unfallpatienten 208
Unheilbarkeit 336
Unheilbarkeit, absolute 336, 338
Unheilbarkeit, definitive 337, 338
Unheilbarkeit, langfristige 336
Unheilbarkeit, persistierende 336, 338
Unheilbarkeit, relative 336, 338
Unheilbarkeit, temporäre 336, 338
Unheilbarkeit, vollständige 336, 338
Unterdrückung 201

V
Vergiftungen 209
Vergiftungserscheinungen 159
Verreiben 189
Verschlimmerungen, miasmatische 210
Verschreibung, erste 253
Verschütteln 189
Vis medicatrix naturae 43
Vitalismus 79, 80
Vitalität 60, 253
Vorsokratiker 13

W
Wechselkrankheiten 182
Welt der Sphären 20
Wirkstoffe 126
Wissenschaft 37
Wohlbefinden, körperliches 30

Z
Zubereitung, homöopathische 189
Zustand, miasmatischer 218

Das Standardwerk für jeden Homöopathen!

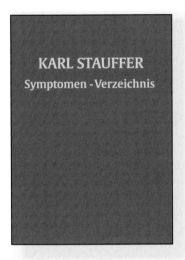

K. Stauffer

Symptomen-Verzeichnis

Nebst vergleichenden Zusätzen zur homöopathischen Arzneimittellehre
12., unveränderte Auflage
2001, VIII, 576 S., geb.
€64,95
ISBN 3-87758-190-0

Das Symptomen-Verzeichnis gilt als würdige Krönung des Lebenswerkes von Karl Stauffer. Das Repertorium soll dazu dienen, einzelne Krankheitssymptome leicht aufzufinden, um durch Vergleich das Arzneimittelbild mit dem Krankheitsbild in bestmögliche Übereinstimmung zu bringen, d.h. das Simillimum festzustellen. Ein wertvolles Repertorium für den homöopathischen Behandler.

Sonntag Verlag in
MVS Medizinverlage Stuttgart
GmbH & Co. KG
Leserservice
Steiermärker Str. 3–5
70469 Stuttgart
Telefon: 07 11 / 89 31-240
Telefax: 07 11 / 89 31-133

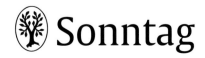

Alle 6 Auflagen des Grundlagenwerks der Homöopathie im Überblick

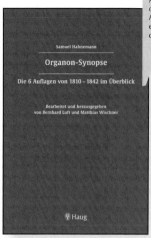

Alle 6 Auflagen des Grundlagenwerkes der Homöopathie unter Einbeziehung der textkritischen Ausgabe der 6. Auflage: Sie verfügen damit über einen unmittelbaren Vergleich der Entwicklung der einzelnen Organon-Paragraphen.

S. Hahnemann
Organon-Synopse
Die 6 Auflagen von 1810-1842 im Überblick
Bearbeitet und herausgegeben von
B. Luft und M. Wischner (Hrsg.)
2001, 892 S., geb.
€ 299,–
ISBN 3-8304-7008-8

Hahnemann hat das von ihm gefundene Heilverfahren im Laufe seines Lebens stets weiterentwickelt und verfeinert. So veröffentlichte er zwischen 1810 und 1833 fünf Auflagen des Organons, eine weitere sechste erschien erst posthum. Erstmals liegt jetzt eine synoptische Aufbereitung von Hahnemanns Hauptwerk vor, mit der die Entwicklung der Homöopathie unmittelbar nachvollzogen werden kann. Die einzelnen Ausgaben werden in 6 Spalten jeweils nebeneinander dargestellt. Ein ausführliches Register erleichtert die Orientierung und den schnellen Zugriff auf die gewünschte Information. Das übersichtliche und ansprechend gestaltete Werk leistet einen außerordentlichen Beitrag zur Homöopathie-Forschung und schließt eine Lücke in der homöopathischen Literatur. Es ist jedem homöopathischen Arzt zu empfehlen, der sich einem gründlichen Organon-Studium unterzieht, das für eine fundierte Ausbildung unerlässlich ist.

**Karl F. Haug Verlag in
MVS Medizinverlage Stuttgart
GmbH & Co. KG**
Leserservice
Steiermärker Str. 3–5
70469 Stuttgart
Telefon: 07 11/89 31-240
Telefax: 07 11/89 31-133

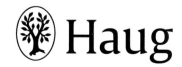